“双通道”
医保药品手册
（化药卷一）

胡晋红　主编

"Dual Channel"
Medical Insurance Drugs Manual
Chemical Drugs Volume 1

U0223990

化学工业出版社

·北京·

内容简介

为贯彻国家医保局、国家卫健委相关文件精神,促进医疗机构及社会药店的药师掌握"双通道"药品知识要点,有效开展药学服务的要求,更好地满足参保人员合理用药需求,上海市执业药师协会组织编写了本书。

目前纳入国谈"双通道"管理的药品有 275 个,将分为三卷出版。本书为第一卷,涵盖了 103 个化学药品,对于每个品种介绍了药品名称、规格、成分、性状、适应证、用法用量、药理毒理、不良反应、药物相互作用、禁忌、注意事项、贮藏等内容。

本书可供医疗机构及社会药店的药师使用,同时也可供患者及其家属阅读参考。

图书在版编目(CIP)数据

"双通道"医保药品手册. 化药卷一/胡晋红主编
. —北京: 化学工业出版社,2024.3
ISBN 978-7-122-44571-1

Ⅰ.①双… Ⅱ.①胡… Ⅲ.①医疗保险-药品-中国
-手册 Ⅳ.①R97-62

中国国家版本馆 CIP 数据核字 (2023)第 237616 号

责任编辑: 杨燕玲　　　　　　　文字编辑: 王聪聪
责任校对: 边　涛　　　　　　　装帧设计: 史利平

出版发行: 化学工业出版社
　　　　　(北京市东城区青年湖南街 13 号　邮政编码 100011)
印　　装: 三河市航远印刷有限公司
880mm×1230mm　1/32　印张 19　字数 628 千字
2024 年 2 月北京第 1 版第 1 次印刷

购书咨询: 010-64518888　　　售后服务: 010-64518899
网　　址: http://www.cip.com.cn
凡购买本书,如有缺损质量问题,本社销售中心负责调换。

定　　价: 59.90 元　　　　　　　版权所有　违者必究

编写人员名单

主　编　胡晋红
副主编　宋钟娟　陶箭飞
编写人员（以姓氏汉语拼音为序）

胡晋红　上海长海医院
贾婷婷　上海市中医医院
姜翠敏　上海市普陀区人民医院
李中东　复旦大学附属华山医院
刘秋桂　上海杨思医院
吕　超　上海市执业药师协会
马进原　上海市皮肤病医院
毛峻琴　上海市第一人民医院嘉定医院
石浩强　上海交通大学医学院附属瑞金医院
舒　薇　上海市静安区闸北中心医院
宋钟娟　复旦大学附属华东医院
陶箭飞　上海杨思医院
张剑萍　上海市第六人民医院
张立超　上海市中医医院
张云轩　复旦大学附属华东医院
朱全刚　上海市皮肤病医院

序

　　2021 年 5 月 10 日，国家医疗保障局联合国家卫生健康委员会颁布《关于建立完善国家医保谈判药品"双通道"管理机制的指导意见》（医保发 〔2021〕 28 号），明确"双通道"是指通过定点医疗机构和定点零售药店两个渠道，满足谈判药品供应保障、临床使用等方面的合理需求，并同步纳入医保支付的机制。近两年来，本市已有60 家定点零售药店纳入"双通道"管理。

　　"双通道"管理机制的建立，对执业药师药学服务能力和服务水平提出了新要求。2022 年纳入"双通道"管理的 275 个谈判药品中，既有高血压、糖尿病、高脂血症、精神病等慢性病用药，也有肿瘤用药和罕见病用药。零售药店的执业药师迫切需要一本与时俱新、内容规范、信息准确的"双通道"药品学习资料。 2022 年 8 月，上海市执业药师协会指导并组织药品使用专委会编写"双通道"药品药师学习资料，在《上海执业药师》会刊以连载方式陆续登载，满足了部分药师的需求。在执业药师迫切希望看到全部药品的情况介绍，又适逢已编 103 种药品目录的情况下，协会决定将此集结成册，以飨广大执业药师。

　　由胡晋红教授主编的《"双通道"医保药品手册（化药卷一）》，内容新颖、实用、简明、信息量大，指导性强。它的出版，顺应了执业药师学习掌握"双通道"药品知识，更好地履行新职责的需求。本书首次以"双通道"药品为主线索，在参考大量的药学专业书籍基础上编写。它融实用性、专业性和科学性于一体，便于执业药师随时查阅和参考，帮助全体执业药师更好地开展"双通道"药品合理用药指导和宣教，不断满足公众的健康需求，服务健康中国建设。

　　此书的编写过程中，得到了华东医院、瑞金医院、华山医院等医院的专家教授以及执业药师的大力支持！华润医药（上海）有限公司、上海上药第一生化药业有限公司提供了很好的帮助，在此我们也一并表示衷心感谢！

后续将有《"双通道"医保药品手册（化药卷二）》的出版发行，让我们一起期待。

上海市执业药师协会

2023 年 5 月

前言

　　为确保国家医保谈判药品顺利落地，更好满足广大参保患者合理的用药需求，国家医疗保障局联合国家卫生健康委员会颁布了《关于建立完善国家医保谈判药品"双通道"管理机制的指导意见》（医保发〔2021〕28号）及《关于适应国家医保谈判常态化持续做好谈判药品落地工作的通知》（医保函〔2021〕182号），明确建立完善国家医保谈判药品"双通道"管理机制。综合考虑临床价值、患者合理用药需求等因素，对国谈药实行分类管理，分为"双通道"管理药品和常规乙类管理药品。对于临床价值高、患者急需、替代性不高的谈判药品，纳入了"双通道"管理，即通过定点医疗机构和定点零售药店两个渠道，满足谈判药品供应保障、临床使用等方面的合理需求，并同步纳入医保支付的机制。随后上海市医疗保障局、上海市卫生健康委员会、上海市药品监督管理局共同发布了《关于落实国家医保谈判药品"双通道"管理机制的通知》（沪医保医管发〔2021〕40号），要求定点医疗机构要严格遵守临床用药管理政策和规范，保证临床用药安全；"双通道"药店药师应按照要求对"双通道"药品外配处方进行审核并签章。为落实国家医保谈判药品"双通道"管理机制，适应医疗机构及社会药店的药师掌握"双通道"药品知识要点，有效开展药学服务，精准指导公众合理用药的要求，2022年底上海市执业药师协会指导并组织药品使用专业委员会编写了"双通道"医保药品学习资料，陆续在《上海执业药师》会刊上登载，以方便执业药师学习掌握。由于目前纳入"双通道"管理的药物共有275个品种，连续登载需要很长的时间才能完成，并不能满足目前工作需求，因此上海市执业药师协会要求"双通道"医保药品学习资料编写组加快编写速度，并将此学习资料集结成"双通道"医保药品手册，以飨广大执业药师。

　　《"双通道"医保药品手册（化药卷一）》涵盖了103种"双通

道"医保药品，均为西药品种，分别介绍了药品名称、规格、成分、性状、适应证、用法用量、药理毒理、不良反应、药物相互作用、禁忌、注意事项、贮藏，其中也介绍了部分药品的药代动力学特征及应用参数。全书力求内容准确、用词简洁、层次分明，旨在为医疗机构及零售药店的药师们掌握"双通道"医保药品知识，有效开展合理用药指导与宣教提供参考资料。

在上海市执业药师协会的组织领导下，在彭建忠会长、仇国华副会长兼秘书长、吕超副会长的具体要求下，由华东医院、瑞金医院、华山医院等医院药学专家组成的"双通道"医保药品手册编写组，历时半年，完成了《"双通道"医保药品手册（化药卷一）》的编写。此书的编写，还得到了华润医药（上海）有限公司、上海上药第一生化药业有限公司以及上海市诸多执业药师的支持和帮助。编写组的专家教授克服了疫情防控期间及疫情刚刚舒缓、工作繁忙的种种困难，以最快的速度完成编写任务，在此一并致谢！尽管编写组在编写时进行了细致的考虑、查阅了大量资料、反复斟酌修改，但因水平有限，难免会有疏漏，对于不妥之处，请同道不吝指正。

胡晋红

2023 年 5 月

目录

注射用紫杉醇脂质体（力扑素）

【规格】 30mg／支

【成分】 本品的主要成分为紫杉醇。

【性状】 本品为类白色或淡黄色块状物，微有卵磷脂腥味。

【适应证】 ① 可用于卵巢恶性肿瘤（卵巢癌）的一线化疗及以后卵巢转移性肿瘤的治疗；作为一线化疗药物，本品也可以与顺铂联合应用。

② 可用于曾用过含阿霉素标准化疗的乳腺癌患者的后续治疗或复发患者的治疗。

③ 可与顺铂联合用于不能手术或放疗的非小细胞肺癌患者的一线化疗。

【用法用量】 常用剂量为 $135\sim175\mathrm{mg/m^2}$，使用前先向瓶内加入 10mL 5‰葡萄糖溶液，置专用振荡器（振荡频率 20Hz，振幅 X 轴方向 7cm、Y 轴方向 7cm、Z 轴方向 4cm）上振摇 5min，待完全溶解后，注入 $250\sim500\mathrm{mL}$ 5‰葡萄糖溶液中，采用符合国家标准的一次性输液器静脉滴注 3h。

为预防紫杉醇可能发生的过敏反应，在使用本品前 30min，请进行以下预处理：静脉注射地塞米松 $5\sim10\mathrm{mg}$，肌内注射苯海拉明 50mg，静脉注射西咪替丁 300mg。

【药理毒理】

药理作用

本品为细胞毒类抗肿瘤药，可促进微管双聚体装配并阻止其解聚，也可导致整个细胞周期中微管的排列异常和细胞分裂期间微管星状体的产生，从而阻碍细胞分裂，抑制肿瘤生长。

据文献报道，肿瘤患者滴注紫杉醇后，血浆中药物呈双相消除，消除半衰期平均为 $5.3\sim17.4\mathrm{h}$，89％～98％的药物与血浆蛋白结合，血药浓度 $C_{\max}$ 与剂量及滴注时间相关，尿中仅有少量原型药排出。

毒理研究

遗传毒性 体外（人淋巴细胞染色体畸变试验）和体内（小鼠微核试验）试验显示紫杉醇是一种诱裂剂，但在 Ames 试验和 CHO/HGPRT 基因突变试验中未见其有致突变性。

生殖毒性 大鼠在交配前和交配期间给予紫杉醇，剂量为 $1\mathrm{mg/(kg \cdot d)}$

（按体表面积折算，约为临床日推荐最大剂量的 0.04 倍）或以上时，可导致雌、雄大鼠生育力损伤，在此剂量下，本品引起生育力和生殖指数下降及胚胎毒性增加。

家兔在器官形成期给予紫杉醇 3mg/（kg·d）（按体表面积折算，约为临床日推荐最大剂量的 0.2 倍），可引起子宫内死亡、吸收胎增加、死胎增加等胚胎和胎仔毒性，同时可见母体毒性。剂量为 1mg/（kg·d）（按体表面积折算，约为临床日推荐最大剂量的 1/15）时，未见致畸作用。在更高剂量下，由于胎仔大量死亡，无法对本品的致畸性进行评价。尚无充分的和严格对照的妊娠妇女临床研究资料，如果患者在妊娠期间使用本品，或在使用本品期间妊娠，应告知本品对胎儿的潜在危害。接受本品治疗的育龄妇女应避免妊娠。

尚不清楚本品是否从人乳中排泄，大鼠在产后 9～10 天静脉给予 ^{14}C 标记的紫杉醇，可见其乳汁中的放射浓度高于血浆，并与血浆药物浓度平行衰减。鉴于许多药物都能从人乳中排泄，并且本品可能给哺乳婴儿带来严重不良反应，在接受本品治疗时，建议停止哺乳。

【不良反应】

（1）过敏反应　表现为潮红、皮疹、呼吸困难、低血压及心动过速。如发生严重过敏反应，应停药并进行治疗，曾发生过敏的患者不宜再次使用本品。

（2）骨髓抑制　为主要剂量限制性毒性，表现为中性粒细胞减少，血小板降低少见，一般发生在用药后 8～10 日。严重中性粒细胞减少发生率为 47%，严重的血小板降低发生率为 5%，贫血较常见。

（3）神经毒性　周围神经病变发生率为 62%，最常见的表现为轻度麻木和感觉异常，严重的神经毒性发生率为 6%。

（4）心血管毒性　表现为低血压和无症状的短时间心动过缓、肌肉关节疼痛，发生率为 55%，发生于四肢关节，发生率和严重程度呈剂量依赖性。

（5）胃肠道反应　恶心呕吐、腹泻和黏膜炎发生率分别为 59%、43% 和 39%，一般为轻和中度。

（6）肝脏毒性　表现为 ALT、AST 和 AKP 升高。

（7）脱发　发生率为 80%。

（8）局部反应　表现为输注药物的静脉和药物外渗局部的炎症。

【药物相互作用】　药代动力学资料表明在应用顺铂后给予本品，本品清除率大约降低 30％。骨髓毒性较为严重。同时应用酮康唑影响本品的代谢。

【禁忌】 ① 紫杉醇类药物过敏者禁用。

② 中性粒细胞低于 1500 个/mm³ 者禁用。

【注意事项】 ① 用药期间应定期检查外周血象和肝功能。

② 本品只能用 5％葡萄糖注射液溶解和稀释，不可用生理盐水或其他溶液溶解、稀释，以免发生脂质体聚集。本品溶于 5％葡萄糖注射液后，在室温（25℃）和室内灯光下 24h 内稳定。

③ 肝功能不全者慎用。

④ 本品在运输期间允许－10～8℃累计时间不超过 72h，8～15℃累计时间不超过 24h。

【贮藏】 遮光、密闭，在 2～8℃保存。

盐酸安罗替尼胶囊（福可维）

【规格】 每粒按安罗替尼（$C_{23}H_{22}FN_3O_3$）计：①12mg；②10mg；③8mg

【成分】 本品活性成分为盐酸安罗替尼。

【性状】 本品内容物为白色或类白色粉末或颗粒。

【适应证】 ① 用于既往至少接受过 2 种系统化疗后进展或复发的局部晚期或转移性非小细胞肺癌患者的治疗。对于存在表皮生长因子受体（EGFR）基因突变或间变性淋巴瘤激酶（ALK）阳性的患者，在开始本品治疗前应接受相应的标准靶向药物治疗后进展且至少接受过 2 种系统化疗后进展或复发。

② 用于腺泡状软组织肉瘤、透明细胞肉瘤以及既往至少接受过含蒽环类化疗方案治疗后进展或复发的其他晚期软组织肉瘤患者的治疗。

③ 附条件批准用于既往至少接受过 2 种化疗方案治疗后进展或复发的小细胞肺癌患者的治疗。该适应证的完全批准将取决于正在进行的确证性试验证实本品在该人群的临床获益。

④ 附条件批准用于具有临床症状或明确疾病进展的、不可切除的局部晚期或转移性甲状腺髓样癌患者的治疗。该适应证的完全批准将取决于正在进行的确证性试验证实本品在该人群的临床获益。

【用法用量】 本品应在有抗肿瘤药物使用经验的医生指导下使用。

（1）**推荐剂量及服用方法** 盐酸安罗替尼的推荐剂量为每次 12mg，每日 1 次，早餐前口服。连续服药 2 周，停药 1 周，即 3 周（21 天）为一个疗程。直至疾病进展或出现不可耐受的不良反应。用药期间如出现漏服，若确认距下次用药时间短于 12h，则不需要补服。

（2）**剂量调整** 本品使用过程中应密切监测不良反应，并根据不良反应情况进行调整以使患者能够耐受治疗。本品所致的不良反应可通过对症治疗、暂停用药和/或调整剂量等方式处理。根据不良反应程度，建议在医师指导下调整剂量：

① 一次调整剂量 10mg，每日 1 次，连服 2 周，停药 1 周。

② 二次调整剂量 8mg，每日 1 次，连服 2 周，停药 1 周。如 8mg 剂量仍无法耐受，则永久停药。

发生非出血的不良反应时，首先应参照表 1 的总原则进行剂量调整。当发生出血的不良反应时则参照表 2 进行剂量调整。

表 1 根据不良反应级别的剂量调整总原则

不良反应级别 （NCI CTCAE4.0）	给药时间	剂量调整原则
3 级	暂停用药,待不良反应恢复到＜2 级	下调一个剂量后继续给药；如 2 周后仍未恢复，则考虑永久停药
4 级	暂停用药,待不良反应恢复到＜2 级	下调一个剂量后继续给药；如 2 周后仍未恢复，则考虑永久停药；或根据医生判断考虑永久停药

注：NCI CTCAE4.0 为美国国家癌症研究所常见药物毒性反应分级标准 4.0 版。后述不良反应级别均按此标准定义。

表 2 发生出血不良反应时的剂量调整原则

出血事件[①]	剂量调整原则
2 级	暂停用药,并采取积极对症治疗处理；2 周内能恢复至＜2 级时,下调一个剂量继续用药
≥3 级	永久停药,并采取紧急医学干预处理

① 出血不良反应包括咯血、消化道出血、鼻出血、支气管出血、牙龈出血、肉眼血尿、便潜血和脑出血等。

【药理毒理】

药理作用

安罗替尼是一种多靶点的受体酪氨酸激酶（RTK）抑制剂。激酶抑制试验结果显示，安罗替尼可抑制 VEGFR1（IC_{50} 为 26.9nmol/L）、VEGFR2（IC_{50} 为 0.2nmol/L）、VEGFR3（IC_{50} 为 0.7nmol/L）、c-Kit（IC_{50} 为 14.8nmol/L）、PDGFRβ（IC_{50} 为 115nmol/L）的激酶活性。

体外试验结果显示，安罗替尼可抑制多种肿瘤细胞株的增殖，IC_{50} 在 3.0～12.5μmol/L 之间；在 HUVEC 细胞中可显著抑制 VEGFR2 的磷酸化水平及下游相关蛋白质的磷酸化，在 Mo7e 细胞中可显著抑制 c-Kit 的磷酸化水平及下游相关蛋白质的磷酸化，在 U87MG 细胞中可显著抑制 PDGFR 的磷酸化水平及下游相关蛋白质的磷酸化；可显著抑制 VEGF-A 刺激下的 HUVEC 的增殖、迁移、小管形成；可抑制大鼠动脉环微血管样结构的形成。

药代动力学

吸收　19 名实体瘤患者单次空腹口服 10mg、12mg 及 16mg 安罗替尼胶囊后，原型药物血浆药物浓度平均达峰时间为 6～11h；平均消除半衰期为 95～116h。在 10～16mg 剂量范围内，安罗替尼的体内暴露水平与给药剂量呈正相关，但线性关系不确定。未见明显性别差异。高脂饮食可降低盐酸安罗替尼胶囊的口服生物利用度，与高脂食物同时服用时安罗替尼的体内总暴露量约为空腹给药的 80%。中低脂饮食对本品的生物利用度影响未知。

分布　晚期肿瘤受试者单次空腹口服 12mg 和 16mg 盐酸安罗替尼胶囊后，平均表观分布容积为 2061～3312L。用平衡透析法（体外）测得安罗替尼人血浆蛋白结合率为 93%，在 300～1200ng/mL 范围内无浓度依赖。

代谢　安罗替尼主要由 CYP1A2 和 CYP3A4/5 代谢，其次经 CYP2B6、CYP2C8、CYP2C9、CYP2C19 和 CYP2D6 代谢；安罗替尼不是 P 糖蛋白的底物。

排泄　在一项[14]C 标记的安罗替尼物质平衡的人体试验中，肿瘤患者受试者单次口服 12mg 盐酸安罗替尼胶囊 2648h（110 天）后，检测到安罗替尼及其主要代谢产物经粪和尿累积排泄量约为服药剂量的 62.04%，其中经粪便的排泄量为服药剂量的 48.52%，经尿液的排泄量为服药剂量的 13.52%。

毒理研究

一般毒理　SD 大鼠连续 26 周经口给予安罗替尼停药恢复 6 周，未见不良反应剂量（NOAEL）为 0.8mg/kg，约为临床用药剂量（12mg/人）的 0.65 倍；在 3.0mg/kg 出现明显毒性反应，毒性靶器官为牙齿和肾脏。比格（Beagle）犬连续 39 周经口给予安罗替尼，停药恢复 6 周，NOAEL＜0.02mg/kg，约为临床用药剂量（12mg/人）的 0.05 倍，主要毒性反应为小动脉/微动脉动脉炎及其继发性改变。

遗传毒性 安罗替尼 Ames 试验、中国仓鼠肺成纤维细胞（CHL）染色体畸变试验以及小鼠骨髓细胞微核试验结果均为阴性。

生殖毒性 生育力和早期胚胎发育毒性试验中，大鼠经口给予安罗替尼，雄鼠可见双侧附睾体积减小（1/24）、轻微至轻度前列腺萎缩（10/24）、轻微至中度精囊腺萎缩（13/24）；雌鼠可见黄体数、着床数、妊娠率、受孕率、胎盘、子宫、卵巢重量或系数降低，子宫腺、妊娠黄体萎缩及黄体囊肿、吸收胎数、着床前/后/总丢失率升高，活胎数降低。该试验 NOAEL 为 1mg/kg，约为临床用药剂量（12mg/人）的 0.8 倍。

胚胎-胎仔发育毒性试验中，妊娠大鼠经口给予安罗替尼，可见活胎胎盘重量减轻，早期吸收胎增加，着床后丢失增加，妊娠子宫重量减轻，胎仔个体发育小，畸胎个数及发生畸形胎的窝数明显增加（179/200，22/22），主要畸形表现为水肿、短尾或无尾、卷尾；胎仔脑室扩大的发生率增加；胎仔尾椎、胸骨柄、剑突、掌骨和近端指（跖）骨骨化点减少，胎仔第Ⅲ胸骨、第Ⅳ胸骨、颅骨、腰椎和胸椎发育不全的发生率增加，肋骨畸形的发生率增加。该试验 NOAEL＜0.3mg/kg，约为临床用药剂量（12mg/人）的 0.25 倍。

妊娠兔经口给予安罗替尼，可见妊娠子宫、胎盘子宫、胎盘重量及子宫、卵巢脏器重量/系数降低，黄体数、着床数、妊娠率降低，有吸收胎孕兔百分率升高，活胎数降低，吸收胎数、丢失率升高，胎仔发育迟缓，外观、内脏及骨骼变异率或畸形率升高。该试验 NOAEL＜0.15mg/kg，约为临床用药剂量（12mg/人）的 0.25 倍。

围产期生殖毒性试验中，大鼠经口给予安罗替尼，可见亲代母鼠死亡、吸收胎数、死胎数、有死胎孕鼠百分率升高，体重及摄食量、妊娠率降低；子代大鼠出生存活率、哺育成活率、体重降低。亲代母鼠及 F1 代大鼠的 NOAEL 为 0.6mg/kg，约为临床用药剂量（12mg/人）的 0.5 倍。安罗替尼可分泌入乳汁，其在乳汁中的浓度为血药浓度的 30%～50%。

致癌性 安罗替尼尚未进行致癌性研究。

【不良反应】 基于安罗替尼已开展的 22 项临床试验总计 1788 例晚期肿瘤患者的安全性特征，重点列出以下特定的不良反应信息。

① 出血（最重要的不良反应），发生 138 例咯血，其中 12 例为 3/4 级

咯血，3 例因大咯血导致死亡。

其他出血事件包括：鼻衄 75 例，其中 3/4 级 2 例；齿龈出血 52 例，其中 3/4 级 1 例；喉部出血 11 例，上消化道出血 15 例，其中 3/4 级 6 例，2 例死亡；下消化道出血 33 例，其中 3/4 级 4 例，1 例死亡；肺出血 4 例，1 例死亡；脑出血 6 例，其中 3/4 级 4 例，1 例死亡。指/趾甲下淤血变色 30 例，阴道出血 11 例。

② 高血压（最常见的不良反应），发生 1005 例高血压，其中 3/4 级 245 例。高血压在服药后 2 周内出现，为持续性不随连二停一给药波动。

③ 心肌缺血，各项研究共报告发生 29 例心肌缺血。

④ 蛋白尿，发生蛋白尿 624 例，其中 3/4 级 42 例。

⑤ 手足综合征，发生手足综合征 743 例，其中 3/4 级 67 例；手足综合征多在给药 2 周内出现，表现为手足掌部位皮肤肿胀、剥落、水疱、皲裂、出血或红斑的复合表现，常伴有疼痛。

⑥ 胃肠道反应，发生腹泻 613 例，其中 3/4 级 30 例；腹痛 482 例，其中 3/4 级 22 例；恶心 234 例，其中 3/4 级 2 例；呕吐 245 例，其中 3/4 级 7 例；腹胀 107 例，其中 3/4 级 3 例；肠梗阻 26 例，其中 3/4 级 20 例。

⑦ 牙龈口腔肿痛，各项研究共报告发生口腔黏膜炎 203 例，其中 3/4 级 12 例；牙疼 216 例，其中 3/4 级 3 例；口腔溃疡 65 例，其中 3/4 级 2 例；口腔疼痛 32 例。

⑧ 甲状腺功能异常，各项研究共报告发生甲状腺功能减退症 381 例，其中 3/4 级 4 例，13 例因为甲状腺功能减退症而暂停/停止安罗替尼治疗；甲状腺功能亢进症 39 例，未发生因甲状腺功能亢进症而暂停/停止安罗替尼治疗。血促甲状腺激素升高 541 例，其中 3/4 级 4 例。

⑨ 高脂血症，发生高甘油三酯血症 642 例，其中 3/4 级 73 例；高胆固醇血症 503 例，其中 3/4 级 9 例，低密度脂蛋白升高 249 例，其中 3/4 级 10 例。

安罗替尼批准上市后的临床使用过程中，还报告急性胰腺炎和心脏毒性各 1 例，尚不能准确估计其发生率并确定与药物间的明确因果关系。

【药物相互作用】 本品目前尚未开展正式的药物相互作用研究。

（1）CYP1A2 和 CYP3A4/5 诱导剂及抑制剂对安罗替尼的影响 安罗替尼主要由 CYP1A2 和 CYP3A4/5 代谢。

CYP3A4/5 诱导剂（利福平、利福布汀、利福喷丁、地塞米松、苯妥英、卡马西平或苯巴比妥等）和 CYP1A2 诱导剂（孟鲁司特、奥美拉唑、莫雷西嗪等）可能加速安罗替尼的代谢，降低安罗替尼的血浆药物浓度。

CYP3A4/5 强抑制剂（酮康唑、伊曲康唑、克拉霉素、伏立康唑、泰利霉素、沙奎那韦、利托那韦等）和 CYP1A2 强抑制剂（环丙沙星、依诺沙星和氟伏沙明），可能减慢安罗替尼代谢，增加安罗替尼的血浆药物浓度。

建议避免与 CYP1A2 和 CYP3A4 的抑制剂及诱导剂合用。

（2）安罗替尼对其他药物的影响　安罗替尼对 CYP3A4、CYP2B6、CYP2C8、CYP2C9 和 CYP2C19 有中等强度的抑制作用（IC_{50} 在 $1\sim 10\mu mol/L$ 范围内），对 CYP1A2、CYP2B6 和 CYP3A4 无明显的诱导作用。应避免安罗替尼与经这些酶代谢的窄治疗窗的药物同时应用，如经 CYP3A4 代谢的阿芬太尼和麦角胺，经 CYP2C9 代谢的华法林等。

【禁忌】　对本品任何成分过敏者应禁用，中央型肺癌或具有大咯血风险的患者禁用，重度肝肾功能不全患者禁用，妊娠期及哺乳期妇女禁用。

【注意事项】　① 本品必须在有抗肿瘤药物使用经验医生的指导下服用。

② VEGFR 抑制剂类药物有可能增加出血风险。接受安罗替尼治疗的患者有出血事件报告，包括严重出血和死亡事件。在治疗期间应对患者的出血相关体征和症状进行监测。具有出血风险、凝血功能异常的患者应慎用本品，服用本品期间应严密监测血小板、凝血酶原。

对于出现 2 级出血事件的患者应暂停安罗替尼治疗，如两周内恢复至 <2 级，则下调一个剂量继续用药。如再次出血，应永久停药。一旦出现 3 级或以上的出血事件，则永久停药。

因临床试验排除了存在出血体质迹象或病史、用药前 4 周内出现≥CTCAE3 级的任何出血事件、存在未愈合创口、溃疡或骨折的具有以上风险的患者应在医师指导下使用。

③ 接受安罗替尼治疗的患者有高血压报告，多在服药后 2 周内出现，不随间断停药而波动。开始用药的前 6 周应每天监测血压。后续用药期间每周监测血压 2～3 次，发现高血压或头痛、头晕症状应积极与医生沟通并在医师指导下接受降压药物治疗、暂停盐酸安罗替尼治疗或调整剂量。当发生 3/4 级高血压时，应暂停用药；如恢复用药后再次出现 3/4 级高血压，应下调一个剂量后继续用药。如 3/4 级高血压持续，建议停药。

出现高血压危象的患者应立即停用本品并去心内科就诊。

④ 接受安罗替尼治疗的患者有气胸报告。肿瘤患者肺及胸膜下病灶退缩存在自发性气胸风险，接受安罗替尼治疗后出现突发胸痛或呼吸困难等症

状，须立即就医。确诊气胸的患者应于医院进行胸腔闭式引流术或其他医学干预。

⑤ 接受安罗替尼治疗的患者有腹泻报告。用药期间，注意评估是否脱水或电解质失衡，必要时考虑静脉补液，使用洛哌丁胺、益生菌和思密达治疗。严重时也可考虑预防性抗生素治疗并加用生长抑素。对发生严重或持续性腹泻，甚至脱水的患者，如果可以排除或鉴别为其他原因（肠道菌群紊乱、免疫功能低下、类癌综合征等）导致的腹泻外，可采取包括暂停用药、下调一个剂量至永久停药措施。

⑥ 接受安罗替尼治疗的患者有口腔疼痛、口腔黏膜炎和牙疼的报告。针对牙龈口腔肿痛，应保持口腔清洁、注意控制疼痛，减少多重感染，阻止口腔黏膜炎进一步加重。可推荐使用包括含利多卡因、碳酸氢钠或氯己定等含漱剂或相应的涂剂对症处理，促进愈合。注意均衡营养和水的补充，个性化膳食，避免热、辛辣食物，禁烟酒，禁用含酒精的含漱剂。必要时可到口腔科就诊。发生牙龈口腔肿痛时，可采取包括暂停用药、下调一个剂量直至永久停药措施。

⑦ 接受安罗替尼治疗的患者有手足综合征报告。多在给药2周内出现，表现为手足掌部位皮肤肿胀、剥落、水疱、皲裂、出血或红斑的复合表现，常伴有疼痛。2级手足综合征患者应采取对症治疗处理，包括加强皮肤护理，保持皮肤清洁，避免继发感染，避免压力和摩擦，局部使用含尿素和皮质类固醇成分的乳液或润滑剂；发生感染时局部使用抗真菌药或抗生素治疗，建议在皮肤专科医师指导下使用。如出现≥3级的手足综合征，应下调一个剂量后继续用药。如不良反应仍持续，应停药。

⑧ 接受安罗替尼治疗的患者有 QT 间期延长报告。QTc 间期延长可能导致室性快速性心律失常（如尖端扭转型室性心动过速）或猝死风险增加，治疗期间应每 6～8 周常规监测心电图。先天性长 QT 间期综合征的患者应避免使用本品。充血性心力衰竭、电解质异常或使用已知能够延长 QTc 间期的药物的患者应定期（每 3～6 周）进行心电图和血电解质的监测。连续两次独立心电图检测 QTc 间期>500ms 的患者应暂停用药，直至 QTc 间期≤480ms 或降至基线水平（当基线 QTc 间期>480ms），应下调一个剂量用药。

对于出现任何级别的 QTc 间期延长（≥450ms）并伴有下列任何一种情况的患者应永久停用本品：尖端扭转型室性心动过速、多形性室性心动过速、严重心律失常的症状或体征。并应及时去心内科就诊。

⑨ 接受安罗替尼治疗的患者有蛋白尿报告。建议患者每 6～8 周检查尿常规，对连续 2 次尿蛋白≥＋＋者，须进行 24h 尿蛋白测定，根据不良反应级别采取包括暂停用药、剂量调整和永久停药等处理措施。

⑩ 接受安罗替尼治疗的患者有高脂血症报告。高脂血症的患者建议调整为低脂饮食。2 级或更高级别的高胆固醇血症（≥7.75mmol/L），或 2 级或更高级别的高甘油三酯血症（≥2.5×正常值上限），应使用羟甲基戊二酰辅酶 A（HMG-CoA）还原酶抑制剂等降血脂药物治疗。

⑪ 接受安罗替尼治疗的患者有癫痫发作的报告。尚不确定本品是否可导致癫痫或增加癫痫风险，既往有癫痫病史的患者应慎用。

⑫ 在 VEGFR 抑制剂类药物治疗肿瘤中有致可逆性后部白质脑病综合征（RPLS）的报告，并且可能致命。RPLS 是一种神经障碍，可能伴随着头痛、癫痫、嗜睡、意识模糊、失明和其他视觉和神经功能障碍；可能伴随轻度至重度高血压。应密切监测相关的症状和体征，患者一旦发生 RPLS 应永久停药。

⑬ 在 VEGFR 抑制剂类药物治疗肿瘤中有出现伤口愈合缓慢的报告。建议正在进行重大外科手术的患者暂停给药以预防该现象发生。对于重大外科手术后何时开始治疗的临床经验有限。因此应根据接受重大外科手术后患者的康复程度，由临床医师判断是否重新开始给药。

【贮藏】 遮光，密闭，在 25℃以下保存。

利拉鲁肽注射液（诺和力）

【规格】 3mL：18mg（预填充注射笔）

【成分】 活性成分：利拉鲁肽。

【性状】 本品为无色或几乎无色的澄明等渗液体；pH＝8.15。

【适应证】 本品适用于成人 2 型糖尿病患者控制血糖；适用于单用二甲双胍或磺脲类药物最大可耐受剂量治疗后血糖仍控制不佳的患者，可与二甲双胍或磺脲类药物联合应用。

【用法用量】 为了改善胃肠道耐受性，利拉鲁肽的起始剂量为每天

0.6mg。至少一周后，剂量应增加至 1.2mg。预计一些患者在将剂量从 1.2mg 增加至 1.8mg 时可以获益，根据临床应答情况，为了进一步改善降糖效果，至少一周后可将剂量增加至 1.8mg。推荐每日剂量不超过 1.8mg。

本品可与二甲双胍联合治疗，而无须改变二甲双胍的剂量。

本品可与磺脲类药物联合治疗。当本品与磺脲类药物联用时，应当考虑减少磺脲类药物的剂量以降低低血糖的风险。调整本品的剂量时，无须进行自我血糖监测。然而，当本品与磺脲类药物联合治疗而调整磺脲类药物的剂量时，则可能需要进行自我血糖监测。

特殊人群

（1）肾功能受损患者　轻度、中度或重度肾功能受损的患者不需要进行剂量调整。在终末期肾病患者中无治疗经验，目前不推荐本品用于此类患者。

（2）肝功能受损患者　轻度或中度肝功能受损患者不需要进行剂量调整。目前不推荐本品用于重度肝功能受损患者。

本品每日注射 1 次，可在任意时间注射，无须根据进餐时间给药。本品经皮下注射给药，注射部位可选择腹部、大腿或者上臂。在改变注射部位和时间时无须进行剂量调整。然而，推荐本品于每天同一时间注射，应该选择每天最为方便的时间。本品不可静脉或肌内注射。

【药理毒理】

药理作用

利拉鲁肽是一种酰化人胰高血糖素样肽-1（GLP-1）受体激动剂，其97％的氨基酸序列与内源性人 GLP-1 同源，利拉鲁肽可活化 GLP-1 受体，在胰腺 β 细胞中通过刺激性 G 蛋白 Gs，与腺苷酸环化酶偶联。当葡萄糖浓度升高时，利拉鲁肽可以增加细胞内环磷腺苷（cAMP），从而导致胰岛素释放。当血糖浓度下降并趋于正常时，胰岛素分泌减少。利拉鲁肽还可以葡萄糖依赖性减少胰高血糖素分泌。血糖水平降低的机制还涉及胃排空延迟。

药代动力学

吸收　利拉鲁肽经皮下注射后的吸收比较缓慢，在给药后 8～12h 达到最大浓度。利拉鲁肽的暴露程度随剂量成比例增加。皮下注射后的绝对生物利用度约为 55％。

分布　皮下注射后的表观分布容积为 11～17L。静脉注射后的平均分布容积为 0.07L/kg。利拉鲁肽可与血浆蛋白广泛结合（＞98％）。

代谢 单次给予健康受试者放射标记的 $[^3H]$-利拉鲁肽的 24h 内，血浆中的主要成分为利拉鲁肽原型药物。利拉鲁肽以一种与大分子蛋白质类似的方式进行代谢，尚无特定器官被确定为主要的消除途径。

消除 利拉鲁肽单次皮下注射后的平均清除率约为 1.2L/h，消除半衰期约为 13h。

毒理研究

遗传毒性 利拉鲁肽 Ames 试验、人外周血淋巴细胞染色体畸变试验、大鼠微核试验结果均为阴性。

生殖毒性 雄性大鼠在交配前 4 周和交配期间，皮下注射利拉鲁肽 1.0mg/(kg·d) 剂量下，雄性动物生育力未受到直接的不良影响，该剂量产生的全身暴露约为最大推荐人用剂量（MRHD）下人暴露的 11 倍。

雌性大鼠交配前 2 周至妊娠第 17 天，皮下注射利拉鲁肽 0.1mg/(kg·d)、0.25mg/(kg·d) 和 1.0mg/(kg·d)，3 个剂量产生的全身暴露约分别为 MRHD 下人暴露的 0.8 倍、3 倍和 11 倍。在 1.0mg/(kg·d) 剂量组中，早期胚胎死亡数略有增加。所有剂量下均可见胎仔异常以及肾脏和血管变异、颅骨不规则骨化和骨化过度状态。在 1.0mg/(kg·d) 剂量下可见花斑状肝脏和轻微的肋骨扭结。0.1mg/(kg·d) 剂量下可见口咽部畸形和/或喉开口处狭窄，0.1mg/(kg·d) 和 0.25mg/(kg·d) 剂量下可见脐疝。兔妊娠第 6 天至第 18 天，皮下注射利拉鲁肽 0.01mg/(kg·d)、0.025mg/(kg·d) 和 0.05mg/(kg·d)，妊娠兔的全身暴露小于 MRHD 时的人暴露。在所有剂量下，胎仔体重降低，严重胎仔异常的总发生率呈剂量依赖性增加。不规则骨化和/或骨骼异常见于颅骨和颌骨、椎骨和肋骨、胸骨、骨盆、尾骨和肩胛骨。还可见剂量依赖性轻微骨骼变异。内脏异常见于血管、肺、肝脏和食管。所有给药组可见胆囊双叶或分叉，但对照组未见类似情况。

雌性大鼠在妊娠第 6 天至断乳或第 24 天终止哺乳期间，皮下注射利拉鲁肽 0.1mg/(kg·d)、0.25mg/(kg·d) 和 1.0mg/(kg·d)，全身暴露约分别为 MRHD 时人暴露的 0.8 倍、3 倍和 11 倍。大多数给药组动物分娩期轻微延迟。1.0mg/(kg·d) 剂量组分娩的雌性大鼠出现血痂和激动行为。

致癌性 CD-1 小鼠 104 周致癌性试验中，皮下注射给予利拉鲁肽 1.0mg/(kg·d) 和 3.0mg/(kg·d)，全身暴露量分别为 MRHD 时人暴露量的 10 倍和 45 倍。可见良性甲状腺 C 细胞腺瘤，发生率呈剂量依赖性增加。3.0mg/（kg·d）剂量组 3% 的雌性动物出现给药相关的恶性甲状腺 C 细胞癌。雄性动物给药部位皮肤和皮下组织出现给药相关的纤维肉瘤发生率增加。这些纤维肉瘤为注射部位药物局部浓度过高所致。

雄性大鼠给予利拉鲁肽 0.25mg/（kg·d）和 0.75mg/（kg·d），良性甲状腺 C 细胞腺瘤发生率增加；利拉鲁肽各给药组雄性动物中，可见恶性甲状腺 C 细胞癌发生率增加。在大鼠致癌性试验中甲状腺 C 细胞癌为罕见。

【不良反应】

（1）低血糖　临床研究中大部分确认的低血糖事件均为轻度。重度低血糖比较罕见，主要发生在本品与磺脲类药物联用时。

（2）胃肠道不良反应　当本品与二甲双胍、磺脲类药物联用时有腹泻事件。大部分事件均为轻至中度，且呈剂量依赖性。大部分最初有恶心症状的患者在继续治疗时，这些症状的频率和严重程度均有所降低。

70 岁以上患者、轻度肾功能损害患者接受本品治疗时，可能会出现更多的胃肠道反应。

（3）胆石症和胆囊炎　在利拉鲁肽的长期、对照、Ⅲa 期临床试验中，报告的胆石症（0.4%）和胆囊炎（0.1%）病例极少。在 LEADER 试验中，利拉鲁肽组胆石症和胆囊炎的发生率分别为 1.5% 和 1.1%，安慰剂组分别为 1.1% 和 0.7%。

（4）注射部位反应　注射部位反应通常都为轻度。

（5）免疫原性　接受本品治疗之后可能会产生抗利拉鲁肽抗体。抗体形成不会导致本品疗效降低。

（6）胰腺炎　在本品上市后使用中有胰腺炎病例。

（7）过敏反应　在本品上市后使用中，已经报告了包括荨麻疹、皮疹和瘙痒在内的过敏反应。少数伴随其他症状（如低血压、心悸、呼吸困难和水肿）的过敏反应。在本品所有长期临床试验中报告了 0.05% 血管性水肿。

【药物相互作用】

在体外研究中已经证实，利拉鲁肽和其他活性物质之间发生与细胞色素 P450 和血浆蛋白结合有关的药代动力学相互作用的可能性极低。

利拉鲁肽对胃排空的轻度延迟可能会影响同时口服的其他药物的吸收。

① 华法林和其他香豆素衍生物　尚未进行任何药物相互作用研究。接受华法林或其他香豆素衍生物治疗的患者开始接受本品治疗后，推荐进行更为频繁的国际标准化比值（INR）监测。

② 对乙酰氨基酚 利拉鲁肽不会改变对乙酰氨基酚单次给药 1000mg 之后的总体暴露。对乙酰氨基酚的峰浓度（C_{max}）降低了 31%，而达峰时间（t_{max}）中位数延迟了 15min。与对乙酰氨基酚合用时不需要进行剂量调整。

③ 阿托伐他汀 利拉鲁肽对阿托伐他汀单次给药 40mg 之后阿托伐他汀的 C_{max} 降低了 38%，而中位 t_{max} 从 1h 延长至 3h。

④ 灰黄霉素 利拉鲁肽使灰黄霉素的 C_{max} 增加了 37%，而 t_{max} 中位数未发生变化。灰黄霉素和其他低溶解度和高渗透性的药物与本品合用均不需要进行剂量调整。

⑤ 地高辛 利拉鲁肽可使地高辛的 AUC 降低 16%，C_{max} 降低 31%。t_{max} 从 1h 延长至 1.5h。无须调整地高辛给药剂量。

⑥ 赖诺普利 利拉鲁肽可使赖诺普利的 AUC 降低 15%，C_{max} 降低 27%。达到赖诺普利峰浓度的中位 t_{max} 从 6h 延长至 8h。无须调整赖诺普利给药剂量。

⑦ 口服避孕药 利拉鲁肽分别使乙炔雌二醇和左炔诺孕酮的 C_{max} 降低了 12% 和 13%。利拉鲁肽使两种成分的 t_{max} 皆延长了 1.5h。因此，合用利拉鲁肽预期不会影响口服避孕药的避孕效果。

⑧ 胰岛素 尚未对本品与胰岛素联用进行评价。

【禁忌】 添加至本品的物质可能会导致利拉鲁肽的降解。在未进行配伍禁忌研究的情况下，本品不得与其他药品混合。

【注意事项】 ① 本品并非胰岛素替代物。

② 本品不得用于有甲状腺髓样癌（MTC）既往史或家族史患者以及多发性内分泌肿瘤 2 型（MEN2）患者。

③ 本品在纽约心脏病学会（NYHA）心功能分级为 IV 级的充血性心力衰竭患者中的治疗经验有限。目前不推荐本品用于此类患者。

④ 在炎症性肠病和糖尿病性胃轻瘫患者中的治疗经验有限，不推荐本品用于这些患者，因为本品治疗过程中会伴随有一过性的胃肠道不良反应，包括恶心、呕吐和腹泻。

⑤ 在使用 GLP-1 受体激动剂的患者中观察到急性胰腺炎的发生。应当告知患者急性胰腺炎的特征性症状。如果怀疑发生了胰腺炎，应该停用本品；如果确认患者发生了急性胰腺炎，不应再使用本品进行治疗。

⑥ 临床试验中，尤其是既往有甲状腺疾病的患者中报告了甲状腺方面

的不良事件，例如甲状腺肿，此类患者应慎用本品。

⑦ 接受本品联合磺脲类药物治疗的患者发生低血糖的风险可能增加。减少磺脲类药物的剂量可以降低低血糖发生的风险。

⑧ 接受本品治疗的患者中报告了包括肾功能受损和急性肾衰竭在内脱水的体征和症状。接受本品治疗的患者，应告知其治疗期间有发生胃肠道不良反应相关性脱水的潜在风险，应采取预防措施以避免体液耗竭。

⑨ 目前在妊娠妇女中使用本品的数据尚不充分。妊娠期间不得使用本品，此时推荐使用胰岛素。如果患者在治疗期间计划妊娠或已经妊娠，应停止本品治疗。本品是否分泌至人乳中，尚不清楚。由于缺少相关经验，本品不得在哺乳期内使用。

⑩ 对驾驶和机械操作能力没有或只有极小影响。应告知患者在驾驶和操作机械时预防低血糖发生，特别是本品与磺脲类药物联用时。

⑪ 其他注意事项如下。本品仅在呈无色或几乎无色澄明时才可使用。本品不得在冷冻后使用。本品应使用长度不超过 8mm 以及细至 32G 的针头给药。本注射笔应与一次性的诺和针配合使用。本品不包含针头。

【贮藏】 本品应冷藏于 2～8℃冰箱中（勿接近冰箱的冷冻室）。盖上笔帽避光保存。

达格列净片（安达唐）

【规格】 每片以 $C_{21}H_{25}ClO_6$ 计，①5mg；②10mg

【成分】 活性成分为达格列净。

【性状】 5mg 规格：黄色、双凸、圆形薄膜衣片，一面刻有"5"，另一面刻有"1427"。

10mg 规格：黄色、双凸、菱形薄膜衣片，一面刻有"10"，另一面刻有"1428"。

【适应证】

（1）用于 2 型糖尿病成人患者 可作为单药治疗，在饮食和运动基础上改善血糖控制。当单独使用盐酸二甲双胍的血糖控制不佳时，本品可与盐酸二甲双胍联合使用，在饮食和运动基础上改善血糖控制。当单独使用胰岛素或胰岛素联合口服降糖药血糖控制不佳时，本品可与胰岛素联合使用，在饮食和运动基础上改善血糖控制。

（2）用于心力衰竭成人患者　用于射血分数降低的心力衰竭成人患者（NYHA Ⅱ～Ⅳ级），降低心血管死亡和因心力衰竭住院的风险。

（3）重要的使用限制　本品不适用于治疗 1 型糖尿病或糖尿病酮症酸中毒。

【用法用量】　在开始本品治疗前应评估肾功能，之后在有临床指征时进行评估（参见【注意事项】）。

开始本品治疗前评估血容量状态，必要时纠正血容量不足（参见【注意事项】）。

根据估算肾小球滤过率[❶]（eGFR）的推荐剂量见表 1。

表 1　肾小球滤过率推荐剂量表

eGFR/（mL/min/1.73m^2）	推荐剂量
eGFR45 或更高	用于改善血糖控制，推荐起始剂量为 5mg，每日 1 次，口服。对于需要额外增加血糖控制[①]的患者，剂量可增加至 10mg，每日 1 次，口服[①]。对其他适应证，推荐起始剂量为 10mg，每日 1 次，口服
eGFR25 至低于 45	10mg，每日 1 次，口服[①]
eGFR 低于 25	不推荐起始治疗，但如果患者正在使用本品治疗，可继续口服 10mg，每日 1 次。以降低 eGFR 下降、ESKD、CV 死亡和 hHF 风险
透析	禁用

[①] 不建议将本品用于 eGFR 低于 45mL/min/1.73m^2 的 2 型糖尿病成年患者以改善血糖控制。基于本品的作用机制，在该条件下本品的降糖作用可能会降低。

注：hHF—因心力衰竭住院；CV—心血管；ESKD—终末期肾病。

肝功能受损患者　对于轻度、中度或重度肝功能受损患者无须调整剂量。但是，尚未在重度肝功能受损患者中具体研究本品的安全性和疗效，所以对该类患者使用本品的获益风险应进行个体化评估。

【药理毒理】

药理作用

钠-葡萄糖协同转运蛋白 2（SGLT2）表达于近端肾小管中，是负责肾小管滤过的葡萄糖重吸收的主要转运体。达格列净是一种 SGLT2 抑制剂，

---

❶ 肾小球滤过率单位为 mL/min/1.73m^2，临床习用。

通过抑制 SGLT2，减少滤过葡萄糖的重吸收，降低葡萄糖的肾阈值，从而增加尿糖排泄。达格列净还可以减少钠的重吸收，增加钠向远端小管的输送。这可能会影响某些生理功能，包括但不限于降低心脏前负荷和后负荷以及下调交感神经活性。

药代动力学

吸收　在治疗剂量范围内，C_{max} 和 AUC 值随着达格列净剂量的增加呈正比增加。给予 10mg 达格列净后，其绝对口服生物利用度是 78％。空腹与服药时同时食用高脂膳食，达格列净 C_{max} 降低，t_{max} 延长，但 AUC 不变。上述变化不具有临床意义，故达格列净可与（或不与）食物同服。

分布　达格列净蛋白质结合率约为 91％，肾功能不全或肝功能受损不会改变蛋白质结合。

代谢　达格列净在人体主要经 UGT1A9 介导代谢。达格列净广泛代谢，主要形成达格列净 3-O-葡糖苷酸（非活性代谢产物），是人血浆中的主要药物有关物质。

消除　达格列净及相关代谢产物主要经肾消除途径清除。不到 2％剂量以原型药形式经尿液排出，约 15％剂量以原型药物经粪便排出。单剂量口服达格列净 10mg 后，达格列净的平均血浆终末半衰期（$t_{1/2}$）大约是 12.9h。

毒理研究

遗传毒性　达格列净 Ames 试验结果为阴性；达格列净在有 S9 活化且浓度≥100μg/mL 的体外染色体畸变试验中结果为阳性；在大鼠体内微核或 DNA 修复的试验中，达格列净在高于临床剂量 2100 倍的暴露量下，结果为阴性。

生殖毒性　达格列净分别在雄性和雌性以≤1708 倍和 998 倍人体最大推荐剂量的暴露量下，对大鼠的交配行为、生育力或早期胚胎发育未见影响。

在大鼠胚胎-胎仔发育毒性试验中，达格列净在高达 75mg/(kg·d) 剂量下（临床最大剂量 10mg 的 1441 倍），未见胚胎致死或致畸作用。在≥150mg/(kg·d) 剂量下（临床最大剂量 10mg 的 2344 倍），胎仔可见血管、肋骨、椎骨、胸骨柄畸形和骨骼改变。在兔胚胎-胎仔发育毒性试验中，达格列净在所有给药剂量下均未见胚胎-胎仔发育毒性。

在大鼠围产期毒性试验中，母鼠和子代中达格列净暴露量分别是人临床剂量的 1415 倍和 137 倍，成年子代可见肾盂扩张发生率或严重程度增加。在约为人临床剂量的 19 倍剂量下，幼仔可见剂量相关的体重降低，未见对发育终点的不良反应。

达格列净可通过大鼠乳汁分泌，浓度可达母鼠血浆水平的 0.49 倍。

致癌性　在小鼠和大鼠 2 年致癌性试验中，雄性和雌性小鼠和大鼠经口给药剂量约为人临床剂量 10mg/d 小鼠的 72 倍（雄性）和 105 倍（雌性），大鼠约为 131 倍（雄性）和 186 倍（雌性），未诱发肿瘤。

【不良反应】　重要不良反应描述见下，相应部分参见【注意事项】。

（1）血容量不足　达格列净可引起渗透性利尿，可能导致血容量减少包括脱水、低血容量、体位性低血压或低血压报告。

（2）低血糖症　达格列净与磺脲类药物或胰岛素合用时低血糖更常见。

（3）生殖器真菌感染

（4）超敏反应　达格列净治疗组有报告超敏反应（如血管性水肿、荨麻疹）。若出现超敏反应，应停用达格列净；并按照标准疗法治疗，监测直至体征和症状恢复。

（5）糖尿病患者的酮症酸中毒　在 DECLARE 研究中，达格列净治疗组 8574 例患者中的 27 例患者和安慰剂组 8569 例患者中的 12 例患者报告了糖尿病酮症酸中毒（DKA）事件。DKA 事件在研究期间均匀分布。

（6）尿脓毒症和肾盂肾炎

（7）会阴坏死性筋膜炎（富尼埃坏疽）

（8）急性肾损伤

（9）皮疹

（10）实验室检查

① 血清肌酐升高和 eGFR 降低　在基线肾功能正常或肾功能轻度受损的患者中，血清肌酐和 eGFR 的上述变化通常发生在治疗开始后的数周内，之后变化较为缓慢。如果不符合这种升高模式，则应进一步评价，以排除急性肾损伤的可能。对 eGFR 的急性作用在治疗中止后逆转，表明急性血液动力学变化可能在本品治疗中观察到的肾功能变化中具有重要作用。

② 红细胞压积升高。

③ 血清无机磷升高。

④ 低密度脂蛋白胆固醇升高。

糖尿病患者在本品上市后使用的过程中，报告了其他的不良反应。这些反应来自未知数量人群的自发报告，因此无法确切估计其发生频率或判定是否与药物暴露存在因果关系。

【药物相互作用】 合用缬沙坦、辛伐他汀、利福平、甲芬那酸对达格列净 C_{max} 和 AUC 值无具有意义的影响，不建议调整达格列净的剂量。达格列净对缬沙坦、辛伐他汀、布美他尼等药物药代动力学无具有意义的影响。

【禁忌】 对本品有严重超敏反应史者禁用，如过敏反应或血管性水肿。透析患者禁用。

【注意事项】

（1）血容量不足 本品可能导致血容量不足。采用本品开始治疗后会发生症状性低血压或急性一过性肌酐变化。肾功能受损患者（eGFR 低于 $60mL/min/1.73m^2$）、老年患者或正在服用髓袢利尿剂的患者血容量不足和低血压风险可能增加。具有以上一种或多种特征的患者在开始本品治疗前，应评估血容量状态和肾功能，并纠正血容量状态。治疗期间应监测低血压的体征和症状以及肾功能。

（2）糖尿病患者的酮症酸中毒 使用达格列净的患者中有出现致死性酮症酸中毒病例。达格列净不适用于治疗 1 型糖尿病患者。

对于接受达格列净治疗且出现重度代谢性酸中毒体征和症状的患者，无论血糖水平如何，均应评估其是否出现酮症酸中毒，因为即便血糖水平低于 $250mg/dL$，也有可能出现达格列净相关酮症酸中毒。如疑似酮症酸中毒，则应停用达格列净，且应对患者进行评估并迅速开始治疗。

在开始达格列净治疗前，需考虑患者病史中可能导致酮症酸中毒的因素，包括各种原因造成的胰腺胰岛素分泌不足、热量限制和酗酒等。对于接受达格列净治疗的患者，在已知可能导致酮症酸中毒的临床状况（例如因急症或手术延长禁食）下，应考虑监测酮症酸中毒并暂时停用达格列净。重新开始本品治疗前确保去除酮症酸中毒的风险因素。

告知患者酮症酸中毒的症状和体征，指导患者在出现此类症状和体征的情况下停用本品并立刻就医。

（3）肾损害患者用药 不建议 eGFR 小于 $45mL/min/1.73m^2$ 的无已确诊 CV 疾病或 CV 风险因素的患者使用本品控制血糖，并且重度肾损害（eGFR 小于 $30mL/min/1.73m^2$）患者禁用。

糖尿病伴肾损害患者使用达格列净，可能更容易出现低血压，并可能因血容量不足导致急性肾损伤风险增加。

（4）尿脓毒症和肾盂肾炎　上市后已有在接受 SGLT2 抑制剂（包括达格列净）治疗的患者中发生严重尿路感染的报告，包括需要住院治疗的尿脓毒症和肾盂肾炎。SGLT2 抑制剂治疗可增加尿路感染的风险。如有指征，则应评估患者的尿路感染体征和症状，并及时处理。

（5）与胰岛素和胰岛素促泌剂合用引起低血糖　达格列净与胰岛素或胰岛素促泌剂合用可能增加低血糖的风险。因此，与达格列净合用时，应使用较低剂量的胰岛素或胰岛素促泌剂，以降低低血糖的风险。

（6）会阴坏死性筋膜炎（富尼埃坏疽）　上市后在接受 SGLT2 抑制剂（包括本品）治疗的糖尿病患者中监测发现会阴坏死性筋膜炎的报告，该疾病是一种罕见但严重甚至危及生命的坏死性感染，需要紧急手术干预治疗。据报道，女性和男性均有病例出现。本品治疗的患者在生殖器或会阴部出现疼痛或压痛、红斑或肿胀，伴有发烧或不适，应注意鉴别是否为坏死性筋膜炎。如果怀疑，要立即起用广谱抗菌药物治疗，必要时进行外科清创术。停用本品，密切监测血糖水平，并提供适当的替代疗法进行血糖控制。

（7）生殖器真菌感染　在血糖控制研究中，女性报告感染事件频率高于男性。最常见的生殖器真菌感染包括女性外阴阴道真菌感染和男性龟头炎。具有生殖器真菌感染史的患者相对既往无此类感染史患者在研究期间更容易发生生殖器真菌感染。

（8）下肢截肢　在使用另一种 SGLT2 抑制剂进行的长期临床研究中观察到下肢截肢（主要是脚趾）的病例增加。目前尚不清楚这是否构成 SGLT2 抑制剂这一类药物的类效应。但同所有糖尿病患者一样，建议患者进行常规预防性足部护理。

（9）阳性尿糖试验　对于正服用 SGLT2 抑制剂的患者，不建议采用尿糖试验监测血糖控制，因 SGLT2 抑制剂可增加尿糖排泄，将会导致尿糖试验结果呈阳性。建议采用其他方法监测血糖控制。

（10）与 1,5 脱水葡萄糖醇（1,5-AG）的相互作用试验　不建议用 1,5-AG 来监测血糖，因为对使用 SGLT2 抑制剂治疗的患者来说使 1,5-AG 测量值不太可靠。建议采用其他方法监测血糖。

【贮藏】　密闭，不超过 30℃保存。

阿卡波糖咀嚼片

【规格】 50mg/每片

【成分】 阿卡波糖。

【性状】 本品为类白色或淡黄色片。

【适应证】 配合饮食控制，用于：① 治疗糖尿病；② 降低糖耐量低减者的餐后血糖。

【用法用量】 与食物一起咀嚼服用，剂量需个体化。起始剂量为一次50mg（一次1片），一日3次；以后逐渐增加至一次0.1g（一次2片），一日3次。个别情况下，可增加至一次0.2g（一次4片）一日3次。或遵医嘱。

如果患者在服药4～8周后疗效不明显，可以增加剂量。如果患者坚持严格的糖尿病饮食仍有不适时，则不能再增加剂量，有时还需适当减少剂量，平均剂量为一次0.1g，一日3次。

【药理毒理】

药理作用

本品对小肠壁细胞刷状缘的 α-葡萄糖苷酶的活性具有抑制作用，从而延缓了肠道内多糖、寡糖或双糖的降解，使来自碳水化合物的葡萄糖的降解和吸收入血速率变缓，降低了餐后血糖的升高，使平均血糖值下降。

药代动力学

口服阿卡波糖后，有1%～2%的活性抑制剂经肠道吸收，加上被吸收的经消化酶和肠道细菌分解的产物，共占服药剂量的35%。

没有或未发现阿卡波糖在体内有可测定的代谢现象，相反在肠腔内阿卡波糖被消化酶和肠道细菌分解，其降解产物可于小肠下段被吸收。口服后阿卡波糖及其降解产物迅速完全地自尿中排出，服药剂量的51%在96h内经粪便排出。

【不良反应】 ① 常有胃肠胀气和肠鸣音，偶有腹泻和腹胀，极少见有腹痛。

② 如果不遵守规定控制饮食，则胃肠道副作用可能加重。如果控制饮食后仍有严重不适的症状，应咨询医生以便暂时或长期减小剂量。

③ 极个别病例可能出现诸如红斑、皮疹和荨麻疹等皮肤过敏反应。

④ 极个别病例观察到水肿及轻度肠梗阻或肠梗阻。

⑤ 据报道在极个别情况可出现黄疸和/或肝炎合并肝损害。

【药物相互作用】 ① 本品具有抗高血糖的作用，但它本身不会引起低血糖。如果本品与磺酰脲类药物、二甲双胍或胰岛素一起使用时，血糖会下降至低血糖的水平，故合用时需减少磺酰脲类药物、二甲双胍或胰岛素的剂量。在个别病例有低血糖昏迷发生。

② 在个别情况下，阿卡波糖可影响地高辛的生物利用度，因此需调整地高辛的剂量。

③ 服用本品期间，避免同时服用考来酰胺、肠道吸附剂和消化酶类制剂，以免影响本品的疗效。未发现与二甲基硅油有相互作用。

【禁忌】 ① 对阿卡波糖和/或非活性成分过敏者禁用。

② 有明显消化和吸收障碍的慢性胃肠功能紊乱患者禁用。

③ 患有因为肠胀气而可能恶化疾病（如 Roemheld 综合征、严重的疝、肠梗阻和肠溃疡）的患者禁用。

④ 严重肾功能损害（肌酐清除率＜25mL/min）的患者禁用。

【注意事项】 ① 患者应遵医嘱调整剂量。

② 个别患者在使用大剂量时会发生无症状的肝酶升高。因此，应考虑在用药的前 6～12 个月监测肝酶的变化。但停药后肝酶值会恢复正常。

③ 本品可使蔗糖分解为果糖和葡萄糖的速率更加缓慢，因此如果发生急性的低血糖，不宜使用蔗糖，而应该使用葡萄糖纠正低血糖反应。

④ 服用阿卡波糖治疗期间，由于结肠内碳水化合物酵解增加，蔗糖或含有蔗糖的食物常会引起腹部不适，甚至导致腹泻。

⑤ 因为缺乏有关本药在妊娠妇女中使用的资料，妊娠期妇女不得使用本品。由于尚不能排除乳汁中阿卡波糖对婴儿的影响，原则上建议哺乳期妇女不使用本品。

【贮藏】 密闭，避光并不超过 20℃保存。

艾塞那肽注射液（百泌达）

【规格】 ①5μg 剂量刻度注射笔　0.25mg/mL，1.2mL/支，单次注射药量 5μg，内含 60 次注射的药量；②10μg 剂量刻度注射笔　0.25mg/mL，2.4mL/支，单次注射药量 10μg，内含 60 次注射的药量

【成分】　主要成分为艾塞那肽。

【性状】　本品为无色澄明液体。

【适应证】　本品用于改善 2 型糖尿病患者的血糖控制，适用于单用二甲双胍、磺酰脲类以及二甲双胍合用磺酰脲类血糖仍控制不佳的患者。

【用法用量】　本品的起始剂量为每次 5μg，每日 2 次，在早餐和晚餐前 60min 内（或每天的 2 顿主餐前；给药间隔大约 6h 或更长）皮下注射。不应在餐后注射本品。根据临床应答，在治疗 1 个月后剂量可增加至每次 10μg，每日 2 次。每次给药应在大腿、腹部或上臂皮下注射。

在二甲双胍治疗的基础上加用本品时，可继续使用二甲双胍的目前剂量。在磺酰脲类治疗基础上加用本品时，应该考虑降低磺酰脲类的剂量，以降低低血糖发生的风险。

本品为无色澄明液体，当溶液有颗粒、浑浊或变色时不得使用。尚无本品静脉或肌内注射的安全性和有效性资料。

【药理毒理】

药理作用

艾塞那肽是合成肽类，是肠促胰岛素分泌激素类似物，有与肠促胰岛素分泌激素类似的增强葡萄糖依赖性胰岛素分泌和其他抗高血糖作用。本品促进胰腺 β 细胞葡萄糖依赖性地分泌胰岛素，抑制胰高血糖素过量分泌并且能够延缓胃排空。

药代动力学

吸收　2 型糖尿病患者皮下注射艾塞那肽后 2.1h 达到血浆峰浓度。皮下注射 10μg 艾塞那肽后，平均血浆峰浓度（C_{max}）为 211pg/mL，且总体平均药时曲线下面积（$AUC_{0\sim inf}$）为 1036pg·h/mL。在 5～10μg 的治疗剂量范围内，艾塞那肽暴露量（AUC）与剂量呈比例增加。而 C_{max} 值的增加低于剂量增加比例。本品在腹部、大腿或上臂皮下注射的暴露量相似。

分布　单次皮下注射本品后，平均表观分布容积为 28.3L。

代谢和清除　艾塞那肽经蛋白水解酶降解后，通过肾小球滤过清除。艾塞那肽在人体的平均表观清除率为 9.1L/h，平均终末半衰期为 2.4h。其药代动力学特性不受剂量的影响。

在轻、中度肾功能不全（肌酐清除率 30～80mL/min）患者中，艾塞那

肽的清除率仅有轻微的下降，因此，对轻、中度肾功能不全患者不需要调整本品的剂量。但是，在需要透析治疗的终末期肾脏疾病患者中，本品的平均清除率可下降至 0.9L/h。

老年人、性别、种族、肥胖 对艾塞那肽的药代动力学特性无显著影响。

毒理研究

遗传毒性 在 Ames 试验或中国仓鼠卵巢细胞染色体畸变试验中，在有或没有代谢活化时，艾塞那肽均无致突变或致畸性。艾塞那肽在小鼠体内微核试验中，结果也呈阴性。

生殖毒性 在小鼠生殖学研究中，对雄、雌性小鼠皮下注射剂量为 $760\mu g/(kg \cdot d)$ 的艾塞那肽，未观察到对生殖的不良反应。该暴露量相当于人体最大推荐剂量（$20\mu g/d$）暴露量的 390 倍。

致癌性 在一项致癌研究中，雌、雄性大鼠皮下注射 $18\mu g/(kg \cdot d)$ 剂量的艾塞那肽，雌性大鼠观察到良性甲状腺 C 细胞腺瘤。根据 AUC 计算，大鼠全身暴露量相当于人体最大推荐剂量（$20\mu g/d$）的 5 倍。小鼠皮下注射剂量高达 $250\mu g/(kg \cdot d)$ 时，也未观察到肿瘤发生。根据 AUC 计算，此全身暴露量相当于人体最大推荐剂量（$20\mu g/d$）暴露量的 95 倍。

【不良反应】 ① 消化道反应 是发生频率最高的不良反应，主要为恶心、呕吐以及腹泻。治疗开始时出现恶心的患者，其症状发生频率和严重程度会随治疗时间延长而减轻。

② 低血糖 在本品和磺脲类（联用或不联用二甲双胍）药物联合治疗的患者研究中，低血糖的发生率较安慰剂有所升高，并表现对本品和磺脲类药物具有剂量依赖性。大部分低血糖为轻至中度，并在口服碳水化合物后消退。

③ 注射部位反应 长期（16 周或更长时间）对照试验中，约 5.1% 的本品治疗受试者报告了注射部位反应。这些反应通常为轻度，并且一般不会导致本品停用。

④ 免疫原性 在本品治疗后可能会出现艾塞那肽抗体。在大部分产生抗体的患者中，抗体滴度随时间延长而降低，并在 82 周期间维持在较低水平。

出现艾塞那肽抗体的患者有出现更多注射部位反应（例如皮肤发红和瘙痒）的趋势，但除此之外，其他不良反应的发生率和类型与无艾塞那肽抗体的患者相似。

⑤ 自艾塞那肽上市以来，罕见急性胰腺炎和急性肾衰竭。

【药物相互作用】 ① 本品延缓胃排空作用可减少口服药物的吸收程度和速率。对正在口服需快速通过胃肠道吸收药物的患者，使用本品时应该谨慎。对疗效依赖于阈浓度的口服药物，如抗生素，建议患者在注射本品前至少 1h 服用这些药物。如果这些药物需要与食物同服，应建议患者在本品注射的间隔与膳食或点心同时服用。

② 合并口服地高辛，可降低地高辛的 C_{max} 17%，使 t_{max} 延迟约 2.5h，但总体稳态药代动力学暴露量（AUC）无改变。

③ 并用洛伐他汀，洛伐他汀 AUC 和 C_{max} 分别降低约 40% 和 28%，且 t_{max} 延迟约 4h。

④ 并用赖诺普利，不改变赖诺普利稳态 C_{max} 和 AUC，延迟稳态 t_{max} 2h。在给予艾塞那肽注射液前 1h 服用对乙酰氨基酚，对乙酰氨基酚的 AUC、C_{max} 和 t_{max} 则无显著变化。

⑤ 本品不改变华法林的药效学（根据 INR 反应评估）特性。

【禁忌】 本品禁用于已知对艾塞那肽或本品其他成分过敏的患者。

【注意事项】 ① 对于胰岛素依赖型患者，本品不可以替代胰岛素。本品不适用于 1 型糖尿病患者或糖尿病酮症酸中毒的治疗。

② 使用 GLP-1 受体激动剂伴有发生急性胰腺炎的风险。有报道极罕见的坏死性或出血性胰腺炎和/或死亡病例。有胰腺炎病史的患者应谨慎使用。

③ 不推荐本品用于终末期肾脏疾病或严重肾功能不全（肌酐清除率<30mL/min）的患者。

④ 本品通常可引起胃肠道不良反应，包括恶心、呕吐和腹泻。因此，不推荐本品用于严重胃肠道疾病患者。

⑤ 本品对 18 岁以下患者的安全性和有效性尚未确立。

⑥ 尚无妊娠妇女的足够资料和临床研究。只有当本品对胎儿的潜在益处大于潜在风险时，才考虑妊娠期间使用本品。哺乳期妇女应慎用本品。

⑦ 自发报告有罕见的肾功能改变，包括血清肌酐升高、肾功能损伤、慢性肾功能衰竭恶化和急性肾功能衰竭，有些需要血液透析。上述部分情况发生在接受一种或多种影响肾功能/水化状态的药理学制剂和/或出现恶心、呕吐/腹泻这些可能影响水化状态症状的患者中。合用药物包括血管紧张素转化酶抑制剂，非甾体抗炎药和利尿药。停止使用产生潜在病因的药物（包

括艾塞那肽）并给予支持性治疗，观察到肾功能改变可以逆转。在临床前和临床研究中未见艾塞那肽对肾脏有直接危害。

⑧ 自本品上市以来，有一些关于华法林和本品合用后出现 INR 升高，有时伴有出血的自发报告。

⑨ 艾塞那肽治疗的患者中，有体重快速减轻（每周超过 1.5kg）的报告。这种体重减轻程度可能会产生有害的后果。

⑩ 本品合用磺酰脲类低血糖发生率升高。为了降低本品合用磺酰脲类发生低血糖的风险，可考虑减少磺酰脲类药物的剂量。

⑪ 当艾塞那肽与磺脲类或基础胰岛素联合使用时，应告知患者在驾驶或操作机器时采取必要措施防止发生低血糖。

【贮藏】 在使用前，本品于原包装盒中避光置于 2～8℃（36～46℉）冷藏保存。开始使用后，本品在不高于 25℃（77℉）的室温条件下可保存 30 天。本品不得冷冻，冷冻后不可使用！

注射笔从首次使用至 30 天后（即使注射笔内尚余药液）应丢弃。

聚乙二醇洛塞那肽注射液

【规格】 ①0.5mL：0.1mg（以 $C_{187}H_{288}N_{50}O_{59}S$ 计）；②0.5mL：0.2mg（以 $C_{187}H_{288}N_{50}O_{59}S$ 计）

【成分】 本品主要成分为聚乙二醇洛塞那肽。

【性状】 本品为无色或几乎无色的澄明液体。

【适应证】 本品配合饮食控制和运动，单药或与二甲双胍联合，用于改善成人 2 型糖尿病患者的血糖控制。

【用法用量】

单药治疗 对于饮食控制和运动基础上血糖控制不佳的患者，本品推荐起始剂量为 0.1mg，每周（7 天）1 次腹部皮下注射，如血糖控制效果不满意，可增加剂量到 0.2mg，每周 1 次。

联合治疗 对于二甲双胍基础用药血糖控制不佳的患者，本品推荐剂量为 0.1mg，每周 1 次。

应每周（7 天）给药 1 次，可以在一天中任何时间（进餐前或进餐后）

注射。忘记注射时，如果距下次计划注射时间超过 3 天，可以立即给予补充注射；如果距下次计划注射时间少于或等于 3 天，则无须补充注射。两针之间应至少间隔 3 天。改变给药计划后应重新调整注射时间表。

不能静脉或肌内注射。建议经常变换腹部注射部位，避免长期注射腹部同一部位。

每次注射前应检查药品，如注射液出现颗粒或溶液出现浑浊不透明，切勿使用。

针对预灌封注射器的使用说明 注射时，一手拇指和食指轻轻将注射部位的皮肤及皮下脂肪提起，另一手持注射器，针头斜面向上，与皮肤保持 30～40°倾斜角度或垂直快速刺入皮下（低体重患者建议 30～40°角进针）。进针尝试根据皮下脂肪厚度，通常针头刺入深度为 0.5～1.0cm，回抽无回血后注入药液。

针对笔式注射器的使用说明 市售的胰岛素注射笔不适用于本品，本品需装配于配套的笔式注射器中使用，使用方法及注意事项详见配套笔式注射器使用说明书。

特殊人群用药说明 轻度肾功能不全患者无须调整剂量，中度肾功能不全患者如需使用应降低剂量。本品未在重度肾功能不全患者中开展研究。

尚无肝功能不全患者临床数据。老年人用药剂量无须调整。不建议 18 岁以下患者使用本品。

【药理毒理】

药理作用

聚乙二醇洛塞那肽是一种 GLP-1 受体激动剂。GLP-1 是内源性肠促胰岛素激素，聚乙二醇洛塞那肽特异性作用于 GLP-1 受体，促进胰腺 β 细胞葡萄糖依赖性胰岛素分泌，减少胰高血糖素分泌，延缓胃排空。

毒理研究

一般毒理

① 猴 180 天重复给药毒性试验 猕猴每周 1 次皮下注射给予聚乙二醇洛塞那肽，3.0mg/kg 剂量下可见对外周免疫系统的抑制作用。

② 猴 270 天重复给药毒性试验 恒河猴每周 1 次皮下注射给予聚乙二醇洛塞那肽 0.05、0.15、0.3mg/kg（以洛塞那肽计），各给药组均可见药理作用相关的一过性血糖降低和摄食量下降。≥0.15mg/kg 剂量组动物可见血液学指标轻度异常改变，给药结束和恢复期可检测到中和抗体。

遗传毒性 聚乙二醇洛塞那肽 Ames 试验、中国仓鼠肺成纤维（CHL）细胞染色体畸变试验、小鼠骨髓细胞微核试验结果均为阴性。

生殖毒性 雄性大鼠于交配前 4 周开始、雌性大鼠于交配前 2 周至妊娠第 7 天，皮下注射给予聚乙二醇洛塞那肽 1、3、10mg/kg（以洛塞那肽计），每周 2 次，≥1mg/kg 剂量下雌雄大鼠均可见体重/增重降低、摄食量减少，雄性大鼠可见附睾重量轻微降低。10mg/kg 剂量下未见对大鼠生育力和胚胎发育的不良影响。

妊娠大鼠于胚胎着床至硬腭闭合期皮下注射给予聚乙二醇洛塞那肽 1.5、5、15mg/kg（以洛塞那肽计），每周 2 次，在 >1.5mg/kg 剂量下可见母鼠体重和摄食量降低，在 15mg/kg 剂量下未见明显致畸性。妊娠兔于胚胎着床至硬腭闭合期皮下注射给予聚乙二醇洛塞那肽 0.01、0.05、0.15mg/kg（以洛塞那肽计），每周 2 次，在 ≥0.05mg/kg 剂量下可见孕兔体重/增重、摄食量下降，活胎体重、顶臀长、胎盘重量降低，胎仔发育迟缓。在 0.01mg/kg 剂量下未见母体和胚胎-胎仔毒性。

妊娠大鼠于妊娠第 6 天至离乳皮下注射给予聚乙二醇洛塞那肽 0.03、0.1、0.3mg/kg（以洛塞那肽计），每周 2 次，在 ≥0.1mg/kg 剂量下可见母鼠体重/增重和摄食量降低，哺乳期幼仔死亡率明显增高，可能与药理作用导致的食欲低下有关。在 ≥0.03mg/kg 剂量下可见幼仔出生后体重降低和发育迟缓。

致癌性

① 大鼠 2 年致癌性试验 大鼠皮下注射给予聚乙二醇洛塞那肽 0.01、0.05、0.30mg/kg（以洛塞那肽计），每周 2 次，连续给药 104 周。结果未见恶性肿瘤发生率升高，肿瘤潜伏期未见变化，肿瘤的多发性未受影响。与给药相关的病理学改变是在 0.30mg/kg 剂量下甲状腺 C 细胞腺瘤、注射部位皮肤及皮下组织炎症细胞浸润及纤维组织增生。

② 转基因小鼠 26 周致癌性试验 Tg.rasH2 转基因小鼠皮下注射给予聚乙二醇洛塞那肽 0.05、0.15、0.50mg/kg（以洛塞那肽计），每周 2 次，连续 26 周。≥0.15mg/kg 剂量下可见脾脏恶性淋巴瘤、白血病、肠系膜淋巴结癌，在 0.05~0.50mg/kg 剂量下小鼠肾积水发生率升高。

【不良反应】 聚乙二醇洛塞那肽的临床研究总共进行了 13 个临床试验，总共约 1200 人至少注射了 1 次（表 1）。

表 1   本品在临床试验不同阶段的用药/暴露程度

临床试验	用药人数	本品剂量范围	本品用药时间
Ⅰ期合计	307	0.05～0.65mg	1～14 周
Ⅱ期合计	930	0.1～0.2mg	24～52 周

本品进行了单药治疗及与二甲双胍联合治疗的两个Ⅲ期试验，均包括了24 周的核心治疗期及 28 周的延伸治疗期，总治疗时间为 52 周。安全性结果均显示本品主要的不良反应为胃肠道不良反应，这与胰高血糖素样肽-1（GLP-1）受体激动剂的药理作用机制有关。胃肠道不良反应主要为：恶心、呕吐、腹泻等，但发生率均较低，而且多为一过性，严重程度多为轻中度，无重度不良反应。临床试验中，有低血糖事件发生，但是发生率较低。详细的不良反应如下所述。

胃肠道不良反应

（1）单药治疗   单药治疗 24 周后，安慰剂组、本品 0.1mg 和 0.2mg组总体不良反应发生率分别为 15.45％、13.49％、28.33％。0.2mg 组不良反应发生率高于安慰剂组和 0.1mg 组，主要由较高的胃肠道不良反应所致。常见的胃肠道不良反应包括恶心、呕吐、腹泻等。其中恶心和呕吐的发生率与剂量呈正相关，严重程度多是轻度或者中度，且多为一过性。单药治疗核心期各组发生率≥5％的不良反应详情见表 2。

表 2   单药治疗核心期各组发生率≥5％的不良反应   单位：%

不良反应	安慰剂（N＝123）	本品 0.1mg（N＝126）	本品 0.2mg[①]（N＝120）
恶心	0	3.17	8.33
呕吐	0	2.38	6.67
腹泻	2.44	2.38	5.00

① 按照本品 0.2mg 组发生率降序排序。

注：N—例数。

进入延伸期后，胃肠道系统不良反应发生率较核心期降低，未发生≥5％的不良反应。

（2）二甲双胍合并治疗   联合二甲双胍核心期治疗 24 周后，安慰剂组、本品 0.1mg 组和 0.2mg 组总体不良反应发生率分别为 7.7％、10.4％、17.4％。和单药治疗试验一样，0.2mg 治疗组不良反应率与 0.1mg 组、安慰剂组比有升高趋势，这主要是由较高的胃肠道不良反应所致。延伸期不良反应发生率较核心期明显下降。核心期和延伸期均未发生≥5％的不良反应。

低血糖   单药治疗各组低血糖发生率均较低，核心期低血糖发生率见表

3，无严重低血糖发生；进入延伸期后，各组低血糖发生率均＜2％且无剂量相关性；无严重低血糖发生。与二甲双胍合用24周，低血糖发生率见表3。各组低血糖发生率均较低且未见剂量相关性，所有低血糖均为轻度。延伸期各组低血糖发生率均＜2％且无剂量相关性；无严重低血糖发生。

表3 本品单药及与二甲双胍合并治疗核心期低血糖发生率

治疗方案	安慰剂	本品 0.1mg	本品 0.2mg
	发生率/％(N)	发生率/％(N)	发生率/％(N)
单药治疗	0.81(123)	1.59(126)	1.67(120)
与二甲双胍合并治疗	0.5(182)	2.2(183)	0.6(178)

注：N—例数。

注射部位不良反应 单药治疗试验在0.2mg治疗组有一例受试者在核心期内出现6次注射部位反应，研究者判断可能与研究药物有关，严重程度为1级（轻度）。该受试者完成52周随访，在延伸期未出现注射部位不良反应。

与二甲双胍联合治疗试验0.2mg治疗组一例受试者在延伸期出现1次注射部位出血，研究者判断可能与研究药物有关，严重程度为1级（轻度）。

免疫原性 患者在接受本品治疗后可能会产生抗药抗体。单药和二甲双胍联合治疗试验总共分析了来自977名受试者的血清样本，51名受试者检出阳性抗体，总抗体阳性率为5.2％，各治疗组抗体发生率不超过6.73％。在24周时，抗体阳性的受试者0.1mg治疗组（5例）HbA1c下降0.5％、0.2mg治疗组（4例）HbA1c升高0.13％，而抗体阴性的受试者在0.1mg治疗组（264例）HbA1c下降1.0％、0.2mg治疗组（250例）HbA1c下降1.2％；在52周时，抗体阳性的35例受试者，平均HbA1c降低0.26％，抗体阴性的751例受试者，平均HbA1c降低0.97％。阳性抗体可能对疗效产生一定的影响。

肝毒性 本品未对肝脏产生有害影响。两个Ⅲ期试验核心期的肝功能相关不良事件总数为26人，占全体受试者2.9％。核心期肝功能异常不良事件发生率，安慰剂组为2.0％（6例），本品0.1mg治疗组为3.2％（10例），本品0.2mg治疗组为3.4％（10例），在0.2mg治疗组除1例受试者因既往合并乙肝、酒精性肝硬化代偿期而肝功能相关异常达到3级，研究者判断可能无关，其他肝功能异常均为轻中度，大部分受试者转归为恢复/治愈。延伸期不良事件和核心期相当。

脂类代谢 未发现本品对脂类代谢有影响。

其他 单药及与二甲双胍合并治疗的两个Ⅲ期试验中发生率≥1％的不

良反应见表 4。

表 4　在各组发生率≥1%的不良反应　　　　单位：%

	不良反应	安慰剂（N＝123）	本品 0.1mg（N＝126）	本品 0.2mg（N＝120）
单药治疗核心期	恶心	0	3.17	8.33
	呕吐	0	2.38	6.67
	腹泻	2.44	2.38	5.00
	食欲下降	0.81	0.79	4.17
	腹胀	0.81	1.59	3.33
	头晕	0	0.79	2.50
	反胃	0	0.79	1.67
	低血糖	0.81	0.79	1.67
	腹部不适	0	0	1.67
	胃肠障碍	0	0	1.67
	丙氨酸氨基转移酶升高	0	0	1.67
	头痛	0	0	1.67
	便秘	0	0	1.67
	乏力	0	1.59	0
	尿蛋白存在	1.63	0	0
	颈痛	1.63	0	0

	不良反应	安慰剂/本品 0.1mg[①]（N＝53）	本品 0.1mg（N＝119）	安慰剂/本品 0.2mg[②]（N＝56）	本品 0.2mg（N＝105）
单药治疗延伸期	腹胀	0	0	3.57	1.90
	腹部不适	0	0	1.79	1.90
	恶心	0	0.84	1.79	0.95
	低血糖	0	1.68	0	0.95
	耳鸣	0	1.68	0	0
	腹泻	0	0.84	3.57	0
	高尿酸血症	1.89	0	0	0
	食欲下降	0	0	1.79	0
	肝脏功能异常	1.89	0	0	0
	盆腔炎	0	0	1.79	0
	阴道感染	1.89	0	0	0
	丙氨酸氨基转移酶升高	0	0	1.79	0
	骨质疏松症	1.89	0	0	0
	蛋白尿	0	0	1.79	0
	腹痛	1.89	0	1.79	0
	菌群失调	1.89	0	0	0
	胃炎	1.89	0	0	0
	心肌缺血	1.89	0	0	0
	外周动脉梗阻性疾病	1.89	0	0	0

续表

联合二甲双胍治疗核心期	不良反应	安慰剂＋二甲双胍（N＝182）	本品0.1mg＋二甲双胍（N＝183）	本品0.2mg＋二甲双胍（N＝178）
	腹泻	0.5	3.3	3.9
	恶心	0.5	0.5	3.9
	食欲下降	1.1	1.1	3.4
	腹胀	0	1.1	2.8
	呕吐	0	0.5	2.8
	胃肠障碍	0.5	0.5	2.2
	腹部不适	0	0.5	1.7
	腹痛	0.5	0.5	1.1
	乏力	0	0	1.1
	低血糖	0	1.1	0

联合二甲双胍治疗延伸期	不良反应	本品0.1mg＋二甲双胍（N＝161）	本品0.2mg＋二甲双胍（N＝156）	安慰剂/本品0.1mg＋二甲双胍[3]（N＝79）	安慰剂/本品0.2mg＋二甲双胍[4]（N＝77）
	低血糖	0.6	1.3	0	1.3
	恶心	0	1.3	0	2.6
	腹部不适	0	1.3	1.3	0
	高脂血症	0	1.3	0	1.3
	腹泻	1.2	0.6	0	0
	腹胀	0	0.6	0	1.3
	丙氨酸氨基转移酶升高	1.9	0	0	0
	天门冬氨酸氨基转移酶升高	1.2	0	0	0
	高尿酸血症	0.6	0	1.3	0
	呕吐	0.6	0	0	2.6
	食欲下降	0	0	1.3	2.6
	血红蛋白降低	0	0	0	1.3
	脂质升高	0	0	1.3	0
	肾损害	0	0	1.3	0
	肝脏功能异常	0	0	0	1.3

① 安慰剂/本品0.1mg（N＝53）表示核心期安慰剂组有53例在延伸期转为使用本品0.1mg。

② 安慰剂/本品0.2mg（N＝56）表示核心期安慰剂组有56例在延伸期转为使用本品0.2mg。

③ 安慰剂/本品0.1mg＋二甲双胍（N＝79）表示核心期安慰剂联合二甲双胍有79例在延伸期转为使用本品0.1mg联合二甲双胍。

④ 安慰剂/本品0.2mg＋二甲双胍（N＝77）表示核心期安慰剂联合二甲双胍77例在延伸期转为使用本品0.2mg联合二甲双胍。

注：N—例数。

【药物相互作用】

关于胃排空 GLP-1受体激动剂类药物通常有延缓胃排空的作用，但同类药物的胃排空试验没有检测到 GLP-1 对口服药物吸收有任何临床相关程度的影响，因而本品未进行专门的胃排空试验。对于接受需经胃肠道快速吸收的口服药物的患者，建议谨慎使用。对于一些延长释放制剂，由胃部停留时间延长所致的释放增加可能会略增加药物暴露。

在健康受试者中分别进行了本品与地高辛、华法林和辛伐他汀的药物间相互作用研究。在这些试验中，本品对上述药物的药代动力学不存在具有临床意义的影响，地高辛、华法林和辛伐他汀在临床上与本品合并使用时无须调整剂量。

地高辛 在健康受试者中，与单独服用地高辛相比，地高辛（0.5mg、单剂量）与重复剂量的本品（每次 0.2mg、每周 1 次、连续 5 周）合用，地高辛的 t_{max}、C_{max} 和 AUC 无明显改变，合并用药时地高辛的肾清除率略微降低 [12.8%，（5.82±1.25）L/h 相对于（6.68±1.23）L/h]。

华法林 在健康受试者中，与单独服用华法林相比，华法林（5mg、单剂量）与重复剂量的本品（每次 0.2mg、每周 1 次、连续 5 周）合用后，S-华法林和 R-华法林的 C_{max} 和 AUC 均无明显变化，也未观察到华法林药效学（根据 PT、INR 反应评估）特性的显著改变。

辛伐他汀 在健康受试者中，与单独服用辛伐他汀相比，辛伐他汀（40mg、单剂量）合用重复剂量的本品（每次 0.2mg、每周 1 次、连续 5 周）后，辛伐他汀在合并用药和单独给药条件下 C_{max} 的几何均数比为 97.9%（73.2%，131%），$AUC_{0\sim24}$ 的几何均数比为 81.9%（64.8%，103%）；辛伐他汀酸在合并用药和单独给药条件下 C_{max} 的几何均数比为 132%（107%，164%），$AUC_{0\sim24}$ 的几何均数比为 121%（102%，143%）。结果显示，本品可使辛伐他汀体内暴露量略降低，辛伐他汀酸体内暴露量略增加，但未呈现明显临床意义，建议临床使用无须进行剂量调整。

【禁忌】 禁用于甲状腺髓样癌、甲状腺髓样癌家族史或有多发性内分泌肿瘤综合征 2 型（MEN-2）的患者。

对聚乙二醇洛塞那肽或本品中任何组分既往有严重过敏反应的患者禁用。

【注意事项】 ① 甲状腺髓样癌（MTC） 临床前动物实验中发现本品高剂量下可致大鼠甲状腺 C 细胞腺瘤。虽然在本品临床试验中未发现与甲状腺 C 细胞相关的不良反应，而且无充分证据表明本品会导致人体甲状腺 C 细胞肿瘤的发生，包括 MTC，但仍然建议有甲状腺髓样癌、甲状腺髓样癌家族史或有多发性内分泌肿瘤综合征 2 型（MEN-2）的患者禁用本品。

② 急性胰腺炎 因 GLP-1 受体激动剂类药物有少数急性胰腺炎不良事件报告，如果患者有明确的胰腺炎病史，不建议使用本品。如接受本品治疗的患者出现剧烈的腹痛并伴有呕吐时，应该怀疑有发生急性胰腺炎的可能，需立即停止使用本品，并同时进行确诊检查及适时的治疗。本品在 1200 多例受试者中进行过临床试验，仅二甲双胍合并治疗试验中报告 1 例急性胰腺炎严重不良事件，该受试者为 0.2mg 剂量组，在急性胰腺炎发作前有暴饮暴食的行为，因此判断可能与研究药物无关。

③ 因本品主要不良反应为胃肠道不良反应，包括恶心、呕吐和腹泻，因此不建议有严重胃肠道疾病患者使用本品。

④ 对驾驶和机械操作能力的影响 尚未研究本品对驾驶和机械操作能力的影响。应告知患者在驾驶和操作机械时预防低血糖发生。

⑤ 过敏反应 未在临床研究中发现有过敏反应；如果在使用本品时出现过敏反应，应立即停止使用并给予医学对症处理。

⑥ 本品不得用于 1 型糖尿病患者或治疗糖尿病酮症酸中毒。

⑦ 建议在中度肾功能不全（肌酐清除率＜60mL/min）患者使用本品时降低剂量，当中度肾功能不全患者在使用本品时，从 0.1mg 上升到 0.2mg 剂量时需慎重。因未在重度（肌酐清除率＜30mL/min）及终末期肾功能不全受试者中进行研究，因此不建议在上述患者中使用本品。

⑧ 对 2 个Ⅲ期试验的受试者进行心脑血管不良事件汇总分析，结果显示在核心期各组不良事件发生率未见明显差异，安慰剂、本品 0.1mg 剂量组、0.2mg 剂量组的不良事件发生率分别是 2.6%、1.0%和 4.4%，不良反应发生率安慰剂组为 0.3%（1 例），本品治疗组均未见心脑血管不良反应发生，延长用药（最长为 52 周）亦未见相关不良事件发生率升高。

⑨ 在临床试验中未发现本品对肝脏和脂质代谢的不良影响，而且 GLP-1 类降糖药物未见报道 GLP-1 对肝脏损害。另外，PEG-肽类物质主要由尿中排出，少量从胆汁和粪中排出，导致肝功能异常也很少有报道。但本品尚无肝功能不全患者的研究数据，不建议肝功能异常患者使用。对于长期使用本品的患者应关注肝功能和脂质代谢的影响。

【贮藏】 遮光，密闭，冷藏（2~8℃）保存。

艾托格列净片（捷诺妥）

【规格】　5mg/片（以艾托格列净计）

【成分】　L-焦谷氨酸艾托格列净。

【性状】　本品为粉红色三角形双面凸的薄膜衣片，一面刻有"701"字样。

【适应证】　单独使用盐酸二甲双胍血糖控制不佳时，本品可与盐酸二甲双胍联合使用，配合饮食和运动改善成人2型糖尿病患者的血糖控制。

本品不建议用于1型糖尿病或者糖尿病酮症酸中毒患者的治疗。

【用法用量】　起始剂量为5mg，每日1次，早晨与食物一同或空腹服药。

对于血容量不足的患者，建议在开始艾托格列净治疗之前纠正这种情况。

如果错过一次服药，患者应在想起后尽快服用。患者不得在同一天服用两次艾托格列净。

（1）肾功能不全的患者　在开始使用艾托格列净之前评估肾功能，之后定期评估。如果患者的eGFR持续性低于$60mL/min/1.73m^2$，不推荐继续使用艾托格列净。eGFR低于$30mL/min/1.73m^2$的患者禁止使用艾托格列净。

（2）肝功能不全的患者　对于轻度或中度肝功能不全的患者，无须调整艾托格列净的剂量。目前尚未在重度肝功能不全的患者中开展临床研究，故不推荐在这些患者中使用。

（3）谨慎起见，尽量避免在妊娠期内使用艾托格列净，母乳喂养的婴儿有潜在严重不良反应的可能性，因此不建议在哺乳期使用艾托格列净。

【药理毒理】

药理作用

钠-葡萄糖协同转运蛋白2（SGLT2）是负责将葡萄糖从肾小球滤液中重吸收回体循环中的主要转运蛋白。艾托格列净是一种SGLT2抑制剂，通过抑制SGLT2，减少肾脏滤过葡萄糖的重吸收，降低葡萄糖的肾阈值，从而增加尿糖排泄。

药代动力学

艾托格列净每日1次给药，4～6日后达到稳态。艾托格列净未表现出时间依赖性药代动力学特征，多次给药后血浆中蓄积为 10%～40%。

吸收　空腹状态下，单次口服给予艾托格列净后，血浆药物浓度 1h 达到峰值。艾托格列净的血浆 C_{max} 和 AUC 随剂量成比例增加。15mg 剂量给药后，艾托格列净的口服绝对生物利用度约为 100%。

高脂高热量餐时给药，艾托格列净的 C_{max} 下降 29%，t_{max} 延迟 1h，但 AUC 不变。

分布　静脉给药后艾托格列净的平均稳态分布容积为 85.5L。艾托格列净的血浆蛋白结合率为 93.6%，并且不依赖于艾托格列净血药浓度。在肾功能或肝功能不全患者中，血浆蛋白结合率不受影响。艾托格列净的血液-血浆药物浓度比为 0.66。

代谢　艾托格列净的主要代谢途径是 UGT1A9 和 UGT2B7 介导的 O-葡萄糖醛酸化为两种葡糖苷酸，这两种葡糖苷酸在临床相关浓度下无药理学活性。CYP 介导的艾托格列净（氧化）代谢在人体中所占比例很小（12%）。

排泄　静脉给予 $100\mu g$ 剂量后，平均全身血浆清除速率为 11.2L/h。2 型糖尿病患者的平均消除半衰期为 16.6h。口服给予艾托格列净溶液后，33.8% 以原型药艾托格列净的形式经粪便排泄，仅有给药剂量的 1.5% 以原型形式经尿液排泄。可能是由葡糖苷酸代谢产物经胆汁排泄并随后水解至母体化合物所致。

在轻度、中度或重度肾功能不全的 2 型糖尿病患者中，相对于肾功能正常的受试者，艾托格列净 AUC 的增加幅度、C_{max} 差异被认为无临床意义。随着肾功能不全严重程度的增加，24h 葡萄糖排泄量逐渐下降。肾功能不全患者中，艾托格列净的血浆蛋白结合率不受影响。

中度肝功能不全的患者与肝功能正常患者相比，艾托格列净的 AUC、C_{max} 改变被认为无临床意义。中度肝功能不全患者的艾托格列净血浆蛋白结合率不受影响。目前尚无重度肝功能不全患者中的临床用药经验。

目前尚未在儿童患者中进行艾托格列净的研究。

基于群体药代动力学分析，年龄、体重、性别和种族对艾托格列净的药代动力学无临床意义的影响。

毒理研究

重复给药毒性　在大鼠及犬的重复给药毒性试验中，主要不良反应包括药理作用引起的体重和体脂降低、摄食量增加、腹泻、脱水、血糖降低及与蛋白质代谢增强相关糖异生、电解质紊乱以及多尿、尿糖、尿钙等尿液改变。该试验未观察到不良反应的剂量（NOAEL）为 5mg/(kg·d)，根据 AUC 计算，给予艾托格列净大鼠剂量约为人体最大推荐剂量（MRHD）15mg/d 的 12 倍、犬的 379 倍，未见不良反应。

生殖毒性　在大鼠生育力和胚胎发育试验中，雄性和雌性大鼠经口给予艾托格列净的剂量约为 MRHD 15mg/d 的 480 倍和 570 倍，未发现对生育力产生影响。

在胚胎-胎仔发育毒性试验中，在大鼠和兔的母体暴露量相当于 MRHD 15mg/d 的 300 倍时，未发现对大鼠和兔的发育产生不良影响。幼龄大鼠直接暴露于艾托格列净，可见与肾脏发育相关的风险（持续增加的肾脏重量、肾矿化、肾盂和肾小管扩张）。

遗传毒性　艾托格列净细菌回复突变（Ames）试验、人淋巴细胞体外染色体畸变试验及大鼠体内微核试验结果均为阴性。

致癌性　在小鼠致癌性试验中，雄性及雌性 CD-1 小鼠分别连续 97 周、102 周经口给予艾托格列净 5mg/(kg·d)、15mg/(kg·d)、40mg/(kg·d)，剂量达 40mg/(kg·d)（根据 AUC 计算，约为 MRHD 15mg/d 的 50 倍）时未见艾托格列净相关致癌性。

在大鼠致癌性试验中，艾托格列净致癌性的最大无反应剂量（NOEL）为 5mg/(kg·d)（根据 AUC 计算，约为 MRHD 15mg/d 的 16 倍）

【不良反应】　① 血容量不足　艾托格列净可引起渗透性利尿，这可能导致血容量下降和与血容量不足相关的不良反应，尤其在肾功能不全的患者中（eGFR 低于 60mL/min/1.73m^2）。艾托格列净也可能会增加其他具有血容量下降风险的患者发生低血压的风险。

② 酮症酸中毒　在开展的临床试验中，3409 例接受艾托格列净治疗的患者中有 3 例（0.1%）发生酮症酸中毒。

③ 肾功能损伤　使用艾托格列净与血清肌酐升高和 eGFR 下降相关，实验观察到治疗停止后这些异常结果恢复。

接受艾托格列净治疗的患者，尤其是中度肾功能不全的患者，可能发生肾脏相关不良反应，例如：急性肾损伤、肾功能不全、急性肾前性肾衰。

④ 下肢截肢　使用艾托格列净发生非创伤性下肢截肢。

⑤ 低血糖　艾托格列净单药、二甲双胍、胰岛素和/或胰岛素促分泌剂联合使用时，中度肾功能受损患者则可能发生低血糖。

⑥ 生殖器霉菌感染　三项安慰剂对照临床试验汇总中，对于接受安慰剂、艾托格列净 5mg 和艾托格列净 15mg 治疗的患者，女性生殖器霉菌感染的发生率分别为 3%、9.1% 和 12.2%。男性分别有 0.4%、3.7% 和 4.2% 的患者发生男性生殖器霉菌感染。未割包皮的男性中男性生殖器霉菌感染的发生更为普遍。

⑦ 实验室检查　低密度脂蛋白胆固醇（LDL-C）升高；血红蛋白升高；血清磷酸盐升高。

⑧ 会阴坏死性筋膜炎（富尼埃坏疽）　在钠-葡萄糖协同转运蛋白 2（SGLT2）抑制剂使用中已有此报道。

【药物相互作用】　① 与常用处方药物联合使用时，无须进行剂量调整。与二甲双胍、格列美脲、西格列汀和辛伐他汀联用时，艾托格列净对这些药物的药代动力学不产生具有临床意义的影响。

② 艾托格列净暴露水平下降与利福平多次给药相关。

【禁忌】　① 重度肾功能不全、终末期肾病（ESRD）或透析患者禁用。

② 对艾托格列净有严重过敏反应史者禁用。

【注意事项】

（1）低血压　艾托格列净可引起渗透性利尿作用，可导致血容量下降。因此，在开始艾托格列净治疗后可能发生症状性低血压，尤其是肾功能不全患者（eGFR 低于 $60mL/min/1.73m^2$）、老年患者（≥65 岁）或正在服用利尿剂的患者。在开始艾托格列净治疗之前，应评估并纠正血容量状态。开始治疗后应监测体征和症状。

（2）酮症酸中毒　在接受 SGLT2 抑制剂治疗的糖尿病患者中发现酮症酸中毒或怀疑发生酮症酸中毒时，应停止使用艾托格列净，对患者进行评估并及时采取治疗措施。酮症酸中毒的治疗可能需要胰岛素、液体和碳水化合物替代。

在开始艾托格列净治疗之前，应考虑患者病史中可能引发酮症酸中毒的因素，包括各种原因引起的胰腺性胰岛素不足、热量限制以及酗酒。已经接受艾托格列净治疗的患者中，已知容易发生酮症酸中毒的临床情况下（例如，因急性疾病或手术延长空腹期）考虑监测酮症酸中毒并暂时停用艾托格列净治疗。

艾托格列净不适用于治疗 1 型糖尿病患者。

（3）肾功能损伤　开始艾托格列净治疗之前，考虑可能诱发患者出现急性肾损伤的因素，包括血容量过低、慢性肾功能不全、充血性心力衰竭以及合并用药（利尿剂、血管紧张素转换酶抑制剂、血管紧张素受体拮抗剂、非甾体抗炎药）。如果出现任何口服摄入下降（类似急性疾病或禁食）或体液缺失（类似胃肠道疾病或热暴露过度）的情况，考虑暂停艾托格列净治疗；监测患者是否出现急性肾损伤的体征和症状。如果出现急性肾损伤，立即停用艾托格列净，并且进行治疗。

艾托格列净升高血清肌酐并降低 eGFR；开始艾托格列净治疗之后可能发生肾功能异常，应在开始使用艾托格列净之前评估肾功能，并在此之后定期评估。对于 eGFR 低于 $60mL/min/1.73m^2$ 的患者，不推荐使用艾托格列净；eGFR 低于 $30mL/min/1.73m^2$ 的患者禁止使用艾托格列净。

（4）尿脓毒症和肾盂肾炎　接受艾托格列净治疗的患者中报告了肾盂肾炎病例。SGLT2 抑制剂治疗会增加尿路感染的风险。评估患者是否出现尿路感染的体征和症状，如有指征，则立即实施治疗。

（5）下肢截肢　开始艾托格列净治疗之前，考虑患者病史中可能存在诱发截肢的因素，例如既往截肢、外周血管疾病、神经病变与糖尿病足溃疡病史。建议患者进行常规预防性足部护理。监测正在接受艾托格列净治疗的患者是否出现感染（包括骨髓炎）、新发疼痛或压痛，累及下肢的疮口或溃疡，如果出现这些并发症，则立即停用艾托格列净。

（6）伴随使用胰岛素和促胰岛素分泌物引起的低血糖　已知胰岛素和胰岛素促泌剂会引起低血糖。艾托格列净与胰岛素和/或胰岛素促泌剂联用时，艾托格列净可能增加低血糖风险。因此，当与艾托格列净联用时，应考虑降低胰岛素或胰岛素促泌剂的剂量，以最小化低血糖风险。

（7）会阴坏死性筋膜炎（富尼埃坏疽）　上市后监测中发现，在使用SGLT2 抑制剂的糖尿病患者中出现了会阴坏死性筋膜炎（富尼埃坏疽），男女患者均有报道。当接受艾托格列净治疗患者的生殖器或者会阴区出现疼痛或压痛、红斑或肿胀并伴有发热或不适时，应考虑为坏死性筋膜炎。若疑似为坏死性筋膜炎，应立刻开始使用广谱抗生素，且必要时进行手术清创。当停止服用艾托格列净时，应密切监测血糖水平，并提供适当的血糖控制替代疗法。

（8）生殖器霉菌感染　艾托格列净可增加生殖器霉菌感染风险。具有生殖器霉菌感染史的患者和未割包皮的男性更容易发生生殖器霉菌感染。应适当监测并治疗。

（9）升高低密度脂蛋白胆固醇（LDL-C） 使用艾托格列净治疗可能会使 LDL-C 出现剂量相关上升。监测并且视具体情况给予治疗。

（10）心力衰竭 在纽约心脏病协会（NYHA）Ⅰ～Ⅱ级患者中使用艾托格列净的经验有限，并且在 NYHAⅢ～Ⅳ级患者中没有临床研究经验。

（11）乳糖 片剂中含有乳糖一水合物。具有半乳糖不耐受、总乳糖酶缺乏或葡萄糖-半乳糖吸收不良等罕见遗传性问题的患者不得使用本品。

【贮藏】 密闭，不超过 30℃保存。

贝那鲁肽注射液（谊生泰）

【规格】 2.1mL：4.2mg（42000U）

【成分】 活性成分：贝那鲁肽。

【性状】 无色澄明液体。

【适应证】 本品用于成人 2 型糖尿病患者控制血糖；适用于单用二甲双胍血糖控制不佳的患者。

【用法用量】 本品的起始剂量为每次 0.1mg（50μL），每日 3 次，餐前 5min 皮下注射，注射部位可选腹部、大腿或者上臂。治疗 2 周后，剂量应增至每次 0.2mg（100μL），每日 3 次。

药品首次使用后，可在不高于 25℃的室温条件下保存 7 天。

尚无本品静脉注射或肌内注射的安全性和有效性资料。

【药理毒理】

药理作用

贝那鲁肽即 rhGLP-1（7-36），其活性成分的氨基酸序列与人体内 GLP-1 相同。其具有葡萄糖浓度依赖的促胰岛素分泌，促进胰岛素体内合成，促进 β 细胞的分化生成，抑制胰高血糖素的释放，抑制胃排空和摄食冲动，提高对胰岛素受体的敏感性。

药代动力学

吸收 健康受试者皮下注射 0.2mg 本品后，血浆药物浓度水平在 19min 达峰，峰浓度为 642ng/L，血药浓度-时间曲线下面积为 19687ng/（L·min）。

分布　健康受试者注射 0.2mg 本品观察到的表观分布容积为 379L。

代谢和消除　本品半衰期为 11min 左右，可有效控制餐后 2h 内血糖。药物在体内快速消除，无蓄积。灵长类动物药物组织分布试验表明：本品不易透过血脑屏障，除血浆外，在排泄系统分布较高，体内降解快且完全，主要从尿液排泄。

毒理研究

遗传毒性　rhGLP-1(7-36) Ames 试验、哺乳动物细胞染色体畸变试验和微核试验结果均为阴性。

生殖毒性　早期生育力与胚胎发育毒性试验：SD 大鼠连续 10 天皮下注射 rhGLP-1(7-36)260μg/kg，F0 代大鼠的精神、行为、活动、被毛和粪便等一般状态未见明显异常，体重和摄食量未见明显变化，对生育力和早期胚胎发育的毒性和致畸性及幼仔出生后生长发育、神经行为以及生殖能力未见明显影响。

【不良反应】　本品Ⅱ期及Ⅲ期临床试验中，受试者在原二甲双胍用法用量维持不变基础上合用本品治疗 12 周，最常见的不良反应为轻到中度恶心，症状的发生频率和程度会随治疗时间的延长而降低。

使用本品发生低血糖的概率较低，与安慰剂类似。

本品其他不良反应还包括头晕、乏力、呕吐等。

由于本品的体内起效和降解速率均较快，上述不良反应的发生多在给药后 30min 内出现，1～2h 内缓解。

据文献报道，国外同类产品大样本临床研究中主要的不良反应为恶心、腹泻、呕吐、低血糖、厌食等。此外，还有少数急性胰腺炎及甲状腺相关的不良事件报道，在本品临床研究中虽未观察到，但使用过程中均需加以注意。

【药物相互作用】　未系统研究本品与其他药物的相互作用。

【注意事项】　① 本品不得用于 1 型糖尿病患者或用于治疗糖尿病酮症酸中毒。

② 本品不得用于有甲状腺髓样癌（MTC）既往史或家族病史的患者以及 2 型多发性内分泌肿瘤综合征患者（MEN2）。

③ 暂无本品在充血性心力衰竭患者中的治疗经验。

④ 在炎症性肠病和糖尿病性胃轻瘫患者中的治疗经验有限，因此不推荐本品用于这些患者。

⑤ 本品治疗过程中会伴随有一过性的胃肠道不良反应，包括恶心、呕吐和腹泻。

⑥ 已经发现使用其他 GLP-1 类似物与发生胰腺炎的风险相关。

⑦ 已经发现其他 GLP-1 类似物的临床试验报告中包括血降钙素升高、甲状腺肿和甲状腺肿瘤在内的甲状腺不良事件，尤其是甲状腺疾病的患者。

⑧ 尚未研究本品对驾驶和机械操作能力的影响。应告知患者在驾驶和操作机械时预防低血糖发生。

⑨ 本品为无色澄明液体，当溶液颜色明显改变或有颗粒、浑浊时不得使用。

【贮藏】 于 2~8℃避光、密闭贮藏和运输。

药品首次开启使用后，可在 2~8℃冷藏条件下保存 6 周，可在 25℃条件下保存 2 周，且不可冷冻。

司美格鲁肽注射液（诺和泰）

【规格】 1.34mg/mL，1.5mL（预填充注射笔）

【成分】 司美格鲁肽。

【性状】 本品为无色或几乎无色的澄明等渗液体；pH=7.4。

【适应证】 本品适用于成人 2 型糖尿病患者的血糖控制；在饮食控制和运动基础上，接受二甲双胍和/或磺脲类药物治疗血糖仍控制不佳的成人 2 型糖尿病患者。适用于降低伴有心血管疾病的 2 型糖尿病成人患者的主要心血管不良事件（心血管死亡、非致死性心肌梗死或非致死性卒中）风险。

【用法用量】 司美格鲁肽的起始剂量为 0.25mg 每周 1 次。4 周后，应增至 0.5mg 每周 1 次。在以 0.5mg 每周 1 次治疗至少 4 周后，剂量可增至 1mg 每周 1 次，以便进一步改善血糖控制水平。本品 0.25mg 并非维持剂量。不推荐每周剂量超过 1mg。

当本品联合用于（叠加）二甲双胍治疗时，可维持当前二甲双胍剂量不变。当联合用于磺脲类药物治疗时，应考虑减少磺脲类药物的剂量，以降低低血糖的风险。

无须为调整本品剂量而进行自我血糖监测。但是，当开始使用本品与磺脲类药物联合治疗时，则可能需要自我监测血糖，以调整磺脲类药物的剂量，从而降低低血糖的风险。

肝损害患者或轻度、中度或重度肾损害患者无须调整剂量。在重度肝损害、肾损害患者中使用司美格鲁肽的经验有限，不推荐该类患者使用本品。

本品应每周注射 1 次，可在一天中任意时间注射，无须根据进餐时间给药。

如有必要，可以改变每周给药的日期，只要两剂间隔至少 2 天（>48h）即可。在选择新的给药时间后，应继续每周给药 1 次。

如发生遗漏用药，应在遗漏用药后 5 天内尽快给药。如遗漏用药已超过 5 天，则应略过此次遗漏的剂量，在正常的计划用药日接受下一次用药。不管何种情况，患者均应恢复每周 1 次的规律给药计划。

本品经皮下注射给药，注射部位可选择腹部、大腿或上臂。改变注射部位时无须进行剂量调整。本品不可静脉或肌内注射。

【药理毒理】

药理作用

司美格鲁肽是一种 GLP-1 类似物，与人 GLP-1 有 94% 的序列同源性。GLP-1 是一种通过 GLP-1 受体介导而对葡萄糖代谢产生多种作用的生理激素，司美格鲁肽通过刺激胰岛素分泌和降低胰高血糖素分泌的机制来降低血糖，两者均为葡萄糖依赖性。司美格鲁肽降低血糖的机制还涉及轻微延迟餐后早期胃排空。

药代动力学

吸收　司美格鲁肽给药后 1~3 天达到最大浓度。每周 1 次给药 4~5 周后达到稳态暴露。皮下注射给药，在腹部、大腿或上臂可获得相似的暴露水平。司美格鲁肽皮下给药的绝对生物利用度是 89%。

分布　在 2 型糖尿病患者中，司美格鲁肽皮下给药后的平均分布容积约为 12.5L。司美格鲁肽可与血浆白蛋白广泛结合（>99%）。

代谢　司美格鲁肽经过肽骨架的蛋白酶剪切和脂肪酸侧链的顺序 β 氧化而广泛代谢。中性内肽酶（NEP）可能参与司美格鲁肽的代谢。司美格鲁肽能抵抗 DPP-4 酶的降解而保持稳定。

消除　司美格鲁肽相关物质约 2/3 经尿液排泄，约 1/3 经粪便排泄。3% 的司美格鲁肽以原型药经尿液排泄。在 2 型糖尿病患者中，司美格鲁肽清除率约为 0.05L/h。其消除半衰期约为 1 周，末次给药后约 5 周体循环中仍存在有司美格鲁肽。司美格鲁肽半衰期延长的主要机制是与白蛋白结合，使其肾清除率降低和保护其不被代谢降解。此外，司美格鲁肽能抵抗 DPP-4 酶的降解而保持稳定。

研究显示老年人群、性别和种族对司美格鲁肽的药代动力学无影响。体重对司美格鲁肽的暴露量有影响。体重越重，暴露量越低；肝损害对司美格鲁肽的暴露量没有影响；肾损害对司美格鲁肽的药代动力学无具有临床意义的影响。

毒理研究

遗传毒性　司美格鲁肽 Ames 试验、体外人淋巴细胞染色体畸变试验、大鼠体内骨髓微核试验结果均为阴性。

生殖毒性　大鼠生育力和胚胎-胎仔发育组合试验中，大鼠皮下注射给予司美格鲁肽相当于人最大推荐剂量（MRHD）1mg/周的 1.1 倍，该剂量下未见对雄性大鼠生育力的影响。雌性母体大鼠可见体重增重和摄食量减少，可见动情周期延长。在子代中，在人体暴露量下可见胎仔生长减缓、内脏（心血管）和骨骼（颅骨、椎骨、肋骨）异常。

致癌性　CD-1 小鼠和 SD 大鼠 2 年致癌性试验中，注射给予司美格鲁肽，雄性和雌性动物均可见甲状腺 C 细胞腺瘤有统计学意义上的增加。

【不良反应】

（1）胃肠道不良反应　导致停用司美格鲁肽的最常见的不良事件为胃肠道事件。大多数事件的严重程度为轻度至中度，且持续时间短。分别有 3.9% 恶心和 5% 腹泻的患者因不良事件停药。低体重患者使用本品治疗时，可能会出现更多的胃肠道副作用。

（2）低血糖　本品与磺脲类药物或胰岛素联合使用时观察到严重低血糖。本品与磺脲类药物之外的其他口服降糖药联合使用时，观察到的低血糖事件非常少。

（3）急性胰腺炎　在Ⅱa期临床试验中，经裁定确认的急性胰腺炎的发生率在司美格鲁肽组和对照组分别为 0.3% 和 0.2%。

（4）糖尿病视网膜病变并发症　一项为期 2 年的临床试验可见司美格鲁肽治疗组有更多的患者发生了糖尿病视网膜病变并发症。

（5）注射部位反应　注射部位反应（如注射部位皮疹、红斑），通常为轻度。免疫原性与含蛋白质或肽类药品的潜在免疫特性一致，患者在接受本品治疗后可能会产生抗体。

（6）心率升高　曾有使用 GLP-1 受体激动剂后发生心率升高的情况。在伴有心血管风险的受试者中进行的一项长期试验中，接受本品治疗的受试者在治疗 2 年后心率升高＞10bpm 的比例为 16%。

【药物相互作用】 ① 司美格鲁肽能延缓胃排空，可能影响同时使用的口服药的吸收速率。若患者服用需快速胃肠道吸收的口服药时，本品时应慎重使用。

② 司美格鲁肽对华法林的药效学影响不具有临床意义，但当使用华法林和/或其他香豆素衍生物的患者开始本品治疗时，仍建议频繁监测 INR。

③ 在未开展相容性研究的情况下，本品不得与其他药品混合使用。

【注意事项】 ① 本品不得用于 1 型糖尿病患者或用于治疗糖尿病酮症酸中毒。本品并非胰岛素的替代品。

② 尚无本品在纽约心脏病学会（NYHA）分级Ⅳ级的充血性心力衰竭患者中的使用经验，因此不推荐此类患者使用本品。

③ 使用 GLP-1 受体激动剂可能与胃肠道不良反应有关。在治疗伴肾功能损害患者时，应该考虑到这一点，因为恶心、呕吐和腹泻可能导致脱水，而脱水可能导致肾功能恶化。

④ 曾有使用 GLP-1 受体激动剂后发生急性胰腺炎的情况。应当告知患者急性胰腺炎的特征性症状。如果怀疑胰腺炎，应停用本品；如确诊为胰腺炎，不应再使用本品进行治疗。有胰腺炎病史的患者应慎用本品。

⑤ 本品联合使用磺脲类药物或胰岛素的患者发生低血糖的风险可能会增高。开始本品治疗后，可以通过减少磺脲类药物或胰岛素的剂量来降低低血糖风险。

⑥ 在接受胰岛素和司美格鲁肽治疗伴有糖尿病视网膜病变的患者中，观察到发生糖尿病视网膜病变并发症的风险增加。已有糖尿病视网膜病变的患者在接受胰岛素治疗的基础上加用本品时应慎重。应依照临床指南，对此类患者进行密切监测和治疗。

⑦ 甲状腺 C 细胞肿瘤风险。在司美格鲁肽临床相关血浆暴露水平下，小鼠和大鼠终身暴露后，会引起甲状腺 C 细胞肿瘤（腺瘤和癌）发生率呈剂量依赖性和治疗持续时间依赖性升高。目前尚不清楚司美格鲁肽是否会引起人类甲状腺 C 细胞肿瘤，包括甲状腺髓样癌（MTC）。另一种 GLP-1 受体激动剂利拉鲁肽在上市后报告了 MTC 病例。本品禁用

于有 MTC 个人既往病史或家族病史的患者，或 MEN2 患者。应告知患者使用本品可能的 MTC 风险，以及甲状腺肿瘤的症状（例如颈部肿块、吞咽困难、呼吸困难、持续性声音嘶哑）。血清降钙素值显著升高可能提示 MTC，如果检测了血清降钙素并发现 11：13：21 升高，应进一步评估该患者。对于在体格检查或颈部影像中发现甲状腺结节的患者，也应进一步评估。

⑧ 在使用 GLP-1 受体激动剂治疗的患者中，已有关于急性肾损害和慢性肾衰竭加重的上市后报告，这些病例有时可能需要血液透析。大多数报告的事件发生在既往出现过恶心、呕吐、腹泻或脱水的患者中。对于报告重度胃肠道不良反应的患者，应在开始使用本品或进行剂量递增时监测其肾功能。

⑨ 使用 GLP-1 受体激动剂曾有报告严重的过敏反应（如速发过敏反应、血管性水肿）。如发生过敏反应，应停用本品。

⑩ 本品每剂含钠小于 1mmol（23mg），即基本上"无钠"。

⑪ 当司美格鲁肽与磺脲类药物或胰岛素联合使用时，应建议患者在驾驶和使用机器时采取预防措施，避免发生低血糖。

⑫ 注射笔仅供一人使用。本品仅在无色或几乎无色澄明时才可使用。本品不得在冷冻后使用。本品应使用长度不超过 8mm 的针头给药。本注射笔应与一次性的诺和针配合使用。

【贮藏】 ① 首次使用前：储存于冰箱中（2~8℃）。远离冷冻元件。

② 切勿冷冻本品，冷冻后切勿使用。

③ 不用时盖上笔帽避光保存。

④ 首次使用后：储存于 30℃ 以下环境或冰箱中（2~8℃）。

⑤ 每次注射后和储存本品时应取下针头。这可以防止针头阻塞、污染、感染、溶液泄漏和给药不准确。

德谷门冬双胰岛素注射液（诺和佳）

【规格】 3mL：300 单位（畅充）

【成分】 活性成分：德谷胰岛素和门冬胰岛素，1mL 溶液含有 100 单位德谷胰岛素和门冬胰岛素，其比值为 70：30。

【**性状**】　本品应为无色液体，无浑浊，不含微粒物质。

【**适应证**】　用于治疗成人 2 型糖尿病。

【**用法用量**】　本品含有基础德谷胰岛素和速效餐时门冬胰岛素。可随主餐每日 1 次或每日 2 次给药。德谷门冬双胰岛素可灵活变动胰岛素的给药时间，只要随主餐给药即可。如果忘记给药，建议在当天下一次主餐时补充遗漏的剂量，此后恢复平时的给药方案。患者不得为了弥补遗漏剂量而进行额外给药。

根据空腹血糖水平调整剂量，如果患者的体力活动增多、常规饮食改变或伴随其他疾病，则需调整剂量。每日总起始剂量为 10 单位，餐时给药，随后进行个体化剂量调整。

从其他胰岛素药品的转换使用　改用本品期间及后续数周内建议密切监测血糖。可能需要调整联合使用的速效或短效胰岛素药品或其他伴随抗糖尿病治疗药物的剂量和给药时间。

以每日 1 次基础或预混胰岛素治疗进行转换的患者，可等剂量转换为每日 1 次德谷门冬双胰岛素，其总剂量与患者此前每日胰岛素总剂量相同。

以每日 1 次以上基础或预混胰岛素治疗进行转换的患者，可等剂量转换为每日 2 次德谷门冬双胰岛素，其总剂量与患者此前每日胰岛素总剂量相同。

患者从基础/餐时胰岛素治疗转换为德谷门冬双胰岛素治疗时，则剂量的转换需要基于个体需要进行。通常患者以相同单位数量的基础胰岛素剂量开始治疗。

老年患者（≥65 岁）、肾功能损害和肝功能损害的患者使用本品时，应强化血糖监测，并进行个体化的胰岛素剂量调整。

本品仅供皮下注射使用，可于腹壁、上臂或大腿皮下注射。注射部位应始终在相同区域内轮换，以降低脂肪代谢障碍的风险。不得静脉注射和肌内注射。本品不得在胰岛素输注泵中使用。

不得使用注射器从预填充注射笔的笔芯吸取本品进行注射给药。

【**药理毒理**】

药理作用

本品是由德谷胰岛素 70% 与门冬胰岛素 30% 组成的复方制剂。

胰岛素与肌肉和脂肪细胞上的受体结合后促进葡萄糖的摄取，同时抑制肝脏输出葡萄糖。

药代动力学

吸收 在皮下注射后，可形成稳定的可溶性德谷胰岛素多六聚体，从而缓慢和持续地将德谷胰岛素释放到循环中。每日 1 次给药 2～3 天后可达到基础成分（德谷胰岛素）的稳态血清浓度。

门冬胰岛素的药代动力学曲线在注射后 14min 出现，浓度峰值在 72min 后出现。

分布 德谷胰岛素与血清蛋白的亲和力相当于在人血浆中血浆蛋白结合率（＞99％）。而门冬胰岛素具有较低的血浆蛋白结合率（＜10％）。

生物转化 德谷胰岛素和门冬胰岛素的降解与人胰岛素相似；形成的所有代谢产物均无活性。

消除 本品皮下注射后的半衰期由皮下组织的吸收速率决定。基础成分（德谷胰岛素）的半衰期约为 25h，与剂量不相关。

本品的老年患者、种族、肾功能和肝功能损害药代动力学特征未见性别差异。

毒理研究

遗传毒性 德谷胰岛素未开展遗传毒性试验。

门冬胰岛素在 Ames 试验、小鼠淋巴瘤细胞试验、人淋巴细胞染色体畸变试验、小鼠体内微核试验和离体大鼠肝细胞程序外 DNA 合成试验中结果为阴性。

生殖毒性 在大鼠器官形成期给予德谷胰岛素/门冬胰岛素在 30U/（kg·d）剂量下（约是人皮下注射剂量 1.08U/（kg·d）暴露量 AUC 的 8 倍）均可导致仔鼠内脏/骨骼畸形，这可能是由母鼠低血糖症所致。

当皮下注射德谷胰岛素剂量高达 21U/（kg·d）（大鼠）和 3.3U/（kg·d）（兔）［分别是人皮下注射量 0.75U/（kg·d）暴露量 AUC 的 5 倍（大鼠）和 10 倍（兔）］时，德谷胰岛素可导致动物胚胎着床前和着床后丢失、胎仔内脏/骨骼畸形。德谷胰岛素可进入哺乳期大鼠的乳汁，浓度低于血浆药物浓度。

在门冬胰岛素 200U/（kg·d）（大鼠）和 10U/（kg·d）（兔）［以人体暴露量当量计，分别约是人皮下注射剂量 1.0U/（kg·d）的 32 倍（大鼠）和 3 倍（兔）］剂量下，门冬胰岛素可导致动物胚胎着床前和着床后丢失、胎仔内脏/骨骼畸形。

致癌性 未在动物中开展评价德谷门冬双胰岛素 2 年致癌性试验。

【不良反应】

（1）免疫系统异常　胰岛素制剂可能会引发变态反应。胰岛素本身或其辅料引起的速发型变态反应可能危及生命。

本品治疗很少报告超敏反应（表现为唇舌肿胀、腹泻、恶心、疲劳和瘙痒）和荨麻疹。

（2）低血糖　如果胰岛素的给药剂量远高于胰岛素的需要量，则可能会发生低血糖。

（3）脂肪代谢障碍　注射部位可能会发生脂肪代谢障碍（包括脂肪增生和脂肪萎缩）。在特定注射区域持续轮换注射部位有助于降低这些反应的风险。

（4）注射部位反应　已有接受本品治疗的患者发生注射部位反应（包括注射部位血肿、疼痛、出血、红斑、结节、肿胀、变色、瘙痒、热感和注射部位肿块）。这些反应通常为轻度和一过性的，并且通常在继续治疗期间消退。

（5）体重增加　使用本品可发生胰岛素合成代谢作用所致的体重增加。外周水肿包括本品在内的胰岛素可能引起钠潴留和水肿。

（6）免疫原性　胰岛素治疗可能引起抗胰岛素抗体形成。

【药物相互作用】　① 下列物质可能会降低胰岛素的需要量　口服抗糖尿病药物、GLP-1受体激动剂、单胺氧化酶抑制剂（MAOI）、β-受体拮抗剂、血管紧张素转换酶（ACE）抑制剂、水杨酸盐类、合成类固醇以及磺胺类药物。

② 下列物质可能会增加胰岛素的需要量：口服避孕药、噻嗪类、糖皮质激素、甲状腺激素、拟交感神经药、生长激素和达那唑。

③ β-受体拮抗剂可能会掩盖低血糖症状。

④ 奥曲肽/兰瑞肽可能会增加或降低胰岛素的需要量。

⑤ 酒精可能会增强或减弱胰岛素的降糖作用。

【注意事项】　① 低血糖　漏餐或无计划的剧烈体育运动可能会引起低血糖。如果胰岛素的给药剂量远高于胰岛素的需要量，则可能会发生低血糖。如患者的血糖控制有极大改善（如通过胰岛素强化治疗），其低血糖的常见先兆征象可能会改变，须相应告知这些患者。长期糖尿病患者的常见先兆征象可能会消失。

伴随疾病，特别是感染和发热，通常会增加患者的胰岛素需要量。肾脏、肝脏的伴随疾病或累及肾上腺、垂体或甲状腺的疾病，可能需要改变胰岛素剂量。

与其他基础胰岛素药品或胰岛素药品一样，本品的长效作用可能会延迟低血糖的恢复。

② 高血糖　需使用胰岛素的患者如给药剂量不足和/或终止治疗可能会引起高血糖，并且可能会引起糖尿病酮症酸中毒。此外，疾病（特别是感染）可能会引起高血糖，从而使胰岛素的需要量增加，此时建议给予速效胰岛素。

③ 从其他胰岛素药品改用本品　患者改用不同类型、品牌或生产商的胰岛素必须在严密的医疗监测下进行，可能需要更改剂量。

④ 当噻唑烷二酮类药物与胰岛素联合使用时，已有心力衰竭事件的报告，应观察患者心力衰竭、体重增加和水肿的体征及症状。如发生心脏症状的加重，应停止使用噻唑烷二酮类药物。

⑤ 尚无在妊娠妇女中、哺乳期间使用本品的临床经验。

⑥ 眼部异常　胰岛素强化治疗后，血糖控制的突然改善可能会引发糖尿病视网膜病变暂时恶化，而血糖控制的长期改善可降低糖尿病视网膜病变进展的风险。

⑦ 避免用药错误　务必指导患者在每次注射前检查胰岛素标签，以免不慎将本品与其他胰岛素药品混淆。

⑧ 患者必须确认注射笔剂量计数器上调定的单位。所以，自行注射的患者必须能阅读注射笔上的剂量计数器。

⑨ 低钾血症　所有胰岛素药品均会引起钾离子从细胞外转移至细胞内，可能导致低钾血症，如使用可降低血钾的药物，使用对血清钾离子浓度敏感药物的患者应监测钾离子水平。

⑩ 每剂本品含不足 1mmol 钠（23mg），即基本上"无钠"。

⑪ 运动员慎用。

⑫ 患者的注意力和反应能力可能会受到低血糖的影响。驾驶汽车或操作机器时可能会存在风险。

⑬ 本药品不得与任何其他药品混合。

⑭ 本品不得添加到输注液体中。

【贮藏】　首次使用前：密闭，2～8℃避光保存，避免冷冻。注射笔应盖上笔帽，避光保存。

首次使用后或随身携带的备用品：可在室温下（不超过 30℃）保存，也可 2～8℃ 冷藏保存。

度拉糖肽注射液（度易达）

【规格】 ①0.75mg：0.5mL（预填充注射笔）；②1.5mg：0.5mL（预填充注射笔）

【成分】 度拉糖肽。

【性状】 本品为无色澄明溶液。

【适应证】 本品适用于成人 2 型糖尿病患者的血糖控制。治疗仅靠饮食控制和运动血糖控制不佳的患者；治疗在饮食控制和运动基础上，接受二甲双胍、磺脲类药物或二甲双胍联合磺脲类药物治疗血糖仍控制不佳的成人 2 型糖尿病患者。

【用法用量】 本品的推荐起始剂量为 0.75mg 每周 1 次。为进一步改善血糖控制，剂量可增加至 1.5mg 每周 1 次。最大推荐剂量为 1.5mg 每周 1 次。

当在二甲双胍基础上加用度拉糖肽时，二甲双胍可保持当前剂量。当在磺脲类药物治疗的基础上加用度拉糖肽时，应当考虑减少磺脲类药物的剂量，以降低低血糖的风险。

使用度拉糖肽时，不需要进行血糖自我监测控制其剂量。但可能需要进行血糖自我监测来调整磺脲类药物的剂量。

老年患者、肝功能损害患者无须进行剂量调整。轻度、中度或重度肾功能损害患者无须进行剂量调整。在终末期肾病患者中的治疗经验非常有限，所以不推荐度拉糖肽用于此类人群。

度拉糖肽经皮下注射给药，部位可选择腹部、大腿或上臂。不能静脉注射或肌内注射。可在一天中任意时间注射，和进餐与否无关。若遗漏给药，如果距下一次预定给药至少为 3 天，应尽快给药。如果距下一次预定给药少于 3 天，应放弃这次给药，且定期进行下一次计划给药。在任一情况下，患者均可再恢复其常规每周一次的给药方案。若需要，距上一次给药超过 3 天时，即可改变每周给药的日期。

【药理毒理】

药理作用

度拉糖肽与内源性 GLP-1（7-37）具有 90％ 的氨基酸序列同源性，度拉糖肽可激活 GLP-1 受体，增加 β 细胞内环磷酸腺苷（cAMP）含量，导致葡萄糖依赖性胰岛素释放；度拉糖肽还可抑制胰高血糖素分泌并延缓胃排空。

药代动力学

吸收　在 2 型糖尿病患者中，度拉糖肽经皮下注射后，在 48h 内达到血浆药物浓度峰值。度拉糖肽（1.5mg）每周 1 次给药，2～4 周达到稳态血浆药物浓度。度拉糖肽经腹部、大腿或上臂皮下注射后，其暴露相似。度拉糖肽 1.5mg 和 0.75mg 单次皮下给药后，平均绝对生物利用度分别为 47% 和 65%。

分布　2 型糖尿病患者度拉糖肽 0.75mg 和 1.5mg 皮下给药达稳态后，平均分布容积为 19.2L 和 17.4L。

代谢　度拉糖肽通过蛋白质分解代谢途径降解为其组成成分氨基酸。

消除　稳态时度拉糖肽 0.75mg 和 1.5mg 的平均表观清除率分别为 0.111L/h 和 0.107L/h，半衰期分别为 4.5 天和 4.7 天。

年龄、性别和种族　对度拉糖肽的药代动力学和药效学特性没有临床相关影响。体重或体重指数（BMI）和度拉糖肽暴露之间存在反比关系，具有统计学意义。

一项临床药理学研究显示：健康受试者和轻度至重度肾功能损害患者（肌酐清除率<3mL/min）中，包括终末期肾病（需要透析）患者之间药代动力学大致相似。肝功能损害患者与健康对照组相比，肝功能损害患者度拉糖肽平均 C_{max} 和 AUC 分别下降了 30%～33%，具有统计学意义。随着肝功能损害增加，度拉糖肽 t_{max} 普遍增加。

毒理研究

生殖毒性　在大鼠生育力与早期胚胎发育毒性试验中，度拉糖肽剂量高达 16.3mg/kg［以 AUC 计，为人最大推荐剂量（MRHD）1.5mg/周的 130 倍］，未见对精子形态、交配、生育力、妊娠、胚胎存活的不良影响。在雌性动物中，≥4.9mg/kg（以 AUC 计，为 MRHD 的 32 倍）的母体动物毒性（可见摄食量和体重增加减少）剂量下，可见动情周期延长，平均黄体数、平均着床数以及活胎数剂量依赖性的降低。

妊娠大鼠皮下注射度拉糖肽为 MRHD 14，可见胎仔体重减轻，母体摄食量和体重增加减少有关。妊娠兔于器官发生期注射度拉糖肽为 MRHD 的 13 倍剂量下可见肺小叶发育不全的胎仔内脏畸形及椎骨和/或肋骨骨骼畸形，该剂量下母体动物可见药理作用相关的摄食量和体重增加减少。

致癌性　在大鼠 2 年致癌性试验中，雌雄大鼠每周 2 次皮下注射度拉糖肽≥7 倍 MRHD 剂量下，大鼠可见剂量和给药时间依赖的甲状腺 C 细胞肿瘤（腺瘤和/或癌）发生率增加；大鼠中发现的甲状腺 C 细胞肿瘤与人的相关性尚不明确。

【不良反应】　在已完成和进行中的临床研究中，共有 12654 名患者使用度拉糖肽。临床试验中最常见的不良反应为胃肠道不良反应，包括恶心、呕吐和腹泻。这些不良反应通常为轻度或中度，呈一过性。

（1）低血糖　当度拉糖肽单药治疗或者与二甲双胍、磺脲类或与二甲双胍和吡格列酮联用时，发生低血糖，未见重度低血糖事件报告。当度拉糖肽 1.5mg 与甘精胰岛素或餐时胰岛素联用时，有重度低血糖发生，胃肠道不良反应包括恶心、腹泻和呕吐。这些事件一般为轻度或中度，且发生率在治疗的前 2 周达到峰值，在接下来的 4 周内迅速下降，之后维持相对稳定。

（2）急性胰腺炎　在临床研究中，度拉糖肽组、安慰剂组和对照药物组急性胰腺炎发生率分别为 0.07%、0.14% 和 0.19%。

（3）胰酶变化　度拉糖肽治疗与胰酶（脂肪酶和/或胰淀粉酶）均值较基线增加有关，增加范围为 11%～21%。

（4）心率增加　使用度拉糖肽时，心率平均小幅增加。

（5）一度房室传导阻滞/PR 间期延长　使用度拉糖肽 0.75mg 和 1.5mg 时，一度房室传导阻滞发生率分别为 1.5% 和 2.4%。

（6）免疫原性　在临床研究中，度拉糖肽治疗期间抗度拉糖肽抗体的发生率为 1.6%。出现抗度拉糖肽抗体的患者人数较少，抗体滴度低。发生全身性过敏反应的患者中均未出现抗度拉糖肽抗体。

（7）过敏反应　在临床研究中，接受度拉糖肽治疗的患者中，0.5% 的患者报告了全身性过敏反应事件（如荨麻疹、水肿）。罕见报告使用上市后度拉糖肽出现速发过敏反应的病例。

（8）注射部位反应　在接受度拉糖肽治疗的患者中报告了注射部位不良事件。有潜在的免疫介导的注射部位不良事件（如皮疹、红斑），且一般为轻度。

（9）不良事件所致的停药　最常见的导致停药的不良反应分别为恶心、腹泻、呕吐，且一般报告于最初的 4～6 周。

【药物相互作用】 度拉糖肽延迟胃排空，不会对口服药物的吸收产生任何临床相关程度的影响。然而，对于接受需经胃肠道快速吸收或延缓吸收的口服制剂患者而言，应考虑在与度拉糖肽联用时，可能会影响这些口服制剂的暴露。

与单剂度拉糖肽联用时，西格列汀的暴露不受影响。西格列汀 $AUC_{0\sim\tau}$ 和 C_{max} 分别降低了约 7.4% 和 23.1%。度拉糖肽对西格列汀具有高度的保护作用，可防止其被二肽基肽酶 4 降解失活。暴露水平增加可能会增强度拉糖肽对血糖水平的影响。

对乙酰氨基酚、阿托伐他汀、地高辛、赖诺普利、美托洛尔、华法林、口服避孕药、二甲双胍与度拉糖肽联用时不具有临床相关性，无须进行剂量调整。

【禁忌】 对本品活性成分或任何辅料过敏的患者。

本品禁用于有甲状腺髓样癌（MTC）个人既往病史或家族病史的患者或者 2 型多发性内分泌腺瘤综合征（MEN2）的患者。

【注意事项】 度拉糖肽不得用于 1 型糖尿病患者或糖尿病酮症酸中毒的治疗。度拉糖肽不能代替胰岛素。在快速停用胰岛素或减少剂量后，胰岛素依赖性患者出现了糖尿病酮症酸中毒。

（1）脱水 接受度拉糖肽治疗的患者有脱水报告，有时会导致急性肾衰竭或肾功能损害加重，尤其是在治疗开始时。许多报告的肾脏不良事件发生在出现恶心、呕吐、腹泻或脱水的患者中。应告知接受度拉糖肽治疗的患者可能发生的脱水风险，尤其是与胃肠道副作用相关的脱水风险，并应采取预防措施，避免体液消耗。

（2）严重胃肠道疾病 GLP-1 受体激动剂的使用可能与胃肠道不良反应相关。尚未在重度胃肠道疾病患者中研究度拉糖肽，包括重度胃轻瘫，因此不推荐度拉糖肽用于此类人群。

（3）甲状腺 C 细胞肿瘤的风险 胰高血糖素样肽（GLP-1）受体激动剂类药物曾在临床相关暴露量下引起小鼠和大鼠的甲状腺 C 细胞腺瘤和腺癌。雄性和雌性大鼠终身暴露后，度拉糖肽导致甲状腺 C 细胞肿瘤（腺瘤和腺癌）的发生率呈剂量相关和治疗持续时间依赖性增加。度拉糖肽与人类甲状腺 C 细胞肿瘤的相关性尚未确定。本品禁用于有 MTC 个人既往病史或家族病史的患者或者患有 MEN2 的患者。告知患者关于使用本品可能引起 MTC 的潜在风险以及甲状腺肿瘤的症状（如颈部肿块、吞咽困难、呼吸困难、持续性声音嘶哑）。

（4）急性胰腺炎 GLP-1 受体激动剂的使用与发生急性胰腺炎的风险相关。在临床试验中，曾报告急性胰腺炎与度拉糖肽相关。

（5）低血糖 度拉糖肽与磺脲类药物联用可能增加低血糖的风险。可通过减少磺脲类药物的剂量以降低低血糖的风险。

（6）过敏反应 已有接受度拉糖肽治疗的患者发生严重过敏反应（包括速发过敏反应和血管性水肿）的上市后报告。如果发生过敏反应，应停用度拉糖肽治疗，并立即给予标准治疗，并进行监测，直至体征和症状消退。既往曾对度拉糖肽发生过敏反应的患者不应使用本品。

（7）急性肾损伤 接受度拉糖肽在内治疗的患者中，已有急性肾损伤和慢性肾病加重的上市后报告，有时可能需要透析。这些事件中有些不清楚患者的基础肾病，大部分患者有过恶心、呕吐、腹泻或脱水的经历。因为这些反应可以使肾功能恶化，所以肾损伤患者在起始度拉糖肽治疗或递增剂量时应谨慎。

（8）其他

① 每 1.5mg 本品中，钠含量小于 1mmol（23mg），基本为"不含钠"。

② 对驾驶和操作机器能力的影响 当度拉糖肽与磺脲类药物联用时，应该告知患者在驾驶和操作机械时避免低血糖发生。

③ 使用说明预填充注射笔仅供单次使用。

④ 若出现颗粒或溶液出现浑浊和/或变色，不得使用。

⑤ 不得使用已冻结的度拉糖肽。

⑥ 未进行相关相容性研究，因此不得将本药物与其他药物混合。

【贮藏】 存放于冰箱内（2～8℃）。不可冷冻。存放于原包装内，以避光保存。

使用时：本品可在不超过 30℃ 的温度下非冷藏存储长达 14 天。

利司那肽注射液（利时敏）

【规格】 ①10μg 剂量注射笔 0.05mg/mL，3mL/支；②20μg 剂量注射笔 0.10mg/mL，3mL/支

【成分】　主要成分：利司那肽。

【性状】　应为无色澄明液体。

【适应证】　本品适用于在饮食控制和运动基础上接受二甲双胍单药或联合磺脲类药物和/或基础胰岛素治疗血糖控制不佳的成年2型糖尿病患者，以达到血糖的控制目标。

【用法用量】　本品起始剂量为$10\mu g$，每日1次，在第15天开始$20\mu g$为固定维持剂量，每日1次。给药时间在每日任何一餐前一小时内。最好固定一餐前注射。如果遗漏了一次给药，应在下一餐前一小时内注射。

当在二甲双胍治疗的基础上加用本品时，二甲双胍的剂量可保持不变。在磺脲类药物或基础胰岛素治疗的基础上加用本品时，可考虑减少磺脲类药物或基础胰岛素的剂量，以降低低血糖的风险。

使用本品时无须专门进行血糖监测。然而，当本品与磺脲类药物或基础胰岛素联合治疗时，可能需要进行血糖监测或自我血糖监测，以调整磺脲类药物或基础胰岛素的剂量。

老年人、肝功能损害者、轻度或中度肾功能损害不需要调整剂量，不推荐重度肾功能损害或终末期肾病患者使用本品。

本品经皮下注射给药，注射部位可选择大腿、腹部或上臂。本品不可静脉或肌内注射。

【药理毒理】

药理作用

利司那肽是内源性肠促胰岛素激素，通过与GLP-1受体的特异性相互作用，促进胰腺β细胞葡萄糖依赖性的胰岛素分泌，减少胰高血糖素的分泌，延缓胃排空。

药代动力学

吸收　皮下给药后吸收迅速，且不受给药剂量的影响。t_{max}均为$1\sim 3.5h$。利司那肽在腹部、大腿或上臂皮下给药的吸收率之间无临床相关差异。

分布　利司那肽与人血浆蛋白结合率55%，表观分布容积为约100L。

生物转化和清除　利司那肽通过肾小球滤过清除，然后经过肾小管重吸收及后续的代谢降解，产生更小的肽和氨基酸，它们再次进入蛋白质代谢过程。平均终末半衰期为约3h，平均表观清除率约35L/h。

肾功能轻度、中度、重度损害时，AUC 分别增加了 46%、51% 和 87%。因为利司那肽主要经肾脏清除，预计肝功能不全不会影响利司那肽的药代动力学。

在群体药代动力学分析中，未观察到年龄、体重、性别和种族对利司那肽的药代动力学有临床意义的影响。

毒理研究

遗传毒性　利司那肽的 Ames 试验、人淋巴细胞染色体畸变试验、小鼠骨髓细胞微核试验结果均为阴性。

生殖毒性　雄性和雌性大鼠给予利司那肽最高给药剂量相当于临床给药剂量 20μg/d 的约 400 倍，未见对生育力的明显影响。利司那肽可导致犬可逆的睾丸和附睾病变。大鼠和兔分别在 5 倍、32 倍人体暴露量的给药剂量下，均可见胚胎-胎仔畸形、生长迟缓、骨化延迟。大鼠和兔中均可见轻微的母体毒性，表现为摄食量减少和体重下降。在围产期有高剂量利司那肽母体暴露的雄性新生仔鼠中可见生长缓解，伴窝仔死亡率轻度增加。

利司那肽及其代谢产物约有 9.4% 可泌入大鼠乳汁。

致癌性　小鼠和大鼠皮下注射利司那肽临床给药剂量 20μg/d 下 AUC 的 180 倍剂量下可见甲状腺 C 细胞腺瘤的发生率显著增加。在小鼠皮下注射给药 2 年致癌性试验中，在给药剂量约为人临床暴露量 97 倍时可见 3 例子宫内膜腺癌。

【不良反应】　临床研究中超过 2600 例患者接受了本品治疗。临床研究中报告最频繁的不良反应为恶心、呕吐和腹泻。这些反应大多是轻度和一过性的。此外，也发生了低血糖（当本品与磺脲类药物和/或基础胰岛素联合治疗时）、头痛和过敏反应。

(1) 低血糖　在接受本品单药治疗的患者中，可发生症状性低血糖，偶见重度症状性低血糖的发生。

(2) 胃肠道症状　恶心和呕吐是最频繁的不良反应。它们多为轻度和一过性的，多出现在治疗开始后前 3 周内。这些症状在以后的治疗周中逐渐减轻。

(3) 注射部位反应　注射反应大多属轻度，通常未导致治疗停止。

(4) 免疫原性　患者在接受本品治疗可能会出现抗利司那肽抗体；在停止治疗后，抗体百分比在 3 个月内下降至 90% 左右，在 6 个月或更久的时间下降至 30%。

除了注射部位反应的发生率升高外，不同抗体状态的患者在总体安全性特征方面没有差异。不论抗体状态如何，大多数注射部位反应为轻度。

没有与自身胰高血糖素或内源性 GLP-1 的交叉反应。

（5）过敏反应　在利司那肽治疗患者报告了可能与利司那肽相关的过敏反应（例如速发过敏反应、血管性水肿和荨麻疹），这些报告的过敏反应大多为轻度。

（6）心率　一项在健康志愿者中进行的研究中，在使用利司那肽 $20\mu g$ 后观察到患者心率一过性升高。还有心律失常报告，尤其是心动过速和心悸。

（7）退出研究　利司那肽组中导致治疗终止的最常见不良反应为恶心和呕吐。

【药物相互作用】　① 利司那肽是一种肽，不经细胞色素 P450 代谢。在体外研究中，利司那肽不影响细胞色素 P450 酶或人转运蛋白的活性。

② 利司那肽对胃排空的延迟可能降低口服药物的吸收速率。如果患者需要接受快速胃肠吸收、需临床密切监测或治疗窗窄的口服药物，应谨慎使用利司那肽。如果这类药物与食物同时服用，应告知患者不要在服用这类药物的这一餐注射利司那肽。

③ 对于疗效部分依赖于阈浓度的口服药物，如抗生素或对胃液易降解的制剂，应在利司那肽注射前 1h 或注射后 4h 使用。

④ 对乙酰氨基酚　在注射利司那肽后 $1\sim4h$ 内使用对乙酰氨基酚时，观察到对乙酰氨基酚的 t_{max} 延迟，如果需要迅速起效时应考虑到这点。

⑤ 华法林和其他香豆素衍生物，华法林与利司那肽同时给药时无须剂量调整。但在利司那肽治疗开始或结束时，建议对接受华法林和/或香豆素衍生物治疗的患者频繁监测 INR。

⑥ 口服避孕药、阿托伐他汀、地高辛、雷米普利与利司那肽同时给药时无须剂量调整。

【注意事项】　目前尚无本品在 1 型糖尿病患者中的治疗经验，本品不应用于此类患者。本品不应用于治疗糖尿病酮症酸中毒。

① 急性胰腺炎　使用胰高血糖素样肽-1（GLP-1）受体激动剂有引发急性胰腺炎的风险，有胰腺炎病史的患者应慎用。

② 重度胃肠疾病　尚未在患有重度胃肠道疾病（包括重度胃轻瘫）的患者中对利司那肽进行研究，因此不推荐这些患者使用利司那肽。

③ 肾功能损害　在重度肾功能损害或终末期肾病患者中不建议使用该药。

④ 低血糖　接受利司那肽联合磺脲类药物或基础胰岛素治疗的患者发生低血糖的风险可能升高。为降低低血糖的风险，可考虑减少磺脲类药物或基础胰岛素的剂量。

⑤ 伴随使用的药物　利司那肽对胃排空的延迟可能降低口服药物的吸收速率。如果患者需要接受快速胃肠吸收、需临床密切监测或治疗窗窄的口服药物，应谨慎使用利司那肽。

⑥ 脱水　应告诫使用本品治疗的患者潜在的胃肠不良反应导致的脱水风险，采取预防措施以避免体液耗竭。

⑦ 该药物含间甲酚，可能会导致过敏反应。

⑧ 当本品与磺脲类药物或基础胰岛素联合治疗时，应告知患者注意在驾驶或操作机械时预防低血糖的发生。

【贮藏】　冰箱（2～8℃）保存，不得冷冻，避免于冷冻室保存。首次使用后：应低于30℃保存，不得冷冻。贮藏时应戴上笔帽以避光。本品不能与其他药物混合。已冷冻的本品不得使用。

本品可以使用 29～32 号一次性针头。应告知患者在每次使用后应按照当地要求丢弃针头，并不要连带针头一起贮存注射笔。每支笔仅供一位患者使用。

阿加糖酶 α 注射用浓溶液（瑞普佳）

【规格】　3.5mg：3.5mL

【成分】　阿加糖酶 α。

【性状】　无色澄明溶液。

【适应证】　本品用于确诊为法布里病（α-半乳糖苷酶 A 缺乏症）患者的长期酶替代治疗。本品适用于成人、儿童和青少年。尚未确定本品在 0～6 岁儿童中的安全性和有效性。

【用法用量】　应在对法布里病或其他遗传代谢疾病患者有管理经验的医师指导下应用本品进行治疗。

给药方法

给药前进行药品稀释。使用带有整体过滤器的静脉输液管，滴注大于

40min。不要将本品与其他药物通过相同的静脉输液管同时进行静脉滴注。

剂量

给药剂量为 0.2mg/kg，每隔 1 周（每 2 周）给药 1 次，大于 40min 静脉滴注。

特殊人群

（1）肝功能损害患者　尚未对肝功能损害患者进行研究。

（2）肾功能损害患者　肾功能损害患者不需要调整剂量。出现广泛性肾损害（eGFR＜60mL/min/1.73m^2）可能会使肾脏对酶替代疗法的反应受限。透析或肾移植后患者的数据有限，不建议调整剂量。

【药理毒理】

药理作用

法布里病是一种由于溶酶体酶 α-半乳糖苷酶 A 活性缺乏而引起的鞘糖脂蓄积障碍，导致该酶的鞘糖脂底物三己糖酰基鞘脂醇（Gb3 或 GL-3，也称为神经酰胺三己糖苷）的蓄积。阿加糖酶 α 可催化水解 Gb3，剪切末端半乳糖残基，减少内皮细胞、实质细胞等多种细胞中 Gb3 的蓄积。阿加糖酶 α 可影响靶细胞表面甘露糖-6-磷酸受体的摄取。

药代动力学

在 0.2mg/kg 单次静脉滴注之后，阿加糖酶 α 在循环中具有双相分布和消除特征，分布容积约为体重的 17%。男性和女性体重标准化后的清除率分别为 2.66mL/(min·kg) 和 2.10mL/(min·kg)。阿加糖酶 α 是一种蛋白质，预计不会与蛋白质结合，且其代谢降解将遵循其他蛋白质的降解途径，如肽水解。阿加糖酶 α 不太可能发生药物-药物相互作用。

由于药代动力学参数不会因肾功能损害而改变，所以阿加糖酶 α 的肾脏消除被认为是次要清除途径。

由于预期代谢通过肽水解发生，因此预计肝功能受损不会显著地影响阿加糖酶 α 的药代动力学。

在 7～18 岁儿童中，以 0.2mg/kg 剂量给予本品，从血液循环中的清除率比成人更快。

毒理研究

遗传毒性　尚未开展阿加糖酶 α 的遗传毒性研究。

生殖毒性　大鼠静脉注射阿加糖酶 α 1.0mg/kg（为临床剂量的 5 倍），对雌雄大鼠的生育力及早期胚胎发育未见影响。兔在器官形成期静脉注射阿

加糖酶 α 1.0mg/kg（为临床剂量的 5 倍），对胚胎-胎仔发育未见影响。

致癌性　尚未开展阿加糖酶 α 的致癌性研究。

【不良反应】　最常见的是输液相关反应，在临床试验中给予本品治疗的成年患者中，发生率为 13.7%，大多数不良反应的严重程度为轻至中度。儿科输液相关反应（发热、呼吸困难、胸痛）和疼痛加重发生更为频繁。

输液相关反应包括心脏事件，如伴有心脏结构受影响的法布里病患者中的心律失常（房颤、室性早搏、快速性心律失常）、心肌缺血和心力衰竭。最常见的输液相关反应为轻度，包括寒战、发热、潮红、头痛、恶心、呼吸困难、震颤和瘙痒。输液相关症状还包括头晕、多汗、低血压、咳嗽、呕吐和疲乏。超敏反应包括速发过敏反应均有报告。

【药物相互作用】　因为氯喹、胺碘酮、对苄氧酚或庆大霉素可抑制细胞内 α-半乳糖苷酶活性，所以本品不应与以上药物联合给药。

α-半乳糖苷酶 A 是一种酶，因此不太可能发生细胞色素 P450 介导的药物相互作用。在临床研究中，大多数患者中同时给予神经性疼痛药物（如卡马西平、苯妥英和加巴喷丁），没有任何相互作用的迹象。

【禁忌】　对本品活性成分或任何辅料发生超敏反应的患者禁用。

【注意事项】

（1）特异质输液相关反应　输液相关反应一般发生在本品开始治疗后的前 2~4 个月内，后期发作（1 年后）也有报告。这些反应随着时间推移而降低。如果发生轻度或中度急性输液反应，必须立即就医，并采取适当措施。输液可以暂时中断（5~10min），直到症状消退，然后可以重新开始输液。轻度和一过性的反应可能不需要医学治疗或停止输液。另外，对于需要对症治疗的患者，在输液前 1~24h 口服或静脉内使用抗组胺药和/或糖皮质激素进行预处理，可以防止后续输液反应。

（2）超敏反应　如果发生重度超敏反应或速发过敏反应，应立即停用本品，并给予相应的治疗。根据当地的医学标准管理超敏反应或速发过敏反应并给予必要的治疗。

（3）抗蛋白质抗体　与所有蛋白质类药品一样，患者可能会产生针对该蛋白质的抗体。在用本品治疗的男性患者中，约 24% 的男性患者可观察到低滴度 IgG 抗体应答。根据有限的数据，这个百分率在男性儿科人群中较低（7%）。在 3~12 个月的治疗后出现这些 IgG 抗体。经过 12~54 个月的治疗后，17% 的接受本品治疗的患者仍然为抗体阳性，然而 7% 的患者中的

IgG 抗体随着时间的推移而消失，这是出现免疫耐受的证据。在临床试验中，在极少数患者中报告了与速发过敏反应无关的临界性 IgE 抗体阳性。

（4）肾功能受损患者　广泛性肾损害可能会使肾脏对酶替代治疗的反应受限，可能是由于基础的不可逆转的病理变化导致。在这种情况下，肾功能丧失仍然保持在疾病自然进展的预期范围内。

（5）钠　本药物每小瓶含有 14.2mg 钠，相当于世界卫生组织建议成人每日最大摄入量（2g 钠）的 0.7%。

（6）对驾驶和操作机械能力的影响　本品对驾驶和操作机械的能力没有影响或影响可忽略不计。

（7）妊娠妇女及哺乳妇女用药　妊娠期和哺乳期妇女应用本品的数据非常有限，在给妊娠妇女和哺乳女性开处方时应谨慎。

（8）儿童用药　尚未确定本品在 0～6 岁儿童中的安全性和有效性。在儿科（7～18 岁）患者中开展的临床研究中，本品给药剂量为 0.2mg/kg，每隔 1 周（每 2 周）给药 1 次，没有出现非预期的安全性问题。

（9）老年用药　尚未进行对 65 岁以上患者的研究，目前尚无这些患者中的推荐剂量方案，因为安全性和有效性尚未确定。

（10）药物过量　在临床试验中，每周使用高达 0.4mg/kg 的剂量，未发现其安全性与推荐剂量 0.2mg/kg 每 2 周 1 次的差异。

【贮藏】　于 2～8℃保存和运输。

甲苯磺酸艾多沙班片（里先安）

【规格】　每片①15mg；②30mg；③60mg

【成分】　甲苯磺酸艾多沙班。

【性状】　本品为黄色圆形薄膜衣片（60mg/片）；或为粉色圆形薄膜衣片（30mg/片）；或为橙色圆形薄膜衣片（15mg/片）。

【适应证】　① 用于伴有一个或多个风险因素如充血性心力衰竭、高血压、年龄≥75 岁、糖尿病、既往卒中或短暂性脑缺血发作的非瓣膜性房颤（NVAF）成人患者，预防卒中和体循环栓塞。

② 用于治疗成人深静脉血栓（DVT）和肺栓塞（PE），以及预防成人

深静脉血栓和肺栓塞复发。

【用法用量】 本品可与食物同服，也可以单独服用。

用法用量

预防卒中和体循环栓塞：艾多沙班推荐剂量为 60mg，每日 1 次。

非瓣膜性房颤患者采用艾多沙班治疗时应长期使用。

治疗深静脉血栓和肺栓塞与预防复发性深静脉血栓和肺栓塞：艾多沙班推荐剂量为 60mg，每日 1 次，经初始非口服抗凝剂治疗至少 5 天后开始给药。不得同时给予艾多沙班和非口服抗凝剂。

在谨慎评估治疗获益和出血风险之后，应基于一过性危险因素（如：近期接受手术、创伤、制动）进行短期治疗（至少 3 个月），并应基于永久性危险因素或者特发性深静脉血栓或肺栓塞进行较长时间的治疗。

对于非瓣膜性房颤和静脉血栓栓塞，推荐剂量：60mg，每日 1 次。存在下列临床因素 1 种或 1 种以上的患者中，艾多沙班的推荐剂量为 30mg，每日 1 次：中度或重度肾损害 [肌酐清除率（CL_{Cr}）15～50mL/min]；低体重（≤60kg）；与 P 糖蛋白抑制剂（环孢素、决奈达隆、红霉素或酮康唑）联合用药。

漏服剂量：如果发生漏服，患者应马上补服本品，并于次日继续每日服药 1 次。患者不得因漏服而在同一天服用 2 倍剂量。

其他药物转为本品

① 在国际标准化比值（INR）≤2.5 时，可中止维生素 K 拮抗剂（VKA）并开始本品治疗。

② 中止口服抗凝剂达比加群、利伐沙班或阿哌沙班，下一次预定给予口服抗凝剂时，开始本品治疗。

③ 使用非口服抗凝剂时不得同时使用本品。

④ 中止皮下注射抗凝剂（即磺达肝素），下一次预定皮下注射抗凝剂时，开始本品治疗。

⑤ 中止普通肝素（UFH）静脉给药，并于 4h 后开始本品治疗。

本品转为其他药物

① 从本品转换为维生素 K 拮抗剂，期间可能出现抗凝不充分。应确保转换为其他抗凝剂过程中持续充分的抗凝。

选择口服制剂

● 对于给药剂量为 60mg 的患者，服用本品 30mg，每日 1 次，同时使用适量的 VKA。

● 对于给药剂量为 30mg 的患者［存在 1 种或 1 种以上下列临床因素：中度至重度肾损害（CL_{Cr} 15～50mL/min）、低体重或与某种 P-gp 抑制剂联合用药］，服用本品 15mg，每日 1 次，同时使用适量的 VKA，推荐使用有效的基于 INR 的 VKA 治疗方案。一旦达到 INR≥2.0，应中止本品给药。本品与 VKA 联合治疗使本品给药后 INR 升高达 46%。

选择非口服制剂　下一次预定给药时，中止服用本品，开始非口服抗凝剂和 VKA 治疗。达到稳定的 INR≥2.0 时，须中止非口服抗凝剂，但继续 VKA 治疗。

转换为除 VKA 外的口服抗凝剂，下一次预定给药时，中止服用本品，开始非 VKA 抗凝剂治疗。转换为非口服抗凝剂：这些药物不得同时使用。下一次预定给药时，中止服用本品，开始非口服抗凝剂治疗。

特殊人群

① 肾功能评估　在开始本品治疗前，评估所有患者的肾功能，以排除终末期肾病患者，CL_{Cr} 15～50mL/min 患者，30mg，每日 1 次和 CL_{Cr}＞50mL/min 患者中 60mg，每日 1 次。

② 肝损害　伴凝血障碍和临床相关出血风险的肝病患者禁用本品，轻度至中度肝损害患者，推荐剂量为 60mg，每日 1 次。重度肝损害患者不推荐使用本品。

③ 老年患者、不同性别无须减量。体重≤60kg 的患者，推荐剂量为 30mg，每日 1 次。

④ 本品与 P 糖蛋白（P-gp）抑制剂合用　本品和 P-gp 抑制剂（环孢素、决奈达隆、红霉素或酮康唑）合用的患者，推荐本品剂量为 30mg，每日 1 次。

⑤ 需要心脏复律的患者可以开始或继续服用本品。应至少在心脏复律前 2h 开始服用本品，以确保充分抗凝。

【药理毒理】

药理作用

艾多沙班是凝血因子Ⅹa（FⅩa）的选择性抑制剂，其抗凝血作用不需要抗凝血酶Ⅲ的参与。艾多沙班可抑制游离的 FⅩa 和凝血酶原酶活性，并抑制凝血酶诱导的血小板聚集。对凝血级联反应中凝血因子Ⅹa 的抑制可减少凝血酶生成、抑制血栓形成。

药代动力学

艾多沙班被吸收后 1～2h 内达到血浆峰浓度，绝对生物利用度约为 62%，呈双相分布。

血浆中主要形式为艾多沙班原型药物。艾多沙班经水解作用（由羧酸酯酶介导）、偶联或 CYP3A4/CYP3A5 介导的氧化作用进行代谢（<10%）。

健康受试者中，50% 经肾脏清除。肾清除率约占给药剂量的 35%。其余清除途径为代谢和胆汁/小肠排泄。口服给药的 $t_{1/2}$ 为 10～14h。剂量在 15～60mg 范围内时，艾多沙班的药代动力学近似呈剂量相关性。

毒理研究

遗传毒性　艾多沙班及其人体特异性代谢产物 M-4 体外染色体畸变试验结果为阳性，Ames 试验、大鼠程序外 DNA 合成试验、人淋巴细胞微核试验、大鼠肝脏微核试验、大鼠骨髓微核试验结果均为阴性。

生殖毒性　大鼠经口给予艾多沙班剂量达 1000mg/(kg·d)（根据体表面积换算，相当于人给药剂量 60mg/d 的 62 倍），未见生育力和早期胚胎发育毒性。

妊娠大鼠和妊娠兔经口给予艾多沙班，根据体表面积和 AUC 换算，分别达人体给药暴露量的 16 倍和 8 倍，未见胚胎胎仔生长发育毒性。艾多沙班在大鼠乳汁中分泌。

致癌性　小鼠连续 104 周经口给予艾多沙班剂量达 500mg/(kg·d)，暴露量（AUC）分别相当于临床剂量 60mg/d 时人体暴露量（AUC）的 3 倍（雄性）和 6 倍（雌性），未见致癌性。大鼠连续 104 周经口给予艾多沙班剂量达 600～400mg/(kg·d)（雄性）和 200mg/(kg·d)（雌性），暴露量分别相当于临床剂量 60mg/d 时人体暴露量的 8 倍（雄性）14 倍（雌性），未见致癌性。

【不良反应】　① 血液与淋巴系统疾病常见贫血，偶见血小板减少。

② 神经系统疾病常见头晕、头痛，偶见颅内出血；罕见蛛网膜下腔出血。

③ 眼部疾病偶见结膜/巩膜出血、眼内出血。

④ 心脏疾病罕见心包出血。

⑤ 血管疾病偶见其他出血。

⑥ 呼吸、胸及纵隔疾病常见鼻衄，偶见咯血。

⑦ 胃肠道疾病常见下消化道出血、上消化道出血、口腔/咽部出血、恶

心、腹痛，罕见腹膜后出血。

⑧ 肝胆疾病常见血胆红素升高、γ-谷氨酰转移酶升高，偶见血液碱性磷酸酶升高、门冬氨酸氨基转移酶升高。

⑨ 皮肤及皮下组织疾病常见皮肤软组织出血、皮疹、瘙痒，偶见荨麻疹。

⑩ 肌肉骨骼及结缔组织疾病罕见肌内出血（不伴有筋膜室综合征）、关节内出血。

⑪ 肾脏及泌尿系统疾病常见肉眼可见的血尿/尿道出血。

⑫ 生殖系统及乳腺疾病常见阴道出血。

⑬ 全身性疾病及给药部位疾病常见穿刺部位出血。

⑭ 检查常见肝功能检查异常。

⑮ 损伤、中毒及手术并发症偶见手术部位出血，罕见硬膜下出血、手术出血。

【药物相互作用】 ① 与 P-gp 抑制剂环孢素、决奈达隆、红霉素、酮康唑合用，本品需使用 30mg 每日 1 次的剂量。

② 与 P-gp 抑制剂奎尼丁、维拉帕米、胺碘酮合用，本品需使用 60mg 每日 1 次的剂量。

③ 与 P-gp 诱导剂利福平、苯妥英钠、卡马西平、苯巴比妥或圣约翰草合用，可致本品血药浓度下降。

④ 因出血风险增加，禁止与抗凝剂合用。

⑤ 因合用导致临床相关出血增加，不推荐与慢性非甾体类抗炎药（NSAID）长期合并使用。

⑥ 与选择性 5-羟色胺再摄取抑制剂（SSRI）或 5-羟色胺去甲肾上腺素再摄取抑制剂（SNRI）合用，存在患者出血风险升高的可能性。

【禁忌】 ① 对本品活性成分或者其他辅料过敏的患者。

② 有临床明显活动性出血的患者。

③ 伴有凝血障碍和临床相关出血风险的肝病患者。

④ 具有大出血显著风险的病灶或病情，例如目前或近期患有胃肠道溃疡，存在出血风险较高的恶性肿瘤，近期发生脑部或脊椎损伤，近期接受脑部、脊椎或眼科手术，近期发生颅内出血，已知或疑似的食管静脉曲张，动静脉畸形，血管动脉瘤或重大脊椎内或脑内血管畸形。无法控制的重度高血压。

⑤ 除了转换为口服抗凝剂治疗，或给予维持中心静脉或动脉导管通畅所需剂量普通肝素（UFH）的特殊情况之外，禁用任何其他抗凝剂的伴随治疗，例如 UFH、低分子量肝素（依诺肝素、达肝素等）、肝素衍生物（磺达肝癸钠等）、口服抗凝剂（华法林、达比加群酯、利伐沙班、阿哌沙班等）。

【注意事项】 ① 本品 15mg 不适用于单独使用，可能导致疗效不足，仅适用于从本品 30mg 存 1 种或 1 种以上导致暴露量升高的临床因素的患者。

② NVAF 患者停用本品将使卒中风险升高　在无充分的替代抗凝治疗的情况下，提前停用任何口服抗凝剂，将使缺血性事件风险升高。如果因病理性出血或已完成治疗之外的原因而停用本品时，需考虑给予另一种抗凝剂。

③ 出血风险　艾多沙班增加出血风险，可导致严重、潜在致死性出血。与其他抗凝剂一样，建议出血风险增加的患者慎用本品。若出现重度出血，应中止本品给药。

④ 老年患者合用本品与乙酰水杨酸（ASA）具有潜在的较高出血风险，应慎用。

⑤ 肾损害　终末期肾病或透析患者，不推荐使用本品。

⑥ NVAF 患者的肾功能　需谨慎评估患者的血栓栓塞和出血风险后，艾多沙班才可用于高肌酐清除率的 NVAF 患者［高肌酐清除率（CL_{Cr}＞100mL/min）患者的艾多沙班暴露量可能较低］。

⑦ 肾功能评估　适用本品治疗的所有患者均应在治疗开始时和治疗中监测肌酐清除率（CL_{Cr}）。

⑧ 肝损害　重度肝损害患者，不推荐使用本品。轻度或中度肝损害患者应慎用本品。肝酶升高（ALT/AST＞2×ULN）或总胆红素≥1.5×ULN 的患者慎用本品，治疗前应检查肝功能。推荐接受本品治疗 1 年以上的患者定期监测肝功能。

⑨ 因手术及其他干预治疗而停药　如果为了降低手术或其他干预过程的出血风险而必须停止抗凝治疗，则必须在干预前的至少 24h 停止使用本品，以降低出血风险。在决定是否将某个干预过程延迟至艾多沙班最后一次给药 24h 后，必须权衡出血风险的升高与干预治疗的紧迫性。考虑到本品的抗凝治疗在 1～2h 起效，在手术或其他干预过程之后，一旦确定已充分止血，应该立即重新使用本品。如果在手术干预期间或之后无法服用口服药物，应考虑给予非口服抗凝剂，之后转换为口服本品，每日 1 次。

⑩ 使用人工心脏瓣膜和中、重度二尖瓣狭窄患者　尚未在伴有或不伴有房颤的人工心脏瓣膜患者和植入生物心脏瓣膜后的前 3 个月患者，或中、重度二尖瓣狭窄患者中进行过艾多沙班研究。因此，不推荐上述患者使用本品。

⑪ 血液动力学不稳定的 PE 患者或需溶栓或肺动脉取栓术的患者　尚未在该类患者中研究艾多沙班的安全性和疗效，因此不推荐将艾多沙班作为普通肝素的替代治疗用于此类 PE 患者。

⑫ 活动性癌症患者　尚未确定艾多沙班在活动性癌症患者中用于治疗和/或预防 VTE 的疗效和安全性。

⑬ 本品对驾驶和机械操作能力无影响或几乎无影响。

⑭ 妊娠妇女及哺乳期妇女用药

● 育龄妇女　育龄妇女在接受艾多沙班治疗期间应采取避孕措施。

● 妊娠　因为潜在的生殖毒性和内源出血风险，且有证据表明艾多沙班可通过胎盘，故本品禁用于妊娠期妇女。

● 哺乳期　动物实验数据表明艾多沙班可分泌至乳汁。因此，本品禁用于哺乳期妇女，必要时必须决定究竟是停止哺乳还是停止艾多沙班治疗。

【贮藏】　30℃以下密闭保存。

铝镁匹林片（Ⅱ）（阿斯德）

【规格】　每片含阿司匹林 81mg，重质碳酸镁 22mg，甘羟铝 11mg

【成分】　本品为复方制剂，其组分为阿司匹林、重质碳酸镁、甘羟铝。

【性状】　本品为淡黄色片。

【适应证】　用于下述需使用阿司匹林抑制血小板黏附和聚集，但患者不能耐受阿司匹林的胃肠道反应的情况：不稳定心绞痛、急性心肌梗死、局部缺血性脑血管障碍等。

【用法用量】　口服，通常为成人 1 日 1 次，一次 1 片；依据病情最多一次服用 4 片。

【药理毒理】

药理作用

本品为阿司匹林的复方制剂，小剂量的阿司匹林能抑制血栓素 A2 的形成，从而不可逆地抑制正常血小板聚集过程，防止血栓形成。与抗酸药甘羟铝和重质碳酸镁合用能保护胃肠黏膜。动物实验结果表明与阿司匹林单药相比，本品吸收较快，对胃黏膜刺激作用较轻。

药代动力学

本品口服后大部分在小肠上部吸收，吸收后迅速分布到各组织。本品在胃肠道、肝及血液内大部分很快水解为水杨酸，在肝脏代谢。代谢物主要为水杨尿酸及葡萄糖醛酸结合物，小部分为龙胆酸。本品大部分以结合的代谢产物、小部分以游离的水杨酸从肾脏排出。

毒理研究

致突变性 妊娠 4 天的大鼠胚泡微核试验结果表明，当阿司匹林 $\geq$ 0.5g/kg 时呈显著的胚泡微核诱导作用。

生殖毒性 在妊娠末期的大鼠给药实验中，有鼠胎儿动脉血管收缩的报告，因此应避免妊娠末期给药。

【不良反应】 ① 消化系统 常见胃肠障碍、呕吐、腹痛、胸热、便秘、痢疾、消化道溃疡、食道炎、口咽肿胀、吐血，少见恶心、食欲不振、胃部不快感。

② 皮肤系统 常见荨麻疹、瘙痒、皮疹、发汗，少见发疹、浮肿。

③ 精神及神经系统 常见眩晕、兴奋，少见头痛。

④ 肝脏常见 AST 和 ALT 上升，偶见肝功能障碍。

⑤ 肾脏偶见肾功能障碍。

⑥ 循环系统常见血压低下、血管炎，少见胸痛。

⑦ 呼吸系统常见过度呼吸、支气管炎、鼻出血，少见鼻炎。

⑧ 感觉器官常见角结膜炎，少见耳鸣、听觉障碍。

⑨ 血液偶见贫血、白细胞减少、血小板减少。

【药物相互作用】

(1) 阿司匹林肠溶片增强以下药物作用 抗凝血药、某些降糖药（如磺酰脲类）、甲氨蝶呤、地高辛、巴比妥类、锂、某些镇痛药、抗炎药和抗风湿药、某些抗生素（如磺胺类）、三碘甲状腺氨酸。

(2) 阿司匹林肠溶片减弱以下药物作用 利尿药（安体舒通、呋塞米等）、降压药、促尿酸排泄的痛风药丙磺舒。

【禁忌】 ① 对本品及所含成分或水杨酸类制剂有过敏症及过敏史的患者禁用。

② 服用阿司匹林或其他非甾体抗炎药后诱发哮喘、荨麻疹或过敏反应的患者禁用。

③ 禁用于冠状动脉搭桥手术（CABG）围手术期疼痛的治疗。

④ 有应用非甾体抗炎药后发生胃肠道出血或穿孔病史的患者禁用。

⑤ 有活动性消化道溃疡/出血，或者既往曾复发溃疡/出血的患者禁用。

⑥ 重度心力衰竭患者禁用。

⑦ 预产期在 12 周以内的妊娠妇女禁用。

⑧ 低出生体重儿、新生儿或婴儿，本品为片剂，不能自行吞咽。

【注意事项】 ① 避免与其他非甾体抗炎药，包括选择性 COX-2 抑制剂合并用药。

② 根据控制症状的需要，在最短治疗时间内使用最低有效剂量，可以使不良反应降到最低。

③ 在使用所有非甾体抗炎药治疗过程中的任何时候，都可能出现胃肠道出血、溃疡和穿孔的不良反应，其风险可能是致命的。既往有胃肠道病史（溃疡性大肠炎、克罗恩病）的患者应谨慎使用非甾体抗炎药，以免使病情恶化。当患者服用该药发生胃肠道出血或溃疡时，应停药。老年患者使用非甾体抗炎药出现不良反应的频率增加，尤其是胃肠道出血和穿孔，其风险可能是致命的。

④ 针对多种 COX-2 选择性或非选择性 NSAID 药物持续时间达 3 年的临床试验显示，本品引起严重心血管栓性不良事件、心肌梗死和卒中风的风险可能增加，其风险可能致命的。所有的 NSAID，包括 COX-2 选择性或非选择性药物，可能有相似的风险。有心血管疾病或心血管疾病危险因素的患者，其风险更大。即使既往没有心血管症状，医生和患者也应对此类事件的发生保持警惕。应告知患者严重心血管安全性的症状和/或体征以及如果发生时应采取的步骤。患者应该警惕诸如胸痛、气短、无力、言语含糊等症状和体征，而且当有任何上述症状或体征发生后应该马上寻求医生帮助。

⑤ 和所有 NSAID 一样，本品可导致新发高血压或使已有的高血压症状加重，其中的任何一种都可导致心血管事件的发生率增加。服用噻嗪类或髓袢利尿剂的患者服用 NSAID 时，可能会影响这些药物的疗效。高血压病患者应慎用 NSAID，包括本品。在开始本品治疗和整个治疗过程中应密切监测血压。

⑥ 有高血压和/或心力衰竭（如液体潴留和水肿）病史的患者应慎用。

⑦ NSAID 包括本品可能引起致命的、严重的皮肤不良反应，例如剥脱性皮炎、Stevens-Johnson 综合征和中毒性表皮坏死溶解症。这些严重事件可在没有征兆的情况下出现。应告知患者严重皮肤反应的症状和体征，在第一次出现皮肤皮疹或其他过敏反应的征象时，应停用本品。

⑧ 以下患者应慎用

- 消化性溃疡既往史的患者，有消化性溃疡再发的可能。
- 血液异常或既往史的患者，有可能使副作用增强。
- 有肝功能障碍或既往史的患者。
- 有肾功能障碍或既往史的患者。
- 高血压的患者，有可能导致血管或内脏等器官障碍或出血。
- 有过敏症既往史的患者。
- 支气管哮喘的患者，有可能诱发哮喘发作。
- 经常饮用酒精饮料者，有可能增加胃出血的风险。
- 有报告显示有可能增加手术时的失血量，所以手术前 1 周内的患者应慎用。
- 月经过多患者。
- 妊娠妇女及哺乳期妇女用药：
  - 本品可能导致妊娠期延长，动脉管的早期闭锁，抑制子宫收缩，增加分娩时出血。有长期服用阿司匹林，可能引起母体贫血、产前、产后出血、分娩时间延长、难产、死产、新生儿体重减少的报告。另外，有妊娠末期给药患者及其新生儿出现异常出血的报告。因此，预产期在 12 周以内的妊娠妇女禁用。
  - 动物实验（大鼠）中有致畸作用的报告，因此妊娠妇女（预产期在 12 周以内的妊娠妇女除外）或有妊娠可能的妇女，只有能做出治疗获益大于危险的判断时，才能给药。
  - 乙酰水杨酸的代谢产物能少量地进入母乳，哺乳期妇女应慎用，服药期间应避免哺乳。

【贮藏】 遮光、密闭、干燥处保存。

司来帕格片（优拓比）

【规 格】 每片 ① 0.2mg；② 0.4mg；③ 0.6mg；④ 0.8mg；⑤ 1mg；

⑥1.2mg；⑦1.4mg；⑧1.6mg

【成分】 司来帕格。

【性状】 圆形、浅黄色薄膜衣片，0.2mg、0.4mg、0.6mg、0.8mg、1.0mg、1.2mg、1.4mg、1.6mg 规格的一面分别刻有"2、4、6、8、10、12、14、16"的字样。

【适应证】 本品用于治疗肺动脉高压（PAH）以延缓疾病进展及降低因 PAH 而住院的风险。

【用法用量】 应由具有肺动脉高压治疗经验的医生给予处方及监测。

给药方法 应早、晚服用本品。为提高耐受性，建议随餐服用本品。不应将药片掰开、压碎或咀嚼，应用水整片送服。

推荐起始剂量 为 0.2mg，每日 2 次，大约间隔 12h。之后每次以 0.2mg 幅度增加剂量，通常每周增加 1 次。在治疗开始时和每次进行剂量增加时，建议在晚上服用第 1 剂。在剂量滴定期间可能发生反映本品作用机制的一些不良反应（例如，头痛、腹泻、恶心和呕吐、下颌疼痛、肌痛、肢体疼痛、关节痛和面部潮红），通常为一过性反应或者需进行对症治疗。然而，如果达到了患者无法耐受的剂量，则应将剂量减少至前一个较低剂量。

对于未发生反映本品作用机制的不良反应但剂量递增受限的患者，可以再次尝试继续增加至个人最高耐受剂量直到最高剂量 1.6mg、每日 2 次。

漏服

如果漏服，应尽快补服，除非距离下一次服药时间已不足 6h。如果漏服 3 日或以上，则以较低的剂量重新服用本品并重新剂量滴定。

特殊人群

对于 PAH 患者，如果决定停止服用本品，应逐步停用，同时开始替代性治疗。

重度肝功能不全患者不得使用本品。对于中度肝功能不全患者，本品的起始剂量应为 0.2mg、每日 1 次，每隔 1 周增加 0.2mg、每日 1 次直至出现无法耐受或医疗上无法处理的不良反应为止。轻度肝功能不全患者无须调整给药方案。

轻度或中度肾功能不全患者无须调整给药方案。重度肾功能不全［估计肾小球滤过率（eGFR）＜30mL/min/1.73m^2］患者无须改变起始剂量；对这些患者进行剂量滴定时应谨慎。

【药理毒理】

药理作用

司来帕格是一种口服前列环素受体（IP受体）激动剂，其结构有别于前列环素。司来帕格经羧酸酯酶水解为活性代谢产物，活性代谢产物的效力约为司来帕格的37倍。司来帕格及其活性代谢产物可选择性作用于IP受体，而对其他前列腺素受体（EP1-4、DP、FP和TP）无作用。

药代动力学

吸收 司来帕格的绝对生物利用度约为49%。观察到司来帕格及活性代谢产物的最高血浆药物浓度分别在给药1~3h和3~4h达到。当随餐服用时，司来帕格的吸收有所延迟，导致达峰浓度时间（t_{max}）延长且血浆药物浓度峰值（C_{max}）降低约30%。

分布 司来帕格的稳态分布容积为11.7L。司来帕格及其活性代谢产物能与血浆蛋白发生高度结合，总体上约为99%。

代谢 司来帕格在肝脏和肠道中经羧酸酯酶水解为活性代谢产物（游离羧酸）。主要通过CYP2C8以及少部分通过CYP3A4催化的氧化代谢形成羟基化物和脱烷烃。

消除 司来帕格主要通过代谢消除，平均终末半衰期为0.8~2.5h。活性代谢产物的半衰期为6.2~13.5h。司来帕格的机体总清除率为17.9L/h。在健康受试者中，给药后5天药物完全排泄，主要经粪便排泄，尿液中的排泄量仅占给药剂量的12%。

在健康受试者或PAH患者中未观察到性别、种族、年龄或体重对司来帕格及其活性代谢产物的药代动力学具有临床相关性影响。

毒理研究

遗传毒性 司来帕格及活性代谢产物的Ames试验、CHL细胞体外染色体畸变试验、小鼠体内微核试验和大鼠体内彗星试验结果均为阴性。

生殖毒性 大鼠经口给予司来帕格达60mg/(kg·d)（活性代谢产物为人治疗暴露量的175倍），未见对生育力的明显影响。妊娠大鼠、妊娠兔分别于器官形成期经口给予司来帕格20mg/(kg·d)和30mg/(kg·d)（以AUC计算，约为人最大推荐剂量时暴露量的47倍和50倍）时，未见对胎仔发育的不良影响。

致癌性 在2年致癌性试验中，大鼠经口给予司来帕格达100

mg/（kg·d），小鼠经口给予司来帕格达 500mg/（kg·d）（以 AUC 计算，为人体暴露量的 25 倍以上），未见致癌性证据。

【不良反应】 最常见的不良反应是头痛、腹泻、恶心呕吐、下颌疼痛、肌痛、肢体疼痛、关节痛和面部潮红。这些不良反应在剂量滴定期间较常发生，大部分为轻度至中度。

【药物相互作用】 ① 本品不得与强效 CYP2C8 抑制剂（例如吉非罗齐）合用。

② 与 CYP2C8 诱导剂（例如利福平、卡马西平、苯妥英）合用时可能需调整司来帕格剂量。

【禁忌】 以下患者禁用：

① 严重冠状动脉心脏病或不稳定型心绞痛。

② 最近 6 个月内曾发生心肌梗死。

③ 未严密监控的失代偿性心力衰竭。

④ 严重心律失常。

⑤ 最近 3 个月内曾发生脑血管事件（例如短暂性脑缺血发作、卒中）。

⑥ 与心肌功能疾病相关的且与肺高压无关的先天性或获得性瓣膜缺损。

【注意事项】 ① 低血压　本品具有血管舒张特性，可能造成血压降低。在处方本品之前，医生应谨慎考虑有基础疾病的患者是否受到血管舒张作用的不良影响。

② 使用本品时观察到甲状腺功能亢进。当出现甲状腺功能亢进的征兆或症状时，建议进行甲状腺功能检查。

③ 肺静脉闭塞性疾病　当血管扩张剂（主要为前列环素）用于肺静脉闭塞性疾病患者时，曾有肺水肿的病例报告。所以，如果 PAH 患者服用本品时发生肺水肿体征，应考虑肺静脉闭塞性疾病的可能性。如确诊，应停用本品。

④ 目前超过 75 岁患者使用本品的临床经验有限，在此人群中使用本品应谨慎。

⑤ 肝功能不全　目前并无重度肝功能不全患者使用司来帕格的临床经验，因此本品不得用于此类患者。司来帕格及其活性代谢产物在中度肝功能不全受试者中表现出较高的暴露量。对于中度肝功能不全的患者，应每日给予本品 1 次。

⑥ 肾功能不全　对于重度肾功能不全（eGFR＜30mL/min/1.73m²）的患者，应谨慎进行剂量滴定。目前并无本品用于透析患者的经验，因此本品不得用于此类患者。

⑦ 本品对驾驶能力与操作机器能力有轻微影响。在考虑患者驾驶和操作机器的能力时，应留意患者的临床状态和使用司来帕格的不良反应（如头痛或低血压）。

⑧ 妊娠妇女及哺乳期妇女用药

● 具有生育能力的女性在服用司来帕格期间应采取有效的避孕措施。

● 目前并无妊娠女性使用司来帕格的资料。妊娠期间以及具有生育能力但未采取避孕措施的女性不建议使用本品。

● 尚不清楚司来帕格或其代谢产物是否会分泌至人乳中。目前无法排除对哺乳婴幼儿的风险。哺乳期间不应使用本品。

【贮藏】　30℃以下密闭保存。

重组人血小板生成素注射液（特比澳）

【规格】　每瓶①7500U；②15000U

【成分】　重组人血小板生成素。

【性状】　本品为无色澄明液体，无肉眼可见不溶物。

【适应证】　① 本品适用于治疗实体瘤化疗后所致的血小板减少症，血小板低于$50×10^9$/L且医生认为有必要升高血小板治疗的患者。

② 本品用于原发免疫性血小板减少症（ITP）的辅助治疗，血小板低于$20×10^9$/L的糖皮质激素治疗无效（包括初始治疗无效或有效后复发而再度治疗无效）的未接受脾切除治疗的患者。本品仅用于血小板减少及临床状态具有增加的出血风险的患者，不应用于试图使血小板计数升至正常数值的目的。

【用法用量】　① 恶性实体肿瘤化疗时，预计药物剂量可能引起血小板减少及诱发出血且需要升高血小板时，可于给药结束后6～24h皮下注射本品，剂量为300U/(kg·d)，每日1次，连续应用14天；用药过程中待血小板计数恢复至$100×10^9$/L以上，或血小板计数绝对值升高≥$50×10^9$/L时即应停用。当化疗中伴发白细胞严重减少或出现贫血时，本品可分别与重组人粒细胞集落刺激因子（rhG-CSF）或重组人红细胞生成素（rhEPO）合并使用。

② 糖皮质激素治疗无效的原发免疫性血小板减少症（ITP） 糖皮质激素治疗无效时，可皮下注射本品，剂量为 300U/(kg·d)，每日 1 次，连续应用 14 天；若不足 14 天血小板计数已经升至 $\geqslant 100 \times 10^9/L$ 时则停止使用本品。若出现口、鼻或内脏等部位出血时，可给予输注血小板、抗纤溶止血药等应急处理。

【药理毒理】

药理作用

血小板生成素（thrombopoietin，TPO）是刺激巨核细胞生长及分化的内源性细胞因子，对巨核细胞生成的各阶段均有刺激作用，包括前体细胞的增殖和多倍体巨核细胞的发育及成熟，从而升高血小板数目。重组人血小板生成素（rhTPO）与内源性血小板生成素具有相似的升高血小板的药理作用。

药代动力学

正常人单次皮下注射 rhTPO 药代动力学研究，结果显示在体内的吸收与消除过程基本符合线性动力学特征。

rhTPO 消除比较缓慢，体内半衰期较长。

多次皮下注射 rhTPO 药代动力学研究，每个受试者第 1 次给药后的 AUC 以及 t_{max} 和 $t_{1/2}$ 等药代动力学参数与末次给药后相比无明显差异，即无时间依赖性的药代动力学变化。多次皮下注射 rhTPO，血药浓度升高的水平与给药的累积剂量正相关，在给药 14 次内，药物在体内无蓄积倾向。

毒理研究

急性毒性 rhTPO 2.25×10^5 U/kg（相当于临床推荐给药剂量的 1500 倍）分别给予大鼠和小鼠尾静脉缓慢注射，给药后即刻及 14 天内动物未出现毒性反应和死亡。内脏病理组织学检查未见异常。

致突变毒性 rhTPO 对 NIH 系小鼠骨髓多染红细胞无诱发微核率升高的作用。rhTPO 3×10^3 U、1.5×10^3 U、7.5×10^2 U、3.8×10^2 U、1.9×10^2 U 5 个剂量组均不诱发鼠伤寒沙门菌基因突变。rhTPO 在 2.4×10^4 U/mL 剂量下对人二倍体细胞没有致染色体畸变作用。本品在常规微核试验、Ames 试验和染色体试验的结果均为阴性。

【不良反应】 较少发生不良反应，偶有发热、肌肉酸痛、头晕等，一般不

需处理，多可自行恢复。个别患者症状明显时可对症治疗。

【药物相互作用】 尚未见研究资料。

【禁忌】 ① 对本品成分过敏者禁用。

② 严重心、脑血管疾病者禁用。

③ 患有其他血液高凝状态疾病者，近期发生血栓病者禁用。

④ 合并严重感染者，宜控制感染后再使用本品。

【注意事项】 ① 本品过量应用或常规应用于特异体质者可造成血小板过度升高，必须在有经验的临床医师指导下使用。

② 本品治疗实体瘤化疗后所致的血小板减少症，适用对象为血小板低于 $50×10^9/L$ 且医生认为有必要升高血小板治疗的患者；本品治疗糖皮质激素治疗无效的原发免疫性血小板减少症（ITP），适用对象为血小板低于 $20×10^9/L$ 或医生认为有必要升高血小板治疗的患者；即使应用本品治疗，患者也应继续避免可能增加出血风险的状况或者药物的应用。

③ 本品实体瘤化疗后所致的血小板减少症应在化疗结束后 6～24h 开始使用。

④ 并发血栓形成/血栓栓子　血小板计数的过度升高可能会导致并发血栓形成/血栓栓子。过量或错误使用本品可能会使血小板计数升高到可导致并发血栓形成/血栓栓子的水平。为了使发生血栓形成/血栓栓子的风险降到最低，在应用本品时不应试图使血小板计数达到正常值。

⑤ 对低反应性或不能维持血小板应答者应进一步查找诱发因素，包括本品的中和抗体或者骨髓纤维化。如果血小板计数不能升高到足以避免临床重症出血的水平，请停药。

⑥ 恶性肿瘤和恶性肿瘤恶化　本品对造血细胞表面的 TPO 受体的刺激可能会增加恶性血液病的发生风险。除治疗糖皮质激素治疗无效的原发免疫性血小板减少症外，本品不用于治疗脊髓增生异常综合征（MDS）或者其他原因引起的血小板减少症。

⑦ 使用本品过程中应定期检查血常规，一般应隔日一次，密切注意外周血小板计数的变化，血小板计数达到所需指标时，应及时停药。在用药之前，用药过程中以及用药之后的随访中监测包括血小板计数和外周血涂片在内的血常规。在应用本品前检查外周血分类，建立红细胞和白细胞异常形态的基线水平。定期检查血常规，包括血小板计数和外周血涂片。停药后定期监测至少两周。

⑧ 对妊娠妇女及哺乳妇女的用药安全性尚未确立，故原则上不宜应用。

【贮藏】 于 2～8℃ 避光保存和运输。

注射用阿替普酶（爱通立）

【规格】 每支①20mg；②50mg

【成分】 阿替普酶。

【性状】 白色至类白色冻干粉末，无臭。

【适应证】 ① 急性心肌梗死 对于症状发生 6h 以内的患者，采取 90min 加速给药法。对于症状发生 6～12h 以内的诊断明确的患者，采取 3h 给药法。本品已被证实可降低急性心肌梗死患者 30 天死亡率。

② 血流不稳定的急性大面积肺栓塞，可能的情况下应借助客观手段明确诊断，如肺血管造影或非侵入性手段如肺扫描等。尚无证据显示对与肺栓塞相关的死亡率和晚期发病率有积极作用。

③ 急性缺血性脑卒中，必须预先经过恰当的影像学检查（如头颅 CT 扫描或者其他对出血敏感的影像学诊断方法）排除颅内出血之后，在急性缺血性脑卒中症状发生后的 4.5h 内尽快进行治疗。治疗效果具有时间依赖性，越早治疗，获益的可能越大。

【用法用量】 给药方法：配置溶液应进行静脉给药，并在配置后立即使用。应在症状发生后尽早给药。按以下指导剂量给药。

（1）急性心肌梗死

① 对于在症状出现 6h 以内的患者，采取 90min 加速给药法，具体给药方法如下。

• 体重≥65kg 的患者见表 1。

表 1　6h 以内，体重≥65kg 患者的给药方法

给药方法	终浓度	
	1mg/mL	2mg/mL
	给药量/mL	给药量/mL
15mg 静脉推注	15	7.5
之后立即在随后 30min 持续静脉滴注 50mg	50	25
剩余的 35mg 60min 持续静脉滴注，直至最大剂量达 100mg	35	17.5

- 体重＜65kg 的患者，给药总剂量应按体重调整，见表 2。

表 2   6h 以内，体重＜65kg 患者的给药方法

给药方法	终浓度	
	1mg/mL	2mg/mL
	给药量	给药量
15mg 静脉推注	15mL	7.5mL
之后立即按 0.75mg/kg 体重的剂量持续静脉滴注 30min（最大剂量 50mg）	0.75mL/kg 体重	0.375mL/kg 体重
剩余的按 0.5mg/kg 体重的剂量持续静脉滴注 60min（最大剂量 35mg）	0.5mL/kg 体重	0.25mL/kg 体重

② 对于症状出现 6～12h 以内能够开始治疗的急性心肌梗死患者，采取 3h 给药法，具体如下。

- 体重≥65kg 的患者见表 3。

表 3   6～12h，体重≥65kg 患者给药方法

给药方法	终浓度	
	1mg/mL	2mg/mL
	给药量	给药量
10mg 静脉推注	10mL	5mL
之后立即在其后 1h 持续静脉滴注 50mg	50mL	25mL
之后的 2h 静脉输注 40mg 的药物，直到最大剂量达到 100mg	40mL/2h	20mL/2h

- 体重＜65kg 的患者见表 4。

表 4   6～12h，体重＜65kg 患者给药方法

给药方法	终浓度	
	1mg/mL	2mg/mL
	给药量	给药量
10mg 静脉推注	10mL	5mL
之后立即在其后 3h 持续静脉滴注，最大总剂量为 1.5mg/kg 体重	1.5mL/kg 体重	0.75mL/kg 体重

辅助治疗：根据目前 ST 段抬高型急性心肌梗死的治疗指南，使用推荐的抗血栓药物。

（2）急性大面积肺栓塞

- 体重≥65kg 的患者见表 5，本品 100mg 应持续 2h 静脉滴注。最常用的给药方法为：

表 5

给药方法	终浓度	
	1mg/mL	2mg/mL
	给药量/mL	给药量/mL
10mg 在 1～2min 内静脉推注	10	5
之后立即在随后 2h 持续静脉滴注 90mg，直到总剂量达到 100mg	90	45

● 体重<65kg 的患者见表 6。

表 6

给药方法	终浓度	
	1mg/mL	2mg/mL
	给药量	给药量
10mg 在 1～2min 内静脉推注	10mL	5mL
之后立即在随后 2h 持续静脉滴注，直到总剂量达到 1.5mg/kg 体重	1.5mL/kg 体重	0.75mL/kg 体重

（3）辅助治疗　静滴本品后，当 APTT 值低于正常上限 2 倍时，应给予（或再次给予）肝素。肝素剂量应根据 APTT 值调整，须维持 APTT 值在 50～70s（参考值的 1.5～2.5 倍）。

（4）急性缺血性脑卒中　治疗必须由神经科医师进行。推荐总剂量为 0.9mg/kg 体重（最大剂量为 90mg），总剂量的 10% 作为初始静脉推注剂量，随后马上静脉输注剩余剂量，持续 60min。在症状出现的 4.5h 内要尽早开始治疗。

辅助治疗：在症状发生的最初 24h 内，此治疗方案与肝素或血小板聚集抑制剂（如阿司匹林）合用的安全性和有效性尚未进行充分研究。因为增加出血的风险，所以在本品治疗后的 24h 以内应避免静脉给予肝素或使用血小板聚集抑制剂（如阿司匹林）。若给予肝素以防治其他症状（如预防深静脉血栓的发生），则剂量不得超过 10000 国际单位，并由皮下注射给药。

【药理毒理】

药理作用

阿替普酶（重组人组织型纤维蛋白溶酶原激活剂）可直接激活纤溶酶原转化为纤溶酶。当静脉给予时，本品在循环系统中表现出相对非活性状态。一旦与纤维蛋白结合后，本品被激活，诱导纤溶酶原转化为纤溶酶，导致纤维蛋白降解，血块溶解。

药代动力学

本品可从血循环中迅速清除，主要经肝脏代谢（血浆清除率 550～680mL/min）。相对血浆 a 半衰期（$t_{1/2a}$）是 4～5min。这意味着 20min 后，血浆中本品的含量不到最初值的 10%。深室残留量的 β 半衰期（$t_{1/2b}$）约为 40min。

毒理研究

在大鼠和绒猴的亚急性毒理研究中，未发现其他预期之外的不良事件。致突变试验中未发现有致突变倾向。

【不良反应】 本品不良反应较少。可有凝血障碍和出血、血细胞比容及血红蛋白降低、注射部位出血。偶见心律失常、体温升高。罕见血压下降、颅内出血、腹膜后出血、便血、血尿等。

【药物相互作用】 同时使用香豆素类衍生物，血小板聚集抑制剂，肝素和其他影响凝血药物可增加出血危险。与其他溶栓治疗药联合用药时，该药应酌情减少用量。

【禁忌】 本品禁用于：

① 已知对活性物质阿替普酶、庆大霉素（生产工艺中痕量残留）或任一辅料过敏的患者。

② 有高危出血倾向者，如：

- 目前或过去 6 个月中有显著的出血疾病。
- 已知出血体质。
- 患者接受有效的口服抗凝治疗，如华法林（INR>1.3），显著（或是近期有严重、危险）的出血者。
- 已知有颅内出血史或疑有颅内出血。
- 疑有蛛网膜下腔出血或处于因动脉瘤而导致蛛网膜下腔出血状态。
- 有中枢神经系统病变史或创伤史（如肿瘤、动脉瘤以及颅内或椎管内手术）最近（10 天内）曾进行有创的心外按压、分娩或非压力性血管穿刺（如锁骨下或颈静脉穿刺）。
- 严重的未得到控制的动脉高血压。
- 细菌性心内膜炎或心包炎。
- 急性胰腺炎。
- 最近 3 个月有胃肠溃疡史、食管静脉曲张、动脉瘤或动脉/静脉畸形史。

- 出血倾向的肿瘤。
- 严重的肝病，包括肝功能衰竭、肝硬化、门脉高压（食管静脉曲张）及活动性肝炎。
- 最近 3 个月内有严重的创伤或大手术。

③ 治疗急性心肌梗死、急性大面积肺栓塞时的补充禁忌：

- 出血性脑卒中病史或不明起因的卒中病史。
- 过去 6 个月中有缺血性脑卒中或短暂性脑缺血发作（TIA）病史的患者，4.5h 内发生的缺血性脑卒中除外。

④ 治疗急性缺血性脑卒中时的补充禁忌：

- 缺血性脑卒中症状发作已超过 4.5h 尚未开始静脉滴注治疗或无法确知症状发作时间；开始治疗前神经功能缺陷轻微或症状迅速改善；经临床（NIHSS＞25）和/或影像学检查评定为严重脑卒中；脑卒中发作时伴随癫痫发作。
- CT 扫描显示有颅内出血迹象，或 CT 扫描未显示异常，仍怀疑蛛网膜下腔出血。
- 48h 内曾使用肝素且凝血活酶时间高于实验室正常值上限。
- 有脑卒中史并伴有糖尿病。
- 近 3 个月内有脑卒中病史。
- 血小板计数低于 $100 \times 10^9 / L$。
- 收缩压高于 185mmHg 或舒张压高于 110mmHg，或需要强力（静脉内用药）治疗手段以控制血压在限制范围内。
- 血糖低于 50mg/dL 或高于 400mg/dL。

【注意事项】 ① 必须有足够的监测手段才能进行溶栓/纤维蛋白溶解治疗。只有经过适当培训且有溶栓治疗经验的医生才能使用本品，并且需有适当的设备来监测使用情况。建议在备有标准心肺复苏装置和药物的地点使用本品进行治疗。

② 如果发生严重的过敏反应（如血管性水肿），则应停止输注，并应立即开始适当的治疗。这可能包括气管插管。

③ 如果有潜在的出血危险尤其是脑出血，则应停止溶栓治疗。

④ 老年患者颅内出血的危险增加，因此，对老年患者应仔细权衡使用本品的风险及收益。

⑤ 如同其他所有溶栓剂，应该慎重权衡预期治疗收益和可能出现的危险。

⑥ 为了提高生物药品的可溯源性，应在患者病例中明确记录给药产品的商品名和批号。

⑦ 妊娠和哺乳妇女使用本品的经验非常有限。已进行的高于人类使用剂量的阿替普酶的非临床研究显示出胎儿不成熟性和/或胚胎毒性，这是继发于药物已知的药理活性。阿替普酶不被认为有致畸作用。

对于急性的危及生命的疾病，应权衡收益与潜在危险。目前尚不知晓本品是否能够泌入乳汁。

⑧ 儿童及老年患者用药　本品不能用于 18 岁以下及 80 岁以上的急性脑卒中患者的治疗。

⑨ 本品不能与其他药物混合，既不能用于同一输液瓶也不能应用同一输液管道。

⑩ 治疗急性心肌梗死和急性肺栓塞时的补充注意事项：本品的用量不应超过 100mg，否则颅内出血的发生率可能增高。合并 GP I b/GP II a 拮抗剂的治疗可增加出血的危险。溶栓药物的使用可以增加左心血栓患者（如二尖瓣狭窄或房颤）血栓栓塞事件的风险。

⑪ 治疗缺血性脑卒中时的补充注意事项：

● 本品用于急性缺血性脑卒中治疗时颅内出血的风险显著增加，因为出血主要发生在梗塞部位。预先经阿司匹林治疗的患者可能有更大的脑出血风险，尤其是在症状发生后没有及时给予本品治疗的。在这种情况下，本品的用量不得超过 0.9mg/kg 体重（最大剂量 90mg）。

● 如果症状发生已超过 4.5h，则患者禁止再用本品治疗。

● 在治疗过程中进行血压监测且需延长至 24h。如果收缩压超过 180mmHg 或舒张压高于 105mmHg，建议进行静脉内抗高血压治疗。

● 广泛性梗死的患者其预后不良的风险很高，包括可能出现严重出血和死亡。

● 缺血部位的再灌注可诱发梗塞区域的脑水肿。

● 由于可能导致出血风险增加，在本品溶栓后的 24h 内不得使用血小板聚集抑制剂治疗。

【贮藏】　25℃以下环境中避光保存。

注射用重组人 TNK 组织型纤溶酶原激活剂（铭复乐）

【规格】 16mg/支

【成分】 重组人组织型纤溶酶原激活剂 TNK 突变体，是通过基因工程技术获得的一种基因重组蛋白。

【性状】 白色疏松体，复溶后为无色澄明液体。

【适应证】 用于发病 6h 以内的急性心肌梗死患者的溶栓治疗。

【用法用量】 本品应当由具有溶栓治疗经验的医师开具处方。使用本品治疗，应当在急性心肌梗死的临床症状发生后尽早开始给药。

用于 ST 段抬高型急性心肌梗死的溶栓治疗，单次给药 16mg。将 16mg 注射用重组人 TNK 组织型纤溶酶原激活剂（rhTNK-tPA）（1 支）用 3mL 无菌注射用水溶解后，弹丸式静脉注射给药，在 5～10s 完成注射。

注意：加入无菌注射用水后轻轻摇动至完全溶解，不可剧烈摇荡，以免 rhTNK-tPA 溶液产生泡沫，降低疗效。溶解后的本品应单次静脉推注，其注射时间应超过 5s。本品溶解后应马上使用。如果没有立即使用，应避光冷藏保存在 2～8℃，并在 8h 内使用。

【药理毒理】

药理作用

注射用重组人 TNK 组织型纤溶酶原激活剂的活性成分是一种糖蛋白，可直接激活纤溶酶原转化为纤溶酶。当静脉给药时，其在循环系统中表现出相对非活性状态，与纤维蛋白结合后被激活，诱导纤溶酶原转化为纤溶酶，导致纤维蛋白降解和血块溶解。

药代动力学

健康受试者单剂量静脉注射 rhTNK-tPA，达峰浓度 C_{max}、血药浓度和 AUC 与给药剂量之间存在明显的线性关系，消除半衰期 $t_{1/2}$ 为 147～224min，清除率不随剂量改变，具有线性动力学特征。表观分布容积为 3～4L，说明该药物只分布在血液中，主要由肝脏代谢。

毒理研究

遗传毒性 Ames 试验、中国仓鼠肺细胞（CHL）染色体畸变试验结果为阴性，小鼠骨髓微核试验结果为阴性。

生殖毒性 妊娠小鼠静脉注射 rhTNK-tPA，24/72mg/kg 剂量组胎仔皮肤出血点及出血斑增多，72mg/kg 剂量组可见胎仔膀胱出血。未见对生长发育指标的明显影响。妊娠家兔重复静脉注射 TNK 组织型纤溶酶原激活剂剂量为 0.5mg/(kg·d)、1.5mg/(kg·d) 和 5.0mg/(kg·d)，可见家兔阴道出血死亡，胚胎继发死亡，未见胚胎生长发育的明显异常。妊娠家兔单次静脉注射 TNK 组织型纤溶酶原激活剂，对母体和胎仔作用的无毒性反应剂量（NOEAL）为 5mg/kg（为人体给药剂量的 8～10 倍）。

【不良反应】 ① 与其他溶栓药物相同，本品临床研究中最常见的不良反应是出血，包括颅内出血和其他少量出血不良事件。当发现有潜在的大出血倾向，尤其是颅内出血，则应停止溶栓治疗。

② 过敏反应 一旦发现过敏反应时，需要给予抗过敏治疗。

③ 其他不良事件 其发生率的影响尚不明确。这些不良事件包括心源性休克、心力衰竭、心脏破裂和电机械分离，心室颤动以及心脏破裂，发生率为 3.23%，氨基转移酶、心肌酶、血脂、血糖增高以及恶心、呕吐、发热、咳嗽等，程度均较轻。这些不良事件绝大部分与基础疾病和/或伴随疾病、合并用药等相关。

【药物相互作用】 进行本品与其他药物的相互作用研究，在应用本品治疗前、治疗同时或治疗后使用抗凝剂（如维生素 K 拮抗剂）和血小板聚集抑制剂（如 GPⅡb/GPⅢa 拮抗剂）很可能增加出血风险。

【禁忌】 ① 禁用于对本品任何成分有过敏史的患者。

② 因为溶栓药物与出血风险增加有关，以下情况禁用本品：

● 活动性内出血；

● 脑血管意外病史；

● 2 个月内颅内、椎管内手术或创伤，近期头部创伤；

● 颅内肿瘤、动静脉畸形或动脉瘤；

● 已知出血体质；

● 严重的未得到控制的高血压；

● 目前或过去 6 个月中有明显的出血性疾病；

● 在过去 2 个月内有大手术、实质器官活检，或严重创伤（包括与本次急性心肌梗死相关的任何创伤）；

● 最近（2 周内）曾进行较长时间（＞2min）的心肺复苏；

- 急性胰腺炎；
- 活动性消化道溃疡；
- 出血性卒中病史或不明原因的卒中病史；
- 过去6个月内缺血性卒中或短暂性脑缺血发作（TIA）病史；
- 动脉瘤性蛛网膜下腔出血或疑有蛛网膜下腔出血。

【注意事项】 ① 如同其他所有溶栓剂，老年患者颅内出血风险增加，应慎重权衡利弊。

② 超过推荐剂量地使用本品可能会增加出血风险。

③ 同时使用肝素、抗血小板药物可能会增加本品的出血风险。当发生严重出血时，应立即停用肝素和抗血小板药物。可用鱼精蛋白逆转肝素的影响。

④ 对每位患者使用本品治疗时，在下列情形中，本品治疗风险将会增加，应慎重权衡使用利弊：

- 近期进行过大手术，如CABG（冠状动脉旁路移植手术）、分娩、活组织检查、无法压迫部位的血管穿刺、肌内注射以及复苏的心脏按压；
- 脑血管疾病；
- 近期有胃肠道或泌尿生殖器官出血（10天内）；
- 近期有创伤；
- 肌内注射（2天内）；
- 高血压〔收缩压≥180mmHg（1mmHg＝133Pa）和/或舒张压≥110mmHg〕；
- 左心腔有血栓的可能性高，如房纤维颤动引发的二尖瓣狭窄；
- 急性心包炎；
- 亚急性细菌性心内膜炎；
- 凝血障碍，包括由严重肝病或肾病引起的凝血障碍；
- 严重肝功能障碍，包括肝功能衰竭、肝硬化、门脉高压（食管静脉曲张）及活动性肝炎；
- 动脉瘤或已知的动脉/静脉畸形；
- 具有高出血风险的肿瘤；
- 妊娠；
- 糖尿病出血性视网膜病或其他出血性眼病；
- 严重感染部位的感染性血栓性静脉炎或动静脉套管闭塞；

- 老年患者（＞75 岁）；
- 体重＜50kg；
- 近期或正在口服抗凝血药，如华法林；
- 近期使用过 GPⅡb/GPⅢa 拮抗剂；
- 任何其他有严重危害的出血或因其部位而特殊难以处理的出血；
- 已知可能导致出血的其他疾病；
- 痴呆。

⑤ 妊娠妇女及哺乳期妇女用药　妊娠和哺乳期妇女使用本品的经验非常有限，应慎重权衡利弊。

⑥ 配制本品使用无菌注射用水，不建议使用生理盐水或葡萄糖注射液。本品不能与其他药品混合使用。

【贮藏】　25℃以下，避光保存。

注射用重组人尿激酶原（普佑克）

【规格】　5mg/支

【成分】　重组人尿激酶原（rhPro-UK）。

【性状】　白色疏松体，复溶后为澄清、无色透明液体。

【适应证】　急性 ST 段抬高型心肌梗死的溶栓治疗。本药应在症状发生后时间窗内尽可能早期使用。

【用法用量】　用于急性 ST 段抬高型心肌梗死治疗，一次用量 50mg。先将 20mg（4 支）注射用重组人尿激酶原用 10mL 生理盐水溶解后，3min 内静脉推注完毕，其余 30mg（6 支）溶于 90mL 生理盐水，30min 内静脉滴注完毕。

注意：加入生理盐水后轻轻翻倒 1～2 次，不可剧烈摇荡，以免注射用重组人尿激酶原溶液产生泡沫，降低疗效。

治疗过程中同时使用肝素者，应注意肝素滴注剂量，并监测 APTT 值。APTT 值应控制在肝素给药前的 1.5～2.5 倍为宜。

【药理毒理】

药理作用

注射用重组人尿激酶原是一种纤溶酶原激活剂，能够直接激活血栓表面的纤溶酶原转变为纤溶酶。静脉给予该药物，在循环系统中 rhPro-UK 表现相对非活性状态，对血浆内源性纤溶酶原影响很小，只有在血栓表面，被激肽酶或纤溶酶激活，部分变成双链 UK，后者激活结合在血栓表面构型有所改变的纤溶酶原变成纤溶酶，使血栓纤维蛋白部分溶解。当血栓纤维蛋白暴露出 E-片段，rhPro-UK 能直接激活结合在该片段 C-端两个赖氨酸残基上的纤溶酶原，其活性增加 500 倍，产生大量纤溶酶使血栓纤维蛋白迅速降解，血栓溶解。rhPro-UK 是特异性的纤溶酶原激活剂，可以特异性地溶解体内血栓。药效学试验结果显示，rhPro-UK 对实验动物的冠脉血栓和肺血栓有明显的溶栓作用，而对其体内的纤溶系统无明显影响。

药代动力学

注射用重组人尿激酶原在人体内主要在肝脏清除，从尿中排泄。半衰期随剂量增加而减少，表明 rhPro-UK 在体内存在非线性动力学过程。

毒理研究

安全毒理学　研究表明，rhPro-UK 对动物的一般行为、状态，对中枢神经系统、心血管系统、呼吸系统及消化系统均无明显影响。

采用二级 Wistar 大白鼠，每天静脉注射本品 30mg/kg（人用剂量的 30 倍），进行本品长期毒性试验。结果显示：①均未发生毒性反应症状，食量、体重增长正常。②组织病理学检查及脏器系数测定未发现与本品有关的具有毒理学意义的改变。③血液学指标检测，未见到与药物有关的改变。血液生化指标检测表明，总胆固醇、总蛋白质和白蛋白含量有升高的趋势，在恢复期回到正常水平。凝血酶原时间（PT）、凝血酶时间（TT）和活化部分凝血酶原时间（APTT）三项指标明显延长，24h 后均恢复正常。

【不良反应】　① 注射用重组人尿激酶原的最常见不良反应是出血。与溶栓相关的出血反应分为两种：皮肤表面出血或穿刺部位出血；内出血，常见为胃肠道、泌尿生殖道、后腹膜、中枢神经系统或实质器官出血。如果出现明显内脏出血，尤其是脑出血时，应该停止溶栓治疗。

② 使用注射用重组人尿激酶原一般不会引起过敏反应。如发生过敏反应，应停止滴注并给予相应的治疗。

③ 偶见心律失常，可用标准抗心律失常措施处理。

【药物相互作用】　注射用重组人尿激酶原不能与其他药物混合，既不能用于同一输液瓶，也不能应用同一输液管道（包括肝素）。

【禁忌】　注射用重组人尿激酶原不可用于有高危出血倾向者，如：

① 近期（30天内）有活动性出血（胃肠道溃疡、咳血、痔疮、便血等）患者。

② 三个月内做过手术或活体组织检查、心肺复苏（体外心脏按压、心内注射、气管插管等）、不能实施压迫部位的血管穿刺及外伤史的患者。

③ 控制不满意的高血压（血压≥180/110mmHg）患者或不能排除主动脉夹层动脉瘤者。

④ 有出血性脑卒中和血管栓塞病史者（包括TIA）。

⑤ 对扩容治疗和血管加压药无反应的休克患者。

⑥ 妊娠、细菌性心内膜炎、二尖瓣病变并有房颤且高度怀疑左心腔内有血栓者。

⑦ 出血性疾病或有出血倾向、严重的肝肾功能障碍及进展性疾病。

⑧ 糖尿病合并视网膜病变者。

⑨ 意识障碍患者。

【注意事项】 ① 如同其他溶栓药物，用药时要权衡预期治疗效果和可能出现的危险。例如，老年患者颅内出血危险性增加，所以要权衡治疗利弊。如果出现明显内脏出血或颅内出血时，应该停止溶栓治疗，并根据出血情况采取适当的救治措施。

② 在禁忌证中未曾提及的出血倾向，注射用重组人尿激酶原的用量不要超过50mg，否则会引起颅内出血的概率增高。另外，重复用药的经验有限。

③ 注射用重组人尿激酶原使用前建议做以下检测，如凝血时间、凝血酶原时间、活化的部分凝血活酶时间。

④ 妊娠妇女及哺乳期妇女用药

● 动物实验显示，小鼠给药剂量为1mg/kg时，未见母鼠流产、死亡及畸形，但个别动物仍见宫内轻度出血。因此，与其他溶栓药一样，妊娠妇女禁用。

● 哺乳期妇女用药未做相关试验，请遵医嘱使用。

【贮藏】 于2～8℃避光保存和运输。

注射用重组人凝血因子Ⅶa（诺其）

【规格】 每支①1mg；②2mg；③5mg；（配有一个药瓶适配器、一支装有

溶剂的注射器、一根活塞推杆）

【成分】 重组人凝血因子Ⅶa

【性状】 本品为冻干制剂，为白色疏松体，无融化迹象。复溶后，为无色液体，无肉眼可见异物、无浑浊和沉淀。

【适应证】 用于下列患者的出血发作及预防在外科手术过程中或有创操作中的出血：

① 凝血因子Ⅷ或Ⅸ的抑制物>5BU的先天性血友病患者；

② 预计对注射凝血因子Ⅷ或凝血因子Ⅸ，具有高记忆应答的先天性血友病患者；

③ 获得性血友病患者；

④ 先天性FⅦ缺乏症患者；

⑤ 具有血小板糖蛋白（GP）Ⅱb-Ⅲa复合物（GPⅡb-GPⅢa）和/或人类白细胞抗原（HLA）抗体和既往或现在对血小板输注无效或不佳的血小板无力症患者。

【用法用量】 应在对于血友病和出血性疾病方面有经验的医师监督下开始本品的应用。

伴有抑制物的血友病A、B或预期具有高记忆应答的患者应在出血发作开始后尽早给予本品。静脉推注给药，推荐起始剂量为$90\mu g/kg$体重。

初次注射本品后可能需再次注射。疗程和注射的间隔将随出血的严重性、所进行的有创操作或外科手术而不同。

用药间隔：最初间隔2～3h，以达到止血效果。如需继续治疗，一旦能够达到有效的止血效果，只要治疗需要，给药间隔可增加至每4、6、8或12h给药。

用配有一支装有溶剂的注射器复溶，在2～5min内缓慢静脉推注给药。

本品不得与输液混合，也不可以滴注方式给药。

【药理毒理】

药理作用

重组人凝血因子Ⅶa含有激活的重组凝血因子Ⅶ。止血机制包括FⅦa与暴露的组织因子的结合。形成的复合物激活FⅨ为FⅨa、FⅩ为FⅩa，以触发凝血酶原向凝血酶的转化，凝血酶激活了损伤部位的血小板、FⅤ和Ⅷ，并通过纤维蛋白原向纤维蛋白的转换形成止血栓子。

药理剂量的本品可不依赖于组织因子在损伤部位直接在活化的血小板表

面上激活 FX。这使得在不依赖于组织因子的情况下，凝血酶原被转化成大量的凝血酶。因此凝血因子Ⅶa 的药效学作用导致局部凝血因子 Xa、凝血酶和纤维蛋白生成增多。

从理论上讲，对于有潜在疾病的患者，整个凝血系统的激活诱发弥散性血管内凝血的可能性不能完全排除。

药代动力学

健康人群药代动力学特征显示与剂量呈比例关系。不同性别和种族之间的药代动力学特征相似。平均稳态分布容积为 130～165mL/kg，平均清除率为 33.3～37.2mL/(kg·h)，平均终末相半衰期为 3.9～6.0h。

伴有抑制物的血友病 A 和 B 在儿童中平均清除率相对于成人要高约 50%，终末相半衰期均为 2.3h。平均稳态分布容积为 196mL/kg。清除率与年龄有关，因此，年轻患者的清除率增加可能要高于 50%。

凝血因子Ⅶ缺乏症患者的药代动力学特征显示总的体内清除率〔70.8～79.1mL/(kg·h)〕、平台期分布容积（280～290mL/kg）、平均停留时间（3.75～3.80h）和半期（2.82～3.11h）。体内平均血浆回收率约为 20%。

尚未考察本品在血小板无力症患者中的药代动力学，但预期与血友病 A 和血友病 B 患者相似。

【不良反应】 ① 血液和淋巴疾病 罕见弥散性血管内凝血及相关的实验室指标包括 D-二聚体水平升高和抗凝血酶（AT）水平下降、凝血障碍。

② 免疫系统疾病 罕见超敏反应。

③ 神经系统疾病 罕见头痛。

④ 血管疾病 罕见动脉血栓栓塞事件（心肌梗死、脑梗死、脑缺血、脑动脉闭塞症、脑血管意外、肾动脉血栓、外周缺血、外周动脉血栓、肠缺血）、心绞痛，偶见静脉血栓栓塞事件〔深静脉血栓、静脉注射部位血栓、肺栓塞、肝脏血栓栓塞事件（包括门脉血栓）、肾静脉血栓、血栓性静脉炎、浅表血栓性静脉炎和肠缺血〕。

⑤ 胃肠疾病 罕见恶心。

⑥ 皮肤和皮下组织疾病 偶见皮疹（包括过敏性皮炎和红疹和瘙痒和荨麻疹）。

⑦ 全身疾病和用药部位情况 偶见疗效下降和发热，罕见注射部位反应，包含注射部位疼痛。

⑧ 医学检查方面，罕见纤维蛋白降解产物水平增加，丙氨酸氨基转移

酶、碱性磷酸酶、乳酸脱氢酶和凝血酶原水平提高。

【药物相互作用】 应避免激活的或未激活的凝血酶原复合体浓缩物与本品同时使用。不推荐重组活性凝血因子Ⅶa（rFⅦa）与重组活性凝血因子ⅩⅢ（rFⅩⅢ）联合使用。

【禁忌】 对本品中含有的活性成分、赋形剂，或小鼠、仓鼠或牛蛋白有过敏反应的患者禁用。

【注意事项】 ① 在组织因子表达强度可能高于正常的病理情况下，使用本品有发生血栓事件或导致弥散性血管内凝血（DIC）的潜在风险。此种情况可能包括晚期动脉粥样硬化疾病、压碎伤、败血症或弥散性血管内凝血患者。由于存在血栓并发症的风险，有冠心病史、肝脏疾病、大手术术后、新生儿及有栓塞风险或弥散性血管内凝血的患者，用药时需要谨慎，应充分评估应用本品治疗的潜在利益及可能发生的并发症。

② 由于本品可能含有痕量的小鼠 IgG、牛 IgG 和其他残余培养蛋白（仓鼠和牛血清蛋白），因此使用本品治疗的患者存在对这些蛋白质过敏的极小的可能性。在这种情况下，应考虑静脉注射抗组胺剂。如果过敏或过敏样反应发生，需立即停止给药。如发生过敏性休克，应给予标准的医学处理。患者应被提前告知过敏反应的早期征兆。如果出现这种征兆，应建议患者立即停止使用本品并与医生取得联系。

③ 如果出现严重出血，应在专业治疗伴有凝血因子Ⅷ或Ⅸ抑制物的血友病的医院内注射本品，若不能在此医院治疗时，应与专业治疗血友病的医生保持密切联系。如果未能止血，须到医院就诊。患者/监护者应尽早地告知医生/监护医院关于本品的使用情况。在注射本品前后，应监测凝血因子Ⅶ缺乏症患者的凝血酶原时间和凝血因子Ⅶ的凝血活性。如果使用推荐剂量治疗后，凝血因子Ⅶa活性未达到预期水平或出血未得到控制，应怀疑是否产生了抗体并应进行抗体分析。有报道称，FⅦ缺乏的患者手术期间使用本品后出现血栓，但凝血因子Ⅶ缺乏症患者使用本品后形成血栓的风险尚不明确。

④ 有罕见的果糖不耐受、葡萄糖吸收不良或蔗糖-麦芽糖酶缺乏等遗传问题的患者不应使用本品。

⑤ 注射用重组人凝血因子Ⅶa溶液在 25℃存放 6h 和 5℃存放 24h 是稳定的。但从微生物学的角度出发，本品配成溶液后，应立即使用。在无菌条件下配制，通常在 2～8℃存放时间不应超过 24h。将本品置于远离儿童的地方。

⑥ 对驾驶和机械操作能力的影响尚不明确。

⑦ 妊娠妇女及哺乳期妇女用药

● 妊娠期用药：作为防范措施，妊娠期间应避免使用本品。在批准的适应证范围内，有限的妊娠期数据表明，本品对于妊娠或胎儿及新生儿的健康没有副作用。迄今为止，没有其他相关的流行病学数据。动物研究未发现本品对妊娠、胚芽/胚胎发育、分娩或出生后的发育有直接或间接的不良影响。

● 哺乳期使用：尚不明确本品是否在乳汁中分泌。继续/停止哺乳还是继续/停止使用本品治疗的决定取决于哺乳对于孩子的益处以及本品对于哺乳期妇女治疗的益处的均衡考虑。

● 生殖能力：非临床数据以及上市后数据显示本品对男性和女性生殖能力无不利影响。

⑧ 本品不得与输液混合，也不可以滴注方式给药。

【贮藏】 应储存在25℃以下，在原包装盒内避光保存，请勿冰冻以免损坏溶剂瓶，最好配制后立即使用。

注射用重组人组织型纤溶酶原激酶衍生物（瑞通立）

【规格】 18mg：10mL

【成分】 重组人组织型纤溶酶原激酶衍生物（rPA）。

【性状】 本品为白色或类白色冻干粉针剂。

【适应证】 适用于成人由冠状动脉梗死引起的急性心肌梗死的溶栓疗法，能够改善心肌梗死后的心室功能。本药应在症状发生后12h内，尽可能早地使用。

【用法用量】 只能静脉使用。

应该分两次静脉注射，每次缓慢推注2min以上，两次间隔为30min。注射时应该使用单独的静脉通路，不能与其他药物混合后给药，也不能与其他药物使用共同的静脉通路。没有多于两次给药的重复用药的经验。尽管没有足够的资料表明，在用药中或用药后合并使用抗凝或抗血小板药是否有利，但99%的患者在溶栓治疗期间同时使用肝素，用药期间或用肝素后，合并使用阿司匹林。

关于不合并使用肝素或阿司匹林对于 rPA 的安全性及效果的影响研究还未进行。当配制溶液时，肝素和 rPA 是有配伍禁忌的，不能在同一静脉通路给药，如需共用一条静脉通路先后注射时，使用二种药之间，应该用生理盐水或 5% 葡萄糖溶液冲洗通路。

【药理毒理】

药理作用

rPA 可使纤维蛋白溶解酶原激活为有活性的纤溶蛋白溶解酶，以降解血栓中的纤维蛋白，发挥溶栓作用。

药代动力学

健康志愿者和患者相比，尽管给予患者的剂量为健康志愿者的 3 倍，但观察到 AUC 及 C_{max} 与剂量间有一样的相关性。rPA 的药代动力学似乎与受试者的疾病情况无关。

毒理研究

生殖毒性　rPA 无母鼠或胚胎/胎儿毒性。对子一代和二代的发育、行为、交配和其他生理参数无影响。

遗传毒性　在非哺乳动物系统中，回复突变等位基因数目无明显增加。对哺乳动物无明显的体内或体外致突变作用。

【不良反应】

（1）出血　常见的不良反应是出血，与溶栓治疗有关的出血可分为：

① 内脏出血　包括颅内、腹膜后或消化道、尿道、呼吸道。

② 浅表或体表出血　主要有穿刺或破损部位（如静脉切开插管部位、动脉穿刺部位、新近外科手术部位）。

（2）其他不良反应　心肌梗死患者在使用 rPA 治疗时也会出现许多心肌梗死本身也具有的其他症状。无法分清是否由 rPA 引起。这些事件包括：心源性休克、心律失常（窦性心动过缓、室上性心动过速、加速性室性心律、早期复极综合征、期前收缩、室性心动过速、心室纤颤、房室传导阻滞）、肺水肿、心力衰竭、心脏停搏、再发性心绞痛、再梗死、心脏穿孔、二尖瓣反流、心包渗出、心包炎、急性心包填塞、静脉血栓形成及栓塞和电机械分离。有些并发症十分凶险，可能导致死亡。其他不良反应也有报道，如恶心、呕吐、发热及低血压。

【药物相互作用】　在 rPA 治疗前及治疗后使用肝素、维生素 K 拮抗剂及抗血小板药（阿司匹林、潘生丁等）可能增加出血的危险。

【禁忌】 ① 活动性内出血者禁用。

② 脑血管意外史者禁用。

③ 近期（2个月内）颅脑或脊柱手术及外伤史者禁用。

④ 颅内肿瘤、动静脉畸形或动脉瘤者禁用。

⑤ 已知有出血倾向（如出血体质）者禁用。

⑥ 严重的未控制的高血压者禁用。

【注意事项】 ① 由于纤维蛋白被溶解，可能引起新近的注射部位出血，所以溶栓治疗期间，必须仔细观察所有潜在出血点（包括导管插入部位、穿刺点、切开点及肌注部位），如有大血管，不可压迫的穿刺应尽量避免（如颈静脉或锁骨下静脉）。用药期间，患者的肌内注射和非必需的搬动应尽量避免。静脉穿刺在必须进行时，操作应特别仔细。一旦发生严重出血（局部无法加压止血），必须立即停用肝素、抗凝药及抗栓治疗；另外，如果出血发生在第一次静注后，第二次静注应该停用。需用该药治疗的所有患者，用药前应仔细权衡治疗效果与潜在的危险性。

② 在下列情况，用药的危险性可能增加，应该慎用：

● 最近（10天内）大的外科手术：冠脉搭桥、产科分娩、器官移植、组织活检及不可压迫血管的穿刺。

● 脑血管疾病。

● 近期消化道或尿道出血（10天内）。

● 近期外伤（10天内）。

● 高血压：收缩压≥180mmHg或舒张压≥110mmHg。

● 高度怀疑存在左心栓子（二尖瓣狭窄伴心房纤颤）。

● 急性心包炎。

● 亚急性细菌性心内膜炎。

● 止血功能障碍，包括继发于严重肝肾疾病的凝血功能障碍。

● 严重的肝肾功能衰竭。

● 妊娠。

● 糖尿病引起的出血性视网膜病变或其他出血性眼病。

● 败血症性栓塞性静脉炎，或在严重感染部位存在动静脉瘘。

● 高龄（＞75岁）。

● 患者长期使用口服抗凝剂（华法林等）。

● 其他：如潜在的难以止血的出血部位，或可能明显增加出血可能的各种情况。

③ 妊娠妇女及哺乳期妇女用药

● 对于妊娠妇女，没有充分的良好对照研究。最常见的溶栓治疗并发症是出血，某些患者（包括妊娠）可能增加出血的危险，故在妊娠期间，必须在权衡 rPA 效果及可能引起的流产后慎用。

● 不能确定 rPA 是否与人乳一同分泌。因为许多药物可由人乳分泌，故 rPA 用于哺乳期时有可能随乳汁分泌，所以，在哺乳期妇女使用本品应极为慎重。

【贮藏】 2～8℃密闭避光保存，切勿冷冻。

注射用尖吻蝮蛇血凝酶（苏灵）

【规格】 1单位/瓶

【成分】 本品主要成分为从尖吻蝮蛇蛇毒中分离提纯的血凝酶。

【性状】 本品为白色冻干块状物。

【适应证】 用于外科手术浅表创面渗血的止血，使用时需要根据外科医生对伤口出血情况的判断。

【用法用量】 本品为单次静脉注射给药。

每次 2 单位（2 瓶），每瓶用 1mL 注射用水溶解，缓慢静脉注射，注射时间不少于 1min。用于手术预防性止血，术前 15～20min 给药。

【药理毒理】

药理作用

尖吻蝮蛇血凝酶为止血药，通过水解纤维蛋白原使其变为纤维蛋白而增强机体凝血功能。动物实验结果显示，尖吻蝮蛇血凝酶能显著缩短小鼠剪尾出血时间和兔全血凝固时间。

药代动力学

对 30 名中国健康成年志愿者的药代动力学研究表明，分别静脉给予本品 4 单位、5 单位、6 单位后，在体内代谢符合二室模型。表观分布容积（V_d）为 8.1～10.4L，分布较为局限。本品在血液中有较高浓度，C_0、$AUC_{0\sim t}$ 随剂量加大而增加。本品体内清除较快，血清清除率为 4.53～

5.06L/h。消除半衰期约为 2.5h，不随给药剂量变化而变化。提示本品体内过程呈一级线性动力学特征且无饱和性。

毒理研究

遗传毒性 Ames 试验、小鼠骨髓微核试验、CHL 细胞染色体畸变结果均为阴性。

【不良反应】 上市后不良反应监测收集到以下不良事件，其发生率小于十万分之一（十分罕见），包括：

① 皮肤及皮肤附件疾病　瘙痒、皮疹。

② 血管，出血及凝血疾病　潮红。

③ 呼吸系统疾病　呼吸困难。

④ 全身整体疾病　胸闷、发热、寒战。

⑤ 免疫疾病　过敏反应、过敏性休克。

⑥ 胃肠疾病　恶心、呕吐。

⑦ 心血管疾病　心悸。

⑧ 神经系统疾病　头晕、头痛。

⑨ 过敏反应症状轻微，及时停药症状可逐渐缓解。如出现严重过敏反应或过敏性休克，应立即停药并给予肾上腺素、吸氧、抗组胺药、糖皮质激素等抗过敏治疗。

【药物相互作用】 尚无与其他药物相互作用的报道。

为防止药效降低，不宜与其他药物混合静注。

【禁忌】 ① 对本品任何成分过敏者禁用。

② 有血栓病史者禁用。

【注意事项】 ① 本品推荐静脉滴注给药，静脉滴注时不宜与其他药物混合。

② 弥漫性血管内凝血（DIC）及血液病所致的出血，不宜使用本品。

③ 缺乏血小板或某些凝血因子时，宜在补充血小板和缺乏凝血因子或输注新鲜血液的基础上应用本品。

④ 本品溶解后应当日用完。

⑤ 动脉、大静脉受损的出血，必须及时外科手术处理。

⑥ 使用期间应注意观察患者的出、凝血时间。

⑦ 本品为蛋白质类物质，不能排除重复给药诱导产生抗体的可能性。

【贮藏】 凉暗处储存（不超过 20℃）。

马来酸阿伐曲泊帕片（苏可欣®，Doptelet®）

【规格】 20mg/片（按 $C_{29}H_{34}Cl_2N_6O_3S_2$ 计）

【成分】 本品主要成分为马来酸阿伐曲泊帕。

【性状】 本品为淡黄色圆形双面凸起的薄膜衣片，一面凹刻"AVA"字样，另一面凹刻"20"字样，除去包衣后显白色或类白色。

【适应证】 本品适用于择期进行诊断性操作或者手术的慢性肝病相关血小板减少症的成年患者。慢性肝病患者不得通过服用本品来恢复正常的血小板计数。

【用法用量】 本品为口服给药，应与食物同服，每天 1 次，连续口服 5 天。

若出现漏服，应在发现时立即服药，并在次日按原计划时间服用下一剂。不得通过增加单次的剂量以弥补漏服的剂量。

在择期行有创性检查或手术前 10～13 天开始服用本品。根据患者的血小板计数选择推荐剂量。

推荐剂量和持续时间见表 1。

表 1 推荐剂量和持续时间

血小板计数/($\times10^9$/L)	日剂量	口服时间
＜40	60mg（3 片）	5 天
40～50	40mg（2 片）	5 天

患者应完成全部 5 天治疗，并在末次给药后的 5～8 天内接受手术。

在本品治疗前和诊断性检查/手术当天测定血小板计数，确保血小板升高至目标水平。

【药理毒理】

药理作用

阿伐曲泊帕是一种可口服的小分子促血小板生成素（TPO）受体激动剂，可刺激骨髓祖细胞中巨核细胞的增殖和分化，从而增加血小板的生成。阿伐曲泊帕不与 TPO 竞争结合 TPO 受体，在血小板生成上与 TPO 具有累加效应。

阿伐曲泊帕能使成人血小板计数出现剂量和暴露依赖性升高。在 5 天的治疗疗程中，治疗开始后 3～5 天内观察到血小板计数增加，在 10～13 天后观察到峰值，随后，血小板计数逐渐减少，在 35 天后恢复至接近基线值。

药代动力学

在 10mg（最低获批剂量的 0.25 倍）至 80mg（最高获批剂量的 1.3 倍）之间单次给予阿伐曲泊帕后，呈现出与剂量成比例变化的药代动力学特征。在健康受试者和慢性肝病患者中，阿伐曲泊帕的药代动力学特征相似。

吸收 口服的中位达峰时间（t_{max}）为 5～6h。

低脂膳食或高脂膳食不影响阿伐曲泊帕的 $AUC_{0～inf}$ 和 C_{max}。

与食物同服时，阿伐曲泊帕暴露量的变异度降低了 40%～60%。本品与低脂或高脂膳食同服时，与空腹状态相比，t_{max} 延迟了 0～2h（中位 t_{max} 范围为 5～8h）。

分布 阿伐曲泊帕的平均分布容积为 180L（25%）。阿伐曲泊帕与人血浆蛋白的结合度高于 96%。

消除 阿伐曲泊帕的平均血浆消除半衰期约为 19h（19%）。阿伐曲泊帕清除率的平均值估计为 6.9L/h（29%）。

代谢 阿伐曲泊帕主要通过细胞色素 P450（CYP）2C9 和 CYP3A4 代谢。

排泄 本品 88% 经粪便排泄，其中原型排泄占比 34%，仅 6% 经尿液排泄。

特殊人群 年龄（18～86 岁）、体重（39～175kg）、性别、种族［白种人、非洲裔美国人和东亚人（即日本人、中国人和韩国人）］、任何级别的肝功能损害［Child-TurcottePugh（CTP）A、CTP B 和 CTP C 级，或终末期肝病模型（MELD）评分 4～23］和轻度至中度肾功能损害（$CL_{Cr} \geq$ 30mL/min）对阿伐曲泊帕的药代动力学均无有临床意义的影响。

年龄（< 18 岁）、重度肾功能损害（$CL_{Cr} <$ 30mL/min，Cockcroft-Gault），以及血液透析，对阿伐曲泊帕药代动力学的影响尚不清楚。

毒理研究

遗传毒性 阿伐曲泊帕 Ames 试验、体外人淋巴细胞染色体畸变试验和大鼠体内骨髓微核试验结果均为阴性。

生殖毒性 生育力和早期胚胎发育毒性试验中，雄性和雌性大鼠体内的暴露量（以 AUC 计）分别为人推荐剂量（60mg/d）下暴露量的 22 倍和 114 倍时，阿伐曲泊帕对生育力和早期胚胎发育未见影响。

在胚胎-胎仔发育毒性试验中，妊娠大鼠于器官发生期经口给予阿伐曲泊帕，在具有母体毒性的高剂量（以 AUC 计，相当于人体暴露量的 190 倍）下可见胎仔体重轻微下降。妊娠兔于器官发生期经口给予阿伐曲泊帕 100、300、600mg/（kg·d），所有剂量组均可见自发流产，300 和 600mg/（kg·d）剂量组可见母体体重下降和摄食量减少，该试验低剂量 100mg/（kg·d）下的暴露量为人推荐剂量（60mg/d）下 AUC 的 10 倍。大鼠和兔的胚胎-胎仔无影响剂量分别为 100mg/（kg·d）（以 AUC 计，相当于人体暴露量的 53 倍）和 600mg/（kg·d）（以 AUC 计，相当于人体暴露量的 35 倍）。

在围产期发育毒性试验中，妊娠大鼠于器官发生期和哺乳期每日给予阿伐曲泊帕，100、300、600mg/（kg·d）剂量下产生母体毒性，导致总窝丢失，幼仔体重下降和死亡率升高，大部分幼仔于出生后第 14～21 天内死亡。在 50mg/（kg·d）（以 AUC 计，该剂量下母体暴露量相当于人推荐剂量 60mg/d 暴露量的 43 倍，胎仔暴露量约相当于 3 倍）剂量下未见明显母体毒性，但出生后第 4～21 天的幼仔死亡率升高，且死亡持续于出生后第 25 天（以 AUC 计），此剂量下还可见胎仔体重增重下降和性成熟延迟，对子代的行为或生殖功能无影响。在哺乳期大鼠中，阿伐曲泊帕可分泌入乳汁。

致癌性　在两年致癌性试验中，小鼠和大鼠分别经口给予阿伐曲泊帕 20、60、160mg/kg 和 20、50、160mg/kg。雌性大鼠在 160mg/（kg·d）剂量下可见胃神经内分泌细胞（肠嗜铬细胞样细胞）胃肿瘤（类癌）发生率升高，该剂量下的暴露量（以 AUC 计）相当于人推荐剂量 60mg/d 暴露量的 117 倍。胃类癌可能与毒性试验中所观察到的长期高胃泌素血症有关。通常认为啮齿类动物中高胃泌素血症相关的胃类癌在人类中低风险或与人类相关性低。

幼龄动物毒性　在幼龄大鼠 10 周重复给药毒性试验中，幼龄大鼠经口给予阿伐曲泊帕 20～300mg/（kg·d），未见药物相关的死亡或异常临床症状；100、300mg/（kg·d）剂量下胃出现剂量依赖性的腺上皮变性、再生性增生和萎缩，100mg/（kg·d）剂量下雄性大鼠的暴露量（以 AUC 计）相当于人推荐剂量 60mg/d 暴露量的 14 倍；雌性大鼠在 300mg/（kg·d）剂量下可见肾脏局灶性矿化的背景性病变发生率增加，该剂量下雌性动物的暴露量（以 AUC 计）相当于人推荐剂量 60mg/d 暴露量的 50 倍。

【不良反应】　血栓形成/血栓栓塞并发症。

【药物相互作用】　已在健康受试者中给予单次 20mg 阿伐曲泊帕，和可能会合并使用的药物或者常用作药代动力学研究的探针药物，进行了药物相互作用研究，见表2。

表2 药物相互作用：合并用药中阿伐曲泊帕药代动力学的变化

类别	合并用药[①]	阿伐曲泊帕伴/不伴合并用药时 PK 几何平均比值[90%CI]（无效应＝1.00）	
		$AUC_{0\sim inf}$	C_{max}
强效 CYP3A 抑制剂	伊曲康唑	1.37(1.10,1.72)	1.07(0.86,1.35)
中度 CYP3A 和 CYP2C9 抑制剂	氟康唑	2.16(1.71,2.72)	1.17(0.96,1.42)
中度 CYP2C9 和强效 CYP3A 诱导剂	利福平	0.57(0.47,0.62)	1.04(0.88,1.23)
P-gp 抑制剂	环孢素	0.83(0.65,1.04)	0.66(0.54,0.82)
P-gp 和中度 CYP3A 抑制剂	维拉帕米	1.61(1.21,2.15)	1.26(0.96,1.66)

① 稳态时，环孢素除外（单剂量给药）。

（1）阿伐曲泊帕的影响　在体外，阿伐曲泊帕对 CYP1A、CYP2B6、CYP2C8、CYP2C9、CYP2C19、CYP2D6、CYP2E1 和 CYP3A 无抑制作用，对 CYP1A、CYP2B6、CYP2C 和 CYP3A 无诱导作用，对 CYP2C8 和 CYP2C9 具有微弱的诱导作用。

在体外，阿伐曲泊帕对有机阴离子转运蛋白（OAT）3 和乳腺癌耐药蛋白（BCRP）具有抑制作用，但对有机阴离子转运蛋白多肽（OATP）1B1 和 1B3、有机阳离子转运蛋白（OCT）2 和 OAT1 无抑制作用。

（2）转运蛋白的影响　阿伐曲泊帕是 P 糖蛋白（P-gp）介导的转运底物。阿伐曲泊帕不是 OATP1B1、OATP1B3、OCT2、OAT1 和 OAT3 的底物。

【禁忌】　尚未见研究资料。

【注意事项】　阿伐曲泊帕是一种血小板生成素（TPO）受体激动剂，TPO 受体激动剂与慢性肝病患者的血栓形成以及血栓栓塞并发症有关。在接受 TPO 受体激动剂治疗的慢性肝病患者中已有门脉血栓形成的报道。合并已知血栓栓塞危险因素的患者，包括遗传性血栓前期状态（凝血因子 V Leiden 突变，凝血酶原基因 20210A 突变，抗凝血酶缺乏，蛋白质 C 缺乏或蛋白质 S 缺乏），在接受阿伐曲泊帕治疗时会增加血栓形成的风险。

慢性肝病患者不得通过服用阿伐曲泊帕恢复正常的血小板计数。治疗期间应注意观察患者是否有血栓栓塞的症状和体征，一旦发生应及时治疗。

【贮藏】　25℃ 以下保存。

注射用重组人凝血因子Ⅸ（贝赋®，BeneFⅨ®）

【规格】 250IU/瓶、500IU/瓶、1000IU/瓶、2000IU/瓶

【成分】 主要成分：重组人凝血因子Ⅸ。

【性状】 白色饼状物，复溶后为无色、澄明溶液。

【适应证】

（1）控制和预防血友病 B 患者出血　本品适用于控制和预防血友病 B〔先天性凝血因子Ⅸ缺乏症或 Christmas（克里斯特马氏）综合征〕成人及儿童患者出血。

（2）血友病 B 患者的围手术期处理　本品适用于血友病 B 成人及儿童患者的围手术期处理。

本品不适用于：

① 治疗其他凝血因子缺乏症（例如，因子Ⅱ、Ⅶ、Ⅷ和Ⅹ）；

② 治疗有凝血因子Ⅷ抑制物的血友病 A 患者；

③ 逆转香豆素诱导的抗凝作用；

④ 治疗肝脏依赖性的凝血因子水平低下导致的出血。

【用法用量】 应在具有血友病治疗经验医师的监督下进行治疗。

（1）治疗监测　在治疗过程中，建议准确测定因子Ⅸ的水平，以指导给药剂量和给药频率。患者对因子Ⅸ的治疗反应可能存在个体差异，表现出不同的半衰期和回收率。如果根据体重计算剂量，需考虑对体重过轻和超重患者进行剂量调整。当患者进行重大外科手术时，须通过检测血浆因子Ⅸ活性对替代疗法进行精确监测。

当采用基于体外活化部分凝血活酶时间（APTT）的一期凝固法检测患者血浆样本中因子Ⅸ活性时，APTT 试剂类型和实验所用参比标准品会对血浆因子Ⅸ活性测定结果产生显著影响。当实验室和/或试剂发生变化时，应对以上活性测定方法的相关内容予以关注。

本品可以用于重度血友病 B 患者长期预防治疗。在一项常规的次级预防性治疗临床试验中，既往治疗过的成人患者接受本品的平均剂量为 40IU/kg（范围 13～78IU/kg），给药间隔 3～4 天。在某些情况下，特别是在年龄较小的患者中，所需的给药间隔可能更短，剂量可能更大。

与所有因子Ⅸ产品相同，使用本品应监测是否出现因子Ⅸ抑制物。

（2）用药剂量　替代治疗的剂量和持续时间取决于患者因子Ⅸ活性水平、出血部位和程度，以及患者的临床状况。

基于现行 WHO 因子Ⅸ的产品标准，因子Ⅸ单位采用国际单位（IU）表示。因子Ⅸ在血浆中的活性用百分比（相对于正常人血浆）或国际单位（相对于血浆中因子Ⅸ的国际标准）表示。

一个国际单位（IU）的因子Ⅸ活性相当于 1mL 正常人血浆中的因子Ⅸ的量。

（3）按需治疗　所需本品的剂量是根据每 kg 体重给予 1 单位的因子Ⅸ，预期可以使体内因子Ⅸ水平增加量来计算的，在≥12 岁的患者中平均可以增加 0.8IU/dL（范围从 0.4～1.4IU/dL），在 2～12 岁的患者中平均可以增加 0.7IU/dL（范围从 0.2～1.5IU/dL）。

所需剂量依据以下公式进行计算：

$$需要的因子Ⅸ的 IU 数＝体重(kg)×期望的因子Ⅸ升高(\%)$$
$$或(IU/dL)×观察到的活性回收率的倒数$$

示例：如果活性增量回收率是 0.8IU/dL，则公式如下。

$$需要的因子Ⅸ的 IU 数＝体重(kg)×期望的因子Ⅸ升高(\%)或$$
$$(IU/dL)×1.3IU/kg$$

给药剂量和给药频率均应依据本品在每个病例中的临床效果而定。

当发生下列出血事件时，因子Ⅸ活性不应低于对应时期内规定的血浆活性水平［按正常因子水平计(%或 IU/dL)］。发生出血事件和手术时，可参考表 1 指导用药。

表 1　发生出血事件和手术时的指导用药表

出血程度/手术类型	需要的因子Ⅸ水平/%［或(IU/dL)］	给药频率(h)及治疗持续时间(d)
出血		
早期关节积血，肌肉出血或口腔出血	20～40	每 24h 重复注射 1 次。至少 1 天，直到出血事件引起的疼痛缓解或达到治愈
更广泛的关节积血，肌肉出血或血肿	30～60	每 24h 重复注射 1 次，连续 3～4 天或更长，直到疼痛和急性功能障碍缓解
威胁生命的出血	60～100	每 8～24h 重复注射 1 次，直到病危解除

出血程度/手术类型	需要的因子Ⅸ水平/%[或(IU/dL)]	给药频率/h及治疗持续时间/天
手术		
小手术（包括拔牙）	30～60	每24h注射1次。至少1天，直到伤口愈合
大手术	80～100（手术前和手术后）	每8～24h重复注射1次，直到伤口充分愈合，然后再治疗至少7天，期间维持因子Ⅸ活性在30%～60%的水平(IU/dL)

（4）预防性治疗　本品可用于长期预防重度血友病 B 患者出血。在一项关于常规二级预防的临床研究中，对于经治患者（PTP）的平均剂量是40IU/kg（范围 13～78IU/kg），间隔3～4 天。在某些病例中，特别是在较小年龄患者中，所需的给药间隔可能更短，剂量可能更大。

本品给药剂量与血源性凝血因子Ⅸ（pdFⅨ）产品可能存在差异。如果患者因子Ⅸ活性回收率低，可考虑增加本品剂量，甚至需用两倍于根据最初经验计算得出的剂量，才可使体内的因子Ⅸ活性达到预计值。

为确保达到所需因子Ⅸ的活性水平，建议用凝血因子Ⅸ活性检测方法精确地监测凝血因子Ⅸ的活性。剂量调整时应考虑因子Ⅸ活性、药代动力学参数（如半衰期和因子Ⅸ活性回收率）以及临床情况等因素。

（5）给药方法　采用 0.234% 的氯化钠溶液将本品溶解后，通过静脉注射给药。

给药前，无论稀释液和容器的情况如何，均应检查本品中有无颗粒物及是否变色。

应采用药品包装中附带的静脉输液针、预装稀释液注射器或一次性无菌注射器（如大容量的路厄旋扣注射器）给药。

本品不能与其他药品共用同一导管或容器。

本品应缓慢注射给予。一般情况下，注射速率不宜超过 4mL/min，给药速率可依据患者舒适度调整。

如果发生超敏反应，应立即停药，并给予适当的医疗处理，也包括治疗休克。

不得使用连续输注的给药方式（尚未获批，故不得使用）。

【药理毒理】

药理作用

注射用重组人凝血因子Ⅸ是本品的主要成分。其初级氨基酸序列与人凝血因子Ⅸ Ala148 等位基因型一致，可暂时性替代有效凝血所需的凝血因子Ⅸ。

血友病 B 患者的活化部分凝血活酶时间（APTT）延长。凝血因子Ⅸ浓缩物治疗可以通过暂时性替代因子Ⅸ，使 APTT 恢复正常。注射用重组人凝血因子Ⅸ增加了血浆中因子Ⅸ水平，并能暂时性纠正血友病 B 患者的凝血缺陷。

药代动力学

国外的药代动力学试验　37 例 PTP 成人患者（>15 岁）中，在 10min 内单次静脉注射 50IU/kg（无菌注射用水复溶），体内的因子Ⅸ增量回收率与注射前相比平均增加了（0.8±0.2）（IU/dL）/（IU/kg）［范围：0.4～1.4 （IU/dL）/（IU/kg）］，平均生物半衰期为（18.8±5.4）h（范围：11～36h）。在 PTP 随机交叉药代动力学研究中，使用本品后的体内活性回收率统计学上显著低于采用血源性凝血因子Ⅸ制剂（pdFⅨ）（低 28%，$P < 0.05$）。本品和 pdFⅨ 的药代动力学数据总结见表 2。

表 2　本品和 pdFⅨ 在 PTP 中的药代动力学参数

参数	BeneFⅨ（平均值±SD）（$N=11$）	pdFⅨ（平均值±SD）（$N=11$）
AUC$_\infty$/（IU·h/dL）	548±92	928±191
$t_{1/2}$/h	18.1±5.1	17.7±5.3
CL/［mL/（h·kg）］	8.62±1.7	6.00±1.4
增量回收率[①]/［（IU/dL）/（IU/kg）］	0.84±0.30	1.17±0.26
体内活性回收[②]/%	37.8±14.0	52.6±12.4

[①] 当按每千克体重给予 1 单位（IU/kg）的因子Ⅸ时所能产生的体内因子Ⅸ活性的增量。

计算公式为（$C_{max} - C_0$）/剂量；其中 C_{max} 是给药后体内因子Ⅸ的最高活性含量，C_0 是基线（给药前）时体内因子Ⅸ的活性含量。

[②] 体内因子Ⅸ活性的增量以百分比形式表述。

注：AUC$_\infty$——从 0 至无穷大时的血浆药物浓度-时间曲线下面积也作 AUC$_{0\sim\infty}$；$t_{1/2}$——血浆消除半衰期；CL——清除率；SD——标准差。

两种制剂的生物半衰期无显著性差异。本品相对于 pdFⅨ 的结构差异是活性回收率较低的原因。在后续最长达 24 个月的评价中，药代动力学参数与最初结果相似。

在后续给药剂量为 75IU/kg 的随机、交叉药代动力学研究中，用 0.234%氯化钠稀释液复溶的本品在 24 例 PTP 中（≥12 岁）显示出与先前使用无菌注射用水复溶相似的药代动力学特征。多次给药的药代动力学研究发现，重复给予本品 6 个月后，23 例 PTP 的药代参数结果与单次药代动力学研究结果相比无差异。药代动力学数据总结见表3。

表3　本品在PTP基线时（交叉期）和第6个月（随访期）的药代参数

参数	初始访视时的参数（交叉期）（平均值±SD）（$N=24$）	6个月时的参数（随访期）（平均值±SD）（$N=23$）
C_{max}/(IU/dL)	54.5 ± 15.0	57.3 ± 13.2
AUC_∞/(IU·h/dL)	940 ± 237	923 ± 205
$t_{1/2}$/h	22.4 ± 5.3	23.8 ± 6.5
CL/[mL/(h·kg)]	8.47 ± 2.12	8.54 ± 2.04
增量回收率[1]/[(IU/dL)/(IU/kg)]	0.73 ± 0.20	0.76 ± 0.18
体内活性回收[2]/%	34.5 ± 9.3	36.8 ± 8.7

① 当按每千克体重给予1单位（IU/kg）的因子Ⅸ时所能产生的体内因子Ⅸ活性的增量。

计算公式为（$C_{max}-C_0$）/剂量；其中 C_{max} 是给药后体内因子Ⅸ的最高活性含量，C_0 是基线（给药前）时体内因子Ⅸ的活性含量。

② 体内因子Ⅸ活性的增量以百分比形式表述。

注：AUC_∞—从0至无穷大时的血浆药物浓度-时间曲线下面积；C_{max}—峰浓度；$t_{1/2}$—血浆消除半衰期；CL—清除率；SD=标准差。

19例PTP儿童患者（4～15岁）接受了长达24个月的药代动力学评估。58例小于15岁（基线时）的PUP研究中，至少一次在注射后30min内（有或无出血的情况下）评估因子Ⅸ活性的增量回收率，在60个月内共收集到202次增量回收率评估，与来自PTP中的19次增量回收率评估进行了合并，并按年龄组在表4进行了总结。在新生儿中有一次增量回收率评估，数值为0.46（IU/dL）/（IU/kg）。总体平均增量回收率和凝血因子Ⅸ消除半衰期分别为（0.7 ± 0.3）（IU/dL）/（IU/kg）和（20.2 ± 4.0）h。

表4　本品在儿童患者中药代动力学参数

年龄组	N	增量回收率/[(IU/dL)/(IU/kg)]	$t_{1/2}$/h
婴儿（1个月～2岁）	33	$0.7\pm0.4(0.2,2.1)$	ND
儿童（2～12岁）	61	$0.7\pm0.2(0.2,1.5)$	$19.8\pm4.0(14,27)$[1]
青少年（12～15岁）	9	$0.8\pm0.3(0.4,1.4)$	$21.1\pm4.5(15,28)$[2]

① $N=13$

② $N=6$

注：1. 数据按平均值±标准差（最小值，最大值）表示。

2. ND—未测定；$t_{1/2}$—终末期消除半衰期。

3. 各列不相互排斥；个体患者可能会不只在一个分类中列出。

57 例 PUP 在 60 个月内重复进行活性增量回收率检测，结果表明凝血因子Ⅸ的平均活性增量回收率的值在随访期间未有明显改变，如图 1 所示。

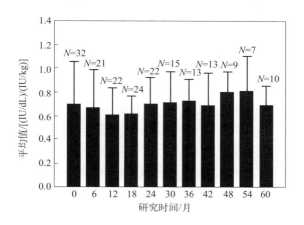

图 1　rFⅨ平均活性增量回收率随时间的变化

国内的药代动力学试验　12 例（4 例 6～12 岁，8 例≥12 岁）患者在 10min 内单次静脉输注 50IU/kg（用 0.234%氯化钠稀释液复溶），体内的因子Ⅸ的平均活性增量回收率在儿童和成人患者中分别为（0.78±0.20）和（0.82±0.15）（IU/dL）/（IU/kg），平均消除半衰期分别为（23.6±1.5）h 和（29.6±5.5）h。药代动力学数据见表 5。

表 5　本品的药代动力学数据

血浆中因子Ⅸ药代动力学 参数的描述性总结参数	不同年龄组参数的统计学小结	
	6～12 岁（平均值±SD）（$N=4$）	≥12 岁（平均值±SD）（$N=8$）
C_{max}/（IU/dL）	38.8±9.92	42.3±7.52
AUC_{∞}/（IU・h/dL）	784±118	1166±181
$t_{1/2}$/h	23.6±1.5	29.6±5.5
CL/[mL/（h・kg）]	6.38±1.03	4.29±0.66
增量回收率/[①](IU/dL)/(IU/kg)]	0.78±0.20	0.82±0.15

① 当按每千克体重给予 1 单位（IU/kg）的因子Ⅸ时所能产生的体内因子Ⅸ活性的增量。

注：AUC_{∞}—从 0 至无穷大时的血浆药物浓度-时间曲线下面积；C_{max}—峰浓度；$t_{1/2}$—血浆消除半衰期；CL—清除率；SD=标准差。

计算公式为（$C_{max} - C_0$）/剂量；其中 C_{max} 是给药后体内因子Ⅸ的最高活性含量，C_0 是基线（给药前）时体内因子Ⅸ的活性含量。

毒理研究

注射用重组人凝血因子Ⅸ的 Ames 试验、染色体畸变试验结果为阴性。

尚未进行本品的致癌性和生殖毒性研究。

【不良反应】

不良反应列表

基于 MedDRA 系统器官分类（SOC 和首选术语级别），并根据以下惯例对不良反应发生频率进行评估：十分常见（≥1/10）；常见（1/100～1/10）；偶见（1/1000～1/100）；未知（无法从目前的数据中估计）。表 6 中列出的不良反应来自于关键性临床试验和上市后报告中经治患者（previously treated patient，PTP）使用本品的数据，不良反应发生频率包含 224 名患者的汇集临床试验治疗中出现的全因性不良事件。

表 6 每个频率分组中，不良反应以严重程度递减的次序排列。

表 6　本品不良反应相关数据

根据系统器官分类的不良反应列表 系统器官分类	十分常见（≥1/10）	常见（1/100～1/10）	偶见（1/1000～1/100）	频率未知(无法从目前的数据中估计)
感染和侵染			输注部位蜂窝织炎[①]	
血液和淋巴系统异常			因子Ⅸ抑制[②]	
免疫系统异常		超敏反应[③]		过敏性反应[④]
神经系统异常	头痛[⑤]	头晕;味觉障碍	嗜睡;震颤	
眼部异常			视觉损害[⑥]	
心脏异常			心动过速[⑦]	
血管异常		静脉炎;潮红[⑧]	低血压[⑨]	上腔静脉综合征[⑩];深静脉血栓;血栓症[①];血栓性静脉炎[①]
呼吸、胸腔及纵隔疾病	咳嗽[⑪]			
肠胃疾病		呕吐;恶心		
皮肤和皮下组织疾病		皮疹[⑫];荨麻疹		
肾脏和泌尿系统疾病			肾梗死[⑬]	

根据系统器官分类的不良反应列表系统器官分类	十分常见（≥1/10）	常见（1/100～1/10）	偶见（1/1000～1/100）	频率未知(无法从目前的数据中估计)
全身异常及给药部位状况	发热	胸部不适[14]；输注部位反应[15]；输注部位疼痛[16]		治疗反应不佳[1]
实验室检查				因子Ⅸ活性回收率不足[17][1]

① 包括蜂窝织炎。

② 低滴度一过性抑制物形成。

③ 包括药物超敏反应、血管性水肿、支气管痉挛、喘息、呼吸困难和喉痉挛。

④ 上市后发现的药物不良反应（ADR）。

⑤ 包括偏头痛、窦性头痛。

⑥ 包括闪光暗点和视力模糊。

⑦ 包括心率加快、窦性心动过速。

⑧ 包括潮热、发热感、皮肤发热。

⑨ 包括血压下降。

⑩ 危重新生儿在通过中心静脉导管连续输注本品时出现的上腔静脉（SVC）综合征。

⑪ 包括咳痰。

⑫ 包括斑状皮疹、丘疹样皮疹、斑丘疹。

⑬ 一名丙肝抗体阳性患者在使用一剂本品治疗出血事件后12天出现该不良反应。

⑭ 包括胸痛和胸闷。

⑮ 包括输注部位瘙痒、输注部位红斑。

⑯ 包括注射部位疼痛、输注部位不适。

⑰ 非 MedDRA17.1PT 检索。

部分不良反应的说明

本品曾报告过超敏/过敏反应，与成人相比，儿童更易出现超敏反应。某些病例中，超敏反应会进展为重度过敏反应。超敏反应与因子Ⅸ抑制物的产生具有时间相关性。如果发生超敏反应，应立即停用本品。

血友病 B 患者可能出现中和抗体（抑制物）。

临床试验中观察到的不良反应

最严重的不良反应是全身性超敏反应，包括支气管痉挛性反应，和/或低血压、过敏反应以及出现高滴度抑制物（需要使用因子Ⅸ以外的其他治疗）。

临床试验观察到的在经治疗患者（PTP）或未经治疗患者（PUP）中最

常见不良反应（发生频率＞5％）包括头痛、头晕、恶心、注射部位反应（如疼痛），以及与皮肤相关的超敏反应（例如皮疹、荨麻疹）。

由于不同临床试验间可能存在较大差异，不能直接比较一种药物与另一种药物在不同临床试验中的不良反应发生率，因此，该发生率可能无法准确估计。

在 PTP 中进行的开放性无对照临床研究中，有 38.5％（25/65）的受试者（部分受试者报告了多例不良事件）报告了 113 例不良反应，这些不良反应与本品的关系已知或不确定。65 例受试者共接受了 7573 次本品输注。表 7 汇总了不良反应。

表 7　既往接受过治疗的患者（PTP）报告的不良反应[①]

身体系统	不良反应	患者数（百分数）
血液和淋巴系统异常	因子IX抑制物[②]	1(1.5％)
眼部异常	视物模糊	1(1.5％)
胃肠道异常	恶心	4(6.2％)
	呕吐	1(1.5％)
全身和用药部位不适	注射部位反应	5(7.7％)
	注射部位疼痛	4(6.2％)
	发热	2(3.1％)
感染	静脉注射部位蜂窝织炎	1(1.5％)
	静脉注射部位静脉炎	1(1.5％)
神经系统异常	头痛	7(10.8％)
	头晕	5(7.7％)
	味觉倒错(味觉改变)	3(4.6％)
	颤抖	1(1.5％)
	嗜睡	1(1.5％)
肾和泌尿系统异常	肾梗死[③]	1(1.5％)
呼吸,胸腔和纵隔异常	干咳	1(1.5％)
	乏氧	1(1.5％)
	胸闷	1(1.5％)
皮肤和皮下组织异常	皮疹	4(6.2％)
	荨麻疹	2(3.1％)
血管异常	潮红	2(3.1％)

① 输注本品 72 小时内报告的不良反应。

② 一过性低滴度抑制物形成。

③ 1 例丙肝抗体阳性患者应用本品治疗出血后 12 天发生肾梗死。尚不明确梗死与之前应用本品的关系。

63 例既往未经治患者（PUP）共输注本品 5538 次，其中 9.5％（6/63）患者报告了 10 例不良反应。研究中不良反应与本品的关系已知或不确定。

汇总如表 8 所示。

表 8　既往未接受过治疗的患者（PUP）报告的不良反应^①

全身系统	不良反应	患者数（百分数）
血液和淋巴系统异常	因子Ⅸ抑制物^②	2（3.2%）
全身和用药部位不适	注射部位反应	1（1.6%）
	寒战	1（1.6%）
呼吸，胸腔和纵隔异常	呼吸困难（呼吸窘迫）	2（3.2%）
皮肤和皮下组织异常	荨麻疹	3（4.8%）
	皮疹	1（1.6%）

① 输注本品 72h 内报告的不良反应。

② 2 例受试者应用本品期间出现高滴度抑制物形成。

（1）免疫原性　65 例 PTP（定义为暴露天数超过 50 天）参加的临床研究中，1 例患者出现低滴度抑制物形成。此例抑制物形成是一过性的，患者继续参与研究。研究结束时（抑制物检出后约 15 个月）该患者的因子Ⅸ药代动力学活性回收率在正常范围内。

63 例 PUP 儿童患者参加的临床研究中，2 例（3.2%）患者出现高滴度（>5BU）抑制物形成，分别于暴露 7 天和 15 天后检出。两例患者均退出研究。

抗体形成的检测高度依赖于检测的灵敏度和特异性。此外，检测中观察到抗体（包括中和抗体）阳性发生率可能受到多个因素的影响，包括检测方法、样本处理、采样时间、伴随用药和基础疾病。

（2）血栓栓塞并发症　监测参加经治疗患者（PTP）、未经治疗患者（PUP）和接受手术的所有受试者有无血栓形成的临床证据。PUP 或手术受试者无血栓并发症的报告。1 例 PTP 受试者发生肾梗死。在 41 例 PTP 和 7 例手术受试者中，获得了从输注前至输注后 24h 的血栓形成相关的实验室结果（血纤维蛋白肽 A 和凝血酶原 1+2）。但并不能依据这些研究结果得出结论。在输注本品后血纤维蛋白肽 A 水平升高的 29 例 PTP 受试者中，22 例受试者在基线时即存在血纤维蛋白肽 A 水平升高。手术受试者未显示凝血活性显著增加的迹象。

上市后报告的不良反应

以下为本品上市后报告的不良反应（也见于血源性凝血因子Ⅸ产品）：因子Ⅸ活性回收率不足、治疗反应不佳、抑制物形成、超敏反应、血管性水肿、呼吸困难、低血压和血栓形成。

上述不良反应来源的自发报告人数不详，尚不能确切评估这些不良反应的发生率或确定其与药物暴露的因果关系。

曾有血栓形成的上市后不良事件报告，包括危重新生儿经中心静脉导管连续输注本品时，发生危及生命的上腔静脉综合征（SVC）。也曾有外周血栓性静脉炎和深静脉血栓形成（DVT）的病例报告。在某些病例中，本品以连续输注方式给药，但该给药方法尚未获得批准。尚未确立本品连续输注的安全性和疗效。

【药物相互作用】 尚无关于重组人凝血因子Ⅸ产品和其他药品的相互作用的报告。

【禁忌】 对本品任何成分过敏者禁用。

对中国仓鼠卵巢细胞（CHO细胞）蛋白过敏者禁用。

【注意事项】

（1）超敏反应 本品曾报告过超敏/过敏反应。这些事件的出现与因子Ⅸ抑制物的产生常存在时间相关性。应将超敏反应的早期症状和体征告知患者，包括瘙痒、皮疹、荨麻疹、寒战、面部肿胀、头晕、低血压、恶心、血管性水肿、胸部不适、咳嗽、喉痉挛、支气管痉挛、呼吸困难、喘鸣、潮红、全身不适、疲乏、头昏、心动过速、视物模糊和过敏反应。如果发生超敏反应，应立即停药，并给予适当的医疗处理，也包括治疗休克。严密观察患者有无急性超敏反应的症状和体征，尤其是在首次暴露本品的早期。在初期（10～20次）使用因子Ⅸ时，应在能够为过敏反应提供适合的医疗护理的医学监护下进行。若出现上述任一症状，根据反应的种类和严重程度，应建议停用品，并进行紧急治疗。

本品含有微量中国仓鼠卵巢细胞（CHO细胞）蛋白，患者应用本品后可能对这些非人类哺乳动物的蛋白质产生超敏反应。

在一些病例中，这些反应进展成重度过敏反应。在休克病例中，应该遵守休克治疗的现行医学标准。一旦发生重度过敏反应，应该考虑替代止血措施。

（2）血栓栓塞并发症 曾有血栓形成的上市后不良事件报告，包括危重新生儿经中心静脉导管连续输注本品时发生危及生命的上腔静脉综合征（SVC）。尚未确立连续输注本品的安全性和疗效。

既往曾有报告，给予来自人血浆的含有因子Ⅱ、Ⅶ、Ⅸ和Ⅹ的因子Ⅸ复合物浓缩制剂后，患者出现血栓栓塞性并发症。尽管本品不含除因子Ⅸ外的其他凝血因子，但应注意，本品仍有潜在发生血栓形成和弥散性血管内凝血（DIC）的风险（这些风险曾在应用其他含有因子Ⅸ产品后观察到）。基于血栓栓塞性并发症的潜在风险，肝病患者、术后患者、新生儿、有血栓栓塞或DIC风险的患者应谨慎应用本品，权衡应用本品的利益及这些并发症的风险。

（3）心血管事件　在有心血管风险的患者中，因子Ⅸ替代疗法可能会增加心血管风险。

（4）肾病综合征　曾有报告，体内存在因子Ⅸ抑制物且有因子Ⅸ超敏反应史的血友病 B 患者，用因子Ⅸ产品诱导免疫耐受时出现肾病综合征。本品免疫耐受诱导的安全性和疗效尚未确立。

（5）中和抗体（抑制物）　患者中曾检测到中和抗体（抑制物）。与所有因子Ⅸ产品相同，使用本品应通过适当的临床观察和实验室检查评估是否出现因子Ⅸ抑制物。如果血浆中因子Ⅸ活性未达预期水平，或预期剂量下未控制出血，则应测定因子Ⅸ抑制物。

体内存在因子Ⅸ抑制物的患者若后续应用因子Ⅸ，出现严重超敏反应的风险会增加。应评估出现超敏反应的患者是否存在因子Ⅸ抑制物，并密切观察有抑制物的患者有无急性超敏反应的体征和症状，尤其是在首次暴露本品的早期。初步信息提示，患者中因子Ⅸ基因如存在较大的缺失突变，可能与抑制物形成及急性超敏反应的风险增加之间存在相关性。对已知因子Ⅸ基因有较大缺失突变的患者，应密切观察急性超敏反应的症状和体征，尤其是在应用本品的初期。

（6）实验室监测检查　根据临床指征，通过一期凝固法监测患者因子Ⅸ活性水平，确定因子Ⅸ活性已达到并维持在适当水平。

若血浆中因子Ⅸ活性未达预期水平，或在本品推荐剂量下未控制出血，应监测患者抑制物形成情况，采用 Bethesda（BU）方法检测因子Ⅸ抑制物滴度。

（7）对驾驶和使用机器能力的影响　未进行任何关于本品对驾驶和使用机器能力的影响的研究。

（8）用药记录　使用本品时，建议记录产品名称和批号，以便建立患者与药品批号之间的关联。患者可将小瓶上的其中一个剥离式标签贴在日记中以便记录批号，或者用于报告任何不良反应。

【贮藏】　于 2～8℃避光保存和运输。禁止冷冻。

艾曲泊帕乙醇胺片（瑞弗兰®，Revolade®）

【规格】 ①25mg/片；②50mg/片

【成分】 活性成分为艾曲泊帕乙醇胺。

【性状】 本品为白色薄膜衣片，除去包衣后显红色至棕色。

【适应证】 本品适用于既往经糖皮质激素、免疫球蛋白等治疗效果不佳的成人（≥18周岁）慢性免疫性（特发性）血小板减少症（ITP）患者，使血小板计数升高并减少或防止出血。

本品仅用于因血小板减少和临床条件导致出血风险增加的ITP患者。

【用法用量】 应采用能使血小板计数达到并维持≥50000/μL的最低剂量。基于用药后血小板计数的反应进行个体化剂量调整。不得为了患者血小板计数达到正常而使用本品。在临床研究中，血小板计数通常在本品治疗开始后1～2周内升高，在治疗终止后1～2周内下降。

本品应空腹服用（餐前间隔1h或餐后间隔2h），应在以下产品使用前间隔至少2h或使用后间隔至少4h服用，包括抗酸药、乳制品，或含有多价阳离子（如铝、钙、铁、镁、硒和锌）的矿物质补充剂。不得将本品碾碎后混入食物或液体服用。

初始剂量方案

成人患者 本品的建议起始剂量为25mg（按$C_{25}H_{22}N_4O_4$计算，以下涉及艾曲泊帕乙醇胺片剂量的部分均为按$C_{25}H_{22}N_4O_4$计算）每日1次。

肝功能损害患者应减量用药剂量。

监测和剂量调整

成人患者 本品治疗开始后，必要时调整剂量使血小板计数达到并维持≥50000/μL，以减少出血的风险。剂量不得超过75mg每日。

本品治疗过程中，应定期监测临床血液学和肝功能检查，并按照表1所列的剂量调整方案，根据血小板计数调整本品剂量。

本品治疗期间，应每周评估全血细胞计数（CBC），包括血小板计数和外周血涂片，直至达到血小板计数稳定（至少4周血小板计数≥50000/μL）。此后，应每月检测一次CBC，包括血小板计数和外周血涂片。

表 1　ITP 患者本品的剂量调整

血小板计数	剂量调整或反应
至少 2 周治疗后，<50000μL	以 25mg 为单位，增加日剂量。至少每周 1 次监测血小板计数，等待 2 周，评价其增量后的效果，并考虑是否需进一步调整剂量。最高剂量为 75mg/d
50000～150000μL	采用能够维持血小板计数、避免或减少出血的本品最低剂量和/或合并 ITP 治疗
150000～250000μL[①]	以 25mg 为单位，减少日剂量。至少每周 1 次监测血小板计数，等待 2 周，评价其减量后的效果，并考虑是否需进一步调整剂量
>250000μL[②]	停用本品；血小板监测频率增加至每周 2 次。一旦血小板计数 ≤100000/μL，可重新开始治疗，但每日剂量减少 25mg[②]

① 对于在治疗期间任何时间点血小板计数超过 150000/μL 的患者，需要将本品剂量降低至下一个较低剂量（例如，75mg 每日 1 次降至 50mg 每日 1 次，或 75mg 每日 1 次降至 75mg 和 50mg 隔日轮流等）或降低频率（例如，25mg 每日 1 次降低至 25mg 隔日 1 次，或降低至 25mg 连续 2 天随后 1 天不给药，或降低至 25mg 连续 3 天随后 1 天不给药等）。

② 一旦血小板计数下降至低于 100000/μL，则重新给予受试者本品治疗，但剂量下调至下一个较低剂量本品（例如，75mg 每日 1 次降低至 50mg 每日 1 次，或 75mg 每日 1 次降低至 75mg 和 50mg 隔日轮流等）或降低频率（例如，25mg 每日 1 次降低至 25mg 隔日 1 次，或降低至 25mg 连续 2 天随后 1 天不给药，或降低至 25mg 连续 3 天随后 1 天不给药等）。

本品标准的剂量调整方法，无论是加量还是减量，每次增减 25mg 每日 1 次。然而，少数患者可能需要采用在不同日期服用不同规格片剂的联合剂量方法或者需要更低的给药频率。临床允许时可以调整合并的 ITP 用药的剂量方案，以避免本品治疗期间血小板过高。24h 内使用本品的次数不应超过 1 次。

在本品的任何剂量调整后，应监测血小板计数，至少每周 1 次，监测 2～3 周。等待至少 2 周后，观察剂量调整对患者血小板计数疗效的影响，然后再考虑是否继续调整剂量。任何肝硬化（即 Child-Pugh 评分≥5）的患者，增加剂量前等待 3 周。

停药

成人患者　本品以 75mg 每日 1 次剂量治疗 4 周后，如血小板计数仍未升高至足以避免临床严重出血的水平，应停止本品治疗。

如果出现了明显的肝功能异常，也应考虑停用本品。

停药后应继续监测包括血小板计数在内的血常规，每周 1 次，至少 4 周。

其他人群

肾功能损害　不需要对肾功能损害患者进行剂量调整。然而，由于临床经验有限，肾功能损害患者应慎用本品，并密切监测。

肝功能损害　肝硬化（肝功能损害，Child-Pugh 评分≥5）的 ITP 患者应慎用本品，并密切监测。

未在肝功能损害的中国 ITP 患者中开展药代动力学研究。参考国外相关临床研究结果，如果认为肝功能损害的 ITP 患者有必要使用本品，以25mg 隔日 1 次减量剂量开始本品治疗。肝功能损害患者开始本品治疗后，增加剂量前应等待 3 周。

老年人　在年龄≥65 岁的患者中使用本品的数据有限，尚无 85 岁以上患者的用药经验。在本品的临床研究中，年龄≥65 岁的受试者和较年轻的受试者之间本品的安全性总体上无临床显著差异。其他报告的临床经验也未发现老年人和较年轻患者间的疗效差异，但不排除个别老年患者对药物更敏感。

【药理毒理】

药理作用

本品是一种口服生物可利用的、小分子血小板生成素（TPO）受体激动剂，可与人 TPO 受体的跨膜结构域相互作用，启动信号级联反应，诱导骨髓祖细胞增殖和分化。

药代动力学

吸收和生物利用度　本品口服给药后 2～6h 达到峰浓度。本品与抗酸药或含多价阳离子的其他产品（如奶制品和矿物质补充剂）合用，会显著降低本品的暴露量。尚未确定人口服本品后的绝对生物利用度。根据尿中排泄药量和粪便中排出的代谢产物估计，单次口服本品液体制剂 75mg 后，药物相关物质的吸收率至少为 52%。

分布　本品与人血浆蛋白结合率很高（>99.9%），尤其是白蛋白。本品是 BCRP 的底物，但不是 P 糖蛋白或 OATP1B1 的底物。

生物转化　本品的代谢主要是通过裂解、氧化以及与葡糖醛酸、谷胱甘肽或半胱氨酸结合的方式。在人体内的放射标记药物研究中，艾曲泊帕乙醇胺约占血浆放射性碳 $AUC_{0\sim\infty}$ 的 64%。葡萄苷酸化和氧化后的次要代谢产物也被检测到。体外研究提示 CYP1A2 和 CYP2C8 负责艾曲泊帕乙醇胺的氧化代谢。二磷酸尿苷葡萄糖醛酸基转移酶 UGT1A1 和 UGT1A3 负责葡萄苷酸化代谢，下段胃肠道中的细菌可能负责药物的裂解代谢。

消除　本品吸收入体内后被广泛代谢。本品排泄的主要途径是通过粪便

（59％），给药剂量的 31％以代谢产物的形式从尿中排出。尿中未检测到原型母体药物（艾曲泊帕乙醇胺）。粪便中排出的原型药物艾曲泊帕乙醇胺约占给药剂量的 20％。艾曲泊帕乙醇胺的消除半衰期为 21～32h。

药代动力学相互作用 根据人体内对放射标记艾曲泊帕乙醇胺的研究，葡萄苷酸化在本品的代谢中起次要作用。人肝微体研究发现 UGT1A1 和 UGT1A3 是负责艾曲泊帕乙醇胺葡萄苷酸化代谢的酶。在体外，本品是很多 UGT 酶的抑制剂。因为每个 UGT 酶对艾曲泊帕乙醇胺葡萄苷酸化的贡献不大，和葡萄苷酸化过程相关的药物相互作用预计不会有临床意义。

本品给药后约 21％可能通过氧化代谢。人肝脏微粒体研究发现 CYP1A2 和 CYP2C8 是负责本品氧化代谢的酶。根据体外和体内研究数据，本品在浓度为 $20 \sim 25\mu mol/L$（$8.8 \sim 11\mu g/mL$）抑制 CYP 酶 CYP2C8 和 CYP2C9。

体外研究表明，本品是 OATP1B1 转运蛋白的抑制剂，也是 BCRP 转运蛋白的抑制剂，一项临床药物相互作用研究中，本品使 OATP1B1 和 BCRP 的底物瑞舒伐他汀的暴露量升高。在本品的临床研究中，推荐他汀类药物减量 50％。

本品可与多价阳离子发生螯合作用，如铁、钙、镁、铝、硒和锌。

单剂 50mg 本品与标准的含有乳制品的高热量、高脂肪早餐同时服用，本品的血浆 $AUC_{0\sim\infty}$ 和 C_{max} 降低。而低钙食物（<50mg 钙），无论热量和脂肪含量高低，对血浆中艾曲泊帕乙醇胺的暴露量均无明显影响。

特殊人群、种族与性别

（1）肾功能损害 在肾功能损害成人患者中研究了本品的药代动力学。单次口服本品 50mg 后，与健康志愿者相比，轻-中度肾功能损害受试者中艾曲泊帕乙醇胺的 $AUC_{0\sim\infty}$ 降低了 32％～36％，重度肾功能损害受试者中艾曲泊帕乙醇胺的 $AUC_{0\sim\infty}$ 降低 60％。肾功能损害患者和健康志愿者的暴露量有很大的个体差异并有明显重叠。本品的蛋白质结合率很高，未检测到非结合型（活性）药物浓度。肾功能受损的患者应慎用本品，且需密切监测，如监测血清肌酐和/或尿液分析。尚未确定本品在中度至重度肾功能损害和肝功能损害受试者中的有效性和安全性。

（2）肝功能损害 在肝功能损害的成人受试者中开展了本品的药代动力学研究。单次 50mg 口服后，与健康志愿者相比，轻度肝功能损害患者艾曲泊帕乙醇胺的 $AUC_{0\sim\infty}$ 升高 41％，中度至重度肝功能损害患者艾曲泊帕乙

醇胺的 $AUC_{0\sim\infty}$ 升高 $80\%\sim93\%$。肝功能损害患者和健康志愿者的暴露量有很大的个体差异，并有明显重叠。本品的蛋白质结合率很高，未检测到非结合型（活性）药物浓度。对 28 名健康成人和 714 例肝功能损害患者重复给药后，采用群体药代动力学分析，评价肝功能损害对本品药代动力学的影响。714 例患者中，642 例患轻度肝功能损害，67 例患中度肝功能损害，2 例患重度肝功能损害。与健康志愿者相比，轻度肝功能损害患者的血浆艾曲泊帕乙醇胺 $AUC_{0\sim\tau}$ 值升高约 111%（95%CI：$45\%\sim283\%$），中度肝功能损害患者的 $AUC_{0\sim\tau}$ 值升高约 183%（95% CI：$90\%\sim459\%$）。因此，本品不应用于肝功能损害（Child-Pugh 评分$\geqslant5$）的 ITP 患者，除非预期获益大于已识别的门脉血栓形成风险。

（3）老年患者　用群体药代动力学分析的方法评估了年龄对本品药代动力学的影响，分析的数据包括 28 名健康受试者和 714 例慢性肝功能损害患者（19~74 岁）。在$\geqslant$75 岁服用本品的患者中，尚无 PK 数据。基于模型的估计结果，老年（$\geqslant$65 岁）患者的血浆艾曲泊帕乙醇胺 $AUC_{0\sim\tau}$ 值比较年轻患者约高 41%。

（4）种族　用群体药代动力学分析方法研究了东亚民族对本品药代动力学的影响，分析的数据包括 111 名健康成人（含 31 名东亚人）和 88 例 ITP 患者（含 18 名东亚人）。根据群体药代动力学分析的估计结果，未进行体重差异校正时，东亚（即中国、日本和韩国）ITP 患者的血浆艾曲泊帕乙醇胺 $AUC_{0\sim\tau}$ 值比非东亚患者（主要是白种人）高约 87%。采用群体药代动力学分析方法在 148 例中国 cITP 患者中研究了本品在中国 cITP 患者中的药代动力学。根据群体药代动力学分析的估计结果，中国 cITP 患者的艾曲泊帕乙醇胺全身暴露量（$AUC_{0\sim\tau}$）（TRA113765）是白种人 cITP 患者的艾曲泊帕乙醇胺（$AUC_{0\sim\tau}$）全身暴露量的 1.5 倍。这些结果与先前观察结果日本和东亚 cITP 患者的艾曲泊帕乙醇胺全身暴露量高于西方人（主要是白种人）和非亚洲 cITP 患者的艾曲泊帕乙醇胺全身暴露量一致。

（5）性别　采用群体药代动力学分析方法评估了性别对本品药代动力学的影响，分析的数据包括 111 例健康成人（14 例女性）和 88 例 ITP 患者（57 例女性）。根据群体药代动力学分析的估计结果，未进行体重差异校正的情况下，女性 ITP 患者的血浆艾曲泊帕乙醇胺 $AUC_{0\sim\tau}$ 值比男性患者高约 50%。

毒理研究

因 TPO 受体独特的特异性，艾曲泊帕乙醇胺不刺激大鼠、小鼠或犬的血小板生成，因此，动物数据无法完全模拟本品在人体中的作用。

遗传毒性 艾曲泊帕乙醇胺 Ames 试验、大鼠体内微核试验和大鼠体内程序外 DNA 合成试验［按 C_{max} 计，大鼠给药剂量相当于 ITP 患者在 75mg/d 剂量时暴露量的 10 倍］结果为阴性；体外小鼠淋巴瘤试验结果呈边缘阳性（突变率升高小于 3 倍）。

生殖毒性 生育力和早期胚胎发育毒性试验中，雌性大鼠经口给予本品 10mg/(kg·d)、20mg/(kg·d)、60mg/(kg·d)（按 AUC 计，分别相当于 ITP 患者在 75mg/d 剂量时暴露量的 0.8、2、6 倍），剂量达 20mg/(kg·d) 时未影响雌性生育力，60mg/(kg·d) 剂量时着床前后的胚胎丢失增加、胎仔体重降低，并具有母体毒性。雄性生育力试验中，雄性大鼠经口给予本品剂量达 40mg/(kg·d)（按 AUC 计，相当于 ITP 患者在 75mg/d 剂量时暴露量的 3 倍），未影响雄性生育力。

胚胎-胎仔发育毒性试验中，妊娠大鼠经口给予本品 10mg/(kg·d)、20mg/(kg·d)、60mg/(kg·d)，高剂量时胎仔体重降低，颈肋发生率轻度升高，并具有母体毒性，但是未观察到大的结构畸形。妊娠兔经口给予本品 30mg/(kg·d)、80mg/(kg·d)、150mg/(kg·d)（按 AUC 计，分别相当于 ITP 患者在 75mg/d 剂量时暴露量的 0.04、0.3、0.5 倍），未见胎仔毒性、胚胎致死性和致畸性。

围产期毒性试验中，大鼠给予本品剂量达 20mg/(kg·d)（按 AUC 计，相当于 ITP 患者在 75mg/d 剂量时暴露量的 2 倍）时，对母体生殖功能和子代的发育未见不良影响，子代（F1）血浆中可检测到艾曲泊帕乙醇胺，母体给药后子代的血药浓度升高。

致癌性 2 年致癌性试验中，小鼠和大鼠分别经口给予本品达 75mg/(kg·d) 或 40mg/(kg·d)（按 AUC 计，相当于 ITP 患者在 75mg/d 剂量时暴露量的 4 倍），未见致癌性。

其他 体外试验中本品具有光毒性，啮齿动物体内试验中未观察到皮肤或眼毒性。

在啮齿类动物中检测到给药相关的白内障，且呈剂量和时间依赖性。按 AUC 计，以 ITP 患者 75mg/d 剂量时暴露量的 6 倍或以上剂量，对小鼠给药 6 周后、对大鼠给药 28 周后观察到白内障。按 AUC 计，以 ITP 患者

75mg/d 剂量时暴露量的 4 倍或以上剂量，对小鼠给药 13 周后、对大鼠给药 39 周后观察到白内障。

在动物毒理试验中，长达 14 天的给予小鼠和大鼠与致病和死亡率相关的暴露量研究中观察到肾小管毒性。在小鼠 2 年致癌性试验中，小鼠经口给予本品 25mg/(kg·d)、75mg/(kg·d)、150mg/(kg·d)（按 AUC 计，低剂量相当于 ITP 患者 75mg/d 剂量时暴露量的 1.2 倍），也观察到肾小管毒性。以高于 2 年致癌性试验中引起肾脏变化剂量的暴露量对小鼠给药 13 周，未观察到相似影响，提示该影响为剂量和时间依赖性。

【不良反应】

临床试验数据显示的安全性特征

根据对 4 项对照和 2 项非对照临床研究中接受本品的所有慢性 ITP 患者的分析，共 530 名成人慢性 ITP 患者接受过本品治疗，平均暴露时间为 260 天（390 患者年）（患者年＝患者数×研究关注的年数）。使用本品治疗受试者的不良事件总发生率为 79%（433/530）。

在 ITP 研究中，发现的最重要的严重不良反应为肝毒性和血栓形成/血栓事件。

在 ITP 研究中，所有级别的不良反应中最常见的（至少 10% 患者发生）包括：头痛、贫血、食欲减退、失眠、咳嗽、恶心、腹泻、脱发、瘙痒、肌痛、发热、乏力、流感样疾病、无力、寒战和外周水肿。

不良反应列表

按 MedDRA 系统器官分类和发生频率列出 ITP 研究（N＝550）和上市后报告中的不良反应见表 2。

表 2　ITP 研究和上市后报告中的不良反应汇总表

根据系统器官分类的不良反应列表 系统器官分类	十分常见 (≥1/10)	常见 (1/100～<1/10)	偶见 (1/1000～<1/100)	罕见 (1/10000～<1/1000)	十分罕见 (<1/10000)	不明确（根据现有数据无法确定）
感染与寄生虫感染			咽炎、尿路感染、流感、口腔疱疹、感染性肺炎、鼻窦炎、扁桃体炎、呼吸道感染、牙龈炎、皮肤感染			
良性、恶性和原因不明肿瘤（包括囊肿和息肉）			直肠乙状结肠癌			

根据系统器官分类的不良反应列表系统器官分类	十分常见（≥1/10）	常见（1/100～<1/10）	偶见（1/1000～<1/100）	罕见（1/10000～<1/1000）	十分罕见（<1/10000）	不明确（根据现有数据无法确定）
血液与淋巴系统疾病			不常见：贫血、红细胞大小不均症、嗜酸细胞增多症、溶血性贫血、白细胞增多症、髓细胞增多症、血小板减少症、血红蛋白升高、带状核嗜中性粒细胞计数增多、血红蛋白降低、出现中幼粒细胞、血小板计数升高、白细胞计数降低			
免疫系统疾病			过敏反应			
代谢疾病和营养不良			厌食症、低钾血症、食欲下降、痛风、低钙血症、血尿酸升高			
精神疾病			睡眠障碍、抑郁、淡漠、情绪改变、哭泣			
神经系统疾病		感觉异常	感觉减退、嗜睡、偏头痛、震颤、平衡障碍、感觉迟钝、轻偏瘫、先兆偏头痛、外围神经病、外周感觉神经病、语言障碍、中毒性神经病、血管性头痛			
眼部疾病		干眼、白内障	视力模糊、晶状体混浊、散光、皮质性白内障、眼痛、流泪增多、视网膜出血、视网膜色素上皮病变、视力下降、视力障碍、视力测试异常、眼睑炎和干燥性角结膜炎			
耳和内耳疾病			耳痛、眩晕			
心脏病			心动过速、急性心肌梗死、心血管疾病、发绀、窦性心动过速、心电图QT延长			
血管疾病			深静脉血栓形成、栓塞、潮热、血栓性浅表静脉炎、面红、血肿			

续表

根据系统器官分类的不良反应列表 系统器官分类	十分常见 （≥1/10）	常见 （1/100～<1/10）	偶见 （1/1000～<1/100）	罕见 （1/10000～<1/1000）	十分罕见 （<1/10000）	不明确 （根据现有数据无法确定）
呼吸系统、胸廓和纵隔疾病			肺栓塞、肺梗死、鼻腔不适、口咽部水疱、口咽部疼痛、鼻窦疾病、睡眠暂停综合征			
胃肠道疾病		恶心、腹泻、口腔溃疡	口干、呕吐、腹痛、舌痛、口腔出血、腹部压痛、粪便颜色改变、胃肠胀气、食物中毒、大便次数增加、呕血、口腔不适			
肝胆疾病		丙氨酸氨基转移酶升高[①]、天冬氨酸氨基转移酶升高[①]、高胆红素血症、肝功能异常	胆汁淤积、肝脏损害、肝炎、药物引起的肝损伤			
皮肤和皮下组织疾病		皮疹、脱发	多汗症、全身瘙痒、荨麻疹、皮肤病、出血点、冷汗、红斑、黑色素沉着病、色素沉着异常、皮肤色素异常、皮肤剥落			
骨骼肌肉和结缔组织疾病		肌痛、肌肉痉挛、肌肉骨骼疼痛、骨痛、背痛	肌肉无力			
肾脏和泌尿系统疾病			肾功能衰竭、白细胞尿、狼疮肾炎、夜尿症、蛋白尿、尿素氮升高、血肌酐升高、尿蛋白/肌酐比升高			
生殖系统和乳腺疾病		月经过多				
全身性疾病和给药部位情况			胸痛、热感、血管穿刺部位出血、无力、紧张不安感、伤口炎症、不适、发热、异物感			
检查			血白蛋白升高、血碱性磷酸酶升高、总蛋白升高、血白蛋白降低、尿 pH 升高			
外伤、中毒和手术并发症			晒伤			

[①] 丙氨酸氨基转移酶和天冬氨酸氨基转移酶可能同时升高，但发生频率较低。

特定不良反应描述

血栓形成/血栓栓塞事件（TEEs） 3项对照和2项非对照临床研究中，在接受本品治疗的成年慢性ITP患者中（$N=446$），17名受试者共发生19例TEE，包括（按发生率降序排列）深静脉血栓（$N=6$）、肺栓塞（$N=6$）、急性心肌梗死（$N=2$）、脑梗死（$N=2$）、栓塞（$N=1$）。

在这些发生TEE的受试者中，除血小板计数$\geqslant 200000/\mu L$外，未发现任何特别的危险因素。

（1）停止艾曲泊帕乙醇胺治疗后的血小板减少症 3项对照临床ITP研究中，停止治疗后，艾曲泊帕乙醇胺组和安慰剂组各有8%的患者血小板计数一过性降至基线水平以下。

（2）骨髓网硬蛋白增加 整个项目中，未发现患者有临床相关性骨髓异常的证据或提示骨髓功能异常的临床表现。1例ITP患者因骨髓网硬蛋白增加而终止本品治疗。

上市后经验

在本品批准后使用期间已发现了表3中不良反应。

表3 艾曲泊帕乙醇胺使用期间发现的不良反应

根据系统器官分类的不良反应列表系统器官分类	非常常见（$\geqslant 1/10$）	常见（$1/100\sim$ $<1/10$）	不常见（$1/1000$ $\sim<$ $1/100$）	罕见（$1/10000\sim$ $<1/1000$）	十分罕见（$<1/10000$）	不明确（根据现有数据无法确定）
血管疾病				伴随急性肾功能衰竭的血栓性微血管病		
皮肤和皮下组织疾病						皮肤变色[①]

① 在服用艾曲泊帕乙醇胺的患者中，在高于推荐剂量使用本品时观察到可逆性皮肤变色（包括色素沉着和皮肤变黄）。

【药物相互作用】

本品对其他药品的作用

（1）HMG CoA还原酶抑制剂 体外研究证实，本品不是有机阴离子转运蛋白多肽OATP1B1的底物，而是该转运蛋白的抑制剂。体外研究还证实，本品是乳腺癌耐药蛋白（BCRP）的底物和抑制剂。预计本品与其他HMG-CoA还原酶抑制剂也存在相互作用，包括阿托伐他汀、氟伐他汀、洛伐他汀、普伐他汀和辛伐他汀。与本品合用时，应考虑他汀类药物减量，并应仔细监测他汀类药物的副作用。

（2）OATP1B1 和 BCRP 的底物　慎用本品与 OATP1B1（例如，甲氨蝶呤）和 BCRP（例如，拓扑替康和甲氨蝶呤）底物的联合用药。

（3）细胞色素 P450 的底物　在使用人肝微体的研究中，以紫杉醇和双氯芬酸作为探针底物进行测定，发现本品（高达 $100\mu mol/L$）在体外不抑制 CYP1A2、CYP2A6、CYP2C19、CYP2D6、CYP3A4/5 和 CYP4A9/11，而抑制 CYP2C8 和 CYP2C9。联合使用本品和 CYP450 底物时，预计不会发生临床显著的相互作用。

（4）HCV 蛋白酶抑制剂　当本品与波普瑞韦或替拉瑞韦合用时，不需要剂量调整。本品单剂量 200mg 与替拉瑞韦 750mg Q8h 联合用药不改变血浆替拉瑞韦暴露。本品单剂量 200mg 与波普瑞韦 800mg Q8h 联合用药不改变血药波普瑞韦 $AUC_{0\sim\tau}$，但是 C_{max} 增大 20%，C_{min} 减小 32%。尚未确定 C_{min} 减少的临床相关性。

其他药品对本品的作用

（1）环孢素　体外研究还证实，本品是乳腺癌耐药蛋白（BCRP）的底物和抑制剂。200mg 艾曲泊帕乙醇胺与 600mg 环孢素（一种 BCRP 抑制剂）合用时，观察到艾曲泊帕乙醇胺暴露量减少（参见【药理毒理】）。这种暴露量减少被认为没有临床意义。允许治疗过程中根据患者的血小板计数进行本品剂量调整（参见【用法用量】）。当与环孢素合用时，应监测血小板计数，至少每周 1 次，监测 2~3 周。可能需要根据血小板计数增加本品剂量。

（2）多价阳离子（螯合作用）　本品可与多价阳离子发生螯合作用，如铁、钙、镁、铝、硒和锌。单次服用 75mg 本品和含有多价阳离子的抑酸药（1524mg 氢氧化铝和 1425mg 碳酸镁）时，血浆中本品的 $AUC_{0\sim\infty}$ 降低 70%（90%CI：64%，76%），C_{max} 降低 70%（90%CI：62%，76%）。本品应与抗酸药、乳制品和其他含有多价阳离子的产品（如矿物质补充剂）间隔至少 4h 服用，以避免螯合作用造成的本品吸收量显著减少。

与食物相互作用

单次给予本品 50mg 伴标准的含奶制品的高热量、高脂早餐后，本品的血药 $AUC_{0\sim\infty}$ 降低 59%（90% CI：54%，64%），C_{max} 降低 65%（90% CI：59%，70%）。低钙饮食（<50mg 钙）包括水果、瘦肉火腿、牛肉和未强化的果汁（未添加钙、镁、铁）、豆奶以及谷物，无论热量和脂肪含量高低，均未显著影响血浆中本品的暴露。

联合用药相互作用

（1）洛匹那韦/利托那韦　联合给予本品和洛匹那韦/利托那韦（LPV/RTV）可导致本品的浓度降低。因此，本品和LPV/RTV联合给药应慎重。开始或停止洛匹那韦/利托那韦治疗时，应密切监测血小板计数，以确保对本品的剂量进行恰当的医学管理。

（2）CYP1A2和CYP2C8抑制剂和诱导剂　本品经多种途径代谢，包括CYP1A2、CYP2C8、UGT1A1和UGT1A3。可以抑制或诱导单酶的药品未必会显著影响本品血药浓度；而抑制或诱导多酶的药品有可能增加（如氟伏沙明）或减少（如利福平）本品的浓度。

（3）HCV蛋白酶抑制剂　药物与药物之间药代动力学（PK）相互作用的研究结果显示，重复剂量的波普瑞韦800mg Q8h或替拉瑞韦750mg Q8h与单剂量本品200mg的联合用药未造成本品在血浆中暴露量有明显临床意义的变化。

（4）治疗ITP的药品　临床研究中，与本品联合用于治疗ITP的药品包括皮质类固醇、达那唑和/或硫唑嘌呤、静脉注射免疫球蛋白（IVIG）和抗-D免疫球蛋白。联合使用本品和其他治疗ITP的药品时，应监测血小板计数，以避免血小板计数超出建议的范围。

【禁忌】　对艾曲泊帕乙醇胺或任何辅料过敏者禁用。

【注意事项】

（1）肝毒性　本品可引起肝胆实验室检查异常、严重肝毒性和潜在致命性肝损害。慢性成人ITP受试者接受本品治疗的临床研究中，观察到血清丙氨酸氨基转移酶（ALT）、天门冬氨酸氨基转移酶（AST）和间接胆红素升高（参见【不良反应】）。临床研究表明，与白种人相比，接受本品治疗的ITP患者中，亚洲人中报告肝胆实验室检查异常更频繁，符合药物性肝损伤（DILI）筛选标准的亚洲受试者比例高于白种人受试者。这些结果大多为轻度（1~2级），具有可逆性，并且无提示肝功能损害的显著临床症状。对成人慢性ITP患者进行的3项安慰剂对照研究中，安慰剂组1名患者和艾曲泊帕乙醇胺组的1名患者出现4级肝功能检查异常。

开始本品治疗前，测定血清ALT、AST和胆红素水平，剂量调整期间每2周测定一次，达到稳定剂量后，每月测定一次。本品可抑制UDP葡萄糖醛酸基转移酶（UGT）1A1和有机阴离子转运多肽（OATP）1B1，可由此导致高间接胆红素血症。如果胆红素水平升高，应进行胆红素分类检测。

应在 3～5 天内复查并评价血清肝功能检查异常。如果证实肝功能异常，则监测血清肝功能检查指标，直至肝功能指标恢复正常、稳定或者恢复至基线水平。如果肝功能正常患者中的 ALT 水平升高≥3×正常值上限（ULN），或治疗前氨基转移酶升高患者中的 ALT 水平升高≥3×ULN（或＞5×ULN，以较低者为准），并发生以下 ALT 改变情况，则应终止本品治疗：

① 进展性，或持续≥4 周，或伴直接胆红素升高，或伴肝功能损害的临床症状或肝功能失代偿证据的患者。

② 肝病患者应慎用本品。有肝功能损害的 ITP 患者应采用较低剂量开始本品治疗（参见【用法用量】）。

（2）血栓形成/血栓栓塞并发症　血小板计数高于正常范围时，理论上存在血栓形成/血栓栓塞并发症风险。在 ITP 患者中开展的艾曲泊帕乙醇胺临床试验显示，血小板计数低和正常时也观察到血栓事件的发生。

已知有血栓栓塞风险因素的患者，包括但不限于遗传性（如因子 V Leiden 突变）或获得性因素（如 ATⅢ缺乏、抗磷脂综合征）、高龄、长期制动、恶性肿瘤、避孕和激素替代治疗、手术/外伤、肥胖及吸烟，应慎用本品。为了降低发生血栓/栓塞事件的风险，不应以达到正常血小板计数作为本品的用药目标。应严格遵守剂量调整指南维持目标血小板计数。应密切监测血小板计数，并在血小板计数超过目标水平时考虑减少剂量或终止本品治疗。

在 ITP 患者研究中，446 例受试者中有 17 例受试者（3.8%）报告有 21 例血栓形成/血栓栓塞事件（TEE）。TEE 包括：栓塞（包括肺栓塞）、深静脉血栓形成、一过性脑缺血发作、心肌梗死、缺血性脑卒中和疑似迁延型可逆性缺血性神经功能缺陷。中国 ITP 患者中开展的临床研究中艾曲泊帕乙醇胺组发生 1 例深静脉血栓和 1 例脑梗死，均为被判断与用药相关的严重不良事件。

本品不应用于肝功能损害（Child-Pugh 评分≥5）的 ITP 患者，除非预期获益大于已知的门脉血栓形成的风险。当评估后要对肝功能损害患者应用本品治疗时，给药应非常谨慎。

（3）停用本品后出血　停用本品治疗后，大多数患者在 2 周内血小板计数恢复至基线水平，使得出血风险增加，有些情况下可能导致出血。在使用抗凝药物或抗血小板药物时停用本品，出血风险增加。如果停止本品治疗，建议按当前的治疗指南重新开始 ITP 治疗。其他医疗处理可以包括停止抗凝药物和/或抗血小板药物治疗、拮抗抗凝或血小板支持。停用本品治疗后，必须每周监测一次血小板计数，连续监测 4 周。

（4）骨髓网硬蛋白形成和骨髓纤维化风险 本品可能会增加骨髓中网硬蛋白纤维形成和发展的风险。该风险与本品的相关性，与其他血小板生成素（TPO）受体激动剂一样，尚未被确定。

开始本品治疗前，应密切检查外周血涂片，明确细胞形态异常的基线水平。确定本品治疗的稳定剂量后，应每月一次复查全血细胞计数、白细胞计数和白细胞分类。如果发现不成熟的或发育不良的细胞，应随时复查外周血涂片，看是否有新的形态异常（如泪滴状红细胞和有核红细胞、不成熟的白细胞）或细胞减少，原来的形态异常情况是否加重。如果患者出现新的形态异常或细胞减少，或者原来的形态异常情况加重，则应停止本品治疗，可考虑骨髓活检，包括染色检查纤维化情况。

（5）恶性肿瘤和恶性肿瘤进展 TPO-R 激动剂是促进产血小板祖细胞扩增、分化和促进血小板生成的生长因子。TPO-R 主要在髓系细胞表面表达。TPO-R 激动剂可能刺激已有的造血系统恶性肿瘤如 MDS 进展。在 ITP（$N=493$）成人患者中开展的临床试验表明，安慰剂组和艾曲泊帕乙醇胺组受试者的恶性肿瘤或血液恶性肿瘤的发生率无差异。该结果与非临床研究结果一致，即艾曲泊帕乙醇胺与 MDS 细胞系、多种白血病细胞系和实体瘤细胞系（结肠、卵巢、肺）共同培育时，未显示有恶性细胞增殖。

在成人和老年患者中，应通过排除以血小板减少为表现的其他疾病以证实 ITP 诊断，特别是 MDS 诊断必须排除在外。疾病和治疗的过程中应考虑进行骨髓穿刺和活检，尤其是在 60 岁以上的患者、具有全身症状的患者或有异常征象如外周原始细胞增多的患者中。

（6）白内障 在啮齿动物的艾曲泊帕乙醇胺毒理学研究中观察到白内障。推荐患者定期进行白内障监测。在 3 项针对成年慢性 ITP 患者的临床研究中，接受本品每日 50mg 剂量治疗的患者有 15 例（7％）出现新发白内障或者白内障恶化，安慰剂组有 8 例（7％）发生上述不良事件。在扩展研究中，开始本品治疗前，11％的患者在眼科检查中出现新发白内障或者白内障恶化。

（7）QT/QTc 间期延长 在健康志愿者中进行的 QTc 间期研究显示，每日接受 150mg 艾曲泊帕乙醇胺治疗，未发现对心脏复极化产生有临床意义的作用。在 ITP 患者中进行的临床试验中，报告有 QTc 间期延长。上述

QTc 间期延长的临床意义尚不明确。

（8）艾曲泊帕乙醇胺失去疗效　如果推荐剂量范围内艾曲泊帕乙醇胺治疗失去疗效或不能维持血小板疗效，应立即寻找诱发因素，包括骨髓网硬蛋白增加。

（9）对驾驶和机械操作能力的影响　本品对驾驶和操作机器能力几乎没有影响。评价本品对判断力、驾驶或认知能力的影响时，应考虑到患者临床状态和本品不良事件特征，包括眩晕和缺乏警觉性。

【贮藏】　30℃以下保存，避免儿童接触。

海曲泊帕乙醇胺片（恒曲）

【规格】　（按 $C_{25}H_{22}N_4O_5$ 计）①2.5mg；②3.75mg；③5mg

【成分】　本品主要成分为海曲泊帕乙醇胺。

【性状】　本品为薄膜衣片，除去包衣后显浅棕色至棕色。

【适应证】　① 本品适用于既往对糖皮质激素、免疫球蛋白等治疗效果不佳的慢性原发免疫性血小板减少症（ITP）成人患者，使血小板计数升高并减少或防止出血。本品仅用于因血小板减少和临床条件导致出血风险增加的 ITP 患者。

② 本品适用于对免疫抑制治疗（IST）疗效不佳的重型再生障碍性贫血（SAA）成人患者。基于一项Ⅱ期单臂临床试验的结果附条件批准本适应证。该适应证的完全批准将取决于正在进行的确证性临床试验的结果。

【用法用量】　本品空腹口服，口服 2h 后方可进餐，避免与餐同服。以下产品应在服药后至少 2h 使用，包括乳制品（例如牛奶、酸奶、乳酪和冰淇淋等）或者含多价阳离子（例如铝、钙、镁、铁、硒和锌）的矿物质补充剂。

（1）成人原发免疫性血小板减少症（ITP）患者　应采用能使血小板计数达到并维持 $\geqslant 50 \times 10^9/L$ 的最低剂量。基于用药后血小板反应情况进行个体化剂量调整。不得为了患者血小板计数达到正常而使用本品。在临床试验中，血小板计数通常在本品治疗开始后 1～2 周内升高，在治疗终止后 1～2 周内下降。

① 初始剂量　本品在 ITP 患者中建议的初始剂量为 2.5mg，每日 1 次。

② 监测和剂量调整　在治疗过程中，应监测血小板计数，根据血小板计数情况，采用能使血小板计数达到并维持≥50×10⁹/L 的最低剂量，最高剂量不可超过每日 7.5mg。具体参照表 1 所列的血小板计数情况进行剂量调整。

表 1　ITP 患者剂量调整方法

血小板计数	剂量调整方法
<50×10⁹/L（给药至少 2 周后）	根据当前给药级别，上调一个剂量级别。 至少每周监测 1 次血小板计数，评价增量后的效果 若增加至 7.5mg 每日 1 次治疗 4 周仍未见疗效，应停止本品治疗
50×10⁹～150×10⁹/L（治疗期间任一时间点）	维持当前给药级别，定期监测血小板计数
≥150×10⁹～<250×10⁹/L（治疗期间任一时间点）	根据当前给药级别，下调一个剂量级别。 至少每周监测 1 次血小板计数，评价减量后的效果
≥250×10⁹/L（治疗期间任一时间点）	暂停使用本品。 每周监测 2 次血小板计数直至≤100×10⁹/L，以较停药前下调一个剂量级别重新开始给药

本品在 ITP 患者中，无论增量还是减量，请参照表 2 的剂量调整级别依次增减。

表 2　ITP 患者剂量级别

级别	剂量/mg	给药频率
1	2.5	隔日 1 次
2	2.5	每日 1 次
3	3.75	每日 1 次
4	5	每日 1 次
5	7.5	每日 1 次

24h 内使用本品的次数不应超过 1 次。

若患者使用本品时合并其他 ITP 药物治疗，经医生判断后，可以调整所合并的药物剂量，以避免本品治疗期间血小板计数过高。

在本品的第一次给药以及任何剂量调整过后，应监测血小板计数，至少每周 1 次，监测 2～3 周，观察患者血小板计数的变化情况，考虑是否进一步调整剂量。若患者达到剂量稳定（剂量维持 3 周不变），可适当降低血小板监测频率（如 2～4 周 1 次）。

③ 停药　对于 ITP 患者，本品以 7.5mg 每日 1 次剂量治疗 4 周后，如血小板计数仍未升高至足以避免临床严重出血的水平，应停止本品治疗。停药后应继续监测包括血小板计数在内的血常规，每周 1 次，至少 4 周。

如出现血小板过度升高或重要的肝功能检测异常（参见表 1 和【注意事项】），需停止本品治疗。

（2）重型再生障碍性贫血（SAA）患者　应采用能使血小板计数达到并维持应答的最低剂量，后续根据血小板计数调整剂量。开始治疗时需由低至高滴定治疗剂量。在临床试验中，通常达到 15mg/d 剂量水平时可发生血液学应答。

① 初始剂量　本品在 SAA 患者中建议的初始剂量为 7.5mg，每日 1 次。

② 监测和剂量调整　在治疗过程中，应定期监测血小板计数，根据血小板计数情况，每 2 周调整一次剂量，直至达到维持血小板应答的最低剂量。最高剂量不可超过 15mg 每日。具体参照表 3 所列的血小板计数情况进行剂量调整。

表 3　IST 疗效不佳的 SAA 患者的剂量调整方法

血小板计数	剂量调整方法
$<50 \times 10^9/L$（给药至少 2 周后）	以 2.5mg 为单位，增加日剂量 每 2 周评价增量后的效果，并考虑是否需要进一步调整剂量 最高剂量 15mg，每日 1 次
$50 \times 10^9 \sim 200 \times 10^9/L$（给药至少 2 周后）	维持原给药剂量，定期监测血小板水平
$>200 \times 10^9 \sim 400 \times 10^9/L$ （治疗期间任一时间点）	以 2.5mg 为单位，减少日剂量 2 周后评价减量后的效果，并考虑是否需要进一步调整剂量
$>400 \times 10^9/L$（治疗期间任一时间点）	暂停使用本品 密切监测血小板水平（如一周 2 次） 一旦血小板计数 $\leq 200 \times 10^9/L$，可重新开始治疗。原日剂量减少 2.5mg 重新给药
最低剂量给药 2 周后仍 $>400 \times 10^9/L$	停止给药。密切监测血小板水平（如一周 2 次）

③ 停药　对于 IST 疗效不佳的 SAA 患者，本品治疗 24 周后，如未发生血液学应答，建议停止本品治疗。如果观察到新的细胞遗传学异常，请考虑停用本品。如出现血小板过度升高或重要的肝功能检测异常，则需停止本品治疗。

（3）特殊人群

① 肝功能不全　目前尚无针对肝功能不全患者进行的药代动力学研究及临床试验数据，建议肝功能损害患者慎用本品。建议开始本品治疗前，测定血清丙氨酸氨基转移酶（ALT）、天门冬氨酸氨基转移酶（AST）和胆红素水平。如患者在开始用药前伴随重要的肝功能检测异常，不建议使用本品治疗。治疗期间，应监测肝功能指标。

② 肾功能不全　目前尚无针对肾功能不全患者进行的药代动力学研究及临床试验数据。建议肾功能损害患者慎用本品。

③ 老年人　老年患者无须进行剂量调整。

④ 儿童　尚无本品用于 18 岁以下患者的临床试验资料。

【药理毒理】

药理作用

海曲泊帕乙醇胺为口服可吸收的、小分子人血小板生成素（TPO）受体激动剂。在体外试验中，海曲泊帕乙醇胺可促进 TPO 受体依赖性的 32D-MPL 细胞株的增殖，促进人脐带血 $CD34^+$ 细胞的增殖和分化。

药代动力学

吸收　海曲泊帕口服/给药后 7～8h 达到峰浓度。健康人单次给药和多次给药后血药浓度-时间曲线均呈现双峰现象，即给药后 1～2h 血药浓度首次达峰，在给药后 7～8h 血药浓度第二次达峰。口服吸收受食物影响十分显著，给药与进食间隔时间越短，暴露量降低的程度越明显。

分布　本品与人血浆蛋白结合率较高（＞99％），与血细胞无显著结合。体外现有结果显示，本品是 BCRP 的底物，但不是 P-gp、OATP1B1 或 OATP1B3 的底物。

代谢　本品的代谢主要通过肼键裂解、葡萄糖醛酸结合、乙酰化和丙酰化。在人体内的放射标记药物研究中，海曲泊帕乙醇胺约占血浆中总放射性碳 $AUC_{0\sim t}$ 的 24％，血浆中检测到的主要代谢产物为葡萄糖醛酸结合物 M5。肼键裂解产物以及裂解产物的次级代谢产物在粪和尿中被检测到。体外研究提示多种亚型的二磷酸尿苷葡萄糖醛酸转移酶（UGT1A1、UGT1A3、UGT1A4、UGT1A6、UGT1A9、UGT2B7、UGT2B15）参与了葡萄糖醛酸结合反应，胃肠道中的细菌可能参与了药物的肼键断裂反应。

消除　本品吸收后被广泛代谢。其排泄的主要途径是通过粪便排出（89.05％），其中原型药物海曲泊帕乙醇胺约占给药剂量的 49.20％；其次是从尿中排出（8.62％），检测到的原型药物海曲泊帕乙醇胺占给药剂量1.07％。血浆中海曲泊帕的消除半衰期为 11.9～40.1h。

特殊人群

（1）肝功能不全患者　目前尚未针对肝功能不全患者进行单独的药代动力学研究。

（2）肾功能不全患者　目前尚未针对肾功能不全患者进行单独的药代动力学研究。健康受试者口服 ^{14}C 标记海曲泊帕乙醇胺后，不足 10％的放射性物质经尿排泄，此提示肾脏排泄不是海曲泊帕乙醇胺的主要消除途径，推测肾功能损害对药物的暴露量影响有限。

毒理研究

因 TPO 受体独特的特异性，海曲泊帕乙醇胺不刺激大鼠、犬的血小板生成，因此，动物数据无法完全模拟海曲泊帕乙醇胺在人体中的作用。

遗传毒性　海曲泊帕乙醇胺 Ames 试验、中国仓鼠卵巢细胞基因突变试验、小鼠淋巴瘤细胞基因突变试验和小鼠体内骨髓微核试验结果为阴性。

生殖毒性　生育力和早期胚胎发育毒性试验中，雄性大鼠于交配前 4 周至交配期结束、雌性大鼠于交配前 2 周至妊娠第 7 天经口给予海曲泊帕乙醇胺 10、50、200mg/(kg·d)（以体表面积计，分别相当于 SAA 患者 15mg/d 剂量的 6.5、32、129 倍，相当于 ITP 患者 7.5mg/d 剂量的 13、64、258 倍），200mg/(kg·d) 剂量下精子活动度降低，雌鼠黄体数、着床数降低，活胎数降低，着床后丢失率增加，未见毒性反应剂量（NOAEL）为 50mg/(kg·d)。

胚胎-胎仔发育毒性试验中，大鼠于妊娠第 6～15 天经口给予海曲泊帕乙醇胺 10、50、200mg/(kg·d)（以 AUC 计，分别相当于 SAA 患者在 15mg/d 剂量时稳态暴露量的 1.5、38.2、128.6 倍，相当于 ITP 患者在 7.5mg/d 剂量时暴露量的 11.0、281.6、947.9 倍），200mg/(kg·d) 剂量下胎仔体重降低，未见致畸性。兔于妊娠第 6～19 天皮下注射给予海曲泊帕乙醇胺 0.5、2.5、7.5mg/(kg·d)（以 AUC 计，相当于 SAA 患者在 15mg/d 剂量时稳态暴露量的 0.2、3 和 11 倍，相当于 ITP 患者在 7.5mg/d 剂量时暴露量的 1.8、19.7 和 81.2 倍），可见母体毒性，胎仔动脉分支异常发生率呈剂量相关性升高；兔活胎仔中可检测到药物，说明该药物可通过胎盘屏障。

围产期毒性试验中，大鼠于妊娠第 6 天至哺乳期结束（哺乳第 21 天）

经口给予海曲泊帕乙醇胺剂量达 50mg/(kg·d)（以 AUC 计，相当于 SAA 患者在 15mg/d 剂量时稳态暴露量的 26 倍，相当于 ITP 患者在 7.5mg/d 剂量时暴露量的 189.6 倍）时，对母体和子代发育未见不良影响；母体乳汁和子代（F1 代）血浆中可检测到药物，母体给药后子代的血药浓度随剂量增加而升高，说明该药物可通过血乳屏障。

致癌性 在 Tg. rasH2 转基因小鼠 6 个月致癌性试验和大鼠 2 年致癌性试验中，小鼠经口给予海曲泊帕乙醇胺达 300mg/(kg·d)（以 AUC 计，相当于 SAA 患者在 15mg/d 剂量时稳态暴露量的 9.6 倍，相当于 ITP 患者在 7.5mg/d 剂量时暴露量的 70.7 倍），大鼠剂量达 15mg/(kg·d)（以 AUC 计，相当于 SAA 患者在 15mg/d 剂量时稳态暴露量的 8.5 倍，相当于 TP 患者在 7.5mg/d 剂量时暴露量的 62.7 倍），未见致癌性。

幼龄动物毒性 大鼠于 7～9 日龄开始每天 1 次连续 8 周灌胃给予海曲泊帕乙醇胺 3、15 和 45mg/kg（以 AUC 计，分别相当于 SAA 患者在 15mg/d 剂量时稳态暴露量的 0.3、7、33 倍），15、45mg/kg 剂量下眼科检查异常发生率略高（玻璃体或晶状体异常），雌性动物自主活动略有减少，未见明显的全身毒性反应和发育毒性。

【不良反应】

（1）临床试验经验 海曲泊帕乙醇胺的安全性特征总结数据来自 2 项在 ITP 患者中的 Ⅰ 期临床试验（SHR-TPOPId、HR-TPO-Ie ITP）、1 项在 SAA 患者中的 Ⅱ 期临床试验（HR-TPO-SAA-Ⅱ）和 1 项 ITP 患者中的 Ⅲ 期临床试验（HR-TPO-Ⅲ-ITP）。共计 526 例患者接受海曲泊帕乙醇胺给药，其中 ITP 患者 471 例（89.5%），SAA 患者 55 例（10.5%）。

接受海曲泊帕乙醇胺给药的 526 例患者中所有级别的不良反应发生率为 52.3%，常见不良反应（发生率＞3%）包括：丙氨酸氨基转移酶升高（11.2%），天门冬氨酸氨基转移酶升高（10.6%），血小板计数升高（8.9%），血乳酸脱氢酶升高（8.6%），血胆红素升高（4.8%），γ-谷氨酰转移酶升高（3.8%），头痛（3.4%）和血碱性磷酸酶升高（3.0%）。

研究中所报告的大多数不良反应的严重程度均为轻中度。重度不良反应的发生率为 13%，包括：丙氨酸氨基转移酶升高（0.6%），血小板计数升高（0.4%），天门冬氨酸氨基转移酶升高（0.4%），血胆红素升高（0.2%），结合胆红素升高（0.2%），血非结合胆红素升高（0.2%），γ-谷氨酰转移酶升高（0.2%），高尿酸血症（0.2%），急性心肌梗死（0.2%）

和贫血（0.2%）。

（2）免疫性血小板减少症　在 ITP 患者中共进行过 3 项临床试验，其中 1 项 Ⅲ 期临床试验（HR-TPO-Ⅲ-ITP）分为四个阶段：10 周随机、双盲、安慰剂对照期（第一阶段），14 周开放、阳性药对照期（第二阶段），撤药期（第三阶段）和 24 周延长期（第四阶段）。

共 471 例 ITP 患者接受过海曲泊帕乙醇胺治疗，其中 340 例患者接受了 24 周治疗，258 例患者接受了 48 周治疗。表 4 按照系统器官分类和发生率列出了接受海曲泊帕乙醇胺治疗的 ITP 患者中观察到的常见不良反应（发生率>3%）。

研究中所报告的大多数不良反应的严重程度均为轻中度。重度不良反应的发生率为 13%，包括：丙氨酸氨基转移酶升高（0.6%），血小板计数升高（0.4%），天门冬氨酸氨基转移酶升高（0.4%），结合胆红素升高（0.2%），血胆红素升高（0.2%），血非结合胆红素升高（0.2%），高尿酸血症（0.2%），急性心肌梗死（0.2%）和贫血（0.2%）。

表 4　接受海曲泊帕乙醇胺治疗的 ITP 患者中发生率>3%的不良反应（N=471）

系统器官/首选术语	海曲泊帕乙醇胺发生率/%
各类检查	
丙氨酸氨基转移酶升高	11.0
天门冬氨酸氨基转移酶升高	10.4
血小板计数升高	10.0
血乳酸脱氢酶升高	8.3
血胆红素升高	4.9
心电图 T 波异常	3.2
各类神经系统疾病	
头痛	3.6

（3）再生障碍性贫血　一项在 SAA 患者中的 Ⅱ 期单臂临床试验中，纳入了 55 例年龄在 19～65 岁的患者，其中 61.8% 为男性，有 49 例患者至少完成了 18 周给药，30 例患者完成了 52 周给药。表 5 按照系统器官分类和发生率列出了接受海曲泊帕乙醇胺治疗的 SAA 患者中观察到的常见不良反应（发生率≥3%）。

研究中所报告的大多数不良反应的严重程度均为轻中度。重度不良反应的发生率为 1.8%，为 γ-谷氨酰转移酶升高。

表5　接受海曲泊帕乙醇胺治疗的 SAA 患者中发生率≥3%的不良反应（$N=55$）

系统器官/首选术语	海曲泊帕乙醇胺发生率/%
各类检查	
γ-谷氨酰转移酶升高	12.7
丙氨酸氨基转移酶升高	12.7
天门冬氨酸氨基转移酶升高	12.7
血碱性磷酸酶升高	10.9
血乳酸脱氢酶升高	10.9
α-羟丁酸脱氢酶升高	7.3
心电图 QT 间期延长	5.5
血胆红素升高	3.6
血肌酸磷酸酶升高	3.6
代谢及营养类疾病	
高甘油三酯血症	5.5
呼吸系统、胸及纵隔疾病	
肺部结节	5.5
胃肠系统疾病	
便秘	3.6
眼器官疾病	
视物模糊	3.6

（4）特定药物不良反应

① 血栓形成/血栓栓塞并发症　在所有 ITP 患者临床试验中（$N=47$），共 3 例患者发生与药物相关的血栓类不良事件，分别为急性心肌梗死 1 例（0.2%），发生在使用海曲泊帕乙醇胺治疗后第 11 天，服药剂量为 5mg 每日 1 次，事件发生时血小板计数为 $417 \times 10^9/L$；锁骨下静脉血栓形成 1 例（0.2%），发生在使用海曲泊帕乙醇胺治疗后第 22 周，服药剂量为 3.75mg 每日 1 次，事件发生时血小板计数为 $78 \times 10^9/L$；腔隙性脑梗死 1 例（0.2%），发生在使用海曲泊帕乙醇胺治疗后约第 44 周，服药剂量为 2.5mg 每日 1 次，事件发生前最近一次血小板计数为 $79 \times 10^9/L$。

在 SAA 患者临床试验中（$N=55$），未出现与药物相关的血栓类不良事件。

② 肝毒性　在 ITP 患者Ⅲ期临床试验中（$N=424$），在与安慰剂对照研究期间，海曲泊帕乙醇胺组和安慰剂组与药物相关的丙氨酸氨基转移酶升高的发生率分别为 7.7% 和 9.4%，天门冬氨酸氨基转移酶升高的发生率分别为 7.4% 和 5.9%，血胆红素升高发生率为 2.1% 和 0%，结合胆红素升高发生率为 2.1% 和 2.4%，血非结合胆红素升高发生率为 1.8% 和 2.4%。上

述不良事件均未导致患者永久停药。海曲泊帕乙醇胺组 1 例（0.3%）患者因 ALT 升高、AST 升高导致服药暂停，经治疗后肝酶恢复正常，可继续恢复海曲泊帕乙醇胺治疗。

整个海曲泊帕乙醇胺治疗期间（$N=339$，治疗约 48 周），1 例（0.3%）患者出现 ALT>3 倍正常值上限且胆红素>2 倍正常值上限，发生在使用海曲泊帕乙醇胺后约 6 个月时，给予保肝治疗后，肝功能恢复至基线水平。1 例（0.3%）患者出现 AST 升高>8 倍正常值上限，发生在使用海曲泊帕乙醇胺后约 2 个月时，停止使用海曲泊帕乙醇胺后，患者在 1 周后肝功能自行恢复正常。

在 SAA 患者临床试验中（$N=55$），与药物相关的丙氨酸氨基转移酶升高和天门冬氨酸氨基转移酶升高的发生率均为 12.7%，其中 1 例（1.8%）患者出现 ALT>3 倍正常值上限且胆红素>2 倍正常值上限，发生在首次给药 5 个月后。与药物相关的血胆红素升高和结合胆红素升高的发生率分别为 3.6% 和 1.8%。上述事件严重程度均为轻中度，经药物治疗后均可恢复正常，未发生导致停药或研究药物减量的情况。

③ 骨髓网硬蛋白形成和骨髓纤维化风险　在所有 ITP 患者临床试验中（$N=471$），基于骨髓活检中的骨髓纤维化评分结果，整个海曲泊帕乙醇胺治疗期间（治疗约 48 周），共有 3 例（0.6%）患者出现与药物相关的骨髓纤维化，均发生在使用海曲泊帕乙醇胺治疗约 14 周时，严重程度均为轻度，患者未进行干预治疗，并继续服用海曲泊帕乙醇胺，事件在约 6 个月后复查时自行恢复或缓解。

在 SAA 患者临床试验中（$N=55$），未出现与药物相关的骨髓网硬蛋白形成和骨髓纤维化。

④ 停药后血小板下降　在 ITP 患者Ⅲ期临床试验中（$N=424$），194 例患者接受撤药研究（第三阶段），其中 171 例（88.1%）患者出现复发（复发定义为第三阶段至少一次血小板计数<$30×10^9$/L，或血小板计数未<$30×10^9$/L 但根据研究者判断需要提前加用海曲泊帕乙醇胺），复发的中位时间为 15 天，其中 54 例患者血小板低于基线水平。在撤药阶段，基于 WHO 出血评分，有 71 例（37.8%）患者有出血症状，其中 69 例为 1 级出血，未见 3～4 级出血。

【药物相互作用】　目前尚未进行体内药物相互作用研究，以下为基于体外试验的分析。

本品对其他药品的作用

（1）BCRP底物　体外研究证实，本品是乳腺癌耐药蛋白（BCRP）的抑制剂，联用本品可能会增加BCRP底物的暴露量。他汀类药物如瑞舒伐他汀、阿托伐他汀、氟伐他汀和辛伐他汀均为BCRP底物，目前尚无体内药物相互作用的结果，联用时应仔细监测他汀类药物的副作用，如有必要，可考虑减少他汀的用量。

（2）CYP450酶的底物　在CYP450酶体外抑制和诱导试验中，评估了海曲泊帕乙醇胺对多种CYP酶的作用。结果显示：海曲泊帕乙醇胺对CYP2C19、CYP2D6和CYP2E1无抑制作用（$IC_{50} > 50\mu mol/L$），对CYP1A2、CYP2C9和CYP3A4仅存在较弱的抑制（$IC_{50} > 10\mu mol/L$），酶诱导试验结果提示其对CYP1A2CYP2B6和CYP3A4都不具有诱导作用。虽然未在人体中评估海曲泊帕乙醇胺对CYP1A2、CYP2C9和CYP3A4底物药代动力学的影响，根据现有体外研究结果推测，海曲泊帕乙醇胺与CYP450底物发生药物相互作用的可能性较低。

（3）其他转运体　现有体外研究表明，本品不是P-gp、OATP、OAT和OCT转运体的抑制剂。

其他药品对本品的作用

（1）UGT抑制剂　人体微粒体研究发现多种亚型的UGT酶（UGT1A1、UGT1A3、UGT1A4、UGT1A6、UGT1A9、UGT2B7和UGT2B15）均参与了海曲泊帕的葡萄糖醛酸化，单个UGT酶对其葡萄糖醛酸化的贡献不大，本品和UGT抑制剂联用预计不会发生临床药物相互作用。

（2）CYP450酶的抑制剂和诱导剂　通过体内代谢途径判断，CYP450代谢酶不参与海曲泊帕乙醇胺原型药物的代谢，因此联合使用本品和CYP450的诱导剂或抑制剂，预计不会发生临床药物相互作用。

与食物相互作用

与空腹给药相比，单次口服7.5mg本品后1h进食高脂肪高热量餐，本品的C_{max}和AUC分别降低约56％和75％；单次口服7.5mg本品后2h进食高脂肪高热量餐，本品的C_{max}和$AUC_{0\sim\infty}$分别降低约44％和61％。因此建议本品空腹服用，服用2h后方可进餐，避免与餐同服。

【禁忌】　对本品活性成分或任何辅料过敏者禁用。

【注意事项】

（1）血栓形成/血栓栓塞　当血小板计数高于正常范围时，理论上存在血栓形成/血栓栓塞并发症的风险。在 ITP 患者中开展的临床试验显示，在患者血小板计数正常或低于正常值范围时也观察到血栓事件发生。在 IST 疗效不佳的 SAA 患者中开展的临床试验中未发现血栓形成/血栓栓塞事件的病例，但是因为暴露患者的数量有限，不能排除在该人群中发生这些事件的风险。由于 SAA 患者的给药剂量最高可达 15mg/d，结合药物作用机制，在该患者人群中也可能会出现预期的血栓相关的并发症。

临床症状或病史提示有易栓症风险因素的患者应慎用本品，包括但不限于因子 V Leiden 突变、ATⅢ 缺乏、抗磷脂综合征、恶性肿瘤、避孕和激素替代治疗、长期制动、手术/外伤、高龄、肥胖及吸烟的患者。为了降低发生血栓/栓塞事件的风险，应严格遵守剂量调整方法，维持血小板计数在一定范围内，不应以达到正常血小板计数作为本品的治疗目标。应密切监测血小板计数，并在血小板计数超过一定水平时考虑减少剂量或暂停（或终止）本品治疗。

（2）肝毒性　在血小板生成素（TPO）受体激动剂的同类药中出现肝胆实验室检查异常。在接受海曲泊帕乙醇胺治疗的 526 例患者中有 2 例（0.4%）患者出现 ALT>3 倍正常值上限且胆红素>2 倍正常值上限，1 例（0.2%）患者出现 AST>8 倍正常值上限。上述患者经停药治疗后，均可恢复正常或恢复至基线水平。

在开始本品治疗前，应测定血清 ALT、AST 和胆红素水平。治疗期间监测肝功能指标，建议剂量调整期间每 2 周测定一次，达到稳定剂量后，每月测定一次。如果患者肝功能指标符合以下任一项标准，则不建议使用本品或终止本品治疗：

ALT 或 AST>8×ULN；ALT 或 AST>5×ULN 持续 2 周；ALT 或 AST>3×ULN（总胆红素>2×ULN 或 INR>1.5）；ALT 或 AST>3×ULN 并伴随逐渐加重的疲劳恶心呕吐、右上腹疼痛或压痛、发热、皮疹和/或嗜酸性粒细胞增多（>5%）。

（3）腹泻　在接受本品治疗的 526 例患者中，62 例（11.8%）患者发生腹泻，其中 1 例（0.2%）因腹泻暂停试验药物。消化道不良反应在血小板较低的患者中可能增加消化道出血的风险。观察到 1 例 ITP 患者在治疗期间出现腹泻后，由于消化道出血导致死亡。

治疗期间，应关注患者消化道反应。发生腹泻时可首先给予对症治疗并密切监测便常规检查，警惕消化道出血。如患者出现持续腹泻伴并发症

（如便血、粪隐血阳性），应马上就医，暂停给药，尽早开始对症止血治疗。

（4）骨髓网硬蛋白形成和骨髓纤维化风险　有报道 TPO 受体激动剂可能会增加骨髓中网硬蛋白纤维形成和发展的风险，但该风险与本类药物的相关性尚未被确定。

开始本品治疗前，应密切检查外周血涂片，明确细胞形态异常的基线水平。确定本品治疗的稳定剂量后，应每月一次复查全血细胞计数、白细胞计数和白细胞分类。如果发现不成熟的或发育不良的细胞，应随时复查外周血涂片，查看是否有新的形态异常（如泪滴状红细胞，有核红细胞和不成熟的白细胞）、原来的形态异常情况是否加重。如果患者出现新的形态异常或者原来的形态异常情况加重，则应停止本品治疗，可考虑骨髓活检，包括染色检查纤维化情况。

（5）克隆演变或进展风险　TPO 受体激动剂能刺激干细胞，也可能刺激增生不良骨髓中的干细胞或白血病干细胞，从而导致或加速患者的克隆演变，并最终进展为骨髓增生异常综合征（MDS）或急性髓细胞白血病（AML）。同类药在 MDS 患者中进行的临床试验中，观察到了原始细胞计数一过性增加的病例，并报道了 MDS 疾病进展为 AML 的病例。在接受本品治疗的 526 例患者中，有 2 例（0.4%）SAA 患者观察到新发的染色体异常，1 例患者在用药 18 周后，出现了－7 染色体异常，最终被确诊转变为MDS。另 1 例患者在用药 18 周后，出现了＋8 染色体异常。由于 SAA 患者中本身有 10%～15% 的概率会出现克隆演变，故尚不能对本品是否导致克隆演变或加速其进展得出明确结论。

建议 SAA 患者，在使用本品前和用药过程中定期进行骨髓检查、骨髓染色体核型分析、荧光原位杂交（FISH）或基因检测，如果检测到新的细胞遗传学异常，则必须评估是否应继续使用本品如确定克隆演变进展为临床诊断的 MDS 或 AML，则应停止本品治疗。

（6）白内障　同类药物在啮齿动物的毒理学研究和 ITP 患者的临床试验中观察到新发白内障或者白内障恶化现象。在接受本品治疗的 526 例患者中，共有 3 例（0.6%）患者出现晶体混浊，2 例（0.4%）患者出现白内障，1 例（0.2%）患者出现皮质性白内障。建议在使用本品前进行白内障检查并在用药过程中进行规律监测。

（7）QT/QTc 延长　同类药物中有报道导致 QT 间期延长的情况。在啮齿类动物的一般药理作用的试验研究中，本品未见对心血管系统有任何影响。在接受本品治疗的 526 例患者中，共有 4 例（0.8%）患者出现 QT 间期延长。但基于目前结果，尚不能对海曲泊帕乙醇胺是否导致 QT 间期延长得出明确结论。

（8）停药后出血　在 ITP 患者临床试验中，患者撤药研究阶段未出现 3～4 级出血。大多数 ITP 患者在停止使用海曲泊帕乙醇胺治疗后 2 周左右血小板下降至基线水平，血小板下降过程中，患者可能会发生出血。在合并使用抗血小板或抗凝治疗时，出血风险会增加。因此，对于停止本品治疗的患者，建议医生根据临床诊疗常规重新开始 ITP 治疗。除此之外，其他医学措施包括停止使用抗血小板和抗凝治疗，拮抗抗凝治疗或输注血小板支持。在停止使用海曲泊帕乙醇胺治疗后，需每周一次监测血小板计数，持续监测 4 周。

（9）海曲泊帕乙醇胺疗效丧失　在海曲泊帕乙醇胺治疗过程中，如有患者在推荐剂量范围内，出现疗效丧失或不能维持血小板反应，应及时查找可能的原因，包括骨髓网硬蛋白增加。

（10）对驾驶和机械操作能力的影响　本品对驾驶和机械操作能力几乎没有影响。在临床试验中观察到部分患者出现头晕、眩晕、嗜睡、困倦、乏力、疲乏等不良反应。评价本品对判断力、驾驶或认知能力的影响时，应考虑到患者临床状态和本品不良反应特征，避免在眩晕和缺乏警觉性的状态下驾驶或进行机械操作。

【贮藏】　遮光，密闭，25℃以下保存。

罗沙司他胶囊（爱瑞卓®）

【规格】　①20mg；②50mg

【成分】　罗沙司他。

【性状】　① 20mg：不透明黄色胶囊，胶囊上印有黑色"FG20"字样，内容物为白色至黄色粉末或颗粒。

　　② 50mg：不透明红色胶囊，胶囊上印有黑色"FG50"字样，内容物为白色至黄色粉末或颗粒。

【适应证】 本品适用于慢性肾脏病（CKD）引起的贫血，包括透析及非透析患者。

【用法用量】 本品的起始治疗需在专业医疗人员监督下进行。

推荐剂量

根据体重选择起始剂量：透析患者为每次 100mg（45～60kg）或 120mg（≥60kg），非透析患者为每次 70mg（40～60kg）或 100mg（≥60kg），口服给药，每周 3 次（TIW）。研究显示进食不会显著影响罗沙司他的暴露量，因此可空腹服用或与食物同服。对于正在接受血液透析或腹膜透析的患者，可在透析治疗前后的任意时间服用罗沙司他。

如漏服药物，不需补服，继续按原计划服用下次药物。

剂量调整

贫血的症状和结局会因年龄、性别和疾病的总体负担不同而表现不同，医生应结合患者的具体临床情况进行评估。在起始治疗阶段，建议每 2 周监测 1 次血红蛋白（Hb）水平，直至其达到稳定，随后每 4 周监测 1 次 Hb。应根据 Hb 水平对罗沙司他的剂量进行调整，以使 Hb 水平达到并维持在 100～120g/L 之间，并最大限度地降低对输血的需求。建议根据患者当前的 Hb 水平及过去 4 周内 Hb 的变化，每 4 周进行一次剂量调整。推荐的罗沙司他剂量调整方法见表 1。

表 1　罗沙司他剂量调整方法

过去 4 周 Hb 的变化/(g/L)	剂量调整时 Hb 水平/(g/L)			
	＜105	105～＜120	120～＜130	≥130
＜−10	↑	↑	无变化	暂停给药,监测 Hb;当 Hb＜120g/L 时,降低一个阶梯剂量,恢复给药
−10～10	↑	无变化	↓	
＞10	无变化	↓	↓	

注：1. ↑—剂量增加；↓—剂量减少。

2. 剂量增加和减少：按预设的剂量阶梯增加（↑）和减少（↓）剂量阶梯如下：20、40、50、70、100、120、150 和 200mg。例如，在 70mg 的基础上增加剂量，则新剂量为 100mg；在 150mg 的基础上减少剂量，则新剂量为 120mg。建议最大剂量为 2.5mg/kg。

① Hb 升高过快时的剂量调整　如果患者的 Hb 在 2 周内增加＞20g/L 且 Hb 值＞90g/L，则剂量应降低一个阶梯。Hb 升高过快时，建议在 4 周内仅降低一次剂量。

② 特殊人群

● 老年患者　65 岁以上患者无须调整起始剂量。

● 儿童患者　18 岁以下患者中使用罗沙司他的安全性和有效性尚未确立。

● 肝功能损害患者　轻度或中度肝功能损害患者（Child-Pugh A 级）无须调整起始剂量。目前尚未在严重肝功能损害的患者（Child-Pugh B 级或 C 级）中研究罗沙司他的安全性与有效性。须在这些患者中密切监测肝功能，并且减少罗沙司他的起始剂量。

【药理毒理】

药理作用

罗沙司他为低氧诱导因子-脯氨酰羟化酶抑制剂。罗沙司他体外可抑制脯氨酰羟化酶 PHD1、PHD2、PHD3，在 Hep3B 细胞系衍生株 1G6 细胞中可导致低氧诱导因子-α（HIF-α）快速且可逆地活化，可诱导 Hep3B 细胞促红细胞生成素（EPO）水平升高。罗沙司他可升高正常小鼠和大鼠、炎性或肾切除诱导贫血模型大鼠的血红蛋白和红细胞压积。

药代动力学

罗沙司他药代动力学的数据来自在中国健康受试者中进行的一项单剂量递增研究和一项多剂量递增研究（剂量范围 40～200mg）、一项中国Ⅱ期研究（血透患者）中的药代动力学亚组研究、2 项中国Ⅲ期研究（分别为非透析 CKD 患者和腹透 CKD 患者）中的药代动力学亚组研究、一项中国生物等效性研究和一项在新加坡华人受试者中进行的生物等效性研究。其他关于剂量递增、药物相互作用、人体物料平衡、饮食影响、生物等效性和体外药代动力学等数据来自于在美国、欧洲和日本进行的多项研究。

吸收　罗沙司他口服给药后被快速吸收，空腹时中位血药浓度达峰时间为 2h。治疗剂量范围内，罗沙司他暴露量（C_{max} 和 AUC）会随剂量增加而相应增加。健康受试者中平均消除半衰期为 8～11h，CKD 非透析患者中约为 12h，透析患者中为 10～12h。在推荐剂量每周 3 次给药情况下，未见明显药物蓄积。

摄入高热量、高脂肪包括乳制品的早餐后，罗沙司他 AUC 未出现变化，血浆 C_{max} 降低 25%。罗沙司他可与或不与食物同服。

分布　罗沙司他与人血浆蛋白高度结合（>98%），主要与白蛋白结合。血液透析或腹膜透析对罗沙司他无明显消除作用。

代谢　罗沙司他在体内主要通过 UGT1A9 和 CYP2C8 被广泛代谢，代谢产物主要有罗沙司他-O-葡糖苷酸和羟化-罗沙司他。

体外 CYP450 代谢酶表型确定研究对一系列常见的 CYP 酶（CYP1A1、CYP1A2、CYP2A6、CYP1B1、CYP2B6、CYP2C8、CYP2C9、CYP2C19、CYP2D6、CYP2E1、CYP3A4 和 CYP3A5）进行了评估，结果表明，在人类肝脏中，CYP2C8 是负责将罗沙司他转化为羟化罗沙司他的主要 CYP 酶。

体外 UGT 代谢酶表型确定研究对一系列常见的 UGT 酶（UGT1A1、UGT1A3、 UGT1A4、 UGT1A6、 UGT1A7、 UGT1A8、 UGT1A9、UGT1A10、UGT2B4、UGT2B7、UGT2B10、UGT2B15 和 UGT2B17）进行了评估，结果表明，在人类肝脏中，UGT1A9 是将罗沙司他葡萄糖苷酸化的主要酶。体外研究还表明在人肝及肾微粒体中可检测到罗沙司他的 O-葡萄糖苷酸活性。尽管在体外研究提示 rUGT1A7 和 rUGT1A8 在罗沙司他代谢中起作用，但考虑到两者通常位于肝外，且对人肝微粒体进行的关联分析未能验证两者的作用，因而认为两者可能对罗沙司他在肾脏的葡萄糖苷酸化发挥作用。

消除 给健康受试者服用放射性标记的罗沙司他，平均放射性回收率约为 96%（50% 来自粪便，46% 来自尿液）。血浆中的放射性（≥83%）大部分来自于原型罗沙司他，血浆中未发现主要代谢物。

特殊人群

（1）老年人 与年轻受试者（18～45 岁）相比，罗沙司他在老年受试者（≥65 岁）体内的 C_{max} 和 AUC_{inf} 分别升高了 15% 和 23%，这种差异不具有临床意义。在中国的Ⅲ期临床试验中，65 岁以上受试者的平均 Hb 相对基线的改变、不良事件和罗沙司他平均剂量均与 65 岁以下受试者相似。

（2）肝功能损害患者 在罗沙司他 100mg 单次给药后，中度肝功能损害（Child-Push B 级）和肾功能正常受试者的平均罗沙司他 AUC 比肝肾功能正常受试者高 23%，平均 C_{max} 比后者低 16%。与相匹配的健康受试者相比，中度肝功能损害受试者的罗沙司他未结合分数升高（1.1% vs. 0.8%），导致平均未结合暴露量显著增加（70%）。

尚未研究罗沙司他在重度肝功能损害（Child-Push C 级）患者中的药代动力学。

（3）心脏电生理 一项在健康受试者中开展的全面 QT 间期研究中，罗沙司他以 2.75mg/kg 和 5.0mg/kg（最高达 510mg）的剂量给药，结果显示心率校正后的 QT 间期未延长。

毒理研究

遗传毒性 罗沙司他 Ames 试验、人外周血淋巴细胞染色体畸变试验、小鼠骨髓微核试验结果为阴性。

生殖毒性 大鼠生育力和早期胚胎发育毒性试验中，大鼠经口给予罗沙司他 5、15、30mg/kg，雄鼠于交配前 14 天至试验结束每周给药 3 次，雌鼠于交配前 14 天至交配期间每周给药 3 次、妊娠第 0 天至第 7 天每天给药 1 次。30mg/kg 剂量时雄性大鼠附睾和精囊重量降低，但生育力未受影响；雌性大鼠的生育力未受影响，但 30mg/kg 剂量时死胎数、着床后丢失率升高；30、15mg/kg 时亲代雌雄大鼠可见脾脏增大、脾脏重量和系数升高，雌鼠还可见肝脏重量增加。

大鼠胚胎-胎仔毒性试验中，大鼠于妊娠第 7 天至第 17 天经口给予罗沙司他 5、15、30mg/(kg·d)，30mg/kg 剂量组孕鼠给药前期体重降低、给药期间摄食量下降，同时胎仔体重下降、雄性胎仔胎盘平均重量升高、颈肋变异发生率升高。兔胚胎-胎仔毒性试验中，兔于妊娠第 7 天至第 17 天经口给予罗沙司他 15、35、100mg/(kg·d)，35、100mg/kg 剂量时流产率升高，胎仔未见明显异常。

大鼠围产期毒性试验中，大鼠于妊娠第 7 天至哺乳期第 20 天经口给予罗沙司他 5、10、20mg/(kg·d)，20mg/kg 剂量引起母体（F0 代）哺乳期摄食量和体重降低、红细胞压积明显升高、脾脏重量和系数升高；10mg/kg 及以上剂量时 F1 代幼仔出现剂量依赖性死亡率升高，并见明显异常临床体征，20mg/kg 因死亡率高而终止了 F1 代的离乳后评价，5mg/kg 及以上剂量时 F1 代幼仔摄食量和体重增重降低、反射发育延迟（翻正反射、听觉惊愕反射）、性成熟延迟、被动避险能力降低、睾丸重量和系数升高、脾脏重量和系数降低，10mg/kg 剂量时 F1 代妊娠期体重和摄食量降低；5、10mg/kg 剂量时 F2 代部分胎仔可见外观异常，该发现与药物相关性尚不明确。罗沙司他可以通过胎盘屏障，并可经乳汁排出，乳汁中浓度明显高于同期母体血药浓度。

致癌性 小鼠经口给予罗沙司他 15、30、60mg/kg，大鼠经口给予罗沙司他 2.5、5、10mg/kg，每周给药 3 次，连续 2 年，未见罗沙司他相关的致癌性。

【不良反应】 临床试验中的不良反应如下。

（1）中国已完成的临床试验中的不良反应

① 透析 CKD 贫血患者　FGCL-4592-806 是一项关于罗沙司他治疗透析 CKD 贫血患者中的有效性和安全性的随机、开放、阳性对照（阿法依泊汀）的Ⅲ期研究。受试者以 2：1 的比例随机接受口服罗沙司他或阿法依泊汀治疗。包括 26 周的初始治疗期和 26 周治疗扩展期（仅纳入随机分配接受罗沙司他的受试者）。表 2 列出了 FGCL-4592-806 研究中 26 周初始治疗期内报告的发生率≥1％及严重程度≥3 级的不良反应（使用 19.1 版 34MedDRA 词典对不良事件进行编码，按系统器官分类和首选术语列出）。报告与罗沙司他治疗相关的不良事件的发生率较低（＜5％），且多数为 1～2 级。这些不良事件与 CKD 患者已知的并发症一致。

表 2　FGCL-4592-806 研究中 26 周初始治疗期内报告的
发生率≥1％及严重程度≥3 级的不良反应[①]

系统器官分类	罗沙司他（N＝204）		阿法依泊汀（N＝100）	
首选术语	n	发生率	n	发生率
眼器官疾病				
眼睑水肿	2	1.0％	0	0.0％
胃肠系统疾病				
腹部不适	2	1.0％	0	0.0％
腹胀	2	1.0％	0	0.0％
消化不良	2	1.0％	0	0.0％
胃肠胀气	2	1.0％	0	0.0％
胃食管反流病	2	1.0％	0	0.0％
恶心	6	2.9％	0	0.0％
呕吐	4	2.0％	0	0.0％
全身性疾病及给药部位反应				
乏力	7	3.4％	0	0.0％
胸部不适	2	1.0％	0	0.0％
免疫系统疾病				
超敏反应[②]	1	0.5％	0	0.0％
感染及侵染类疾病				
肺部感染[②]	1	0.5％	0	0.0％
上呼吸道感染	2	1.0％	0	0.0％
各类检查				
ALT／AST 升高[③]	2	1.0％	1	1.0％
血糖升高	2	1.0％	1	1.0％
代谢及营养类疾病				
食欲下降	2	1.0％	0	0.0％
各类神经系统疾病				
头晕	3	1.5％	0	0.0％

系统器官分类	罗沙司他（$N=204$）		阿法依泊汀（$N=100$）	
首选术语	n	发生率	n	发生率
呼吸系统、胸及纵隔疾病				
呃逆	2	1.0%	0	0.0%
血管与淋巴管类疾病				
高血压[④]	9	4.4%	7	7.0%

① 不良反应的定义是研究者及申办方判定为与研究药物相关或可能相关的不良事件（AE）。

② 发生率<1%且严重程度≥3级的不良反应（根据 CTCAE 分级标准）。

③ ALT 升高和 AST 升高均为暂时性的。

④ 研究中不同中心对高血压 AE 报告标准不一，对受试者基线后的血压变化进行分析显示，罗沙司他组平均血压（平均动脉压）没有升高，也没有增加降压药物使用。尚不能确定高血压与罗沙司他的相关性。

在参加 FGCL-4592-806 研究扩展治疗期（27～52 周）的 111 名受试者中，报告发生率≥1%的不良反应包括 4（3.6%）例高血压，与 26 周初始治疗期相似。

② 非透析 CKD 贫血患者　FGCL-4592-808 是在未接受透析的 CKD 受试者中进行的一项随机、多中心、双盲、安慰剂对照研究。患者以 2∶1 的比例随机接受罗沙司他或安慰剂治疗。同样包括 26 周初始治疗期和 26 周的治疗扩展期。初始治疗期分为 8 周的双盲治疗期和 18 周的开放治疗期。表 3 列出了 FGCL-4592-808 研究中 8 周双盲安慰剂对照治疗期内报告的发生率≥1%的不良反应（使用 19.1 版 MedDRA 词典对不良事件进行编码，按系统器官分类和首选术语列出）。

表 3　FGCL-4592-808 研究中 8 周双盲安慰剂对照
治疗期内报告的发生率≥1%的不良反应[①]

系统器官分类	罗沙司他（$N=101$）		安慰剂（$N=51$）	
首选术语	n	发生率	n	发生率
胃肠系统疾病				
恶心	3	3.0%	1	2.0%
腹痛	1	1.0%	0	0.0%
胃肠出血	1	1.0%	0	0.0%
胃食管反流病	1	1.0%	0	0.0%
全身性疾病及给药部位各种反应				
外周水肿	2	2.0%	1	2.0%
胸部不适	1	1.0%	0	0.0%

系统器官分类 首选术语	罗沙司他（$N=101$）		安慰剂（$N=51$）	
	n	发生率	n	发生率
各类检查				
ALT/AST 升高[2]	1	1.0%	1	2.0%
代谢及营养类疾病				
食欲下降	2	2.0%	0	0.0%
各类肌肉骨骼及结缔组织疾病				
肌肉疲劳	2	2.0%	0	0.0%
肌痛	1	2.0%	0	0.0%
关节痛	1	1.0%	0	0.0%
皮肤及皮下组织类疾病				
皮疹	2	2.0%	0	0.0%
药疹	1	1.0%	0	0.0%
血管与淋巴管类疾病				
高血压	1	1.0%	0	0.0%

① 不良反应的定义是研究者及申办方判定为与研究药物相关或可能相关的不良事件。

② 罗沙司他组的 ALT 升高和 AST 升高均为暂时性的。

131 例受试者（罗沙司他组 87 例，安慰剂组 44 例）进入开放初始治疗期接受罗沙司他治疗。在 FGCL-4592-808 研究的 9～27 周初始治疗期内，报告发生率≥1% 的不良反应为 4（3.1%）例 ALT 升高、2（1.6%）例 AST 升高；报告发生率<1% 但严重程度≥3 级的不良反应包括冷汗、高血压、小脑梗死、血压升高，均为 1（0.8%）例。在研究的 52 周扩展治疗期内报告的不良反应与初始治疗期相似。

③ 心血管不良事件　已经红细胞生成刺激剂（ESA）可能增加 CKD 患者心血管事件的风险的报道。本部分对罗沙司他临床试验中的心血管不良事件进行了描述。心血管事件包括了研究中报告术语为心肌梗死、心力衰竭、脑血管意外、血栓形成和严重高血压的不良事件

在透析受试者中共进行了 2 项随机临床试验。在Ⅱ期临床试验 FGCL-4592-048 中，74 名受试者接受了罗沙司他治疗；在Ⅲ期临床试验 FGCL-4592-806 的为期 6 个月的初始治疗期中，有 204 名受试者接受了罗沙司他治疗，其中的 111 名受试者又继续接受罗沙司他治疗至一年。在非透析受试者中共进行了 2 项随机临床试验。在Ⅱ期临床试验 FGCL-4592-047 中，61 名受试者接受了罗沙司他治疗；在Ⅲ期临床试验 FGCL-4592-808 中，128 名受试者接受了罗沙司他治疗 6 个月，这些临床试验中的心血管事件发生率列

于表 4。

表 4　中国临床试验（Ⅱ期和Ⅲ期）中罗沙司他组受试者的心血管事件发生率

心血管事件	透析 CKD 受试者	非透析 CKD 受试者
心力衰竭	1.5%	2.5%
心肌梗死	0.4%	0.0%
血栓形成	4.2%	1.2%
高血压（严重）	0.4%	1.6%

（2）全球关键性Ⅲ期临床试验中的不良反应　罗沙司他全球慢性肾脏病贫血的研发项目中，共计已完成 6 项关键性Ⅲ期研究，包括：3 项在非透析 CKD 贫血患者中比较罗沙司他与安慰剂的研究（FGCL-4592-060/AN-DES1517-CL-0608/OLYMPUS 和 D5740C00001/ALPS）和 3 项在透析 CKD 贫血患者中比较罗沙司他与阿法依泊汀的研究（FGCL-4592-063 HI-MALAYAS、FGCL-4592-064/ROCKIESD5740C00002/SIERRAS）。这 6 项Ⅲ期临床试验共纳入 8150 例 CKD 患者，其中 4326 例患者接受罗沙司他治疗（7185.9 患者暴露年），1940 例患者接受阿法依泊汀治疗（3743.6 患者暴露年）（患者暴露年＝接受治疗的患者数×接受治疗的年数），1884 例患者接受安慰剂治疗（2323.2 患者暴露年）。

① 透析 CKD 贫血患者　不良反应数据来源于 3 项随机开放性阳性对照研究的汇总（FGCL-4592-063、FGCL-4592-064、D5740C00002），共纳入了 3880 例患者，其中包括 1940 例接受罗沙司他治疗的患者，1940 例接受阿法依泊汀治疗的患者。接受罗沙司他治疗的患者平均暴露时间为 1.71 年，63% 的患者暴露时间＞1 年，43% 的患者暴露时间＞2 年。接受阿法依泊汀治疗的患者平均暴露时间为 1.93 年，71% 的患者暴露时间＞1 年，52% 的患者暴露时间＞2 年。

对 1526 例在开始接受罗沙司他（760 例）或阿法依泊汀（766 例）治疗前 4 个月内开始透析的患者进行亚组分析（初始透析患者），罗沙司他的平均暴露持续时间为 1.45 年，其中 51% 的患者暴露时间＞1 年，30% 的患者暴露时间＞2 年。阿法依泊汀组患者的平均暴露持续时间为 1.55 年，54% 的患者暴露时间＞1 年，34% 的患者暴露时间＞2 年。该亚组不良反应的发生率与总体透析患者的不良反应发生率相同。透析 CKD 贫血患者研究的合并数据库中报告的不良反应见表 5。

表5 全球关键性Ⅲ期临床试验中透析CKD贫血患者的不良反应

不良反应	罗沙司他（N=1940）		阿法依泊汀（N=1940）	
	发生率	发生率/100PEY[①]	发生率	发生率/100PEY[①]
血管通路血栓形成	13.0%	7.6/100PY	10.5%	5.4/100PY
深静脉血栓形成	1.5%	0.9/100PY	1.0%	0.5/100PY
惊厥发作	2.3%	1.4/100PY	1.8%	0.9/100PY

①PEY：患者暴露年。

② 非透析CKD贫血患者　不良反应数据来源于3项随机双盲安慰剂对照研究的汇总（FGCL-4592-060/1517-CL-0608、D5740C00001），共纳入了4270例患者，其中包括2386例接受罗沙司他治疗的患者，1884例接受安慰剂治疗的患者。接受罗沙司他治疗的患者平均暴露时间为1.62年，71%的患者暴露时间＞1年，34%的患者暴露时间＞2年。安慰剂组患者的平均暴露持续时间为1.23年，53%的患者暴露时间＞1年，21%的患者暴露时间＞2年。

非透析CKD贫血患者研究的合并数据库中报告的且罗沙司他治疗组的发生频率高于安慰剂组的不良反应见表6。

表6 全球关键性Ⅲ期临床试验中非透析CKD贫血患者的不良反应

不良反应	罗沙司他（N=2386）		安慰剂（N=1884）	
	发生率	发生率/100PEY[①]	发生率	发生率/100PEY[①]
血管通路血栓形成	2.8%	1.5/100PY	1.5%	0.9/100PY
深静脉血栓形成	1.2%	0.7/100PY	0.3%	0.2/100PY
惊厥发作	1.1%	0.6/100PY	0.2%	0.2/100PY

①PEY：患者暴露年。

【药物相互作用】 CKD患者通常有多种合并用药。下述为与罗沙司他合用时需予以注意的药物。

（1）磷结合剂、口服铁　罗沙司他（200mg）与碳酸司维拉姆（2400mg）或乙酸钙（1900mg）合并用药可导致血浆罗沙司他曲线下面积（AUC）分别下降67%和46%，最大血药浓度（C_{max}）分别下降66%和52%。应在磷结合剂、口服铁、含镁/铝抗酸剂或其他含多价阳离子药物和矿物质补充剂使用前后至少间隔1h服用罗沙司他。该限制不适用于碳酸镧，因罗沙司他与碳酸镧合并用药对罗沙司他AUC或C_{max}未显示有临床意义的影响。

（2）活性吸附炭　与口服活性吸附炭（Kremezin®）合并用药对罗沙司他AUC或C_{max}未显示有临床意义的影响。

（3）丙磺舒（UGT和OAT1/OAT3抑制剂）　罗沙司他（100mg）与

丙磺舒（500mg，一天2次）合并用药可导致罗沙司他 AUC 和 C_{max} 分别增加 2.3 倍和 1.4 倍。应谨慎开始或结束罗沙司他与丙磺舒、其他 OAT1/OAT3 抑制剂（如特立氟胺）、UGT 抑制剂（如丙戊酸）以及 UGT 诱导剂（如利福平）的合并用药，必要时可考虑调整罗沙司他用药剂量。

（4）他汀类药物　罗沙司他（200mg）与辛伐他汀（40mg）合并用药可导致辛伐他汀的 AUC 和 C_{max} 分别增加 1.8 和 1.9 倍，而辛伐他汀酸（辛伐他汀活性代谢物）的 AUC 和 C_{max} 分别增加 1.9 和 2.8 倍。两者间隔 2、4 和 10h 用药并不能减少相互作用。

罗沙司他（200mg）与瑞舒伐他汀（10mg）合并用药导致瑞舒伐他汀的 AUC 和 C_{max} 分别增加 2.9 和 4.5 倍。

罗沙司他（200mg）与阿托伐他汀（40mg）合并用药导致阿托伐他汀的 AUC 和 C_{max} 分别增加 2.0 和 1.3 倍。

与其他他汀类药物（或 OATP1B1 转运底物，如格列苯脲）合用，预期也会有相互作用。

为了避免他汀类药物过量和他汀类药物对骨骼肌的可能影响（如肌痛、肌病以及罕见的横纹肌溶解症），建议与罗沙司他合并用药时应考虑减少他汀类药物剂量并监测他汀类药物的不良反应。

（5）吉非罗齐（CYP2C8 和 OATP1B1 抑制剂）　罗沙司他（100mg）与吉非罗齐（600mg，一天2次）合并用药可导致罗沙司他 AUC 和 C_{max} 分别增加 2.3 倍和 1.4 倍。应谨慎开始或结束罗沙司他与吉非罗齐、其他 OATP1B1 抑制剂（如环孢素）、CYP2C8 抑制剂（如氯吡格雷）以及 CYP2C8 诱导剂（如利福平）的合并用药，必要时可考虑调整罗沙司他用药剂量。

罗沙司他与吉非罗齐或丙磺舒合并用药时会增加罗沙司他血浆暴露量，有导致 Hb 水平上升过快的潜在风险。通过定期监测 Hb 水平及相应调整剂量可减少该风险。关于丙磺舒和吉非罗齐在 CKD 患者人群中的使用，请参阅其说明书。

（6）奥美拉唑（胃酸抑制剂）　罗沙司他与奥美拉唑合并用药对罗沙司他的 AUC 和 C_{max} 未显示有临床意义的影响，预期罗沙司他与其他质子泵抑制剂无相互作用。

（7）CYP450 的抑制/诱导作用　与罗沙司他合并用药对经 CYP2B6（安非他酮）、CYP2C8（罗格列酮）或 CYP2C9（S-华法林）酶代谢的药物的 AUC 或 C_{max} 未显示有临床意义的影响。当罗沙司他和通过 CYP 酶代谢的药物合并使用时预期无明显临床相互作用（CYP 代谢抑制）。

体外试验显示临床相关浓度下，罗沙司他无 CYP 酶诱导作用。

在 CYP450 酶体外抑制试验中，评估了罗沙司他对多种 CYP 酶（CYP1A2、CYP2A6、CYP2B6、CYP2C8、CYP2C9、CYP2C19、CYP2D6、CYP2E1 和 CYP3A4/3A5）的作用。结果显示罗沙司他是 CYP2B6、CYP2C8 和 CYP2C9 的混合抑制剂，K_i 值分别为 110、16 和 $140\mu mol/L$。罗沙司他能非竞争性抑制 CYP2A6 和 CYP3A4/3A5，K_i 值分别为 340 和 $460\mu mol/L$。罗沙司他对 CYP1A2、CYP2D6 和 CYP2E1 几乎无直接抑制作用（$IC_{50} > 500\mu mol/L$）。虽然未在人体中评估罗沙司他对 CYP1A2、CYP2A6、CYP2C19、CYP2D6、CYP2E1 和 CYP3A4/3A5 底物的药物代谢动力学的影响，但因未观察到罗沙司他与 CYP2C8、CYP2C9 和 CYP2B6 的探针底物发生有临床意义的药物相互作用，因而罗沙司他更不太可能抑制其他 CYP 酶的底物。

【禁忌】 以下患者禁用罗沙司他：妊娠期和哺乳期女性；已知对本品活性成分或任何辅料过敏的患者。

【注意事项】 ① 血红蛋白水平监测　在 CKD 患者中，血红蛋白水平不应超过用法用量建议的目标值上限。过高血红蛋白水平以及血红蛋白上升过快可能增加深静脉血栓形成、血管通路血栓形成的风险。服用本品治疗期间，应根据 Hb 水平对罗沙司他的剂量进行调整，使 Hb 水平维持在 $100\sim120g/L$ 范围。在开始本品治疗或调整剂量后，应每 2 周检测一次 Hb 水平，直至其达到并稳定在目标范围内，随后可每 4 周一次进行监测。若 Hb 在 4 周内升高幅度超过 $20g/L$，应采取必要的措施，例如降低剂量或暂停治疗。

② 血压监测　在临床试验中观察到高血压不良事件，但这可能受到基础疾病、透析等因素的影响，药物相关性尚不明确。尚不能排除使用罗沙司他治疗贫血期间血压升高的可能。因此在使用罗沙司他治疗前、治疗开始和治疗期间应对血压进行监测。临床试验中排除了高血压控制不佳的患者，故高血压控制不佳的患者应慎用本品。

③ 中度和重度肝损害的患者　本品在重度肝功能受损的患者（Child-Pugh B 级和 Child-Pugh C 级）中的有效性和安全性尚未确立。对于此类患者，治疗需在仔细评估患者的风险/获益后进行。在剂量调整期间应对患者严密监测，并适当减少罗沙司他的起始剂量。

④ 严重感染　在接受罗沙司他治疗的透析 CKD 贫血患者和非透析

CKD 贫血患者中均发生过严重感染，包括致命的严重感染。严重感染与罗沙司他的因果关系尚未确定。在透析 CKD 贫血患者的研究中，使用罗沙司他治疗的患者严重感染的发生率与使用阿法依泊汀治疗的患者相似（罗沙司他组为 24.4%，14.3/100 患者年；阿法依泊汀组为 24.6%，12.8/100 患者年），其中最常见的严重感染是肺炎、败血症和腹膜炎。在非透析 CKD 贫血患者研究中，罗沙司他治疗的患者严重感染的发生率（18.9%）高于安慰剂组（12.9%），但是按照暴露时间调整后的发生率相似（罗沙司他组 12.4/100 患者年；安慰剂组 10.6/100 患者年），其中最常见的严重感染是肺炎、败血症和尿路感染。在透析患者中，治疗组之间致命感染的发生率相似（罗沙司他组为 2.4%，1.4/100 患者年；阿法依泊汀组为 2.4%，1.2/100 患者年）。然而，在透析龄小于 4 个月的罗沙司他亚组中，致命感染的发生率在数值上不平衡（罗沙司他 2.5%，1.7/100 患者年对比阿法依泊汀 1.4%，0.9/100）。在非透析研究中，罗沙司他组致命感染的发生率（3.6%，2.0/100 患者年）比安慰剂组高（2.1%，1.2/100 患者年）。致命感染在最严重的非透析 CKD 贫血患者（如 eGFR＜10mL/min/1.73m^2）刚开始使用罗沙司他时，以及在非透析 CKD 贫血患者使用罗沙司他过程中开始接受透析时尤为显著。对于活动性重度或严重感染的患者，治疗需在仔细评估患者的风险/获益后进行。建议患者在接受罗沙司他治疗时，应监测感染的症状和体征。如果出现了感染的症状或体征，建议患者及时联系医生。须对疑似感染的患者立即进行评估和治疗。

⑤ 深静脉血栓形成　在透析和非透析 CKD 贫血患者的临床试验中，与安慰剂或阿法依泊汀治疗的患者相比，接受罗沙司他治疗的患者深静脉血栓形成的发生率增加。治疗需在仔细评估患者的风险/获益后进行。如果患者出现了深静脉血栓的症状或体征，请及时联系医生。须对出现深静脉血栓的患者立即进行评估和治疗。

⑥ 血管通路血栓形成　在透析和非透析 CKD 贫血患者的临床试验中，与安慰剂或阿法依泊汀治疗的患者相比，用罗沙司他治疗的患者血管通路血栓形成的发生率增加。在透析 CKD 贫血患者研究中，接受罗沙司他治疗的患者在开始罗沙司他治疗后的 12 周内以及在血红蛋白水平在 4 周内升高超过 20g/L 的情况下，血管通路血栓的发生率最高。应密切监测治疗前 12 周的血红蛋白水平。必要时，根据剂量调整方法（表 1）停药或调整。治疗需在仔细评估患者的风险/获益后进行。须对出现血管通路血栓的患者及时进

行评估和治疗。

⑦ 惊厥发作　在透析和非透析 CKD 贫血患者的临床试验中，与安慰剂或阿法依泊汀治疗的患者相比，用罗沙司他治疗的患者惊厥发作的发生率增加。在罗沙司他开始后的前几个月，应密切监测有无先兆性神经症状。治疗需在仔细评估患者的风险/获益后进行。如果出现新发惊厥发作、先兆症状或惊厥发作频率或严重程度增加时，建议患者及时联系医生。

⑧ 罗沙司他不应与 ESA 同时使用。

⑨ 运动员慎用。

【贮藏】　遮光，30℃以下密闭保存。

多种油脂肪乳（C6~24）注射液（合文®）

【规格】　①100mL/瓶；②250mL/瓶；③500mL/瓶

【成分】　本品为复方制剂，每瓶中组分见表 1 所示。

表 1

组分	100mL	250mL	500mL
精制大豆油/g	6	15	30
中链甘油三酸酯/g	6	15	30
精制橄榄油/g	5	12.5	25
纯化鱼油/g	3	7.5	15
总能量/MJ(kcal)	0.84(200)	2.1(500)	4.2(1000)

【性状】　本品为白色乳状液体。

【适应证】　用于肠外营养，为经口/肠道摄取营养不能、不足或有禁忌时的患者提供能量、必需脂肪酸和 ω-3 脂肪酸。

【用法用量】　本品可用于中心或外周静脉输注。根据患者的脂肪廓清能力调整本品的用量和输注速率。

（1）成人　标准剂量为 1.0~2.0g 脂肪/kg 体重每天（相当于本品 5~10mL/kg 体重每天）。

推荐输注速率为 0.125g 脂肪/kg 体重每小时（相当于本品 0.63mL/kg 体重每小时）。最大输注速率不超过 0.15g 脂肪/kg 体重每小时（相当于本品 0.75mL/kg 体重每小时）。

（2）新生儿和婴儿　起始剂量为 0.5～1.0g 脂肪/kg 体重每天，在此剂量基础上持续增加 0.5～1.0g 脂肪/kg 体重每天至 3.0g 脂肪/kg 体重每天。推荐剂量不超过 3g 脂肪/kg 体重每天（相当于本品 15mL/kg 体重每天）。最大输注速率不超过 0.125g 脂肪/kg 体重每小时。在早产和出生体重较轻的新生儿中，应持续 24h 输注本品。

（3）儿童　推荐剂量为不超过 3g 脂肪/kg 体重每天（相当于本品 15mL/kg 体重每天）。在第一周给药期间，每日用量应持续增加。最大输注速率不超过 0.15g 脂肪/kg 体重每小时。

【药理毒理】

药理作用

本品为多种油脂肪乳注射液（C6～24），主要成分为大豆油、中链甘油三酸酯、橄榄油和鱼油。

大豆油含有必需脂肪酸，包括 ω-6 脂肪酸（亚油酸）和 ω-3 脂肪酸（亚麻酸）等。

中链脂肪酸能够被快速氧化，可以直接向人体提供能量。

橄榄油主要以单不饱和脂肪酸的形式提供能量。

鱼油含有二十碳五烯酸（EPA）和二十二碳六烯酸（DHA）。DHA 是细胞膜结构的重要组成成分，EPA 则是二十烷类酸（如前列腺素、血栓烷、白三烯类化合物）合成的前体物质。

药代动力学

本品中各甘油三酯具有不同的清除率，其中，橄榄油中甘油三酯的清除率最慢，大豆油中甘油三酯（LCT）次之，中链甘油三酸酯（MCT）则清除最快。鱼油与 LCT 混合后的清除率与 LCT 相同。

【不良反应】

① 输注脂肪乳剂可能发生的不良反应如表 2。

表 2　输注脂肪乳剂可能发生的不良反应

分类	常见(1/100～<1/10)	偶见(1/1000～<1/100)	罕见(1/10000～<1/1000)	十分罕见(<1/10000)
血管疾病			低血压,高血压	
呼吸、胸部和纵隔障碍			呼吸困难	
胃肠道不适		缺乏食欲,恶心,呕吐		
生殖系统和乳房障碍				阴茎勃起

分类	常见(1/100 ～<1/10)	偶见(1/1000 ～<1/100)	罕见(1/10000～<1/1000)	十分罕见 (<1/10000)
全身性不适和输注部位反应	体温轻度升高	寒战	过敏反应(急性过敏反应、皮疹、风疹)、冷热过敏、颈部、背部、骨、胸和腰部疼痛	

如发生上述不良反应或输注期间甘油三酯水平超过 3mmol/L，应停止本品输注，如有必要继续输注，应减少本品用量。

本品应该作为全肠外营养支持的一部分与氨基酸和葡萄糖联合使用。恶心、呕吐和高血糖等可能由肠外营养引起的症状有时也可能与疾病相关。

为避免甘油三酯和血糖高于正常水平对人体造成伤害，推荐监测该两项指标。

② 脂肪超载综合征　本品过量使用会使甘油三酯廓清能力下降并引起脂肪超载综合征发生。临床上必须观察可能发生的代谢超载症状。原因可能是遗传（个体代谢差异）或脂肪代谢受到原有或现有疾病的影响。在严重高甘油三酯血症情况下，即使在推荐输注速率下输注，也有可能发生该综合征，这与患者的临床情况发生突变如肾功能受损或感染有关。脂肪超载综合征的特征症状包括高血脂、发热、脂肪浸润、有或没有黄疸的肝肿大、脾肿大、贫血、白细胞减少、血小板减少、凝血机制障碍、溶血、网织红细胞过多、肝功能检查异常和昏迷。如停止脂肪乳输注，这些症状通常可以逆转。

如出现脂肪超载综合征症状，应停止本品的输注。

【药物相互作用】　给予临床剂量的肝素会使释放入血液循环的脂蛋白脂肪酶短暂增加，从而先导致血浆脂解能力增强，随后是短暂的甘油三酯廓清能力降低。

大豆油中含有天然维生素 K_1，但本品中含有的低含量维生素 K_1，不会显著影响接受香豆素衍生物治疗患者的血液凝结过程。

【禁忌】　本品的禁忌包括：对鱼蛋白、鸡蛋蛋白、大豆蛋白、花生蛋白或本品中任何成分过敏，严重高脂血症，严重肝功能不全，严重凝血障碍，严重肾功能不全且无法进行血液滤过或透析，急性休克。

输液的一般禁忌：急性肺水肿，水潴留，失代偿性心功能不全；疾病非稳定期（如严重创伤后、失代偿性糖尿病、急性心肌梗死、卒中、栓塞、代谢性酸中毒、严重败血症和低渗性脱水）。

【注意事项】　① 人体对脂肪的廓清能力具有个体差异，因此应遵照医嘱监测脂肪廓清能力，通常检测甘油三酯浓度。应特别关注具有明显风险的高脂血症患者（如给予高剂量脂肪的患者、严重败血症患者和出生体重极低的婴儿）。输注过程中血清甘油三酯的浓度通常不超过 3mmol/L。如输注期间或停止输注后血清或血浆甘油三酯浓度超过 3mmol/L，应考虑减少剂量或停止输注脂肪乳。过量输注可导致脂肪超载综合征。

② 本品含大豆油、鱼油和卵磷脂，可罕见地发生过敏反应。也可见大豆和花生交叉过敏反应。

③ 出现过敏症状（如发热、寒战、皮疹和呼吸困难）时应立即停止输注。

④ 本品慎用于脂质代谢受损的患者，脂质代谢受损会发生在肾功能不全、糖尿病、胰腺炎、肝功能受损、甲状腺功能低下以及败血症患者中。

⑤ 本品用于糖尿病和肾功能不全患者的经验有限。

⑥ 单独输注中链脂肪酸可导致代谢性酸中毒，本品由于含有长链脂肪酸因而可以很大程度上消除该风险。若同时输注碳水化合物还可进一步消除该风险，因此建议输注本品的同时输注碳水化合物或含有碳水化合物的氨基酸溶液。与肠外营养相关的一些实验室检查应定期进行，包括血糖、肝功能、酸碱代谢、液体平衡、全血细胞计数和电解质检查。

⑦ 对于伴有高胆红素血症和肺动脉高压的新生儿和早产儿应谨慎使用本品。在新生儿中，特别是早产儿，长期使用肠外营养应监测血小板计数、肾功能和血清甘油三酯的浓度。

⑧ 血浆中的高脂肪含量可能会干扰某些实验室血液检查项目，如血红蛋白。

⑨ 除非了解药物间的相容性，一般应避免在本品中加入其他药物或物质。

⑩ 本品可与氨基酸、葡萄糖和电解质溶液混合配制成肠外营养"全合一"混合液，从微生物学角度考虑，混合液应立即使用。

⑪ 配制前应确认溶液间的相容性，配制过程需无菌操作。

⑫ 如不立即使用混合液，由使用者对混合液的储存时间和储存条件负责，在受控的和经验中的无菌条件下配制的混合液，一般在 2～8℃下贮藏时间不得超过 24h。

⑬ 仅在乳液为均匀状态下才可以使用。

⑭ 仅供一次使用，未用完的剩余液应丢弃。

⑮ 对驾驶和机器操作能力无影响。

【贮藏】 25℃以下保存，不得冰冻。

复方氨基酸注射液（18AA-Ⅴ-SF）

【规格】 ① 100mL：3.224g（总氨基酸）与 5g 木糖醇；② 500mL：16.12g（总氨基酸）与 25g 木糖醇

【成分】 本品为复方制剂，其组分如表1所示。

表 1

盐酸精氨酸($C_6H_{14}N_4O_2 \cdot HCl$)	2.89g
盐酸组氨酸($C_6H_9N_3O_2 \cdot HCl \cdot H_2O$)	2.46g
亮氨酸($C_6H_{13}NO_2$)	3.79g
异亮氨酸($C_6H_{13}NO_2$)	1.70g
盐酸赖氨酸($C_6H_{14}N_2O_2 \cdot HCl$)	3.33g
苯丙氨酸($C_9H_{11}NO_2$)	2.83g
苏氨酸($C_4H_9NO_3$)	1.97g
缬氨酸($C_5H_{11}NO_2$)	1.36g
甲硫氨酸($C_5H_{11}NO_2S$)	1.06g
色氨酸($C_{11}H_{12}N_2O_2$)	0.39g
甘氨酸($C_2H_5NO_2$)	3.24g
丙氨酸($C_3H_7NO_2$)	1.88g
脯氨酸($C_5H_9NO_2$)	1.00g
酪氨酸($C_9H_{11}NO_3$)	0.11g
丝氨酸($C_3H_7NO_3$)	0.67g
盐酸半胱氨酸($C_3H_7NO_2S \cdot HCl \cdot H_2O$)	0.44g
门冬氨酸($C_4H_7NO_4$)	1.15g
谷氨酸($C_5H_9NO_4$)	1.97g

【性状】 本品为无色或微黄色的澄明液体。

【适应证】 氨基酸类药。用于营养不良，低蛋白血症及外科手术前后。

【用法用量】 营养不良、低蛋白血症，一次缓慢静脉滴注 500mL，或遵医嘱。外科手术前后，一次缓慢静脉滴注 1500mL，或遵医嘱。按 30～40min，老年患者及重病者应根据年龄、症状、体重调整，减慢滴速。每日输入木糖醇的量不得高于 100g（相当于本品 2000mL）。

【药理毒理】

药理作用

① 本品必需氨基酸符合 Vuj-N 配方比例，非必需氨基酸符合人体血清

蛋白模式。本品必需氨基酸和非必需氨基酸的比为 1.04：1，每种氨基酸易被有效地用于人体蛋白质的合成，其生物利用度高。

② 本品所含的木糖醇能进入无胰岛素的细胞内部，且具有抑制酮体形成，节约蛋白质，提高氨基酸利用率，以及促进肝糖原蓄积的作用，对糖代谢无不利影响，未见引起代谢并发症。

③ 用鼠进行毒性试验，其大鼠 $LD_{50} > 20mL/kg$，小鼠 $LD_{50} > 40mL/kg$，本品的安全范围较大。

④ 氨基酸输液在能量供给充足的情况下，可进入组织细胞，参与蛋白质的合成代谢，获得正氮平衡，并生成酶类、激素、抗体、结构蛋白，促进组织愈合，恢复正常生理功能。

药代动力学

未进行该项试验且无可靠参考文献。

毒理研究

未进行该项试验且无可靠参考文献。

【不良反应】 ① 无因亚硫酸盐类抗氧化剂可能诱发的过敏反应（尤其对于哮喘患者）。

② 全身性反应 寒战、发冷、发热。

③ 胃肠系统 偶有恶心、呕吐等症状发生。

④ 呼吸系统 胸闷、胸痛、呼吸困难。

⑤ 中枢及外周神经系统 头晕、头痛。

⑥ 其他 偶有胸闷、心悸、面部潮红、多汗等症状。

⑦ 本品为高渗溶液，从周围静脉输注或滴注速率过快时，有可能导致血栓性静脉炎和注射部位疼痛。

⑧ 过量或快速输注可能引起代谢性酸中毒，可影响肝及肾功能损伤，大脑功能损伤等严重反应。

【药物相互作用】 未进行该项试验且无可靠参考文献。

【禁忌】

（1）下列患者不得使用本品

① 肝昏迷或有这种可能的患者。

② 严重肾功能不全者或血氮过多者。

③ 氨基酸代谢异常的患者。

④ 对木糖醇过敏者禁用。

⑤ 胰岛素诱发的低血糖症患者禁用。

⑥ 低渗性脱水者禁用（该病是钠缺乏导致血清渗透压变为低渗状态而引起的。这类患者使用本品后可能会导致水量增加，症状恶化）。

（2）下列患者慎用

① 患有严重酸中毒者。

② 患有充血性心脏衰竭者。

③ 肝脏及肾功能损伤者。

【注意事项】 ① 本品含有约 33mmol/L 的钠离子及 46mmol/L 的氯离子，大剂量用药或电解质合并使用要注意监测血清电解质。

② 使用前应详细检查，药液混浊切勿使用。

③ 本品应一次用完，开封后切勿贮藏再用。

④ 大剂量木糖醇快速静脉滴注时，有报道观察到草酸钙沉积于肾、脑等器官。

⑤ 应缓慢滴注，每千克体重每小时不超过 0.3g（以木糖醇计），10％木糖醇注射液滴注速率应更加缓慢。

⑥ 每日用量不超过 100g（以木糖醇计）。

⑦ 肝肾功能不全患者慎用。

⑧ 尿崩症患者慎用。

⑨ 突然中止高浓度溶液的给药可能会诱发低血糖风险。

【贮藏】 密闭，在凉暗处（避光并不超过 20℃）保存。

复方氨基酸注射液（14AA-SF）（福命®）

【规格】 250mL 21.2g（总氨基酸）

【成分】 本品为复方制剂，是由 14 种氨基酸配制而成（表1）的灭菌水溶液，其组分为每 1000mL 的含量。

表 1

异亮氨酸（$C_6H_{13}NO_2$）	5.9g
亮氨酸（$C_6H_{13}NO_2$）	7.7g
乙酸赖氨酸（$C_6H_{14}N_2O_2 \cdot C_2H_4O_2$）	8.7g
甲硫氨酸（$C_5H_{11}NO_2S$）	4.5g
苯丙氨酸（$C_9H_{11}NO_2$）	4.8g

苏氨酸($C_4H_9NO_3$)	3.4g
色氨酸($C_{11}H_{12}N_2O_2$)	1.3g
缬氨酸($C_5H_{11}NO_2$)	5.6g
丙氨酸($C_3H_7NO_2$)	6.0g
精氨酸($C_6H_{14}N_4O_2$)	8.1g
组氨酸($C_6H_9N_3O_2$)	2.4g
脯氨酸($C_5H_9NO_2$)	9.5g
丝氨酸($C_3H_7NO_3$)	5.0g
甘氨酸($C_2H_5NO_2$)	11.9g

【性状】 本品为无色或几乎无色的澄明液体。

【适应证】 氨基酸类药。用于改善手术前后患者营养状态，亦用于蛋白质的消化和吸收障碍，蛋白质摄取量不足或消耗过多等所致的轻度营养不良。

【用法用量】 外周静脉缓慢滴注。静脉滴注：一日250～500mL，严重消耗性疾病可增至1000mL；与5%～10%葡萄糖注射液混匀后经外周静脉缓慢滴注；滴速以每分钟15～20滴为宜。

新生儿 一日20mL，滴速每分钟15滴（婴儿滴管）或2h滴完。

婴幼儿 一日50～100mL，滴速每分钟10～12滴。

【药理毒理】

药理作用

由8种人体必需氨基酸和6种非必需氨基酸组成，含有人体合成蛋白质时可利用的各种氨基酸。经静脉给药后可防止氮的丢失，纠正负氮平衡及减少蛋白质的消耗。

药代动力学

氨基酸代谢主要通过3种途径：

① 转氨基或脱氨基作用。

② 氨基酸碳链的氧化分解。

③ 脱羧基作用 肝脏是机体分解及转变各种氨基酸最重要的器官。除支链氨基酸外，其他氨基酸主要在肝内进行氧化分解，肝功能衰竭时血中芳香氨基酸浓度升高，进入脑组织增多，是导致肝昏迷的重要原因。亮氨酸、异亮氨酸和缬氨酸进入体内后能纠正血浆中支链氨基酸和芳香氨基酸失衡，防止因脑内芳香氨基酸浓度过高引起的肝昏迷。碱性氨基酸：精氨酸、组氨

酸均不含盐酸，赖氨酸为乙酸盐，有利于血液的酸碱平衡。

【不良反应】 无因亚硫酸盐类抗氧化剂可能诱发的过敏反应（尤其对于哮喘患儿）。

滴注过快可致心悸、胸闷、胃肠道反应、发热、头痛等。

【药物相互作用】 尚不明确。

【禁忌】 严重酸中毒和充血性心力衰竭患者慎用；尿毒症、肝昏迷和代谢障碍患者禁用。

【注意事项】 ①使用时严格控制滴速。

② 使用时应供给足量葡萄糖，以防止氨基酸进入体内被消耗。

③ 使用期间应监测电解质、pH 及肝功能，及时纠正代谢性酸中毒和肝功能异常。

④ 使用前应仔细检查药液，如发现外观异常，不能使用。药瓶开启使用后，剩余药液不可再使用。

【贮藏】 密闭，置凉暗处保存。

醋酸艾替班特注射液

【规格】 3mL：30mg（按 $C_{59}H_{89}N_{19}O_{13}S$ 计）

【成分】 本品主要成分为醋酸艾替班特。

【性状】 本品为无色至淡黄色的澄明液体。

【适应证】 用于治疗成人、青少年和≥2 岁儿童的遗传性血管性水肿（HAE）急性发作。

【用法用量】

剂量

（1）成人 本品的推荐治疗剂量为 30mg/次，采用腹部皮下缓慢注射方式给药。

一般情况下，单次注射足以治疗疾病的一次发作。在不足以缓解症状或症状复发情况下，可在 6h 后注射第 2 次。如果第 2 次注射产生的疗效不足以缓解症状或症状复发，可在 6h 后进行第 3 次注射。在 24h 内给药不可超过 3 次。

在已完成的临床试验中，每个月的给药次数未超过 8 次。

（2）儿童患者　本品的推荐剂量需要依据儿童和青少年（2～17 周岁）的体重确定，详见表 1。

表 1　儿童患者的给药方案

体重/kg	剂量（注射量）
12～25	10mg（1.0mL）
26～40	15mg（1.5mL）
41～50	20mg（2.0mL）
51～65	25mg（2.5mL）
＞65	30mg（3.0mL）

在已完成的临床试验中，遗传性血管水肿（HAE）发作时的给药次数未超过 1 次。

对于不足 2 周岁或体重低于 12kg 的儿童不建议使用此试验剂量方案，因为该药物对这一年龄阶段的儿童用药的安全性和有效性尚未确定。

（3）老年患者　超过 65 周岁的患者使用本品的资料不足。老年患者使用后会出现艾替班特全身暴露增加，这与本品的安全性方面的关系尚不可知。建议无须调整剂量。

（4）肝脏损伤　肝损伤患者在治疗时不需要调整剂量。

（5）肾脏损伤　肾损伤患者在治疗时不需要调整剂量。

给药指导

推荐于腹部皮下注射本品。注射本品时应当缓慢注射。每瓶醋酸艾替班特注射液仅能使用一次。

给药前应肉眼观测颗粒和变色。药物溶液应无色透明。如产品含颗粒或变色则不能给药。给药前消毒注射部位，皮下注射给药时间至少为 30s。

通过护理人员给药或自身注射给药，应当由在诊断和治疗遗传性血管水肿方面有丰富经验的医生来决定。对于从未注射过本品的患者，第一次注射治疗时应当在医疗机构或在医师的指导下进行。在获得专业医疗人员的有关皮下注射的培训，并且医生确认患者可安全、准确进行皮下注射后，成年人方可进行自身注射或通过护理人员注射本品。2～17 岁的儿童和青少年患者，需由经过专业医疗人员皮下注射培训的护理人员注射本品。

【药理毒理】

药理作用

艾替班特是缓激肽 B2 受体的竞争性拮抗剂，亲和力与缓激肽相似。遗传性血管水肿（HAE）是一种由 C1-酯酶抑制剂缺乏或功能障碍所致的遗传疾病，C1-酯酶抑制剂是凝血因子Ⅻ/激肽释放酶蛋白水解级联反应（该反应导致缓激肽生成）的关键调节因子。缓激肽是一种血管舒张物质，被认为可引起 HAE 的典型症状，如局部肿胀、炎症和疼痛。艾替班特可抑制缓激肽与 B2 受体结合，从而治疗 HAE 急性发作时的临床症状。

药代动力学

吸收 皮下注射 30mg 后，本品的绝对生物利用度约为 97％。健康受试者（$N=96$）单次皮下注射艾替班特 30mg 后，约 0.75h 后检测到平均（±标准差）最大血药浓度（C_{max}）为（974±280）ng/mL。30mg 剂量单次给药后的平均浓度-时间曲线下面积（$AUC_{0\sim\infty}$）为（2165±568）ng·h/mL，3 次 30mg 剂量间隔 6h 给药后未观察到艾替班特累积证据。

分布 醋酸艾替班特分布容积（V_{ss}）为 20～25L。血浆蛋白结合率为 44％。

消除 醋酸艾替班特主要通过代谢消除，少于 10％的剂量作为原型药物经尿液消除。清除率为 15～20L/h，与剂量无关。终末血浆半衰期为 1～2h。

生物转化 醋酸艾替班特经蛋白水解酶广泛代谢成无活性代谢产物，主要经尿液排泄。

体外研究证实，醋酸艾替班特不经氧化代谢途径降解，也不是主要细胞色素 P450（CYP）同工酶（CYP1A2、CYP2A6、CYP2B6、CYP2C8、CYP2C9、CYP2C19、CYP2D6、CYP2E1 和 CYP3A4）的抑制剂，而且也不是 CYP1A2 和 3A4 的诱导剂。

特殊人群

（1）年龄和性别 在年轻（18 至 45 岁）和老年（超过 65 岁）健康男性和女性受试者中每 6h 皮下给予 30mg 艾替班特，共给药 3 次的研究中，单次-剂量 30mg 皮下给予艾替班特后，老年男性、女性与年轻男性、女性受试者比较显示 AUC 分别较高接近 2 倍。但是，观察到性别匹配的老年和年轻受试者 C_{max} 间只有较小差别（12％～14％）。老年受试者较年轻受试者清除率低，故全身暴露较高。

除了年龄效应也观察到性别对艾替班特药代动力学的影响。注意到艾替班特清除率与体重相关，较低体重者则艾替班特清除率较低。因此，相比男性，女性通常体重较轻，艾替班特清除率值也较低，导致接近 2 倍的全身暴露（AUC 和 C_{max}）。尚未确定老年和较年轻患者及男性和女性患者间疗效和安全性差别。无须根据年龄和性别调整剂量。

（2）肝损害 发现健康受试者（$N=8$）和轻至中度（Child-Pugh 评分 5～8）肝受损受试者（$N=8$）以 0.15mg/(kg·d)剂量连续静脉输注艾替班特超过 3 天后，药代动力学参数具有可比性。在另一研究中，严重肝受损受试者中（Child-Pugh 评分 7～15）艾替班特清除率与健康受试者相似。对肝功能受损患者无须调整剂量。

（3）肾损害 艾替班特的肾清除是次要消除通路，预计肾受损不影响艾替班特的药代动力学，因此对艾替班特未进行正规的肾受损研究。10 例患有肝肾综合征的（GFR 30～60mL/min）受试者艾替班特的清除率不依赖于肾功能，艾替班特或其代谢物血药水平与正常肾功能受试者比较未显示任何可观察到的差别。肾功能受损患者无须调整剂量。

（4）种族 单个种族药效的信息是有限的。已有的数据显示清除量在非白种人（$N=40$）和白种人（$N=132$）之间没有显著差异。

（5）儿童 通过在 HGT-FIR-086 研究中儿童 HAE 患者给药，确定了艾替班特的药代动力学。单次皮下给药（0.4mg/kg，最多 30mg，达峰时间约为 30min），终末半衰期约为 2h。发作和没有发作的 HAE 患者给药时，两者之间暴露未见显著差异。群体药代动力学模型中成人和儿童的数据显示艾替班特的清除率与体重有关，儿童 HAE 患者的体重越轻，清除率越低。基于根据体重给药的建模，儿童 HAE 患者艾替班特的预计暴露量低于成人 HAE 患者研究中观察到的暴露量。

毒理作用

遗传毒性 艾替班特 Ames 试验、中国仓鼠骨髓细胞染色体畸变试验、小鼠体内微核试验结果均为阴性。

生殖毒性 大鼠、犬每日皮下给予艾替班特，可导致卵巢、子宫、睾丸萎缩/变性，乳腺、前列腺出现不良反应。在大鼠中，≥3mg/kg［按 AUC 计，约为人体最大推荐剂量（MRHD）的 5 倍（男性）和 2 倍（女性）］可见睾丸萎缩、前列腺分泌减少、睾酮水平降低、黄体退化；雌鼠在≥10mg/kg 剂量（按 AUC 计，约为女性 MRHD 的 6 倍）可见发育卵泡减少、乳腺雄性化和子宫萎缩。在犬中，≥1mg/kg（按 AUC 计，约为 MRHD 的 2 倍）可见精子计数减少、子宫萎缩；10mg/kg［按 AUC 计，约为 MRHD 的 30 倍（男性）和 15 倍（女性）］可见睾丸和前列腺萎缩及睾酮水平降低，卵巢变小及发育卵泡数量减少。

与每日给药出现的毒性相反，犬持续 9 个月每周 2 次给予艾替班特，未见卵巢、子宫、睾丸、乳腺和前列腺毒性，3mg/kg 剂量下的 AUC 分别约为 MRHD 的 5 倍（男性）和 3 倍（女性）。雄犬每周 2 次给药未见对精子数量、睾丸的影响。

雄性小鼠每日静脉给予艾替班特达 81mg/kg（按体表面积计，约为 MRHD 的 5 倍），大鼠每日皮下给予艾替班特达 10mg/kg（按 AUC 计，约为 MRHD 的 11 倍），均未见对生育力或生殖行为的影响。

在大鼠生育力和早期胚胎发育毒性试验中，皮下注射给予艾替班特 10mg/(kg·d)（按 AUC 计，为 MRHD 的 7 倍），可致胚胎着床前丢失增加。

在大鼠胚胎-胎仔发育毒性试验中，自妊娠第 7 天至 18 天皮下注射给予艾替班特达 25mg/(kg·d)（按体表面积计，相当于 MRHD 的 2.7 倍），未见致畸作用或对胚胎、胎仔存活的影响。

在兔胚胎-胎仔发育毒性试验中，自妊娠第 7 天至 18 天皮下注射给予艾替班特，≥0.1mg/kg（按体表面积计，约为 MRHD 的 0.025 倍）可致早产和流产；10mg/(kg·d) 剂量（按 AUC 计，约为 MRHD 的 13 倍）可见剂量依赖性的着床数和活胎数减少以及剂量依赖性的着床前丢失率增加；剂量高达 10mg/(kg·d)，未见致畸作用。

在大鼠围产期发育毒性试验中，自妊娠第 6 天至产后第 20 天皮下注射给予艾替班特 1、3、10mg/(kg·d)（按 AUC 计，分别相当于 MRHD 的 0.5 倍、2 倍、7 倍），≥1mg/(kg·d) 可见分娩延迟，≥3mg/(kg·d) 可见分娩延迟导致的母鼠死亡，≥3mg/(kg·d) 可见胎仔死亡及出生后 4 天幼仔死亡增加，10mg/kg 剂量可见 F1 代翻正反射受损及毛发生长速度降低。皮下注射艾替班特后，可在母鼠乳汁中检测到原型药及代谢产物 M2。艾替班特对 F1 代的未见反应剂量为 1mg/(kg·d)，未得到对 F0 代母鼠的未见反应剂量。

致癌性 小鼠（每周 2 次）、大鼠（每日 1 次）连续 2 年皮下给予艾替班特 2 年，剂量分别达 15mg/(kg·d)、6mg/(kg·d)，未见致癌性，按照 AUC 计，分别约相当于最大推荐人体剂量（MRHD）暴露量的 10 倍、6 倍。

幼龄动物毒性 大鼠于幼龄发育阶段（出生后 22 天至 70 天）每日皮下

给予艾替班特，按体表面积计，在≥1/3MRHD 剂量下可延迟雄性生殖器官的性成熟（睾丸和附睾萎缩），在高于或约相当于 MRHD 剂量下可导致给药期末雄鼠的生育力和生殖能力受损，在约为 3 倍 MRHD 剂量下未见对雌鼠的影响。雄性幼龄大鼠的组织病理学改变与性成熟大鼠和犬中结果一致，这归因于对缓激肽 B2 受体的拮抗作用以及对促性腺激素的继发影响。以上发现的反应可能为艾替班特每日给药的结果，犬连续 9 个月每周给药 2 次未见睾丸毒性。

其他毒性 已提示 B2 受体可能与缓激肽的心脏保护作用有关，在急性缺血后的再灌注期间，对 B2 受体的拮抗作用可能对心血管系统产生不利影响。艾替班特可降低豚鼠离体心脏的冠状动脉血流量，延长大鼠离体心脏缺血再灌注后心律失常持续时间。在麻醉心肌梗死犬模型中，冠状动脉内输注艾替班特的死亡率较生理盐水对照组增加 2 倍。本品在人体急性缺血方面的经验有限。对于发生急性冠状动脉缺血、不稳定型心绞痛的患者，或发生卒中后几周内的患者，仅当获益超过理论风险时才能使用本品。

【不良反应】

安全性概述

在用于注册的临床研究中，共有 999 次遗传性血管水肿发作经专业医疗人员皮下注射醋酸艾替班特注射液 30mg；共有 129 名健康受试者和 236 名遗传性血管水肿患者经专业医疗人员皮下注射醋酸艾替班特注射液 30mg。

在临床试验中，几乎所有经皮下注射艾替班特治疗的受试者都出现了注射部位反应，包括皮肤刺激、肿胀、疼痛、发痒、红斑和烧灼感。这些反应严重性一般是轻度至中度、一过性，无须进一步治疗，可自行缓解。

不良反应列表

表 2 中的不良反应发生频率定义如下：十分常见（≥1/10），常见（1/100～1/10），偶见（1/1000～1/100），罕见（1/10000～1/1000），十分罕见（<1/10000）。

表 2　不良反应报告

系统器官分类（发病率分类）	不良反应
神经系统疾病（常见,1/100～<1/10）	头晕,头痛
胃肠道疾病（常见,1/100～<1/10）	恶心
皮肤和皮下组织疾病（常见,1/100～<1/10）（未知）	皮疹,红斑,瘙痒荨麻疹
一般疾病和给药部位情况（十分常见,≥1/10）（常见,1/100～<1/10）	注射部位反应[①]发热

系统器官分类(发病率分类)	不良反应
研究(常见,1/100~<1/10)	转氨酶升高

① 注射部位青肿、血肿、灼痛、红斑、触觉减退、刺激、麻木、水肿、疼痛、压迫感、瘙痒、肿胀、荨麻疹、发热。

儿童

在临床研究中,共有 32 名 HAE 儿童患者（8 名年龄在 2~11 周岁的儿童和 24 名年龄在 12~17 周岁的青少年）接受艾替班特治疗。其中 31 名患者进行单剂量艾替班特治疗,1 名 HAE 发作两次的患者（青少年）注射两个剂量艾替班特。根据患者体重计算皮下注射醋酸艾替班特注射液的给药量（0.4mg/kg）,最大给药剂量为 30mg。

大多数接受皮下注射艾替班特的儿童患者都会发生轻度至中度注射部位反应,包括红斑、肿胀、灼痛、皮肤疼痛和瘙痒,与报道的成人不良反应一致。两名儿童患者发生严重的注射部位反应,并在 6h 内完全消退。这些反应为红斑、肿胀、烧灼感和温热感。

在临床研究中没有观察到生殖激素的显著变化。

免疫原性

在Ⅲ期临床试验中,观察到经重复治疗的成人出现罕见的暂时性抗艾替班特抗体阳性,所有患者都在疗效范围内。用艾替班特治疗的一名患者在用药前和用药后均检测到抗艾替班特抗体阳性。随访该患者 5 个月,并进一步检测所采集的样品,其结果显示其他样本的抗艾替班特抗体均为阴性。无超敏反应或过敏反应报道。

【药物相互作用】 未发现涉及 CYP450 的药代动力学方面的药物相互作用。

尚未研究本品与血管紧张素转换酶（ACE）抑制剂的联合用药,由于缓激肽水平可能增加,ACE 抑制剂禁用于 HAE 患者。

【禁忌】 对活性成分艾替班特或对该品种用到的任一辅料过敏患者禁用。

【注意事项】

（1）喉部疾病 喉部疾病发作的患者在注射艾替班特后应立即就医,并在医疗机构治疗观察,直到医生判定为安全。

（2）缺血性心脏病 理论上,在缺血情况下,来自缓激肽 B2 受体的拮抗作用可能使心功能恶化和冠脉血流减少。所以对有急性缺血性心脏病或不稳定性心绞痛的患者，在治疗中应注意观察。

（3）卒中　尽管有证据表明卒中后立即进行 B2 受体阻断产生有益的影响，但是理论上仍可能会出现艾替班特减弱缓激肽的正性晚期神经保护作用。因此，在卒中后数周内的患者给药应注意观察。

（4）护理人员/自我给药　对于既往从未接受过艾替班特治疗的患者，应在医疗机构或在医生指导下进行首次治疗。

如果自我给药或护理人员给药后，症状缓解不足或复发，建议患者或护理人员应就医咨询。对于成年人，同一次发作可能需要的后续剂量应在医疗机构内给药。对于青少年或儿童，没有给予同一次发作后续剂量的数据。

出现喉部疾病发作的患者应就医，并且在家中接受注射后也应在医疗机构接受观察。

（5）儿童患者　艾替班特治疗儿童患者遗传性血管水肿反复发作临床经验不足。

（6）对驾驶和操控机器能力的影响　醋酸艾替班特注射液对驾驶和操作机械能力有轻微影响。据报道，在使用本品后出现疲劳、嗜睡、疲倦、睡意和眩晕的症状，这些可能与 HAE 的发作有关。如患者感到疲乏或眩晕建议患者停止驾驶和操作机械。

【贮藏】　25℃以下保存，不得冷冻。

注射用醋酸奥曲肽微球（善龙）

【规格】　①10mg×1 瓶；②20mg×1 瓶
【成分】　本品活性成分为醋酸奥曲肽。
【性状】　本品为白色或类白色粉末。
【适应证】

肢端肥大症
用于下列肢端肥大症患者的治疗：
① 皮下注射醋酸奥曲肽注射液（善宁）已充分控制病情。
② 不适合外科手术、放疗或治疗无效的患者，或在放疗充分发挥疗效前，处于潜在反应阶段的患者。

胃肠胰内分泌肿瘤

用于下列胃肠胰内分泌肿瘤患者的治疗：

① 伴有功能性胃肠胰内分泌肿瘤症状的患者，已经通过皮下注射善宁治疗得到充分控制。

② 伴有类癌综合征特征的类癌。

③ 血管活性肠肽瘤。

④ 胰高血糖素瘤。

⑤ 胃泌素瘤/卓-艾综合征。

⑥ 胰岛素瘤（用于术前低血糖的控制和维持治疗）。

⑦ 生长激素释放因子腺瘤。

【用法用量】 本品仅能通过臀部肌肉深部注射给药，而决不能静脉注射。如果穿入血管则要更换注射部位。反复注射应轮流选择左侧或右侧臀部不同的位置肌内注射。

肢端肥大症

对使用标准剂量皮下注射善宁已完全控制的患者，本品的推荐初始剂量为 20mg，每 4 周给药一次，共 3 个月。治疗可以在最后一次皮下注射善宁的后一天开始。此后剂量应当根据血清生长激素（GH）和胰岛素样生长因子-1/促生长因子 C(IGF-1) 的水平以及临床症状决定。

如果 3 个月后临床症状以及生化参数（GH 和 IGF-1）尚未完全控制（仍旧 GH>2.5μg/L）时，剂量应当增至 30mg，每 4 周给药一次。如 GH≤2.5μg/L，则继续使用 20mg 治疗，每 4 周给药一次。

如果使用 20mg 剂量治疗 3 个月后，GH 的浓度持续低于 1μg/L，IGF-1 的浓度正常以及临床上肢端肥大症的可逆症状和体征消失，本品的剂量可降至 10mg。如此低的剂量下，要密切观察监测血清 GH 和 IGF-1 的浓度以及临床症状和体征。

持续使用本品而未改变剂量的患者，应每 6 个月评价一次 GH 和 IGF-1。

对于不适合外科手术、放疗或治疗无效的患者，或在放疗发挥充分疗效前病情处于潜在反应阶段的患者，建议在开始上述使用本品治疗前，先短期使用皮下注射善宁以评估奥曲肽治疗的反应和全身耐受性。

胃肠胰内分泌肿瘤

（1）已使用皮下注射善宁治疗的患者　对于皮下注射善宁能够控制症状

的患者，建议本品的初始剂量为20mg，每4周给药一次。应继续维持原有皮下注射善宁的有效剂量治疗至第一次注射本品后至少2周。

（2）从未使用皮下注射善宁治疗的患者　建议开始使用本品治疗前，应短期（约2周）每日三次皮下注射善宁0.1mg，以评估奥曲肽治疗反应和全身耐受性。

剂量调整

① 使用本品治疗3个月后，对于症状和生化指标已完全控制的患者，本品剂量可以降至10mg，每4周给药一次。

② 使用本品治疗3个月后症状仅部分控制的患者，剂量可以增至30mg，每4周给药一次。

③ 使用本品治疗胃肠胰肿瘤期间，患者的症状可能加重数天。此时建议联合皮下注射善宁，其剂量与使用本品之前相同。这对于治疗的最初2个月使血奥曲肽达到治疗浓度水平尤为重要。

④ 肾功能损害患者的使用　当皮下注射善宁治疗时，肾功能损害不会影响血奥曲肽的曲线下面积（AUC）。因此本品的剂量不必调整。

⑤ 肝功能损害患者的使用　通过皮下和静脉途径给予善宁的研究发现肝硬化患者的清除力可能下降，而脂肪肝患者则不然。鉴于奥曲肽较宽的治疗窗，肝硬化患者使用本品时的剂量不需要调整。

【药理毒理】

药理作用

奥曲肽是一种人工合成的天然生长抑素的八肽衍生物，它保留了与生长抑素相同的药理作用，但作用持久。它能抑制生长激素（GH）以及胃肠胰（GEP）内分泌系统产生的多肽和血清素的病理性分泌增加。

在动物体内，奥曲肽较生长抑素有更强的抑制生长激素、胰高血糖素和胰岛素释放的作用，以及对GH和胰高血糖素有更强的选择性。

长期（26周）给药，大鼠的剂量达1mg/(kg·d)（腹膜内注射），狗的剂量达0.5mg/(kg·d)（静脉注射）均能被很好地耐受。

在健康受试者中的研究表明，奥曲肽与生长抑素相似，它可以抑制：

① 由精氨酸、运动或胰岛素导致的低血糖引起的生长激素释放。

② 餐后的胰岛素、胰高血糖素、胃泌素以及GEP系统其他肽类的分泌，以及由精氨酸导致的胰岛素和胰高血糖素的分泌。

③ 由促甲状腺激素释放激素（TRH）刺激引起的促甲状腺素（TSH）

的释放。

与生长抑素不同，奥曲肽抑制 GH 的作用优于对胰岛素的抑制，且给药后不会伴有激素反弹性的分泌增加（例如肢端肥大患者中的 GH）。

对于肢端肥大症患者，本品注射用长效奥曲肽微球适合每隔 4 周重复给药，能够持续产生有治疗作用的血清奥曲肽水平，从而保持持续地降低 GH 的水平并使血清 IGF-1 正常。对多数患者，本品能明显改善他们的临床症状，例如头痛、多汗、感觉障碍、疲劳、关节痛以及腕管综合征。已有报道，在给予本品后，少数 GH 分泌性垂体腺瘤患者的瘤体缩小。

胃肠胰内分泌系统功能性肿瘤的患者使用本品后能够持续控制原有疾病的相关症状。

奥曲肽对不同类型的胃胰肠肿瘤的治疗作用如下：

（1）类癌　奥曲肽能改善症状，特别是潮红和腹泻，并使某些患者的血浆血清素水平下降，尿中 5-羟吲哚乙酸的排量减少。

（2）血管活性肠肽瘤　该类肿瘤最主要的生化特征是过量产生血管活性肠肽（VIP），它的临床特征是严重的分泌性腹泻。对于大多数患者，奥曲肽能缓解腹泻，从而提高患者的生活质量。奥曲肽也可改善相应的电解质紊乱（例如低血钾），从而可暂停胃肠内外电解质的补充治疗。计算机断层扫描提示：有些患者用药后肿瘤生长延缓或停滞，甚至缩小，尤其是伴有肝转移的患者。临床症状的改善也伴有血浆 VIP 水平的降低甚至正常。

（3）胰高糖素瘤　大多数使用奥曲肽的患者可以使该病特征性的坏死游走性皮疹有所改善，而对此类患者易并发的轻度糖尿病几乎没有影响。因此，胰岛素和口服降糖药的剂量通常不需减少。奥曲肽的治疗可使已存在的腹泻有所好转，而使患者体重增加。奥曲肽通常可使血浆胰高糖素的水平迅速降低，虽然可持续改善临床症状，但这一作用并不持久。

（4）胃泌素瘤/卓-艾综合征　对因慢性胃泌素刺激所导致的胃酸分泌过多引起的反复发作的消化性溃疡，选择性 H2 受体拮抗剂和抗酸剂治疗并非全部有效，而且某些明显的腹泻症状很少缓解。对于此类患者，单独使用奥曲肽或与 H2 受体拮抗剂联合使用，能降低半数以上的患者胃酸的过多分泌，并改善临床症状（包括腹泻）。并能缓解其他可能由肿瘤分泌的肽所导致的症状（如潮红）。奥曲肽可使某些患者的血浆胃泌素水平降低。

（5）胰岛素瘤　奥曲肽可使血液循环中免疫反应性胰岛素水平降低。对于可手术切除肿瘤的患者，术前使用奥曲肽有助于恢复和维持正常血糖。对于不能手术切除的良、恶性肿瘤，奥曲肽可改善患者血糖的调节，即使循环中胰岛素水平不能持续下降。

（6）生长激素释放因子腺瘤　这是一种能单纯产生生长激素释放因子（GFR）或同时分泌其他具有生物活性肽的罕见肿瘤。两例患者中的一例由于本品的治疗而改善了肢端肥大症的临床症状。此作用可能是因抑制 GFR和 GH 的分泌而产生的。它可能使增大的垂体缩小。

毒理研究

遗传毒性　在经验证的细菌及哺乳动物细胞株中进行的体外研究中，奥曲肽和/或其代谢产物均未见致突变性。在 V79 中国仓鼠细胞中染色体畸变试验中，奥曲肽仅在高浓度和细胞毒性浓度时可见染色体畸变率升高。奥曲肽在小鼠微核试验未见染色体畸变作用，在精子头的 DNA 修复试验中未见对雄性大鼠具有遗传毒性。在 Ames 试验中未见本品、DL-丙交酯-co-乙交酯聚合物具有致突变性。

生殖毒性　奥曲肽在剂量高达 $1000\mu g/(kg \cdot d)$（按体表面积计算为人体暴露量的 7 倍）时，未见对大鼠的生育力具有不良影响。

大鼠和家兔生殖毒性研究中，奥曲肽在给药剂量高达人体最大推荐剂量的 16 倍（基于体表面积）时，未见胎仔毒性。

致癌性　小鼠致癌性试验中，动物连续皮下注射奥曲肽 85～99 周，给药剂量高达 $2000\mu g/(kg \cdot d)$（按体表面积计算为人体暴露的 8 倍），未见致癌性。大鼠致癌性试验中，动物连续皮下注射奥曲肽 116 周，最高剂量 $1250\mu g/(kg \cdot d)$（按体表面积计算为人体暴露量的 10 倍）时，在雄性和雌性大鼠中分别观察到注射部位肉瘤和鳞状细胞癌，发生率分别为 27％和 12％，而溶剂对照组发生率为 8％～10％。注射部位肿瘤发病率的增加可能由在同一部位反复皮下注射的刺激性，以及大鼠对同一部位反复注射的高敏性所致。轮换注射部位可避免对人体的慢性刺激。在使用醋酸奥曲肽注射液治疗至少 5 年的患者中，未见注射部位肿瘤发生。$1250\mu g/(kg \cdot d)$ 给药组雌性大鼠中子宫腺癌发生率为 15％，而生理盐水对照组的发生率为 7％，溶剂对照组的发生率为 0％。子宫内膜炎伴黄体缺失、乳腺纤维瘤减少以及子宫扩张的发生，提示与老年雌性大鼠中子宫肿瘤与雌激素占优势相关，而这种现象并不发生在人体。

【不良反应】

安全性概况摘要

应用奥曲肽治疗时最常见的不良反应为胃肠道异常、神经系统异常、肝胆异常以及代谢和营养异常。

临床试验报告的药物不良反应列表总结

本品临床试验中报道的最常见的不良反应为腹泻、腹痛、恶心、胃肠胀气、头痛、胆结石、高血糖及便秘。其他经常报告的不良反应包括为眩晕、局部疼痛、胆汁淤积、甲状腺功能不全［例如，促甲状腺激素（TSH）降低、总 T4 降低以及游离 T4 降低］、稀便、糖耐量减低、呕吐、乏力，以及低血糖。

表 1 中列出了曾经在奥曲肽临床研究中报告的不良反应。

依照 MedDRA 系统器官分类对临床试验中报告的药物不良反应进行列表（表 1）。在每个系统器官分类中，药物不良反应按发生率降序排列，发生率最高的反应列于第一项。此外，每个药物不良反应的频率分类依照以下惯例（CIOMSⅢ）进行：非常常见（≥1/10）、常见（1/100～1/10）、少见（1/1000～1/100）、罕见（1/10000～1/1000）、十分罕见（＜1/10000），包括独立报告。

表 1　临床研究中报告的药物不良反应

类型	不良反应
内分泌异常	
常见	甲状腺功能减退、甲状腺功能异常（例如，TSH 降低、总 T4 降低以及游离 T4 降低）
代谢及营养异常	
非常常见	高血糖
常见	低血糖、糖耐量受损、食欲减退
少见	脱水
神经系统异常	
非常常见	头痛
常见	头晕
心脏异常	
常见	心动过缓
少见	心动过速
呼吸、胸廓和纵隔系统异常	
常见	呼吸困难
胃肠道异常	
非常常见	腹泻、腹痛、恶心、便秘、胃肠胀气
常见	消化不良、呕吐、腹胀、脂肪泻、稀便、粪便变色

类型	不良反应
肝胆异常	
非常常见	胆结石
常见	胆囊炎、胆汁淤积、高胆红素血症
皮肤和皮下组织异常	
常见	瘙痒、皮疹、脱发
全身症状和给药部位	
非常常见	注射部位反应
常见	乏力
各项检查	
常见	转氨酶水平升高

来源于自发性报告和文献案例的不良反应报告

表 2 中不良反应均来自上市后使用中的自发性报告和文献案例报告。这些反应是来自规模不确定的人群中的自发报告，因而不能以此为依据确定发生率或建立与药物暴露的因果关系。依照 MedDRA 系统器官分类将不良反应进行列表。在每个系统器官分类中，药物不良反应按发生率降序排列。

表 2 自发性报告的药物不良反应

不良反应
血液和淋巴系统异常
血小板减少
免疫系统异常
过敏性反应、过敏症/超敏反应
皮肤和皮下组织异常
荨麻疹
肝胆异常
急性胰腺炎、非胆汁淤积性急性肝炎、胆汁淤积性肝炎、胆汁淤积症、黄疸、胆汁淤积性黄疸
心脏异常
心律失常
各项检查
血碱性磷酸酶升高、γ-谷氨酰胺转移酶升高

已有不良反应的胃肠功能紊乱和营养　在罕见的情况下，可能出现类似急性肠梗阻的胃肠道副作用，伴有进行性腹部膨胀、严重的上腹痛、腹部压痛和板状腹。虽然大便脂肪排出量可能增加，但目前无资料证实长期使用奥

曲肽治疗会由于吸收不良而导致营养缺乏。

胆囊及相关反应 生长抑制素类似物已被证明能抑制胆囊收缩并减少胆汁的分泌，这可能导致胆囊异常或有沉淀。已报道长期皮下注射善宁治疗的患者中有 15%～30% 的患者有胆石形成。一般人群（40～60 岁）中的发病率为 5%～20%。长期使用本品治疗的肢端肥大症或胃肠胰肿瘤患者的资料显示，与皮下注射的患者相比，使用本品治疗没有增加胆石发生率。治疗期间发生的胆囊结石通常是无症状的；有症状的结石症应当使用胆汁酸进行溶石治疗或手术治疗。

胰腺炎 有报道长期皮下注射善宁治疗的患者会因胆石症而导致胰腺炎的发生。有极少数患者在接受皮下注射善宁治疗后的最初几小时或几天内发生急性胰腺炎，停药后消失的报道。

心脏疾病 心动过缓是一种使用生长抑素类似物常见的不良反应。在肢端肥大症及类癌患者中观察到了心电图变化，例如 QT 间期延长、电轴偏移、早期复极、低电压、R/S 转换、早期 R 波递增和非特异性 ST-T 波改变。由于许多存在此类问题的患者用药之前就患有心脏疾病，因此尚未确定这些事件与奥曲肽之间的关联性。

超敏和过敏反应 上市后已有关于超敏反应和过敏反应的报道。这些反应主要影响皮肤，很少影响口腔和呼吸道。有个别过敏性休克的报道。

注射部位反应 注射部位的反应包括疼痛、发红、出血、瘙痒、肿胀或硬化，这些不良反应已经在接受善龙治疗的患者中有所报道。然而这些事件中的大部分并不需要进行临床干预。

血小板减少症 血小板减少症在本品上市后曾被报道，尤其在接受善宁/善龙治疗的肝硬化患者中。该不良反应在停止本品治疗后可逆。

【药物相互作用】 已发现奥曲肽可降低肠道对环孢素的吸收，也可减慢对西咪替丁的吸收。

同时使用奥曲肽及溴隐亭，可以增加溴隐亭的生物利用度。

有限发表的数据显示，生长抑制素类似物由于对生长激素的抑制作用可能减慢通过细胞色素 P450 酶代谢的物质的清除。虽然尚不能断言奥曲肽具有这样的效应，但对同时使用主要通过 CYP3A4 代谢且治疗指数窄的药物，如奎尼丁和特非那定等时，应特别注意。

【禁忌】 已知对奥曲肽或制剂中任何辅料过敏者禁用。

【注意事项】

一般

由于分泌 GH 的垂体瘤有增大的可能，从而导致严重的并发症（如视野受限），因此要密切监测所有的患者，一旦发现有肿瘤增大的证据，建议改用其他的治疗方法。

生长激素（GH）水平的降低和胰岛素样生长因子 1（IGF-1）浓度恢复正常可能会恢复女性肢端肥大症患者的生育能力。如果必须使用奥曲肽治疗，那么治疗期间育龄期妇女需采取适当的避孕措施。

使用奥曲肽长期治疗的患者需对甲状腺功能进行监测。

心血管相关事件

已报道发生心动过缓的病例（频率：常见）。可能需要调整 β 受体阻断剂、钙通道阻断剂药物的剂量，或调整水和电解质平衡。

胆囊及相关事件

使用醋酸奥曲肽治疗中的常见不良反应是胆结石，胆结石的发生也可能与胆囊炎和胆道扩张有关。仍建议在使用本品治疗前和治疗后约每隔 6 个月进行胆囊超声检查。

糖代谢

由于对生长激素、胰高血糖素和胰岛素的释放具有抑制作用，本品可能影响葡萄糖的调节。餐后葡萄糖耐量可能受损。有报道使用皮下注射善宁治疗的患者，在某些情况下，长期给药可能导致持续高血糖的情况。也有发生低血糖的报道。

对于胰岛素依赖的 1 型糖尿病患者，本品可能影响机体对血糖的调节功能，所需胰岛素治疗量可能会有所降低。皮下注射善宁治疗，对于非糖尿病患者和有部分胰岛素受损的 2 型糖尿病患者，可能导致餐后血糖升高，因此建议注意监测糖耐量以及相应降糖治疗。

对于胰岛素瘤患者，由于奥曲肽对生长激素和胰高糖素分泌的抑制作用强于对胰岛素的抑制，且对胰岛素的抑制时间较短，因此奥曲肽有可能加重并延长低血糖的发作。应密切观察此类患者。

营养

某些患者中，奥曲肽可能改变膳食脂肪的吸收。

在某些接受奥曲肽治疗的患者中已观察到维生素 B_{12} 水平下降和 Schilling's 检验异常。对于维生素 B_{12} 缺乏的患者，在使用本品治疗期间，建议注意监测维生素 B_{12} 水平。

其他事项

本品微球剂型仅能单剂使用，不能用其他物质稀释或混合。因此没有与其他溶液和物质的配伍数据记录。

远离儿童视线，避免儿童误取。

【贮藏】 2～8℃（置于冰箱中）保存，请勿冷冻。药瓶应置于外包装中以避光。注射当天应放置在 25℃ 以下环境中。配制后的本品溶液应当立即使用。

注射用磷酸左奥硝唑酯二钠（新锐）

【规格】 0.125g

【成分】 本品主要成分为磷酸左奥硝唑酯二钠。

【性状】 本品为白色或微黄色疏松块状物或粉末。

【适应证】 为减少耐药菌的产生，保证磷酸左奥硝唑酯二钠、左奥硝唑、奥硝唑及其他抗菌药物的有效性，磷酸左奥硝唑酯二钠只用于治疗或预防已证明或高度怀疑由敏感细菌引起的感染。在选择或修改抗菌药物治疗方案时，应考虑细菌培养和药敏试验结果。如果没有这些试验的数据作参考，则应当根据当地流行病学和病原菌敏感性进行经验性治疗。

在治疗前应进行细菌培养和药敏试验以分离并鉴定感染病原菌，确定其对该抗菌药物的敏感性。在获得以上药敏结果之前可以先使用该抗菌药物进行治疗，得到药敏结果后再选择进行针对病原菌的治疗。

在治疗期间应定期进行细菌培养和药敏试验以掌握病原菌是否对抗菌药物持续敏感，并在细菌出现耐药性后能够及时发现。

本品仅适用于不宜口服给药的患者。

本品适应证为：

① 本品适用于治疗肠道和肝脏严重的阿米巴病。

② 本品适用于治疗奥硝唑敏感厌氧菌引起的手术后感染。

③ 本品适用于预防外科手术导致的敏感厌氧菌感染。

【用法用量】

剂量和给药方法

用于治疗阿米巴病

成人：每日 1～1.5g。

儿童：每日 30～40mg/kg。

针对肝脏阿米巴病，在脓肿阶段，在左奥硝唑治疗时需联合进行脓肿的排出。

用于治疗敏感厌氧菌引起的手术后感染

成人：每日 1～1.5g，静脉滴注。单次静脉滴注可以使用 1g。

儿童：每日 20～30mg/kg，静脉滴注。

新生儿和婴儿：每日 20mg/kg，每次 10mg/kg，每天 2 次，静脉滴注。在患者情况允许时，可采用相同剂量的口服给药方式给药。

用于预防外科手术导致的敏感厌氧菌感染 抗生素使用应该是短期的，通常限于每次手术期间使用。有时使用 24h，但不应超过 48h。

成人：麻醉诱导时静脉滴注 1g，24h 后可再次给药 1g。

儿童：每日 20～30mg/kg，给药方案与成人相同，静脉滴注。

新生儿和婴儿：每日 20mg/kg，每次用药 10mg/kg，每天 2 次，静脉滴注。

静脉滴注药物的制备

注射用磷酸左奥硝唑酯二钠通常与 0.9%氯化钠注射液或 5%葡萄糖注射液配伍使用。使用时，取本品 0.5g(4 瓶)，从 100mL 配伍溶剂中分别抽取 5mL 注入每瓶之中，溶解成澄清溶液。将 0.5g（4 瓶）溶解后的磷酸左奥硝唑酯二钠溶液注入剩余配伍溶剂中混合均匀，即为含有本品 0.5g（以左奥硝唑计）的配伍溶液。静脉滴注，每 0.5g 滴注时间 30～60min。

剂量和给药方案的注意事项

上述给药剂量和方案为参照奥硝唑注射液说明书制定。本品在治疗盆腔厌氧菌感染的临床试验中探索进行了 1g qd 的给药方案，其与 0.5g bid 给药方案的临床结果相似，但仍需大样本临床试验进一步评估。

【药理毒理】

药理作用

磷酸左奥硝唑酯二钠为奥硝唑左旋异构体磷酸酯衍生物的钠盐，在人体内能迅速转化为左奥硝唑。左奥硝唑为奥硝唑的左旋体，属硝基咪唑类衍生物。奥硝唑抗微生物作用的可能机制是：通过其分子中的硝基在无氧环境中还原成氨基或通过自由基的形成，与细胞成分相互作用，导致微生物死亡。

毒理研究

遗传毒性 磷酸左奥硝唑酯二钠 Ames 试验中部分组别回变菌落数与自发回变组相比有显著性增加，但回变菌落数均未超过自发回变菌落数 2 倍，提示磷酸左奥硝唑酯二钠具有潜在的诱发细菌突变性。其他硝基咪唑类药物如奥硝唑对多种菌株具有致突变作用。在中国仓鼠肺成纤维细胞培养染色体畸变试验和小鼠微核试验中，磷酸左奥硝唑酯二钠试验结果均为阴性。

生殖毒性 大鼠Ⅰ段生殖毒性试验中，静脉注射给予磷酸左奥硝唑酯二钠 75mg/kg（剂量均以奥硝唑计）对雄鼠生育力等临床指标均未见影响，150、300mg/kg 组雄鼠精子活力指标降低，可见自发活动减少或消失、步态不稳、唾液分泌多等症状，300mg/kg 雄鼠生育力降低、精子畸形率增加。300mg/kg 对雌鼠生育力及早期胚胎发育未见影响。

大鼠Ⅱ段生殖毒性试验，未见不良反应剂量为 125mg/kg，磷酸左奥硝唑酯二钠 400mg/kg 组可致孕鼠体重增长减缓，245、400mg/kg 组可致胎鼠体重增长减缓，对胎鼠外观、内脏及骨骼均未见明显影响，提示磷酸左奥硝唑酯二钠对大鼠无致畸胎作用，但 245、400mg/kg 对胎鼠生长发育有明显影响。兔Ⅱ段生殖毒性试验 50mg/kg 未见胚胎-胎仔发育毒性，200mg/kg 未见致畸毒性。

大鼠Ⅲ段生殖毒性试验中未见不良反应剂量为 100mg/kg，250mg/kg 组动物可见自发活动减少、步态不稳、唾液分泌过多。各给药组 F0 代妊娠大鼠分泌、哺乳，F1 代仔鼠生长发育、神经行为发育及生殖能力，F2 代仔鼠的存活均未见明显影响。

致癌性 磷酸左奥硝唑酯二钠未进行致癌性试验。大鼠连续 2 年给药剂量达 400mg/(kg·d) 时，未见奥硝唑有致癌性。

其他毒性 大鼠 6 周静脉注射重复给药毒性试验未见不良反应剂量为 150mg/kg，300mg/kg 以上剂量组动物可见中枢神经症状，600mg/kg 组可见肝脏毒性。犬 6 周静脉注射重复给药毒性试验未见不良反应剂量为 50mg/kg，160mg/kg 以上剂量组可见肝脏肝细胞气球样变性，300mg/kg 动物可见动物俯卧、嗜睡、自主活动下降甚至丧失、体重增长缓慢。以上毒性反应恢复期 2 周结束后均可恢复。

【**不良反应**】 本品治疗盆腔厌氧菌感染的临床试验中出现的不良反应：

（1）胃肠道系统疾病 腹泻、腹痛、恶心、呕吐、腹部不适等。

（2）感染及侵袭类疾病　阴道感染，外用阴道真菌感染等。

（3）神经系统疾病　头晕。

（4）其他　瘙痒、皮疹、心悸、乏力、肝功能异常、高血压、关节痛、肌病等。

（5）各类检查　白细胞计数降低、中性粒细胞计数降低、淋巴细胞计数降低、丙氨酸氨基转移酶升高等。

以上不良反应均为轻度或中度，治疗结束时均缓解或恢复。

磷酸左奥硝唑酯二钠为奥硝唑拆分药物左奥硝唑的前体药物，以下为奥硝唑注射剂临床使用时的主要不良反应情况。为安全使用本品，请予以注意并参考：

（1）消化系统　恶心、呕吐、金属味道（常见），胃疼（少见），肝炎（十分罕见）。

（2）皮肤和黏膜　皮疹（少见）。

（3）神经系统　头晕、头痛、嗜睡、共济失调、精神错乱（少见），震颤、僵硬、癫痫发作、焦虑、意识障碍、感觉性或混合性周围神经疾病的症状（罕见）。

（4）免疫系统　过敏反应（少见）。

（5）血液和淋巴系统　骨髓抑制、中性粒细胞减少（少见），大剂量或长期用药引起的白细胞减少（出现频率不明确）。

（6）用药部位的反应　静脉滴注时，偶见出现局部疼痛。

【药物相互作用】　磷酸左奥硝唑酯二钠为奥硝唑拆分药物左奥硝唑的前体药物，目前尚缺乏详细的药物相互作用研究数据。以下为奥硝唑注射制剂的药物相互作用研究结果，为安全使用本品，请予以注意并参考：

① 同其他硝基咪唑类药物相比，本品对乙醛脱氢酶无抑制作用。

② 奥硝唑能增强香豆素类药物的抗凝作用，应注意监测并调整抗凝剂的剂量。

③ 巴比妥类药物可降低奥硝唑的血浆半衰期。

④ 西咪替丁可延长奥硝唑血浆半衰期。

⑤ 奥硝唑可延长维库溴铵的肌肉松弛作用。

⑥ 奥硝唑可降低氟尿嘧啶的清除率使其毒性增加。

⑦ 当同时使用锂剂和咪唑类药物时，应监测血浆锂浓度、肌酐和电解质。

【禁忌】　禁用于对本品及硝基咪唑类药物过敏的患者；禁用于对本品中任何辅料成分过敏的患者；除5％葡萄糖注射液和0.9％氯化钠注射液外，禁止本品与其他药物混合使用。

【注意事项】　磷酸左奥硝唑酯二钠为奥硝唑拆分药物左奥硝唑的前体药物，以下为奥硝唑注射制剂临床使用时应注意的问题，为安全使用本品，请予以注意并参考：

① 使用过程中如果出现共济失调、眩晕、精神错乱等症状应马上停药。

② 有中枢神经系统疾病或周围神经系统疾病的患者在使用过程中应严密观察神经功能状态，如发现病情加重应立即停止使用。

③ 如果是血液系统疾病患者，医生必须对治疗前后进行严密的监测。

④ 在需要高剂量或超过10日使用左奥硝唑的情况下，患者应定期进行化验检查和临床检查，特别是血液学检查。在白细胞减少的情况下，是否继续治疗请遵医嘱。

⑤ 服药过程不可服用含酒精的饮料或药物，服用后可引起发热、发红、呕吐、心动过速等症状。

⑥ 在使用左奥硝唑治疗的过程中，如已患念珠菌病，则可能出现恶化。在必要情况下，应当采取适当的措施进行干预。

⑦ 在血液透析患者身上观察到药物的半衰期缩短，所以在透析前或透析后可能增加剂量。

⑧ 使用左奥硝唑后可能造成头晕和思维混乱，使用该药物后不要开车或操作机械。

【贮藏】　遮光，密闭，2~8℃保存。

醋酸兰瑞肽缓释注射液（预充式）（索马杜林）

【规格】　①60mg；②90mg；③120mg（以兰瑞肽计）

【成分】　本品的主要成分及化学名称为醋酸兰瑞肽。

【性状】　白色至浅黄色半固体。

【适应证】

本品适用于在手术和/或放射治疗后血液中生长激素（GH）和胰岛素

样生长因子-1(IGF-1) 水平仍然异常时，或不能进行外科手术和/或放射治疗的肢端肥大症的治疗。

【用法用量】 患者应以 90mg 为起始剂量治疗，深部皮下注射(s.c.)，每 4 周给药 1 次，连续给药 3 个月。

3 个月后可根据以下情况对剂量进行调整：

① 1ng/mL＜GH≤2.5ng/mL，IGF-1 正常，若临床症状得到控制则保持每 4 周 90mg 的剂量。

② GH＞2.5ng/mL，若 IGF-1 升高和/或临床症状未得到控制则将剂量提高至每 4 周 120mg。

③ GH≤1ng/mL，若 IGF-1 正常，临床症状得到控制则将剂量减少至每 4 周 60mg。

此后，可以通过血清 GH 和/或 IGF-1 水平的降低，和/或肢端肥大症症状的变化判断患者的反应，并据此对剂量进行调整。

对于在 60mg 或 90mg 本品治疗下病情得到控制的患者，可考虑 120mg 剂量的延长给药间隔方案，每 6 或 8 周注射 1 次。在用量方案改变后 6 周，应测定 GH 和 IGF-1 水平，评价患者反应的持续性。

建议中度或重度肾脏或肝脏损害患者采用 60mg 兰瑞肽的起始剂量。应慎重考虑是否将中度或重度肾脏或肝脏损害患者的用药间隔延长至每 6 或 8 周给药 1 次，每次 120mg。

为了达到对生化和临床症状的控制，建议必要时对剂量调整后患者的反应进行持续监测。

本品应该通过臀部外上象限深部皮下注射给药。

需由医护人员注射。

注射时皮肤不能有皱褶，针头应该快速、垂直、全部刺入皮肤。注射部位应该左右交替。

使用方法

本品是一种即用型带有自动安全装置的预充式注射器（图 1），注射后其安全装置可以自动锁住，用以防止被针头扎伤。

① 注射前 30min 将本品从冰箱里取出。注射前保持层压袋密封。

② 打开层压袋前，检查是否完好无损，药物是否过期。有效期印在外包装盒和层压袋上。请勿使用已过期药物或包装有任何损坏的药物（图 2）。

③ 用肥皂洗手，并确保在一个干净的区域内进行准备。

醋酸兰瑞肽缓释注射液（预充式）（索马杜林）

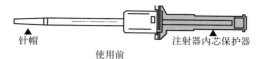

针帽　　　　　　　　　　注射器内芯保护器

使用前

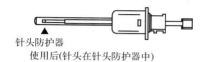

针头防护器

使用后(针头在针头防护器中)

图 1　注射器示意图

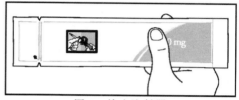

图 2　检查注射器

④ 撕开包装，并取出预充式注射器（图 3）。

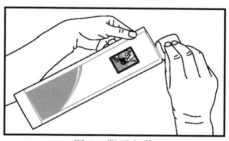

图 3　撕开包装

⑤ 选择注射位置。臀部外上象限处（由医护人员注射，图 4），每次注射的部位要选择左、右侧交替进行。

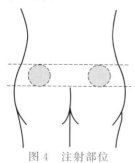

图 4　注射部位

⑥ 清洁注射部位，但不要摩擦皮肤。

⑦ 转动并拉出注射器内芯保护器（图 5）。

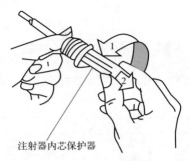

注射器内芯保护器

图 5　转动并拉出注射器内芯保护器

⑧ 移去针帽（图 6）。

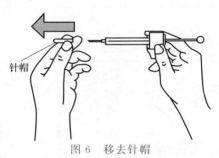

针帽

图 6　移去针帽

⑨ 使用拇指和食指保持注射部位周围的皮肤平坦，使注射部位皮肤没有皱褶或受压，迅速垂直于皮肤插入注射针全长（深部皮下注射，图 7）。

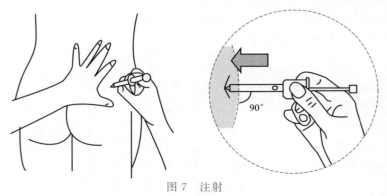

90°

图 7　注射

⑩ 缓慢注射药物。一般需要 20s。注射全部药物，直到注射器内芯不能推动为止（图 8）。此时，会听到"咔哒"的声响。

注意：保持拇指按压在注射器内芯上，以避免激活自动安全装置。

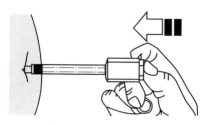

图 8 注射全部药物

⑪ 从注射部位拔出注射针，同时不能放松对注射器内芯的按压（图 9）。

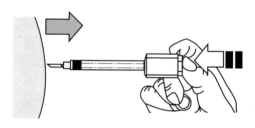

图 9 拔出注射针

⑫ 放松按压的注射器内芯，注射针将自动缩回针管中，并被永久锁住（图 10）。

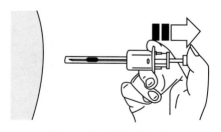

图 10 放松注射器内芯

⑬ 用干棉球或无菌纱布轻轻按压注射部位，以防止出血。注射后不要摩擦或按摩注射部位。

⑭ 请根据医护人员或医疗保健提供方的指导处理用过的注射器。勿将

其扔在一般家庭垃圾中。

【药理毒理】

药理作用

兰瑞肽是天然生长抑素的八肽类似物，作用机制类似天然生长抑素。

毒理研究

遗传毒性 兰瑞肽 Ames 试验、小鼠淋巴瘤细胞试验、人淋巴细胞试验和小鼠微核试验结果均为阴性。

生殖毒性 在大鼠生育力试验中，预计兰瑞肽暴露量约相当于临床最大推荐剂量（MRHD)120mg 血浆暴露的 10 倍时，可见雌性大鼠生殖力降低。预计兰瑞肽暴露量约相当于 MRHD 120mg 血浆暴露的 11 倍时，不会影响雄性大鼠的生育力。

妊娠大鼠每隔 2 周皮下注射兰瑞肽 30mg/kg（按体表面积计算，相当于人用剂量的 5 倍），可见胚胎/胎仔生存率降低。妊娠兔皮下注射兰瑞肽 0.45mg/(kg·d)（按体表面积计算，相当于 MRHD120mg 暴露的 2 倍），可见胎仔生存率降低及骨骼/软组织异常增加。大鼠研究结果显示醋酸兰瑞肽可泌入乳汁。

致癌性 小鼠皮下注射兰瑞肽 0.5、1.5、5、10 和 30mg/(kg·d) 104 周。30mg/(kg·d) 剂量下，注射部位纤维结缔组织可见皮肤肿瘤或皮下肿瘤。雌雄动物均出现纤维肉瘤和雄性动物出现纤维组织细胞瘤的 30mg/(kg·d) 剂量下的暴露量（AUC）高于皮下注射临床最大治疗剂量 120mg/月 AUC 的 3 倍。

大鼠皮下注射兰瑞肽 0.1、0.2 和 0.5mg/(kg·d) 104 周。0.5mg/(kg·d) 剂量下，注射部位纤维结缔组织出现皮肤肿瘤或皮下肿瘤增加，该剂量暴露低于皮下注射临床最大治疗剂量 120mg/月的暴露。啮齿类动物注射部位的肿瘤高发可能与给药频率（每天给药）有关，比人给药（每月给药）频率高，认为没有临床相关性。

【不良反应】
在临床试验中接受兰瑞肽治疗的肢端肥大症患者所报告的不良反应根据相应的人体系统器官按照以下分类列出：十分常见（≥1/10），常见（1/100～1/10），偶见（1/1000～1/100），如表 1 所示。

兰瑞肽治疗后最常见药物不良反应为胃肠系统异常（最常报告的反应为腹泻和腹痛，通常为轻度或中度且为一过性）、胆石症（通常无症状）和注射部位反应（疼痛、结节和硬结）。

表1 临床试验中兰瑞肽出现的不良反应汇总

系统器官分类	十分常见（≥1/10）	常见（1/100～<1/10）	偶见（1/1000～<1/100）	上市后安全性经验（发生频率未知）
感染和侵染类疾病				注射部位脓肿
代谢及营养类疾病		低血糖症	高血糖症,糖尿病	
精神科疾病			失眠	
神经系统疾病		头晕,头痛,关节痛		
心脏疾病		窦性心动过缓		
血管类疾病			潮热	
胃肠系统疾病	腹泻,稀便,腹痛	恶心,呕吐,便秘,肠胃气胀,腹胀,腹部不适,消化不良	粪便变色	胰腺炎
肝胆系统疾病	胆石症/泥沙样胆囊结石	胆管扩张		胆囊炎
皮肤及皮下组织类疾病		脱发,毛发稀少		
全身性疾病及给药部位反应		乏力,注射部位反应(疼痛,肿块,硬结,结节,瘙痒)	无力	
各类检查		丙氨酸氨基转移酶升高,天门冬氨酸氨基转移酶异常,丙氨酸氨基转移酶异常,血胆红素升高,血葡萄糖升高,糖化血红蛋白升高,体重降低,高血压,贫血	天门冬氨酸氨基转移酶升高,血碱性磷酸酶升高,血胆红素异常,血钠降低	
免疫系统疾病				过敏反应(包括血管性水肿,过敏,超敏反应)

免疫原性

与所有肽一样，本品存在潜在的免疫原性。抗体形成的检测主要取决于分析方法的灵敏度和特异性。此外，在分析中观察到的抗体（包括中和抗体）阳性率可能受到几种因素的影响，包括分析方法、样本处理、采样时间、伴随用药和潜在疾病。

临床研究中，对接受本品治疗的肢端肥大症患者进行的实验室检查表明在治疗开始后任意时点上存在推定抗体的患者百分比较低（各个研究中，检出抗体的患者百分比＜4％）。抗体似乎对本品的疗效或安全性没有影响。

【药物相互作用】

相关使用注意事项

环孢素（口服） 环孢素血液浓度降低（肠道对环孢素吸收减少）。在控制血液浓度的情况下增加环孢素剂量，并在停止兰瑞肽治疗后减少剂量。

胰岛素、格列酮类、瑞格列奈、磺脲类药物 有导致低血糖症或高血糖症的风险。在降低或增加内源性胰高血糖素分泌后对降糖治疗的需求减少。必须加强血糖的自我监测，并在兰瑞肽治疗期间根据需要调整降糖药物的剂量。

合并使用可诱发心动过缓的药物（如β受体阻滞剂）可能会对兰瑞肽的轻微降低心率效应产生附加效应。可能需要对此类合并用药的剂量进行调整。

已发表的有限的数据表明，生长抑素类似物可使经细胞色素 P450 酶代谢的化合物的代谢清除减少，这可能由生长激素受抑所致。由于无法排除兰瑞肽具有这一效应的可能性，因此兰瑞肽与其他主要经 CYP3A4 代谢且治疗指数较低的药物（如奎尼丁）合用时应谨慎。

其他信息

鉴于兰瑞肽与血清蛋白中度结合，因而不太可能与高血浆蛋白结合率的药物发生相互作用。

【禁忌】 对生长抑素或相关的肽类或任何辅料过敏者。

【注意事项】 ① 兰瑞肽可降低胆囊动力，诱发胆石形成。因此可能需要定期对患者进行监测。对于长期治疗，建议在治疗前以及治疗后每 6 个月进行一次胆囊超声检查。

② 动物和人体中进行的药理学研究显示，与生长抑素和其他生长抑素类似物相似，兰瑞肽可抑制胰岛素和胰高血糖素的分泌。因此，接受兰瑞肽治疗的患者可能出现低血糖症或高血糖症。兰瑞肽治疗开始时或剂量调整时，应检测血糖水平并相应调整抗糖尿病治疗。在接受胰岛素治疗的糖尿病患者中，初始胰岛素剂量应降低 25％，之后根据血糖水平调节。对于这些患者，从开始治疗就应仔细控制血糖水平。

③ 肢端肥大症的患者在接受兰瑞肽治疗期间，发现有甲状腺功能轻度减退的情况，但临床甲状腺功能减退症罕见。有临床指征时，建议进行甲状腺功能检查。

肢端肥大症患者和原发性甲状腺腺瘤的患者在接受兰瑞肽治疗期间，仍应对垂体瘤的体积进行监测。

④ 兰瑞肽治疗时，无潜在心脏病的患者可能会出现心率减慢，但不一定出现心动过缓。已有心脏病异常的患者，可出现窦性心动过缓。对心动过缓的患者，开始兰瑞肽治疗时应进行监护。

⑤ 尚未确定对驾驶和使用机器能力的影响。但有使用本品后头晕的报告。如果患者受到影响，其不应驾驶或使用机器。

【贮藏】 原包装遮光、密闭，2～8℃冰箱保存。

一旦将产品从冰箱中取出，如果仍然保存在其密封袋中，则可以将产品放回冰箱继续保存以后再用，需要满足的前提条件是，该产品在 40℃ 以下放置时间累计未超过 24h，且累计未超过 3 次。

康替唑胺片（优喜泰）

【规格】 每片 400mg

【成分】 本品主要成分为康替唑胺。

【性状】 尚未见研究资料。

【适应证】 本品适用于治疗由对本品敏感的金黄色葡萄球菌（甲氧西林敏感和耐药的菌株）、化脓性链球菌或无乳链球菌引起的复杂性皮肤和软组织感染。

为减少细菌耐药的发生，确保康替唑胺及其他抗菌药物的疗效，本品应仅用于治疗已确诊或高度怀疑由敏感菌引起的感染。本品不适用于治疗革兰阴性菌感染。如确诊或怀疑合并有革兰阴性菌感染，建议联合应用抗革兰阴性菌药物进行治疗（见【注意事项】）。

在选择或调整抗菌药物治疗方案时，应考虑进行细菌培养和药敏试验以分离并鉴定感染病原菌，确定其对本品的敏感性。如果没有这些试验的药敏数据作参考，则应根据当地细菌耐药性和抗菌药物敏感性等流行病学情况进行经验性治疗。在获得以上药敏结果之前可以先使用本品进行治疗，获得药敏结果后再选择进行针对性的病原治疗。

【用法用量】

成人

本品应随餐或进餐后 30min 内口服，每次 800mg（2 片），每 12h 服用 1 次。建议疗程（连续治疗天数）为 7～14 天，也可根据病情需要适当延长，总疗程可由医生根据感染部位和严重程度及患者对治疗的反应而制订。

在 Ⅰ 期临床研究中，健康受试者连续随餐口服康替唑胺片 28 天，耐受性和安全性良好；对于应用康替唑胺片超过 28 天的安全性和有效性尚未进行评价。

特殊人群

（1）儿童　本品尚未在儿童患者中进行临床有效性和安全性评价。

（2）老年人　年龄在 65～75 周岁的老年患者无须调整剂量。

（3）肾功能不全　本品在 Ⅰ 期、Ⅱ 期、Ⅲ 期临床试验受试者的群体药代动力学（PPK）研究结果显示，轻度肾功能不全患者（60mL/min≤肌酐清除率＜90mL/min）不必调整剂量。尚无本品在中重度肾功能不全患者中的药代动力学数据。

（4）肝功能不全　根据现有的研究资料，轻至中度肝功能不全患者无须调整剂量。尚未在严重肝功能不全的患者中评价康替唑胺的药代动力学特性。

【药理毒理】

药理作用

康替唑胺为全合成的新型噁唑烷酮类抗菌药，可用于治疗由需氧的革兰阳性菌引起的感染。康替唑胺的体外抗菌谱还包括一些厌氧菌。体外研究证实康替唑胺的抗菌作用机制与其他噁唑烷酮类抗菌药物相同，是通过抑制细菌蛋白质合成过程中所必需的功能性 70S 起始复合体的形成而达到抑制细菌生长的作用。

时间-杀菌曲线研究的结果表明，康替唑胺对肺炎链球菌有明显的杀菌作用，对受试的大部分葡萄球菌和化脓性链球菌有一定的杀菌作用，但对肠球菌属仅具抑菌作用。

抗微生物活性　体外试验结果显示，康替唑胺具有高度抗菌活性，其抗菌谱主要覆盖革兰阳性菌，其中包括耐甲氧西林葡萄球菌（包括耐甲氧西林金黄色葡萄球菌和表皮葡萄球菌等）、青霉素不敏感肺炎链球菌（包括青霉素中介和耐青霉素肺炎链球菌）、万古霉素耐药肠球菌等耐多药临床分离菌。

（1）在体外试验和临床都被证实的敏感菌　康替唑胺在体外试验和在【适应证】部分所述的临床感染中，已显示对下列大多数分离病原菌有抗菌活性：革兰阳性需氧菌或兼性菌；金黄色葡萄球菌（包括耐甲氧西林和敏感菌）；链球菌属（包括化脓-链球菌、咽峡炎链球菌、无乳链球菌和停乳链球菌）；革兰阳性厌氧菌或兼性菌；大芬戈尔德菌；厌氧消化链球菌；不解糖消化链球菌；纽氏放线菌；贪婪丙酸杆菌。

（2）仅体外试验显示为敏感菌，尚未获得临床证实　以下是体外试验获得的资料，但其临床意义尚不清楚。下列细菌至少有90％的受试菌株测试结果显示，体外最小抑菌浓度低于或等于康替唑胺敏感折点（见表1）。然而，康替唑胺在治疗这些细菌所致临床感染中的效果，尚未在充分的对照良好的临床试验中确定。

革兰阳性需氧菌或兼性菌；副血链球菌；口腔链球菌；β-内酰胺酶阴性葡萄球菌；表皮葡萄球菌（包括耐甲氧西林和敏感菌）；溶血葡萄球菌（包括耐甲氧西林和敏感菌）；腐生葡萄球菌（包括耐甲氧西林和敏感菌）；肺炎链球菌（包括青霉素敏感、中介和耐药菌）；类马链球菌；粪肠球菌；屎肠球菌（包括万古霉素敏感和耐药菌）；棒状杆菌属（纹带棒状杆菌）；革兰阳性厌氧菌；艰难梭菌。

若患者确诊或高度怀疑是由上述病原菌引起的感染，当其他抗菌药物无效或无法获得，或因药物安全性导致使用受到限制时，则使用康替唑胺可能有效。

对敏感性试验的要求

（1）敏感性试验方法　按抗菌药物药敏试验推荐的纸片扩散法和肉汤微量稀释法，来确定康替唑胺的最低抑菌浓度和抑菌圈直径，判断病原菌对康替唑胺的敏感性。

（2）敏感性试验结果解释标准　康替唑胺的敏感性试验结果解释标准详见表1。

表1　康替唑胺的敏感性试验解释标准

病原菌	最低抑菌浓度/（mg/L）		纸片扩散法抑菌圈直径/mm	
	S	R	S	R
葡萄球菌属	≤4	≥8	≥21	≤20
肠球菌属	≤4	≥8	≥21	≤20

病原菌	最低抑菌浓度/(mg/L)		纸片扩散法抑菌圈直径/mm	
	S	R	S	R
肺炎链球菌	≤2	≥4	≥22	≤21
α溶血性链球菌	≤2	≥4	≥21	≤20
β溶血性链球菌	≤2	≥4	≥21	≤20

注：S 为敏感(Susceptible)；R 为耐药(Resistant)。

（3）质量控制 康替唑胺的敏感性试验可接受的质量控制范围详见表2。

表 2 康替唑胺的敏感性试验可接受的质量控制范围

质控菌	最小抑菌浓度/(mg/L)	纸片扩散法的抑菌圈直径/mm
金葡菌 ATCC 29213	1～4	—
金葡菌 ATCC 25923	—	21～27
肠球菌 ATCC 29212	1～4	—
肺炎链球菌 ATCC 49619	0.5～2	23～30

耐药机制 康替唑胺天然耐药频率低（$<8\times10^{-12}$）。体外耐药机制研究显示，稀有的康替唑胺耐药突变主要集中在 23SrRNA 和 rp1C 基因（编译 L3 核糖体蛋白），rp1D 和 rp1V 基因（编译 L4 和 L22 核糖体蛋白）未发现突变。康替唑胺与其他噁唑烷酮类抗菌药物（如利奈唑胺）表现出交叉耐药。但是，连续传代试验结果显示，经过 30 代持续诱导，康替唑胺对甲氧西林敏感金黄色葡萄球菌（MSSA）和耐甲氧西林金黄色葡萄球菌（MRSA）的最小抑菌浓度（MIC）均仅升高 8 或 16 倍。与其他抗菌药的相互作用体外研究显示，康替唑胺与其他受试抗菌药（如阿莫西林、庆大霉素、万古霉素、诺氟沙星、头孢霉素、克林霉素、四环素、替考拉宁、多黏菌素 B、氨曲南、美罗培南和利福平等）联合应用未见拮抗作用，大多为无关作用，部分组合出现了协同作用，包括康替唑胺与克林霉素联合应用于粪肠球菌质控 ATCC29212，康替唑胺与四环素联合应用于青霉素耐药的临床分离肺炎链球菌 MSPN0002，康替唑胺与利福平联合应用于金黄色葡萄球菌质控菌 ATCC29213。

药代动力学

研究显示，AUC24 h/MIC 为康替唑胺的最佳 PK/PD 指数。在小鼠的腿部感染模型中，康替唑胺对受试金黄色葡萄球菌的治疗静息剂量为 $(5.5+2.2)[\text{mg}/(\text{kg}\cdot\text{d})](\text{d}=24\text{h})$，对应 AUC_{24h}/MIC 为 4.3+2.1。依据

体外试验获得的康替唑胺对小鼠和人体的血浆蛋白结合率换算，康替唑胺在人体的 AUC_{24h}/MIC 等于 23 时即可实现疗效。

毒理研究

遗传毒性 康替唑胺的小鼠淋巴瘤细胞致突变试验、中国仓鼠肺成纤维细胞染色体畸变试验和小鼠微核试验结果均为阴性。

生殖毒性 在大鼠生育力和早期胚胎发育毒性研究中，康替唑胺对雌性大鼠的生育力和生殖力以及早期胚胎的发育未见明显影响，雄性大鼠经口给予康替唑胺 60mg/kg 和 200mg/kg，可见精子活度降低，但受孕率未见明显降低，雄性睾丸、附睾组织病理学检查未见异常改变。

在大鼠和兔胚胎-胎仔发育毒性试验中，康替唑胺对大鼠和兔均未见致畸作用，20～200mg/(kg·d) 剂量下大鼠胎仔出现以骨化延迟为主的骨骼变异；150mg/(kg·d) 剂量下，以游离康替唑胺的 AUC 计，暴露量相当于临床治疗剂量（800mg，bid）的 3.9 倍，对兔胚胎胎仔发育未见影响。

在大鼠围产期毒性试验中，康替唑胺 50mg/(kg·d)，以游离康替唑胺的 AUC 计，暴露量相当于临床治疗剂量（800mg，bid）的 3.7 倍，对哺乳期大鼠和子代均未见明显毒性作用。100mg/(kg·d) 组母鼠，以游离康替唑胺的 AUC 计，暴露量相当于临床治疗剂量（800mg，bid）的 9.1 倍，在妊娠晚期出现体重增长缓慢和摄食量略低的现象，其 F1 子代动物出现发育迟缓，表现为体重增长缓慢、摄食量降低、耳郭分离达标率降低，但自发活动、学习记忆、生育力和交配参数均未见明显改变。

致癌性 尚未进行动物终生研究评估康替唑胺的潜在致癌性。

其他毒性

（1）光毒性 豚鼠的光毒性试验显示康替唑胺经口给药未见光毒性。

在已完成的 Ⅰ 期、Ⅱ 期和 Ⅲ 期临床研究中，共有 176 例健康受试者和 489 例复杂性皮肤和软组织感染患者接受了康替唑胺片治疗，均未出现皮肤光毒性。

（2）骨髓抑制 以游离康替唑胺的 AUC 计，康替唑胺在大鼠体内的暴露量约相当于临床治疗剂量（800mg，BID）下人体内的预期暴露量的 12.5 倍时，未见骨髓抑制毒性。

以游离康替唑胺的 AUC 计，康替唑胺在大鼠或犬中以相当于临床剂量（800mg，BID）10 倍或 5.8 倍的剂量连续暴露 13 周，均未见骨髓抑制毒性。

（3）周围神经和视神经毒性　以游离康替唑胺的 AUC 计，康替唑胺以相当于临床治疗剂量（800mg，BID）下人体内暴露量的 6.5 倍的暴露水平连续暴露于 LE 大鼠 3 个月，LE 大鼠未见中枢和周围神经的病理学变化，也未见视神经的变化。

（4）心电图　犬单次经口给予康替唑胺达 120mg/kg 后，监测心电图至给药后 24h，犬的心电图波形正常，未见心律或转导异常。犬的心电图参数（如 PQ、PR、QRS、QT、QTcF、QTcV 等）、血压和体温均在正常值范围内。

犬连续 13 周经口给予康替唑胺达 60mg/（kg·d）[以游离康替唑胺的 AUC 计，相当于临床治疗剂量（800mg，BID）的 5.8 倍]，未见供试品相关的异常心脏节律或心电图改变。

康替唑胺对 hERG 钾通道电流的 IC_{50} 约为 111.08μmol/L。

【不良反应】

临床试验

因为开展临床试验的条件各不相同，在某种药物的临床试验中观察到的不良反应发生率不能与另一种药物在临床试验中观察到的不良反应发生率直接比较，并且可能无法反映在临床实践中观察到的不良反应发生率。

复杂性皮肤及软组织感染患者　康替唑胺片在中国完成了两项在复杂性皮肤及软组织感染成人患者的阳性药物（利奈唑胺片）对照的多中心随机双盲双模拟临床试验，一项为探索性临床治疗性研究（Ⅱ期临床试验），一项为确证性临床治疗性研究（Ⅲ期临床试验）。Ⅱ期临床试验和Ⅲ期临床试验中观察到的康替唑胺片 800mg 治疗相关的不良反应和不良反应发生率均相似，具体见表 3。

表 3　临床试验中观察到的康替唑胺片 800mg 治疗相关的不良反应 （$N=432$）

系统器官分类	常见（1/100～<1/10）	偶见（1/1000～<1/100）
胃肠系统疾病	恶心，呕吐，腹部不适	腹泻、上腹痛、胃食管反流病、便秘、腹痛、胃肠疾病
皮肤及皮下组织类疾病		药疹、斑疹、皮肤病、皮肤烧灼感、皮疹、全身的瘙痒、瘙痒症、皮肤剥脱
肝胆系统疾病		肝周不适
各类神经系统疾病		头晕、困倦、头部不适、头痛

系统器官分类	常见（1/100～<1/10）	偶见（1/1000～<1/100）
心脏器官疾病		室内传导障碍、室上性期外收缩、心动过缓、窦性心动过缓
呼吸系统、胸及纵隔疾病		脓性鼻漏、痰量增多、咽喉刺激、胸部不适
代谢及营养类疾病		高脂血症
肾脏及泌尿系统疾病		尿道疼痛
耳及迷路类疾病		耳鸣
感染及侵染类疾病		鼻前庭炎
精神病类		抑郁
各类检查	生化： 　丙氨酸氨基转移酶升高、天门冬氨酸氨基转移酶升高、血尿酸升高、血胆红素升高	生化： 　血肌酸磷酸激酶升高、γ-谷氨酰转移酶升高、血钾升高、血尿素升高、血葡萄糖降低、血葡萄糖升高、血非结合胆红素升高、结合胆红素升高、肝脏功能检查值降低、血碱性磷酸酶升高 血液学： 　血小板计数升高、网织红细胞计数升高、白细胞计数降低、中性粒细胞计数降低、网织红细胞计数降低、红细胞计数下降、淋巴细胞百分比升高、红细胞压积降低、血红蛋白降低、网织红细胞百分比异常 尿常规： 　尿白细胞阳性 心电图： 　心电图 T 波波幅降低、心率不规则

在以利奈唑胺为阳性对照药物的Ⅲ期临床研究中，有 354 例患者接受了康替唑胺片 800mg Q12h 的暴露，有 351 例患者接受了利奈唑胺片 600mg Q12h 的暴露，疗程为 7～14 天。在Ⅲ期临床研究中，出现的常见（发生率≥1%）临床不良反应主要为胃肠道反应，详见表 4。

表 4　Ⅲ期临床研究中常见（发生率≥1%）的临床不良反应

系统/器官分类	发生率≥1%的临床不良反应/%	
	康替唑胺 800mg（$N=354$）	利奈唑胺 600mg（$N=351$）
胃肠系统疾病		
恶心	3.4	2.8
呕吐	3.4	0.9
腹泻	0.8	2.0
腹部不适	0.6	1.4

续表

系统/器官分类	发生率≥1%的临床不良反应/%	
	康替唑胺 800mg($N=354$)	利奈唑胺 600mg($N=351$)
舌变色	0	1.4
各类神经系统疾病		
头晕	0.3	1.1

临床试验中观察到的胃肠道反应大部分为轻度至中度，且大多呈一过性，无须药物治疗，可自行恢复。如治疗过程中出现较重的胃肠道反应，可考虑暂停用药。治疗过程中若发生其他较重的不良反应，建议咨询医生，若有必要，可考虑暂停用药。

实验室检查

在Ⅲ期临床试验中，接受康替唑胶片 800mg 治疗的患者（$N=354$），常见的（发生率≥1%）与研究药物相关的实验室检查异常主要为肝酶升高、血尿酸升高，未见骨髓抑制相关的血液学参数的显著变化；而接受阳性对照药物利奈唑胺片（600mg）治疗的患者（$N=351$），常见的（发生率≥1%）与研究药物相关的实验室检查异常主要为肝酶升高和血液学参数的显著改变。具体数据详见表5。

表5　Ⅲ期临床研究中常见（发生率≥1%）的与研究药物相关的实验室检查异常

系统/器官分类	发生率≥1%的与研究药物相关的实验室检查异常/%	
	康替唑胺 800mg($N=354$)	利奈唑胺 600mg($N=351$)
各类检查		
丙氨酸氨基转移酶升高	9.6	10.5
天门冬氨酸氨基转移酶升高	6.8	5.7
血尿酸升高	1.7	0
血胆红素升高	1.1	1.1
白细胞计数降低	0.3	3.4
中性粒细胞计数降低	0.3	1.7
网织红细胞计数降低	0.3	1.4
血小板计数降低	0	2.3

在Ⅲ期临床研究观察到的与研究药物相关的实验室检查异常中，康替唑胺片组未见血小板计数下降，相比对照组（利奈唑胺片）为 2.3%（8/351）。另外，在Ⅲ期临床研究中，共有 405 例患者（康替唑胺片组 204 例，利奈唑胺片组 201 例）连续口服 11 天及以上研究药物，受试者出现明显血小板减少（定义为低于基础值的 70%）的患者百分比，康替唑胺片组

为 2.5%(5/204)，对照组（利奈唑胺片）为 25.4%(51/201)，两组具有显著差异（$P<0.001$）。

在一项以利奈唑胺片为对照的 I 期临床试验中，试验组有 10 例健康受试者连续 28 天口服康替唑胺片，每次 800mg，每 12h 1 次，受试者均未见与研究药物相关的血小板计数下降和白细胞计数下降的血液学检查异常，未见骨髓抑制趋势；对照组有 10 例健康受试者连续 28 天口服利奈唑胺片，每次 600mg，每 12h 1 次，有 2 例受试者（20%，2/10）和 1 例受试者（10%，1/10）分别发生与研究药物相关的血小板计数下降和白细胞计数下降的血液学检查异常。

上市后监测

目前尚缺乏相关数据。

【药物相互作用】

（1）通过黄素单加氧酶 5 代谢的药物　康替唑胺在体内的代谢主要通过黄素单加氧酶 5（FMO5）和肝胞浆中的还原酶共同催化，因目前尚未见通过该代谢机制代谢或抑制/诱导黄素单加氧酶 5（FMO5）活性的其他已上市药物，故尚未基于 FMO5 代谢机制开展本品的药物相互作用研究。

（2）对细胞色素酶 P450 的作用　体外孵育结果显示，康替唑胺和其体内主要代谢产物 M2 均不抑制有临床意义的人类细胞色素同工酶（如 3A4、1A2、2C9、2C19、2D6）的活性，也不是 CYP450 酶的诱导剂。所以，预计康替唑胺不会显著改变经这些主要细胞色素同工酶代谢的药物的药代动力学性质。

康替唑胺不是 CYP450 酶的底物，因此，康替唑胺与 CYP450 酶的抑制剂或诱导剂之间不会发生相互作用。

（3）与其他抗菌药的相互作用　体外棋盘法研究结果显示，康替唑胺与其他受试抗菌药联合应用未见拮抗作用，大部分为无关作用，仅部分组合出现了协同作用，如：康替唑胺与克林霉素联合应用于粪肠球菌质控菌 ATCC29212，康替唑胺与四环素联合应用于青霉素耐药的临床分离肺炎链球菌 MSPN0002，康替唑胺与利福平联合应用于金黄色葡萄球菌质控菌 ATCC29213。

（4）对单胺氧化酶的作用　体外单胺氧化酶抑制试验结果显示，康替唑胺在人体预期暴露水平下对单胺氧化酶无明显抑制作用（fC_{max}/IC_{50} 为 0.06 或 0.21）；小鼠头部抽动试验和大鼠酪胺挑战试验结果显示，康替唑胺在大于临床治疗剂量的预期暴露水平下，对单胺氧化酶无显著的抑制作用，但是，同类药物利奈唑胺在相当于临床剂量的预期暴露水平下对单胺氧化酶具有显著抑制作用。预计康替唑胺与单胺氧化酶底物（如肾上腺素能药物或5-羟色胺类药物等）合用产生潜在的药物相互作用的可能性很低。

（5）对药物摄取和外排转运体的作用　体外孵育结果显示，康替唑胺不是药物摄取转运体（OAT1、OAT3、OATP1B1、OATP1B3 和 OCT2）和药物外排转运体（BCRP）的底物，虽然康替唑胺是药物外排转运体 P-gp 的底物，但是康替唑胺主要以代谢途径从体内消除，预测转运体 P-gp 抑制剂对康替唑胺的体内暴露量无显著影响。

另外，在临床治疗剂量（800mg，BID）下，人体内康替唑胺的暴露量对上述药物摄取和外排转运体均无显著的抑制作用。

【禁忌】　本品禁用于已知对康替唑胺或其他噁唑烷酮类药物或本品其他成分过敏的患者。

【注意事项】　① 为减少耐药细菌的产生，并确保康替唑胺和其他抗菌药物的疗效，本品应该用于治疗已经证实或者高度怀疑由敏感菌引起的感染性疾病。当有预防应用指征时，可预防用药。在没有确诊或高度怀疑细菌感染的证据或没有预防应用指征时，使用康替唑胺可能不会给患者带来益处，且有增加耐药细菌产生的风险。

② 应告知患者抗菌药物包括康替唑胺应仅用于治疗细菌感染而不应用于治疗病毒感染。当康替唑胺用于细菌感染时，应告知患者在治疗的早期，虽然通常会感觉好转，但仍应当按照医嘱准确服药。若出现用药疏漏或没有完成整个治疗过程，可能会降低当时的治疗效果且增加细菌耐药的发生，以及将来可能不能应用康替唑胺或其他抗菌药物治疗。

③ 康替唑胺对革兰阴性菌的临床疗效未经证实，不适用于治疗革兰阴性菌感染。在确诊或怀疑合并革兰阴性菌感染时，应联合使用针对革兰阴性菌感染的抗菌药（见【适应证】）。

④ 本品对 QT 间期的影响　在一项健康受试者餐后单剂口服康替唑胺的全面 QT（TQT）临床试验中，共 52 例受试者参与并完成了全面 QT 研究，结果显示：康替唑胺 800mg 和 1600mg 剂量组经安慰剂对照药修正的 QTcI 间期相对于基线点的变化平均值分别为＋0.4ms 和＋3.5ms（QTc 效应阳性的预期值为≥5ms），这些数据显示康替唑胺无明显的 QTc 效应。

⑤ 骨髓抑制　在 Ⅱ 期临床试验中，如表 3 所示，接受康替唑胺片

800mg 治疗的患者（$N = 354$），未见血小板计数降低（0%，0/354），偶见白细胞计数降低（0.3%，1/354）、中性粒细胞计数降低（0.3%，1/354）和网织红细胞计数降低（0.3%，1/354）的与研究药物相关的血液学检查异常；然而，接受阳性对照药利奈唑胺片（600mg）治疗的患者（$N = 351$），常见的（发生率≥1%）与研究药物相关的血液学检查异常包括白细胞计数降低（3.4%，12/351）、血小板计数降低（2.3%，8/351）、中性粒细胞计数降低（1.7%，6/351）和网织红细胞计数降低（1.4%，5/351）。另外，在一项以利奈唑胺片为对照的 I 期临床试验中，试验组有 10 例健康受试者连续 28 口服康替唑胺片，每次 800mg，每 12h 1 次，受试者均未见与研究药物相关的血小板计数下降和白细胞计数下降的血液学检查异常，未见骨髓抑制趋势；对照组有 10 例健康受试者连续 28 天口服利奈唑胺片，每次 600mg，每 12h 1 次，共有 2 例受试者（20%，2/10）和 1 例受试者（10%，1/10）分别发生与研究药物相关的血小板计数下人细胞计数下降的血液学检查异常。所以，与阳性对照药相比，康替唑胺片未见引起骨髓抑制相关的血液学参数的显著变化。

已完成的动物重复给药毒性研究显示，康替唑胺在大鼠或犬中以相当于临床剂量 10 倍或 5.8 倍（以 f AUC 计）的剂量连续暴露 13 周，均未见骨髓抑制毒性；在以利奈唑胺为对照的连续给药 28 天的大鼠重复给药毒性试验中，康替唑胺组在相当于 12.5 倍（以 f AUC 计）的临床治疗剂量下未见骨髓抑制，而利奈唑胺组在相同剂量下可见明显的骨髓抑制毒性。

虽然在已完成的临床试验中，接受康替唑胺片治疗的受试者未出现骨髓抑制或发生骨髓抑制的趋势，且动物重复给药毒性试验也显示康替唑胺以高于临床治疗剂量的水平连续暴露超过临床推荐治疗周期未见骨髓抑制毒性，但是考虑到已上市的其他噁唑烷酮类药物发生的骨髓抑制不良反应，接受康替唑胺片治疗的患者如基线血细胞计数偏低或需延长治疗时间，在治疗过程中应关注全血细胞计数的变化。

⑥ 周围神经和视神经病变　本品已完成的动物重复给药毒性研究显示，以游离康替唑胺的 AUC 计，康替唑胺以相当于临床治疗剂量下人体内暴露量的 6.5 倍的暴露水平连续暴露于 LE 大鼠 3 个月，LE 大鼠未见中枢和周围神经的病理学变化，也未见视神经的变化。在已完成的所有临床试验中，也未观察到与康替唑胺片治疗相关的周围神经和视神经病变。

因目前仅有健康受试者连续使用康替唑胺片 28 天的临床安全性数据，

考虑到已上市的其他噁唑烷酮类药物发生的周围神经和视神经病变不良反应，接受康替唑胺片治疗的患者如因病情需延长治疗疗程，在治疗过程中应关注患者是否发生周围神经病变和视神经病变。

⑦ 抗菌药物相关腹泻和结肠炎　尽管在本品已完成的所有临床试验中均未见与康替唑胺相关的结肠炎，但考虑到使用几乎所有抗菌药物时都曾有假膜性结肠炎报告，因此，如果在接受任何抗菌药物后患者出现腹泻，则应考虑假膜性结肠炎的可能。如果疑诊或确诊患有抗菌药物相关结肠炎，可能需要停用康替唑胺。应采取适当的处理措施。

几乎所有抗菌药物使用中都曾有抗菌药物相关腹泻和结肠炎〔包括假膜性结肠炎和艰难梭菌相关性腹泻（CDAD）〕的报道，严重程度可从轻度腹泻到致命性结肠炎。抗菌药物治疗可改变肠道正常菌群，导致艰难梭菌的过度生长。使用抗菌药物治疗的患者如果出现腹泻则必须要考虑 CDAD 的可能。据报道，有时 CDAD 甚至有可能在使用抗菌药物后 2 月后才出现，故需要详细了解病史。

因此，如果患者在康替唑胺治疗期间或之后出现严重腹泻，则应考虑该诊断。如果疑诊或确诊抗菌药物相关腹泻或 CDAD，可能需要停用对艰难梭菌没有直接活性的正在进行的抗菌药物治疗并马上采取适当的治疗措施。根据临床指征，可适当补液、维持电解质平衡和补充蛋白质，给予针对艰难梭菌的抗菌药物治疗，并进行外科手术评估。在此情况下应禁用抑制肠蠕动的药物。

⑧ 二重感染　尽管健康受试者连续口服康替唑胺片 14 天后，粪便培养结果显示未见菌群交替，但是考虑到抗菌药物的应用可能促使非敏感菌株的过度生长，在治疗中如出现二重感染，应采取适当的措施。

⑨ 特殊人群　轻度肾功能不全患者（60mL/min≤肌酐清除率<90mL/min）不必调整剂量。尚无本品在中重度肾功能不全者中的药代动力学数据。

轻至中度肝功能不全患者无须调整剂量。尚未在严重肝功能不全的患者中评价康替唑胺的药代动力学特性。

⑩ 在对照临床研究中，对于应用康替唑胺制剂超过 28 天的安全性和有效性尚未进行评价。

⑪ 血尿酸升高　使用本品可能引起血尿酸升高。在Ⅰ期临床试验中，接受康替唑胺片 800mg 治疗组观察到的与治疗相关的血尿酸升高的不良反应发生率为 1.7%，均为轻度，且均未见血尿酸升高相关的临

床症状。

⑫ 对单胺氧化酶的作用　因目前尚无康替唑胺与单胺氧化酶底物合用的临床研究数据，患者服用康替唑胺时，如正在或即将接受单胺氧化酶底物（如肾上腺素能药物或 5-羟色胺类药物等）的治疗，应告知医生，并在医生指导下使用。参见【药物相互作用】及【药理毒理】。

【贮藏】　密闭，不超过 25℃保存。

吗啉硝唑氯化钠注射液（迈灵达）

【规格】　100mL：吗啉硝唑 0.5g 与氯化钠 0.9g

【成分】　本品主要成分为吗啉硝唑。

【性状】　本品为微黄绿色至黄绿色澄明液体。

【适应证】　为了减少耐药菌的形成并确保吗啉硝唑和其他抗菌药物的有效性，吗啉硝唑应仅限用于治疗或预防已被证实或疑似易感病原体导致的感染。

若有细菌培养和药物敏感性试验的相关信息，应参考这些信息选择或修改抗菌治疗方案。若没有这些信息，则当地的流行病学和细菌敏感性数据等经验可能有助于选择治疗方案。

需要说明的是，给药前应进行细菌培养和药敏试验以查明致病菌及其对吗啉硝唑的敏感性。采集标本后即可以开始使用吗啉硝唑，在获知药敏结果后再做相应的调整。

依据本品目前的临床试验数据，本品适用于细菌引起的下列成人（≥18岁）感染：

① 妇科盆腔炎（包括子宫内膜炎、输卵管炎、输卵管卵巢脓肿、盆腔腹膜炎等）：由消化链球菌、脆弱拟杆菌、韦荣球菌、吉氏拟杆菌等引起。

② 联合手术治疗化脓性阑尾炎、坏疽性阑尾炎：由拟杆菌属（脆弱拟杆菌、卵形/多形拟杆菌、单形拟杆菌、普通拟杆菌），梭菌属（产气荚膜梭菌、双酶梭菌、丁酸梭菌及其他梭菌），梭杆菌属（具核梭杆菌、可变梭杆菌），厌氧球菌（消化链球菌、韦荣球菌）等引起。

③ 由于盆腔炎、阑尾炎为厌氧菌和需氧菌的混合性感染，故应根据临

床需要采取其他辅助治疗措施，如合并对需氧菌有效的药物等。

【用法用量】

剂量和给药方法

① 妇科盆腔炎（包括子宫内膜炎、输卵管炎、输卵管卵巢脓肿、盆腔腹膜炎等）：

静脉滴注，每次 500mg，滴注时间为不少于 45min，一天 2 次，给药间隔时间为 6～8h，连续给药 14 天。

② 化脓性阑尾炎、坏疽性阑尾炎：

静脉滴注，每次 500mg，滴注时间为不少于 45min，一天 2 次，给药间隔时间为 6～8h，连续给药 5～7 天。

在完成手术准备，准备开腹前 30min 内开始给药。

使用指南

本品为 100mL 单剂量钠钙玻璃输液瓶灌装，每瓶含 0.5g 吗啉硝唑与 0.9g 氯化钠。

本产品应遮光，密闭，置阴凉处（不超过 20℃）保存。

使用前请仔细检查包装，应完好无损；内装溶液应澄清，无可见微粒。只要溶液和容器包装容许，给药前均应肉眼检查输注药品是否有颗粒物质及变色。

使用时去除外包装后，应目视检查是否存在微小渗漏。如果发现有漏液现象，则产品无菌性已被破坏，应禁止使用。

本品为即用型等渗溶液，使用前无须稀释。

使用前准备

① 经由挂孔将输液瓶悬挂。

② 去除输液口保护帽。

③ 连接输液器。

使用时注意

本品只能作为连续或间歇性输液通过缓慢的静脉滴注给药，不应向本品中加入添加物，如果使用原来的静脉输液系统，吗啉硝唑输液期间应停止使用原来的溶液。

【药理毒理】

药理作用

吗啉硝唑为第三代硝基咪唑类衍生物，其发挥抗微生物作用的机制可能是通过其分子中的硝基，在无氧环境中还原成氨基或形成自由基，与细胞成分相互作用，从而导致微生物的死亡。

体外抗菌试验结果显示，吗啉硝唑对临床分离厌氧革兰阴性无芽孢杆菌和革兰阳性球菌均具有较强抗菌作用。吗啉硝唑对脆弱拟杆菌、吉氏拟杆菌、卵圆形拟杆菌、普通类杆菌、产黑拟杆菌、聚黑拟杆菌、具核梭杆菌、多形拟杆菌的 MIC_{50}、MIC_{90} 值分别为 $0.06 \sim 0.125mg/L$ 和 $0.125 \sim 0.5mg/L$。对产气荚膜杆菌抗菌作用强，其 MIC_{50}、MIC_{90} 值分别为 $0.03mg/L$ 和 $0.06mg/L$。吗啉硝唑对革兰阳性厌氧菌中的韦荣球菌、中间型链球菌、消化链球菌的 MIC_{50}、MIC_{90} 值分别为 $0.125 \sim 0.5mg/L$ 和 $0.5mg/L$。吗啉硝唑对牙龈卟啉单孢菌的 MIC_{50}、MIC_{90} 值分别为 $0.125mg/L$ 和 $0.5mg/L$。对黏性放线菌抗菌活性弱，MIC_{90} 为 $32mg/L$。吗啉硝唑具有较强的杀菌作用，其 MBC 值基本与其 MIC 值相等或为 MIC 值的 $2 \sim 4$ 倍。血清浓度改变对吗啉硝唑的抗菌活性无显著影响。

毒理研究

重复给药毒性　犬连续 60 天静脉滴注吗啉硝唑 $30 \sim 180mg/(kg \cdot d)$，可见高剂量组动物较其他组动物安静、流涎、体重增长幅度减小，主要毒性靶器官为中枢神经系统和胃肠道，无毒性反应剂量为 $90mg/kg$。

遗传毒性　吗啉硝唑的 Ames 试验、哺乳动物培养细胞染色体畸变试验、小鼠微核试验结果均为阴性。

生殖毒性　在 SD 大鼠的生育力和早期胚胎发育的毒性试验中，大鼠静脉注射吗啉硝唑 300、150 和 $75mg/kg$。结果显示在所设剂量下受试物对雌雄性大鼠均有一定毒性，表现为体重和摄食量降低，但对大鼠的生育力和早期胚胎发育无明显影响。

在家兔胚胎及胎仔影响试验中，妊娠兔于致畸敏感期静脉注射吗啉硝唑 150、75 和 $37.5mg/kg$。结果显示受试物对母体毒性不明显，但有一定的胚胎毒性和可能的胎仔毒性，表现为活胎率降低、死胎率和吸收胎率升高、胎仔顶臀长降低、平均胎盘重量降低和胎盘溶解，中剂量组一只胎仔颅骨发育不全。

在 SD 大鼠围产期毒性试验中，大鼠静脉注射吗啉硝唑 300、150 和 $75mg/kg$。结果显示中剂量组母鼠分娩后体重（D4、D14 及 D21）较溶剂对照组轻，有显著性差异（$P < 0.05$）；中剂量组仔鼠与溶剂对照组相比，出生死亡率和哺育死亡率均偏高，有极显著性差异（$P < 0.01$），高剂量组雌

性仔鼠的阴道张开时间与溶剂对照组相比，也有极显著性差异（$P < 0.01$）。吗啉硝唑可能具有一定的母体毒性，但对大鼠孕期、哺乳期及子代生长发育和生殖功能均未见明显影响。

【不良反应】

（1）本品用药期间可能会出现下列不良反应

① 消化系统：包括恶心、口苦、口干、胃肠不适、消化不良等。

② 神经系统：包括头晕、头痛、嗜睡、困倦、眩晕、乏力、口麻等。

③ 实验室检查：包括转氨酶升高、白细胞计数下降、TBIL异常等。

④ 其他：过敏性皮疹、链球菌阴道炎、面部黄染、心悸等。

（2）本品随机对照临床试验观察到的不良反应　一项Ⅲ期临床试验研究中，受试人群为妇科盆腔炎患者。338例病例纳入SAS分析，不良反应发生率为31.95%。主要不良反应（发生率>2%）为：转氨酶升高，头晕，恶心，白细胞降低，过敏。详见表1。

表1　妇科盆腔炎患者不良反应症状及发生率

分类	症状或体征	不良反应发生率/%		P值
		对照药物	吗啉硝唑氯化钠注射液	
神经系统	头晕	12.35%(21/170)	5.95%(10/168)	0.0582
	嗜睡	5.29%(9/170)	1.19%(2/168)	0.0612
	头痛	4.12%(7/170)	1.19%(2/168)	0.1739
	困倦	2.35%(4/170)	1.19%(2/168)	0.6847
	乏力	2.35%(4/170)	0.60%(1/168)	0.3713
	口麻	0%(0/170)	0.60%(1/168)	0.4970
	眩晕	0%(0/170)	0.60%(1/168)	0.4970
消化系统	恶心	3.53%(6/170)	2.38%(4/168)	0.7502
	胃肠不适	1.76%(3/170)	1.19%(2/168)	1.0000
	口苦	0.59%(1/170)	1.19%(2/168)	0.6217
	消化不良	0%(0/170)	0.60%(1/168)	0.4970
	口干	1.18%(2/170)	0.60%(1/168)	1.0000
心血管系统	心悸	0%(0/170)	0.60%(1/168)	0.4970
其他症状	过敏反应	2.35%(4/170)	2.98%(5/168)	1.0000
	面部黄染	0%(0/170)	0.60%(1/168)	0.4970
	链球菌阴道病	0.59%(1/170)	0.60%(1/168)	1.0000
实验室检查	转氨酶升高	11.76%(20/170)	11.31%(19/168)	1.0000
	白细胞降低	2.35%(4/170)	2.38%(4/168)	1.0000
	TBIL异常	0%(0/170)	0.60%(1/168)	0.4970

另一项Ⅲ期临床试验研究中，受试人群为化脓性或坏疽性阑尾炎患者。

入组 437 例病例，66 例受试者发生不良反应，总发生率为 15.1%。主要不良反应（发生率＞2%）为转氨酶升高。详见表 2。

表 2　两组患者用药后发生不良反应症状的分析

分类	症状或体征	不良反应发生率/%		P 值
		对照药物	吗啉硝唑氯化钠注射液	
神经系统	头晕/头昏	1.37%(3/219)	0%(0/218)	0.2483
消化系统	恶心	2.74%(6/219)	0.46%(1/218)	0.1220
	呕吐	2.28%(3/219)	0.46%(1/218)	0.2155
	口干	0.46%(1/219)	0%(0/218)	1.0000
	食欲减退	0%(0/219)	0.46%(1/218)	0.4989
心血管系统	心电图异常	1.37%(3/219)	1.38%(3/218)	1.0000
其他症状	发热	0%(0/219)	0.46%(1/218)	0.4989
	过敏性皮炎	0.46%(1/219)	0%(0/218)	1.0000
	皮疹	0.46%(1/219)	0%(0/218)	1.0000
实验室检查	转氨酶升高	7.76%(17/219)	6.42%(14/218)	0.7100
	白细胞降低	0.91%(2/219)	0.92%(2/218)	1.0000
	血小板升高	2.74%(6/219)	1.38%(3/218)	0.3810
	尿酸增高	0.46%(1/219)	0%(0/218)	1.0000
	肌酐增高	0.46%(1/219)	0%(0/218)	1.0000
	尿白细胞升高	0%(0/218)	0.46%(1/218)	0.4989

【药物相互作用】　依据目前本品的药物相互作用研究结果可知：

（1）华法林　吗啉硝唑对华法林药动学和药效学均无明显影响。

（2）利福平　利福平对本品代谢有一定诱导作用，可使吗啉硝唑及其 N-氧化代谢物的血浆暴露量降低约 28%。

（3）酮康唑　酮康唑对吗啉硝唑药动学无明显影响，使葡萄糖醛酸结合物的血浆暴露量降低，但不影响肾清除。

本品与华法林、利福平、酮康唑合用时。未发现药物相互作用，无须进行剂量调整。

参考与吗啉硝唑具有化学相关性的硝基咪唑类药物（如甲硝唑、替硝唑等）的相关报道，本品仍需注意可能会与其他药物产生相互作用，包括如下几项。

（1）锂　据报道，甲硝唑可提高血清锂的水平。虽然尚未知吗啉硝唑是否具有相同的性质，但仍建议同时使用锂和吗啉硝唑的患者在治疗数天后进行血清锂和肌酸酐的检查，以排除潜在的锂中毒危险。

（2）苯妥英、磷苯妥英　据报道，口服甲硝唑的同时静脉注射苯妥英将导致苯妥英半衰期的延长和清除率的降低。甲硝唑并没有显著影响苯妥英口服给药的药代动力学。

（3）环孢素、他克莫司　甲硝唑有可能提高环孢素和他克莫司的水平。故在吗啉硝唑与此任意一种药物联合给药时，应注意监测这些患者免疫抑制药物的毒性反应。

（4）氟尿嘧啶　研究显示甲硝唑会降低氟尿嘧啶的清除率从而导致对治疗效果无益反而增加其副作用，若不可避免地将吗啉硝唑与氟尿嘧啶联合用药时，应监测患者的氟尿嘧啶相关的毒性反应。

【禁忌】　禁用于已知对本品及硝基咪唑类药物过敏的患者。禁用于脑和脊髓发生病变的患者、癫痫及各种器官硬化症患者。禁用于造血功能低下、慢性酒精中毒患者。

【注意事项】

警告

文献报道包括甲硝唑、替硝唑在内的硝基咪唑类药物可能会发生短暂的外周神经病变（主要症状有肢体麻木和感觉异常）、惊厥性癫痫发作、脑病、无菌性脑膜炎等。本品为硝基咪唑类药物，依据本品目前的安全性评价数据，虽然接受本品治疗的患者未报告有严重不良反应，也尚未见这些不良反应，但也可能发生这些不良反应，应在使用中予以关注，出现异常神经系统症状和体征时需要立即评估继续治疗的风险效益比。

硝基咪唑类药物能透过血脑屏障，具有神经毒性，因此治疗期间应注意可能出现的神经系统不良反应。本品为硝基咪唑类药物，尚未进行相关研究，但使用中也应予以关注。

一般注意事项

① 重度肾功能不全患者建议降低每日给药剂量，延长给药间隔时间。

② 轻、中度肝功能不全患者，若肾功能正常，无须调整给药剂量和给药间隔时间。若合并有肾功能异常者，建议延长给药间隔时间。

③ 使用过程中如异常神经系统症状和体征应立即停药，评估继续治疗的风险效益比，并进一步观察。

④ 本品与奥硝唑结构相似，可能会存在相似的配伍禁忌。本品与青霉素、头孢菌素类或半合成抗生素（包括中成药制剂，如炎琥宁等）合用时，应注意观察药液是否发生变化。若存在配伍禁忌，当病情需要同时使用这两种药物时，应在两组药液间用生理盐水冲洗输液管或间接给药，以免药物直

接接触发生化学反应，造成不良后果。

患者须知

应忠告患者，抗菌药包括吗啉硝唑氯化钠注射液应仅用于治疗细菌感染。这些药物不能治疗病毒感染（例如普通感冒）。

当给患者处方了吗啉硝唑氯化钠注射液治疗细菌感染时，应告知患者，虽然在治疗过程早期常常会感觉好转，但应完全按说明书用药。跳过剂量或不完成整个治疗疗程可能：①降低治疗的有效性；②增加细菌将产生耐药且将来吗啉硝唑氯化钠注射液或其他抗菌药无法治疗的可能性。

【贮藏】　遮光，密闭，在阴凉处（避光并不超过 20℃）保存。

苹果酸奈诺沙星胶囊（太捷信）

【规格】　0.25g（以 $C_{20}H_{25}N_3O_4$ 计）

【成分】　本品主要成分为苹果酸奈诺沙星。

【性状】　本品内容物为类白色至淡黄绿色颗粒或粉末。

【适应证】　为减少耐药菌的产生，保证奈诺沙星及其他抗菌药物的有效性，本品只用于治疗已证明或高度怀疑由敏感细菌引起的感染。在选择或修改抗菌药物治疗方案时，应考虑细菌培养和药敏试验的结果。如果没有这些试验的数据作参考，则应根据当地流行病学和病原菌敏感性进行经验性治疗。

在治疗前应进行细菌培养和药敏试验以分离并鉴定感染病原菌，确定其对本品的敏感性。在获得以上检验结果之前可以先使用本品进行治疗，得到检验结果之后再选择适当的治疗方法。

与此类中的其他药物相同，使用本品进行治疗时，在治疗期间应定期进行细菌培养和药敏试验以掌握病原菌是否对抗菌药物持续敏感，并在细菌出现耐药性后能够及时发现。

本品适用于治疗对奈诺沙星敏感的由肺炎链球菌、金黄色葡萄球菌、流感嗜血杆菌、副流感嗜血杆菌、卡他莫拉菌、肺炎克雷伯菌以及肺炎支原体、肺炎衣原体和嗜肺军团菌所致的轻、中度成人（≥18 岁）社区获得性肺炎。

【用法用量】 本品用于上述感染性疾病（详见【适应证】）的治疗，通用的用法用量如下所示，但必须结合疾病严重程度由临床医生最终确定。

剂量和给药方法

（1）肾功能正常患者中的剂量 口服，成人一次 0.5g（2 粒），一日 1次。疗程为连续服用 7 至 10 天，也可根据病情需要适当延长。

（2）肾功能不全患者中的剂量调整 对于肌酐清除率＞50mL/min 患者没有必要进行剂量调整。中、重度肾功能减退者的用药尚无研究资料。

（3）肝功能不全患者中的剂量调整 本品未单独进行肝功能不全患者的药代动力学研究，但本品经由肝脏代谢量很少。

（4）老年患者 年龄在 60～70 岁的老年人无须调整用药剂量。

给药说明

（1）与螯合剂的药物相互作用 抗酸剂、铝、金属阳离子、含钙补充剂。含镁抗酸剂、铝、金属阳离子如铁离子制剂不宜与本品同服，宜在本品服用 2h 后再服用此类药物。含钙补充剂与本品并用时没有必要进行剂量调整。

（2）食物与奈诺沙星口服制剂 本品的服用可以不考虑进食的影响，但仍建议空腹、在至少进食前 1h 或进食后 2h 服用本品。

（3）接受本品的患者的水摄入 已有喹诺酮类药物引起结晶尿、管型尿的报告。虽然本品的临床试验中未发现相应的病例，但仍建议接受本品治疗的患者应补充足够的水分，以防止形成高浓度浓缩尿。

【药理毒理】

药理作用

奈诺沙星是一种无氟喹诺酮类抗菌药，其抗菌作用机制为抑制细菌 DNA 复制、转录、修复和重组所需的 DNA 促旋酶（gyrase）和 IV 型拓扑异构酶（topoisomerase IV）。

喹诺酮类耐药性由 DNA 促旋酶或 IV 型拓扑异构酶的特定区域，也称为喹诺酮类耐药性决定区（QRDR）的突变，或者药物外排系统（efflux）改变产生。本品为无氟喹诺酮类抗菌药，有别于其他含氟喹诺酮类抗菌药，其作用位点与含氟喹诺酮类抗菌药不同，因此未观察到本品与其他含氟喹诺酮类抗菌药之间产生交叉耐药性。

在体外试验中，本品能够对抗含氟喹诺酮类耐药菌株。体外条件下由于自发变异而产生的对本品耐药的情况较少（范围：$10^{-6}\sim10^{-10}$）。

体外和体内（临床感染）抗菌活性 奈诺沙星为广谱抗菌药。体外抗菌作用研究显示：对需氧革兰阳性菌及需氧革兰阴性菌均具有良好的抗菌作用。本品对需氧革兰阳性球菌具有强大的抗菌作用，包括金黄色葡萄球菌甲氧西林敏感株（MSSA）、甲氧西林耐药株（MRSA）、肺炎链球菌的青霉素敏感株（PSSP）、青霉素中介株（PISP）和青霉素耐药株（PRSP）、其他喹诺酮类不敏感株、化脓性链球菌、无乳链球菌等均具有高度抗菌活性。对粪肠球菌亦有良好的抗菌作用，但对屎肠球菌的抗菌作用差。上述细菌中本品对 MRSA、PRSP、粪肠球菌的作用优于其他含氟喹诺酮类抗菌药。本品对需氧革兰阴性杆菌中的流感嗜血杆菌、副流感嗜血杆菌、卡他莫拉菌亦具高度抗菌活性，但对淋病奈瑟球菌的作用略差。对肺炎克雷伯菌、大肠埃希菌、产气肠杆菌等大多数肠杆菌科细菌、铜绿假单胞菌、鲍曼不动杆菌、嗜麦芽窄食单胞菌亦具良好抗菌作用，本品抗菌活性与环丙沙星、左氧氟沙星相仿或略低。对艰难梭菌抗菌活性高，对脆弱拟杆菌、消化链球菌亦具良好抗菌作用。对肺炎支原体、肺炎衣原体、嗜肺军团菌均具有高度抗微生物活性。对结核分枝杆菌抗菌作用差。

在体外和体内（临床感染）中显示本品对下列病原菌具有抗菌作用。

（1）革兰阳性菌 肺炎链球菌（包括青霉素中度敏感及耐药菌株）、金黄色葡萄球菌（包括甲氧西林耐药菌株）。

（2）革兰阴性菌 流感嗜血杆菌，副流感嗜血杆菌，肺炎克雷伯菌，卡他莫拉菌，铜绿假单胞菌。

（3）非典型病原体 肺炎支原体，肺炎衣原体，嗜肺军团菌。

奈诺沙星的药敏研究判断标准 稀释方法如下。使用定量方法以确定本品的最低抑菌浓度（MIC），以 MIC 来判断病原菌对本品的敏感性临界值。MIC 必须使用标准步骤检测，建议检测方法为肉汤稀释法。依据目前的研究数据，通过药动学/药效学理论初步设定敏感性临界值，并用非临床研究及临床研究之细菌药敏结果结合临床及细菌学疗效相关性做验证，建议的本品药敏研究判断标准如表 1 所示。

表 1 奈诺沙星药敏研究判断标准

种类	MIC/(μg/mL)		
	S[④]	I	R
肺炎链球菌	≤1[①]	③	③
金黄色葡萄球菌	≤1	③	③

种类	MIC/(μg/mL)		
	S④	I	R
流感嗜血杆菌	≤1②	③	③
副流感嗜血杆菌	≤1②	③	③
肠杆菌科细菌	≤2	③	③

① 该判读标准仅适用于使用阳离子调整，含 2%～5% 的 Muller-Hinton 肉汤的肉汤微量稀释敏感性试验。

② 该判读标准仅适用于使用嗜血杆菌研究培养基(HTM)的流感嗜血杆菌和副流感嗜血杆菌进行肉汤微量稀释敏感性试验。

③ 由于目前尚缺乏耐药性菌株的相关资料，所以除了"敏感性"以外，无法定义其他结果，MIC 结果判读为"不具敏感性"的菌株时，必须做进一步检测。

④ 报告为"敏感性"表示，当抗微生物化合物在血液中达到通常可达到的浓度时，病原菌应会被抑制。

注：S—敏感，I—中间，R—耐药。

毒理研究

本品的毒性与许多目前市售的含氟喹诺酮类药物相当，包括体外遗传毒性、对中枢神经和胃肠道系统的轻度作用；同样，本品未见体内遗传毒性。与其他含氟喹诺酮类药物不同，本品未见光毒性、全身主动过敏反应、显著肝毒性或严重 CNS 毒性的证据。本品可产生轻度的一过性肾毒性和轻度的心脏毒性。

遗传毒性 在 Ames 试验、中国仓鼠卵巢细胞染色体畸变试验及小鼠淋巴瘤 L5178Y 细胞基因突变试验中，本品均显示为阳性结果。这些结果与其他含氟喹诺酮类药物一致。在小鼠微核试验和大鼠体内程序外 DNA 合成试验中，本品均显示为阴性结果。

生殖毒性 大鼠生育力和早期胚胎发育研究显示，1000mg/kg 奈诺沙星对亲代大鼠生育力和生殖参数及早期胚胎发育未见影响。在大鼠及兔胚胎生长发育研究中，胎体发育的 NOAEL 分别为 30 及 20mg/(kg·d)；高剂量奈诺沙星会造成母体/胎仔体重降低和骨化发育延迟现象。围产期毒性研究显示，600mg/(kg·d) 经口给药剂量会造成胎仔出生后之存活率轻微降低，但子代离乳后发育和生殖能力未见影响。

光毒性 小鼠成纤维细胞及裸小鼠 10 天重复经口给药试验中，奈诺沙星光照射后未见光毒性。

心电图 在犬体内心电图模型试验中，50mg/kg 奈诺沙星对 QT（QTc）间期未见影响。猴 28 天重复给药毒性试验中，经口给予 300mg/kg

奈诺沙星 3h 后观察到 QTc 延长和心率降低，这些变化在随后的 24h 恢复正常。

关节毒性 众所周知，喹诺酮类药物可造成未成年动物的承重关节软骨处病变。40mg/(kg·d) 奈诺沙星在幼年犬亦观察到此现象，但此病变在停药 13 周后未再发现。奈诺沙星在幼年犬的 NOAEL 为 20mg/(kg·d)。

【不良反应】

临床试验

由于临床试验在不同的条件下完成，在临床试验中观察到的一种药物的不良反应率不能直接和其他药物在临床试验中的不良反应率相比较，且未必反映其在实际应用中的不良反应率。

奈诺沙星口服制剂的全球临床试验结果如下。截至 2013 年 9 月 30 日，奈诺沙星口服制剂已经在美国、中国、南非等国家和地区完成了 15 项临床试验，包括 11 项在健康受试者中、3 项在社区获得性肺炎患者中以及 1 项在糖尿病足感染患者中的临床试验。3 项社区获得性肺炎的临床试验中，2 项为探索性临床治疗性研究（Ⅱ期临床试验），1 项为确证性临床治疗研究（Ⅲ期临床试验）。这 15 项研究的不良反应情况概述如下：

口服本品的 370 名健康受试者中，79% 为华人，7% 为黑种人，4% 为白种人。不良反应的总发生率为 21.1%(78/370)。

口服本品的 708 名患者中（包括 670 名社区获得性肺炎和 38 名糖尿病足感染），74% 为华人，17% 为黑种人，8% 为白种人。不良反应的总发生率在奈诺沙星 500mg 及奈诺沙星 750mg 各为 22.9%（119/519）及 27.0%（51/189）。

口服本品的临床试验中，发生率≥1% 的接受奈诺沙星受试者中的不良反应情况详见表 2。

表 2 发生率≥1% 的接受奈诺沙星受试者中的不良反应

系统/器官分类	不良反应/%	
	健康受试者(N=370)	患者(N=708)
胃肠系统疾病	恶心 3.8%	恶心 3.1% 腹泻 1.6% 呕吐 1.4% 腹部不适 1.0%
各类神经系统疾病	头痛 1.6%	头晕 1.8% 头痛 1.3%

系统/器官分类	不良反应/%	
	健康受试者（$N=370$）	患者（$N=708$）
血液及淋巴系统疾病		中性粒细胞减少症 2.5%
皮肤及皮下组织类疾病	瘙痒 3.5% 皮疹 2.4% 面部潮红 1.6% 红斑 1.4%	
各类检查	白细胞计数降低 3.5% 心电图 QT 间期异常 3.2% 尿白细胞阳性 2.4% 丙氨酸氨基转移酶升高 2.4% 血胆红素升高 1.9% 血肌酸磷酸激酶升高 1.6% 心电图 QT 间期延长 1.6%	丙氨酸氨基转移酶升高 3.2% 白细胞计数降低 2.4% 天门冬氨酸氨基转移酶升高 1.6% γ-谷氨酰转移酶升高 1.0% 心电图 QT 间期延长 1.0%

适应证为社区获得性肺炎的奈诺沙星口服制剂的全球临床试验 奈诺沙星口服制剂在中国和南非已经完成的适应证为社区获得性肺炎的 2 项 Ⅱ 期和 1 项 Ⅲ 期临床试验，包括 670 名患者（519 名为奈诺沙星 500mg，151 名为奈诺沙星 750mg）。这三项研究的不良反应情况概述如下：

口服本品的 670 名中 78% 为华人 16% 为黑种人，6% 为白种人不良反应的总发生率在奈诺沙星 500mg 及奈诺沙星 750mg 各为 22.9%（119/519）及 29.8%（45/151）。发生率 ≥1% 的社区获得性肺炎患者中的不良反应，详见表 3。

表 3　全球临床试验发生率 ≥1% 的社区获得性肺炎患者中的不良反应

系统/器官分类	不良反应/%	
	奈诺沙星 500mg（$N=519$）	奈诺沙星 750mg（$N=151$）
胃肠系统疾病	恶心 2.5% 腹泻 1.3% 呕吐 1.2% 腹部不适 1.0%	恶心 6.0% 呕吐 2.6% 腹泻 1.3% 腹部不适 1.3% 上腹痛 1.3%
各类神经系统疾病	头晕 1.9% 头痛 1.0%	头晕 2.0% 头痛 1.3%
血液及淋巴系统疾病	中性粒细胞减少症 1.9%	中性粒细胞减少症 5.3%
肝胆系统疾病		肝脏功能异常 2.6%
各类检查	丙氨酸氨基转移酶升高 4.4% 白细胞计数降低 2.1% 天门冬氨酸氨基转移酶升高 1.9% γ-谷氨酰转移酶升高 1.3%	白细胞计数降低 4.0% 血小板增多 2.6% 嗜中性粒细胞计数降低 2.0% 嗜中性粒细胞百分比降低 1.3%

适应证为社区获得性肺炎的奈诺沙星口服制剂的中国临床试验　奈诺沙星口服制剂在中国已经完成的适应证为社区获得性肺炎的 1 项 II 期和 1 项 III 期临床试验，包括 477 名患者（418 名为奈诺沙星 500mg，59 名为奈诺沙星 750mg）。这两项研究的不良反应情况概述如下：口服本品的 477 人中，均为华人。不良反应的总发生率在奈诺沙星 500mg 及奈诺沙星 750mg 各为 22.0%（92/418）及 35.6%（21/59）。发生率≥1% 的社区获得性肺炎患者中的不良反应，详见表 4。

表 4　中国临床试验发生率≥1% 的社区获得性肺炎患者中的不良反应

系统/器官分类	不良反应/%	
	奈诺沙星 500mg（$N=418$）	奈诺沙星 750mg（$N=59$）
胃肠系统疾病	恶心 2.9% 呕吐 1.4% 腹部不适 1.2%	恶心 10.2% 呕吐 6.8% 腹部不适 3.4% 腹泻 1.7% 上腹痛 1.7% 腹痛 1.7%
各类神经系统疾病	头晕 1.4%	头痛 1.7% 嗜睡 1.7% 头晕 1.7%
皮肤及皮下组织类疾病		多汗 1.7% 全身瘙痒 1.7%
肝胆系统疾病		肝脏功能异常 5.1%
各种肌肉骨骼及结缔组织疾病		肌肉抽搐 1.7%
呼吸系统、胸及纵隔疾病		发声困难 1.7%
各类检查	丙氨酸氨基转移酶升高 5.3% 白细胞计数降低 2.6% 天门冬氨酸氨基转移酶升高 1.9% γ-谷氨酰转移酶升高 1.7% 心电图 QT 间期延长 1.0%	白细胞计数降低 10.2% 嗜中性粒细胞计数降 5.1% 嗜中性粒细胞百分比降低 3.4% 心电图 QT 间期延长 3.4% 天门冬氨酸氨基转移酶升高 1.7% 嗜酸粒细胞百分比升高 1.7% 淋巴细胞百分比升高 1.7% 尿蛋白存在 1.7%

上市后监测

目前尚缺乏相关数据。

【药物相互作用】

（1）螯合剂　抗酸剂、硫糖铝、金属阳离子、含钙补充剂。本品与二价阳离子的螯合作用相似于其他含氟喹诺酮类药物，同时使用本品和抗酸剂如镁铝制剂、金属阳离子如铁制剂会影响本品的胃肠道吸收，导致全身药物浓度显著低于预期浓度。宜在服用本品 2h 后再服用此类药物。

本品和含钙补充剂并用时，会轻微影响本品的胃肠道吸收，但这种变化可能不具临床意义。故含钙补充剂与本品并用时没有必要进行剂量调整。

（2）华法林　一项在 16 名健康受试者中进行的临床试验显示本品对 R- 和 S-华法林的血药峰浓度、AUC 和其他药代动力学参数没有明显作用，凝血指标药效学参数 PT_{max}、$AUC_{0\sim t, PT}$ 和 $AUC_{0\sim t, APTT}$ 也没有明显变化。本品对华法林的药代动力学和药效学均无明显影响。

（3）抗糖尿病药物　奈诺沙星的临床试验中有 52 名患者合并服用本品与抗糖尿病药（胰岛素、西格列汀、吡格列酮、阿卡波糖、格列吡嗪、格列美脲、格列本脲、格列齐特、马来酸罗格列酮片、瑞格列奈、盐酸二甲双胍），没有人发生血糖变化相关的不良反应。文献报道联合应用喹诺酮类药物和抗糖尿病药物的患者可能出现血糖紊乱如高血糖和低血糖。因此，同时应用这些药物时应观察血糖水平。

（4）非甾体类抗炎药物　奈诺沙星的临床试验中有 86 名患者合并服用本品与非甾体类抗炎药物，没有人发生 CNS 刺激和抽搐发作相关的不良反应。但本品与非甾体类抗炎药物建议不合用。

（5）茶碱　一项在 12 名健康受试者中进行的临床试验显示本品对茶碱的药代动力学有轻微的影响，茶碱在稳态时的血药浓度和血浆暴露量有轻微地升高（10％～20％）。无论是单剂还是多剂给药，茶碱对本品的药代动力学影响不大，本品的血药浓度和血浆暴露量均无明显变化。因此，与本品同时使用时，应观察茶碱水平并对茶碱剂量进行适当调整。

（6）环孢素　根据报道，其他含氟喹诺酮类药物与环孢素同时使用时，患者的环孢素血药水平升高。本品尚未进行相关研究，因此本品与环孢素药物建议不合用。

（7）丙磺舒和西咪替丁　一项在健康受试者中进行的临床试验显示丙磺舒或西咪替丁对本品的吸收速率及吸收程度没有明显作用。与单独用药时相比，本品与丙磺舒或西咪替丁联合用药时，本品的 AUC 升高约 26％ 或 9％，CLR 降低约 23％ 或 13％。虽然这一差异具有统计学显著性，但本品与丙磺舒或西咪替丁联合用药时无须调整剂量。

（8）与实验室或诊断检查的相互作用　根据报道，使用含氟喹诺酮类药物时，用市售试剂盒进行尿筛查可能会产生阿片假阳性结果，有必要采用更特异的方法确定阿片阳性结果。本品尚未进行相关研究，但仍建议予以关注。

【禁忌】　对喹诺酮类药物过敏者、妊娠及哺乳期妇女、18 岁以下患者禁用。

【注意事项】

警告

已有文献报道，近年来临床不良反应报告频现，包括严重不良反应。安全审查发现，无论是口服还是注射氟喹诺酮类都与可致残的包括肌腱、肌肉、关节、神经和中枢神经系统的不良反应有关。这些不良反应可能发生于氟喹诺酮类药物暴露后数小时至数周，且有可能是永久性的。

已有文献报道，氟喹诺酮类药物全身用药时致残性和潜在的永久性严重不良反应可同时发生，这些不良反应包括肌腱炎、肌腱断裂、中枢神经系统相关反应、重症肌无力恶化、外周神经系统病变、QT 间期延长、尖端扭转型室速及光毒性。这些不良反应可发生在用药后几小时内至几周内，且几种不良反应可能会同时发生。

已有文献报道，在各年龄组中，使用其他含氟喹诺酮类药物可导致肌腱炎和肌腱断裂的风险增加。通常在 60 岁以上的老年患者、接受糖皮质激素治疗的患者和接受肾移植、心脏移植或肺移植的患者中，该风险进一步增加。

已有文献报道，使用其他含氟喹诺酮类药物，可能使重症肌无力患者的肌无力恶化。本品为无氟喹诺酮类药物，尚未发现重症肌无力恶化，但也应严密观察，且应避免已知重症肌无力史的患者使用本品。

本品为无氟喹诺酮类药物，目前已有的安全性评价数据尚未发现包括但不限于肌腱炎或肌腱断裂、中枢神经系统相关反应、重症肌无力恶化、外周神经系统病变、尖端扭转型室速及光毒性等这些不良反应，但也应在使用过程中进行严密观察。如果患者服用后一旦出现严重不良反应及相关症状，如肌腱、关节、肌肉疼痛、针样刺痛或刺痛感，混乱和幻觉，应及时告诉医务人员。医务人员应立即对出现严重不良反应的患者停药，并选择非氟喹诺酮类抗菌药进行后续治疗。

患者和医务人员积极上报相关药物不良反应，并随时关注药品监管机构不断更新的喹诺酮类药物的安全问题。

严重或重要的不良事件

根据文献报道，喹诺酮类药物使用中偶有用药后发生以下严重不良事件：肌腱炎和肌腱断裂、重症肌无力恶化、严重过敏反应、光敏反应/光毒性、肝毒性、中枢神经系统毒性、外周神经病变、假膜性结肠炎、QT间期延长、血糖紊乱。这些严重不良事件多见于含氟喹诺酮类药物的使用中。

本品为无氟喹诺酮类药物，截至2013年9月底，在全球奈诺沙星的临床试验中，已有1034名患者接受了本品口服给药的治疗，未发现上述严重不良事件。虽然如此，但仍建议在本品的使用中对上述严重或重要的不良事件予以关注，并进行观察。

（1）肌腱炎和肌腱断裂　服用本品后未发现肌腱炎或肌腱断裂。在各年龄组中，使用其他含氟喹诺酮类药物可导致肌腱炎和肌腱断裂的风险增加。通常在60岁以上的老年患者、接受糖皮质激素治疗的患者和接受肾移植、心脏移植或肺移植的患者中，该风险进一步增加。如果患者出现疼痛、水肿、炎症或肌腱断裂应停用本品，一发现有肌腱炎或肌腱断裂的症状应立即建议患者休息，并联系他们的医生考虑换为非喹诺酮类药物治疗。

（2）重症肌无力恶化　服用本品后未发现重症肌无力恶化。根据报道，使用其他含氟喹诺酮类药物偶有用药后发生重症肌无力恶化的情况。本品尚未发现，但也应进行严密观察，且应避免已知重症肌无力史的患者使用本品。

（3）严重过敏反应　服用本品后未发现休克等严重过敏反应。根据报道，使用其他含氟喹诺酮类药物偶有用药后发生休克等严重过敏反应的情况。本品尚未发现，但也应密切观察。若发生严重过敏，应立即停用本品，并根据临床具体情况而采取以下药物或方法治疗：肾上腺素及其他抢救措施，包括吸氧、静脉输液、抗组胺药、皮质类固醇等。

（4）肝毒性　服用本品后未发现肝毒性。根据报道，使用其他含氟喹诺酮类药物偶有用药后发生肝毒性的情况。本品尚未发现，但也应密切观察，若患者出现肝炎的体征和症状，应当立即咨询医生。

（5）中枢神经系统影响　服用本品后未发现中枢神经系统毒性。根据报道，使用其他含氟喹诺酮类药物偶有用药后发生惊厥、中毒性精神病、颅内压升高和中枢神经系统刺激的情况，上述反应可能会在第一次用药后出现。

本品尚未发现，但也应密切观察，若患者出现上述症状，应立即停用本品，并采取适当的治疗措施。且本品应慎用于有中枢神经系统疾病及癫痫病史的患者。

（6）假膜性结肠炎　服用本品后未发现假膜性结肠炎。根据报道，使用其他含氟喹诺酮类药物进行治疗的患者可能会引起假膜性结肠炎等伴有血便的重症结肠炎。本品尚未发现，但也应密切观察，如果患者在接受本品治疗时出现严重腹泻，需要考虑为假膜性结肠炎，在这种情况下须立即采取有效的治疗措施。

（7）外周神经病变　服用本品后未发现外周神经病变。根据报道，使用其他含氟喹诺酮类药物进行治疗的患者罕有出现感觉神经或感觉运动神经轴突的多神经元病变。本品尚未发现，但也应进行严密观察。如果患者出现神经元病变的症状如疼痛、烧灼感、麻刺感、麻木和/或无力或其他感觉错乱如轻触觉、痛觉、温度觉、位置觉和振动觉异常时，应当立即咨询医生。

（8）QT 间期延长　在奈诺沙星临床试验中，48 名健康受试者的全面 QT/QTc 临床研究的结果显示：奈诺沙星 500mg/750mg 引起的 QTc 延长平均值均较莫西沙星 400mg 短；奈诺沙星在 500mg 的治疗剂量下，QTc 间期平均最大变化量为 8.74ms，而莫西沙星则为 13.04ms。

整合性 Ⅱ/Ⅲ 期临床试验人群的安全性资料显示：奈诺沙星在 500mg 的治疗剂量下，对于 QTc 延长的安全性在实际临床意义上与左氧氟沙星 500mg 相仿。

根据文献报道，某些含氟喹诺酮类药物可能使心电图的 QT 间期延长，少数患者会出现心律失常。上市后监测期间接受含氟喹诺酮类药物治疗的患者自发报告中罕见出现尖端扭转型室速。已知 QT 间期延长的患者、未纠正的低血钾患者及使用ⅠA 类（奎尼丁、普鲁卡因胺）和Ⅲ类（胺碘酮、索他洛尔）抗心律失常药物的患者应避免使用本品。老年患者更容易引起药物相关的 QT 间期的影响。本品还可能延长 QT 间期的药物，如红霉素、抗精神病药和三环类抗抑郁药，合并用药时可能存在累加效应，所以与这些药物合用应慎重。本品在致心律失常的条件存在时，例如严重的心动过缓或急性心肌缺血应慎用。

（9）血糖紊乱　服用本品后未发现血糖紊乱如症状性高血糖和低血糖反应。根据报道，其他含氟喹诺酮类药物曾有关于血糖紊乱如症状性高血糖或低血糖的报道，这种情况多发生于同时口服降糖药（如优降糖/格列本脲）

或使用胰岛素的糖尿病患者。对于此类患者，建议应密切监测其血糖变化情况。如果患者在接受本品治疗时出现症状性高血糖或低血糖反应，应立即停用本品，并采取适当的治疗措施。

（10）光敏反应/光毒性　服用本品后未发现光敏反应或光毒性。根据报道，使用其他含氟喹诺酮类药物可导致少见的日光或紫外光暴露后中度至重度的光敏感性/光毒性反应，可能表现为暴露于光照部位（典型者包括面部、颈部Ⅴ区、前臂伸侧、手背）的过度的日晒反应（例如，晒伤、红斑、渗出、水疱、大疱、水肿）。本品尚未发现，但也应密切观察，并应当避免过度暴露于上述光源，若发生光敏反应或皮肤损伤时应停用本品。

耐药菌的产生

在尚未确诊或高度怀疑细菌感染的情况下开奈诺沙星处方并不会为患者带来益处，并且可增加产生耐药菌的风险。

【贮藏】　密闭，避光并不超过20℃保存。

苹果酸奈诺沙星氯化钠注射液（太捷信）

【规格】　250mL：苹果酸奈诺沙星（按 $C_{20}H_{25}N_3O_4$ 计）0.5g 和氯化钠 2.25g

【成分】　本品主要成分为苹果酸奈诺沙星。

【性状】　本品为黄绿色至黄色的澄明液体。

【适应证】　为减少耐药菌的产生，保证奈诺沙星及其他抗菌药物的有效性，本品只用于治疗已证明或高度怀疑由敏感细菌引起的感染。在选择或修改抗菌药物治疗方案时，应考虑细菌培养和药敏试验的结果。如果没有这些试验的数据作参考，则应根据当地流行病学和病原菌敏感性进行经验性治疗。在治疗前应进行细菌培养和药敏试验以分离并鉴定感染病原菌，确定其对本品的敏感性。在获得以上检验结果之前可以先使用本品进行治疗，得到检验结果之后再选择适当的治疗方法。

与此类中的其他药物相同，使用本品进行治疗时，在治疗期间应定期进行细菌培养和药敏试验以掌握病原菌是否对抗菌药物持续敏感，并能够在细菌出现耐药性后及时发现。

本品可用于治疗对奈诺沙星敏感的肺炎链球菌、金黄色葡萄球菌、流感嗜血杆菌、副流感嗜血杆菌、卡他莫拉菌、肺炎克雷伯菌、铜绿假单胞菌以及肺炎支原体、肺炎衣原体和嗜肺军团菌所致的成人（≥18岁）社区获得性肺炎。

在使用本品时可依据患者病情严重程度及耐受性选用注射剂或口服制剂，也可在治疗初期予以注射剂静脉输注，病情趋缓解后继以口服给药的序贯疗法。

【用法用量】　奈诺沙星注射剂用于上述感染性疾病的治疗，通用的用法用量如下所示，因为本品的口服剂吸收完全，所以在使用本品的注射剂或口服剂时剂量相同，若选用治疗初期以静脉输注，继以口服给药的序贯疗法，口服剂与注射剂可使用相同剂量。

剂量和给药方法

（1）肾功能正常患者中的剂量　静脉缓慢输注，每次输注时间不少于90min，成人一次0.5g（250mL），一日1次。疗程为连续使用7～14天，也可根据病情适当延长。

（2）肾功能不全患者中的剂量调整　本品在 $CL_{Cr} \geq 50mL/min$ 的患者中无须进行剂量调整，重度肾功能减退患者中本品的剂量调整尚在研究中。

（3）肝功能不全患者中的剂量调整　本品在轻度、中度肝功能减退患者中无须进行剂量调整，尚无重度肝功能减退患者的药代动力学研究结果。

（4）老年患者　年龄在60～79岁的老年人无须调整给药方案。

给药说明

（1）与螯合剂的药物相互作用　抗酸剂、铝、金属阳离子、含钙补充剂。含镁抗酸剂、铝、金属阳离子如铁离子制剂不宜与本品口服制剂同服，宜在本品口服制剂服用2h后再服用此类药物。含钙补充剂与本品口服制剂并用时没有必要进行剂量调整。

（2）食物与奈诺沙星口服制剂　本品口服制剂的服用可以不考虑进食的影响，但仍建议空腹、在至少进食前1h或进食后2h服用本品口服制剂。

（3）接受本品的患者的水摄入　已有喹诺酮类药物引起结晶尿、管型尿的报告。虽然本品在临床试验中未发现相应的病例，但仍建议接受本品治疗的患者应补充足够的水分，防止可能形成高浓度浓缩尿。

【药理毒理】

药理作用

奈诺沙星是一种无氟喹诺酮类抗菌药，其抗菌作用机制为抑制细菌

DNA 复制、转录、修复和重组所需的 DNA 促旋酶（gyrase）和Ⅳ型拓扑异构酶（topoisomerase Ⅳ）。喹诺酮类耐药性由 DNA 促旋酶或Ⅳ型拓扑异构酶的特定区域，也称为喹诺酮类耐药性决定区（QRDR）的突变，或者药物外排系统（efflux）改变产生。本品为无氟喹诺酮类抗菌药，有别于其他含氟喹诺酮类抗菌药，其作用位点与含氟喹诺酮类抗菌药不同。

在体外试验中，本品能够对抗含氟喹诺酮类耐药的肺炎链球菌和金黄色葡萄球菌菌株。

体外条件下细菌对其自发突变率亦低（范围：$10^{-6} \sim 10^{-10}$）。

抗微生物活性

奈诺沙星为广谱抗菌药。体外抗菌作用研究显示其对需氧革兰阳性菌及需氧革兰阴性菌的大多数菌株具有抗菌活性。包括对耐多种药的金黄色葡萄球菌、肺炎链球菌均具有高度抗菌活性。对肺炎支原体、肺炎衣原体、嗜肺军团菌亦具有良好的抗微生物作用。对结核分枝杆菌抗菌作用差。

体外和体内试验（临床感染）中显示本品对下列病原菌具有抗菌活性：

（1）需氧革兰阳性菌　肺炎链球菌（青霉素敏感）；金黄色葡萄球菌（甲氧西林敏感）。

（2）需氧革兰阴性菌　流感嗜血杆菌；副流感嗜血杆菌；肺炎克雷伯菌；卡他莫拉菌；铜绿假单胞菌。

（3）非典型病原体　肺炎支原体；肺炎衣原体；嗜肺军团菌。

体外研究显示奈诺沙星对下列细菌具有良好抗菌作用，但其临床意义尚不明确：

（1）需氧革兰阳性菌　金黄色葡萄球菌（甲氧西林耐药）；凝固酶阴性葡萄球菌（甲氧西林敏感及耐药）；肺炎链球菌（青霉素中度敏感及耐药，喹诺酮类耐药）；化脓链球菌；无乳链球菌；咽峡炎链球菌；星座链球菌。

（2）需氧革兰阴性菌　大肠埃希菌（环丙沙星敏感）；产气肠杆菌；伤寒沙门菌；福氏志贺菌；宋氏志贺菌；嗜麦芽窄食单胞菌。

（3）厌氧菌　消化链球菌；痤疮丙酸杆菌。

（4）非典型病原体　沙眼衣原体；溶脲脲原体。

奈诺沙星药敏试验结果判读标准　奈诺沙星药敏试验结果判读标准建议初步参照已制定的流行病学界值（表1），其非临床和临床 PK/PD 界值研究尚在进行中。

（1）药敏试验稀释法　按照 CLSI 规则，采用标准化肉汤稀释法或琼脂稀释法测定抗菌药物的最低抑菌浓度（MIC）。MIC 值可用于评估病原菌对抗菌药物的敏感性。此外，亦可采用 E-test 法测定奈诺沙星对病原菌的 MIC 值。MIC 值测定结果可参照表 1 所提供的标准进行判读。

（2）药敏试验纸片扩散法　测定抑菌圈直径的定量法也可重复评估病原菌对抗菌药物的敏感性，纸片扩散法所测抑菌圈直径与奈诺沙星 MIC 值间存在相关性。按照 CLSI 规则，采用标准化纸片扩散法测定病原菌对奈诺沙星（5μg/片）的敏感性。奈诺沙星（5μg/片）抑菌圈直径可根据表 1 所提供的标准进行判读。

表 1　奈诺沙星药敏试验结果判读标准[①]表

病原菌	最低抑菌浓度/(μg/mL)		纸片扩散法(抑菌圈直径/mm)	
	S（敏感）	R（耐药）	S（敏感）	R（耐药）
肺炎链球菌	≤0.5	≥1	≥21	≤20
葡萄球菌属细菌	≤1	≥2	≥20	≤19
流感嗜血杆菌	≤0.5	≥1	≥21	≤20
肠杆菌科细菌	≤2	≥4	≥16	≤15
铜绿假单胞菌	≤4	≥8	≥16	≤15

① 判读标准按该药的流行病学界值。

药敏试验报告为"敏感"者，提示该抗菌药物在感染部位达到的药物浓度很可能会抑制病原菌生长；报告为"耐药"者，则提示即使该抗菌药物在感染部位达到了通常可达到的药物浓度，也不足以抑制病原菌生长，此时应选用其他治疗药物。

毒理研究

遗传毒性　奈诺沙星 Ames 试验、中国仓鼠卵巢细胞染色体畸变试验及小鼠淋巴瘤 L5178Y 细胞基因突变试验结果均为阳性，与其他的氟喹诺酮类药物一致。奈诺沙星小鼠微核试验和大鼠体内程序外 DNA 合成试验结果均为阴性。

生殖毒性　大鼠生育力和早期胚胎发育研究显示，经口给予奈诺沙星 1000mg/(kg·d)，亲代大鼠生育力、生殖参数及早期胚胎发育未见明显影响；静脉推注给予奈诺沙星 100mg/(kg·d)，亲代大鼠生育力和生殖参数未见明显影响，雌性大鼠吸收胎数可见明显升高，早期胚胎发育的未见不良反应剂量（NOAEL）为 30mg/(kg·d)。

在大鼠胚胎-胎仔发育毒性试验中，经口给予奈诺沙星 300 和 1000mg/(kg·d)，胎仔可见伴随母体体重降低的体重减少和骨化发育延迟，胚胎-胎仔发育的 NOALE 为 30mg/（kg·d）；静脉推注给予奈诺沙星 100mg/（kg·d），胎仔可见骨化延迟，胚胎-胎仔发育的 NOALE 为 30mg/（kg·d）。妊娠兔于器官形成期经口给予奈诺沙星，20 和 80mg/（kg·d）剂量下可引起母体流产、体重降低和摄食量严重下降，胎仔可见体重减轻和骨化发育延迟，母体全身毒性和胚胎-胎仔发育的 NOAEL 为 4mg/（kg·d）。

在大鼠围产期毒性试验中，F0 代母鼠经口给予奈诺沙星，600mg/（kg·d）的最高剂量下可导致哺乳期胎仔体重增长减缓和存活率降低，但子代离乳后发育和生殖能力未见受影响。

光毒性　小鼠成纤维细胞试验及裸小鼠 10 天 0 重复经口给药试验中，奈诺沙星光照射后未见光毒性。

心电图　在犬体内心电图模型试验中，50mg/kg 奈诺沙星对 QT（QTc）间期未见影响。猴 28 天重复给药毒性试验中，经口给予 300mg/kg 奈诺沙星 3h 后观察到 QTc 延长和心率降低，这些变化在随后的 24h 恢复正常。

关节毒性　众所周知，喹诺酮类药物可造成未成年动物的承重关节软骨处病变。40mg/（kg·d）奈诺沙星在幼年犬亦观察到此现象，但此病变在停药 13 周后未再发现。奈诺沙星在幼年犬的 NOAEL 为 20mg/（kg·d）。

【不良反应】

临床试验经验

由于临床试验在不同的条件下完成，在临床试验中观察到的一种药物的不良反应率不能直接和其他药物在临床试验中的不良反应率相比较，且未必反映在实际应用中的不良反应率。

以描述的数据，反映了 2 个Ⅲ期以及 3 个Ⅱ期临床试验的 1158 名患者对奈诺沙星胶囊剂或注射液的综合暴露。研究人群平均年龄为 48 岁（约 83% 的人群＜65 岁），其中 57% 为男性，87% 为华人，9% 为黑种人，3% 为白种人。患者因社区获得性肺炎而接受奈诺沙星治疗（参见【适应证】）。患者接受的奈诺沙星剂量为 500mg/d 每日 1 次或 750mg 每日 1 次，疗程为 7～14 天。

不良反应的总发生率、类型和分布在使用奈诺沙星 500mg 每日 1 次或 750mg 每日 1 次的患者中类似。总共有 0.9% 的患者由于药物不良反应而停用奈诺沙星，在接受 500mg/d 剂量的患者中，这个比例为 1.0%；在接受 750mg/d 剂量的患者中，比例为 0.6%。在接受 500mg/d 剂量的患者中最常见的导致停药的药物不良反应为心脏相关反应（0.3%）以及皮肤反应（0.3%）。心脏相关反应主要为心动过缓（0.1%）、心悸（0.1%）和心肌缺血（0.1%）。皮肤反应主要为皮疹（0.1%）、红斑伴瘙痒（0.1%）和皮疹伴瘙痒（0.1%）。在接受 750mg/d 剂量的患者中只有 1 例导致停药的药物不良反应，该患者发生肌肉抽搐（0.6%）。

　　在表 2 和表 3 中分别列举了发生率≥1%的接受奈诺沙星治疗的患者中的不良反应，以及发生率 0.1%～<1%接受奈诺沙星治疗的患者中的不良反应。最常见的不良反应（≥3%）为丙氨酸氨基转移酶升高、天门冬氨酸氨基转移酶升高和输液部位反应。

表 2　在奈诺沙星临床试验中报告的常见（≥1%）不良反应

系统/器官分类	不良反应	发生率/%（$N=1158$）
血液及淋巴系统	中性粒细胞减少	2
胃肠系统	恶心 呕吐	2 1
全身性疾病及给药部位各种反应	输液部位反应	10
各类检查	丙氨酸氨基转移酶升高 天门冬氨酸氨基转移酶升高 白细胞计数降低 心电图 QT 间期延长 γ-谷氨酰转移酶升高 嗜中性粒细胞计数降低	5 4 3 2 1 1
神经系统	头晕	1

表 3　在奈诺沙星临床试验中报告的较不常见的（0.1%～<1%）不良反应（$N=1158$）

系统/器官分类	不良反应
血液及淋巴系统	白细胞减少、血小板增多
心脏器官	室上性期前收缩、束支阻滞、心动过缓、一度房室传导阻滞、窦性心动过缓
胃肠系统	腹部不适、腹痛、口干、上腹痛、消化不良
全身性疾病及给药部位各种反应	乏力
肝胆系统	肝脏功能异常

系统/器官分类	不良反应
各类检查	白细胞计数升高、红细胞计数降低、淋巴细胞百分比升高、嗜酸粒细胞百分比升高、嗜酸粒细胞数量增多、嗜中性粒细胞百分比降低、嗜中性粒细胞计数升高、血小板计数降低、血小板计数升高、肝酶增加、转氨酶升高、总胆汁酸增加、结合胆红素升高、血胆红素升高、心电图 QT 修正间期延长、心电图 T 波异常、心率降低、α-羟丁酸脱氢酶升高、血肌酸磷酸激酶升高、血肌酐升高、血淀粉酶升高、血碱性磷酸酶升高、血尿素升高、血尿酸升高、血葡萄糖升高、血乳酸脱氢酶升高、血压升高、尿蛋白存在
代谢及营养类	低钾血症、食欲下降
精神病类	失眠
肾脏及泌尿系统	蛋白尿
皮肤及皮下组织类	红斑、皮疹、瘙痒

上市后监测

表 4 列举了奈诺沙星口服制剂获得上市批准之后在使用中鉴别的不良反应。

由于这些反应是从数量不定的人群中自发报告的，有时无法可靠地评价这些事件的发生率，或建立药物暴露与这些事件的因果关系。

表 4　上市后药物不良反应报告

系统/器官分类	不良反应
神经系统	头晕
胃肠系统	腹部不适、恶心、呕吐、腹泻

【药物相互作用】

（1）螯合剂　抗酸剂、硫糖铝、金属阳离子、含钙补充剂。本品口服制剂与二价阳离子的螯合作用与其他含氟喹诺酮类药物相似，同时服用本品和抗酸剂如镁铝制剂、金属阳离子如铁制剂会影响本品的胃肠道吸收，导致全身药物浓度显著低于预期浓度。宜在服用本品 2h 后再服用此类药物。

本品口服制剂和含钙补充剂同时服用时，会轻微影响本品的胃肠道吸收，但这种变化可能不具临床意义。故含钙补充剂与本品同时服用时没有必要进行剂量调整。

（2）华法林　一项在 16 名健康受试者中进行的临床试验显示本品对 R- 和 S-华法林的血药峰浓度、AUC 和其他药代动力学参数没有明显作用，凝血指标药效学参数 PT_{max}、$AUC_{0\sim t, PT}$ 和 $AUC_{0\sim t, APTT}$ 也没有明显变化。本品对华法林的药动学和药效学均无明显影响。

（3）抗糖尿病药物　奈诺沙星的临床试验中有91名患者合并使用本品与抗糖尿病药（胰岛素、西格列汀、吡格列酮、阿卡波糖、格列吡嗪、格列本脲、格列本脲、格列齐特、马来酸罗格列酮片、瑞格列奈、盐酸二甲双胍），未发生血糖变化相关的不良反应。文献报道联合应用喹诺酮类药物和抗糖尿病药物的患者可能出现血糖紊乱如高血糖和低血糖。因此，同时应用这些药物时应观察血糖水平。

（4）非甾体类抗炎药物　奈诺沙星的临床试验中有118名患者合并使用本品与非甾体类抗炎药物，除了一名患者疑似发生抽搐现象，其余患者均未发生 CNS 刺激和抽搐发作相关的不良反应。但本品与非甾体类抗炎药物建议不合用。

（5）茶碱　一项在12名健康受试者中进行的临床试验显示本品对茶碱的药代动力学有轻微的影响，茶碱在稳态时的峰浓度和体内暴露量有轻微地升高（10%～20%）。无论是单剂还是多剂给药，茶碱对本品的药代动力学影响不大，本品的血药浓度和血浆暴露量均无明显变化。因此，与本品同时使用时，应观察茶碱浓度并对茶碱剂量进行适当剂量调整。

（6）环孢素　根据报道，其他含氟喹诺酮类药物与环孢素同时使用时，患者的环孢素血药水平升高。本品尚未进行相关研究，因此本品与环孢素药物建议不合用。

（7）丙磺舒和西咪替丁　一项在健康受试者中进行的临床试验显示丙磺舒或西咪替丁对本品的吸收速率及吸收程度没有明显作用。与单独用药时相比，本品与丙磺舒或西咪替丁联合用药时，本品的 AUC 升高约 26% 或 9%，肾清除率降低约23%或13%。虽然这一差异具有统计学显著性，但本品与丙磺舒或西咪替丁联合用药时无须剂量调整。

（8）与实验室或诊断检查的相互作用　根据报道，使用含氟喹诺酮类药物时，用市售试剂盒进行尿筛查可能会产生阿片假阳性结果，有必要采用更特异的方法确定阿片阳性结果。本品尚未进行相关研究，但仍建议予以关注。

【禁忌】　对本品或其他喹诺酮类药物过敏者、有喹诺酮治疗相关肌腱疾病/病症病史的患者禁用。

【注意事项】

警告

已有文献报道，氟喹诺酮类药物全身用药时致残性和潜在的永久性严重不良反应可同时发生，这些不良反应包括肌腱炎、肌腱断裂、中枢神经系统相关反应、重症肌无力恶化、外周神经系统病变、QT 间期延长、尖端扭转型室速及光毒性。对于 60 岁以上的老年患者、接受糖皮质激素治疗的患者和接受肾移植、心脏移植或肺移植的患者中，使用含氟喹诺酮类药物可导致肌腱炎和肌腱断裂的风险进一步增加。

本品为无氟喹诺酮类药物，目前已有的安全性评价数据尚未发现上述不良反应。如果患者使用本品后一旦出现严重不良反应及相关症状，如肌腱、关节、肌肉疼痛，针样刺痛或刺痛感，混乱和幻觉时，医务人员应马上对出现严重不良反应的患者停药，并选择非喹诺酮类抗菌药进行后续治疗。

严重或重要的不良事件

根据文献报道，喹诺酮类药物使用中偶有用药后发生以下严重不良事件：肌腱炎和肌腱断裂、重症肌无力恶化、严重过敏反应、光敏反应/光毒性、肝毒性、中枢神经系统毒性、外周神经病变、假膜性结肠炎、QT 间期延长、血糖紊乱。这些严重不良事件多见于含氟喹诺酮类药物的使用中。

本品为无氟喹诺酮类药物，截至 2016 年 12 月中，在全球奈诺沙星的临床试验中，已有 1591 名患者接受了本品的治疗，未发现上述严重不良事件。虽然如此，但仍建议在本品的使用中对上述严重或重要的不良事件予以关注，并进行观察。

（1）肌腱炎和肌腱断裂　使用本品后未发现肌腱炎或肌腱断裂。在各年龄组中，使用其他含氟喹诺酮类药物可导致肌腱炎和肌腱断裂的风险增加。通常在 60 岁以上的老年患者、接受糖皮质激素治疗的患者和接受肾移植、心脏移植或肺移植的患者中，该风险进一步增加。如果患者出现疼痛、水肿、炎症或肌腱断裂应停用本品，一发现有肌腱炎或肌腱断裂的症状应立即建议患者休息，并联系他们的医生考虑换为非喹诺酮类药物治疗。

（2）重症肌无力恶化　使用本品后未发现重症肌无力恶化。根据报道，使用其他含氟喹诺酮类药物偶有用药后发生重症肌无力恶化的情况。本品尚未发现，但也应进行严密观察，且应避免已知重症肌无力史的患者使用本品。

（3）严重过敏反应　使用本品后未发现休克等严重过敏反应。根据报道，使用其他含氟喹诺酮类药物偶有用药后发生休克等严重过敏反应的情况。本品尚未发现，但也应密切观察。若发生严重过敏，应立即停用本品，并根据临床具体情况而采取以下药物或方法治疗：肾上腺素及其他抢救措施，包括吸氧、静脉输液、抗组胺药、皮质类固醇等应用。

（4）肝毒性　使用本品后未发现肝毒性。根据报道，使用其他含氟喹诺酮类药物偶有用药后发生肝毒性的情况。故使用本品时也应密切观察，若患者出现肝炎的体征和症状，应立即停用本品，并采取适当的治疗措施。

（5）中枢神经系统影响　使用本品后未发现中枢神经系统毒性。根据报道，使用其他含氟喹诺酮类药物偶有用药后发生惊厥、中毒性精神病、颅内压升高和中枢神经系统刺激症状的情况，上述反应可能会在第一次用药后出现。本品尚未发现，但也应密切观察，若患者出现上述症状，应立即停用本品，并采取适当的治疗措施。且本品应慎用于有中枢神经系统疾病及癫痫病史的患者。

（6）假膜性结肠炎　使用本品后未发现假膜性结肠炎。根据报道，使用其他含氟喹诺酮类药物进行治疗的患者可能会引起假膜性结肠炎等伴有血便的重症结肠炎。本品尚未发现，但也应密切观察。如果患者在接受本品治疗时出现严重腹泻，需要考虑为假膜性结肠炎，在这种情况下须立即采取有效的治疗措施。

（7）外周神经病变　使用本品后未发现外周神经病变。根据报道，使用其他含氟喹诺酮类药物进行治疗的患者罕有出现感觉神经或感觉运动神经轴突的多神经元病变。本品尚未发现，但也应进行严密观察。如果患者出现神经元病变的症状如疼痛、烧灼感、麻刺感、麻木和/或无力或其他感觉错乱如轻触觉、痛觉、温度觉、位置觉和振动觉异常时，应当立即停止使用本品，并采取适当的治疗措施。

（8）QT间期延长　在奈诺沙星临床试验中，48名健康受试者的全面QT/QTc临床研究的结果显示：奈诺沙星500mg/750mg引起的QTc延长平均值均较莫西沙星400mg短；奈诺沙星在500mg的治疗剂量下，QTc间期平均最大变化量为8.74ms，而莫西沙星则为13.04ms。

整合性Ⅱ/Ⅲ期临床试验人群的安全性资料显示：奈诺沙星在500mg的治疗剂量下，对于QTc延长的安全性在实际临床意义上与左氧氟沙星500mg相仿。

根据文献报道，某些含氟喹诺酮类药物可能使心电图的QT间期延长，少数患者会出现心律失常。上市后监测期间接受含氟喹诺酮类药物治疗的患者自发报告中罕见出现尖端扭转型室速。已知QT间期延长的患者、未纠正的低血钾患者及使用ⅠA类（奎尼丁、普鲁卡因胺）和Ⅲ类（胺碘酮、索他洛尔）抗心律失常药物的患者应避免使用本品。老年患者更容易引起药物相关的 QT 间期的影响。本品和可能延长 QT 间期的药物，如红霉素、抗精神病药和三环类抗抑郁药，合并用药时可能存在累加效应，所以与这些药物合用应慎重。本品在致心律失常的条件存在时，例如严重的心动过缓或急性心肌缺血应慎用。

（9）血糖紊乱　使用本品后未发现血糖紊乱如症状性高血糖和低血糖反应。根据报道，其他含氟喹诺酮类药物曾有关于血糖紊乱如症状性高血糖或低血糖的报道，这种情况多发生于同时口服降糖药（如优降糖/格列本脲）或使用胰岛素的糖尿病患者。对于此类患者，建议应密切监测其血糖变化情况。如果患者在接受本品治疗时出现症状性高血糖或低血糖反应，应立即停用本品，并采取适当的治疗措施。

（10）光敏反应/光毒性　使用本品后未发现光敏反应或光毒性。根据报道，使用其他含氟喹诺酮类药物可导致少见的日光或紫外光暴露后中度至重度的光敏感性/光毒性反应，可能表现为暴露于光照部位（典型者包括面部、颈部 V 区、前臂伸侧、手背）的过度的日晒反应（例如，晒伤、红斑、渗出、水疱、大疱、水肿）。本品尚未发现，但也应密切观察，并应当避免过度暴露于上述光源，若发生光敏反应或皮肤损伤时应停用本品。

耐药菌的产生

在缺乏确诊或高度怀疑细菌感染依据的情况下开具奈诺沙星处方并不会为患者带来益处，并且可增加产生耐药菌的风险。

【贮藏】　避光，不超过 30℃保存。

头孢托仑匹酯颗粒（美爱克， Meiact）

【规格】　以头孢托仑计：①30mg（效价），0.3g/袋；②50mg（效价），0.5g/袋

【成分】　主要成分是头孢妥仑匹酯。

【性状】　本品为添加矫味剂的细粒，芬芳，味甜微苦。

【适应证】　本品对以下菌种敏感：葡萄球菌属、链球菌属、肺炎链球菌、卡他莫拉菌、大肠埃希菌、枸橼酸杆菌属、克雷伯杆菌属、肠杆菌属、沙雷

菌属、变形杆菌属、摩氏摩根菌、普鲁威登菌属、流感嗜血杆菌、百日咳鲍特菌、消化链球菌属、拟杆菌属、普雷沃菌属、痤疮丙酸杆菌。

本品适用于敏感菌引起的下列感染：浅表性皮肤感染、深部皮肤感染、淋巴管及淋巴结炎、慢性脓皮病、外伤、烫伤以及手术创口等的继发性感染、肛周脓肿、咽炎及喉炎、扁桃体炎（包括扁桃体周围炎、扁桃体周围脓肿）、急性支气管炎、肺炎、肺脓肿、慢性呼吸系统病变的继发性感染、中耳炎、鼻窦炎、牙周炎、颌炎、膀胱炎、肾盂肾炎、猩红热、百日咳。

【用法用量】

（1）肺炎、中耳炎、鼻窦炎　通常，小儿服用头孢托仑匹酯1次3mg（效价）/kg、1天3次，餐后口服。根据需要，可以将用量增加至1次6mg（效价）/kg，但是不宜超过成人用量的上限剂量[1次200mg（效价）]，1日3次[1日600mg（效价）]。

（2）除上述疾病之外的其他感染　通常，小儿服用头孢托仑匹酯1次3mg（效价）/kg、1天3次，餐后口服。可以随年龄以及症状，适宜增减用量。但是不宜超过成人用量的上限剂量[1次200mg（效价）]，1日3次[1日600mg（效价）]。

【药理毒理】

药理作用

头孢妥仑的作用机制为抑制细菌细胞壁合成，与各种细菌青霉素结合蛋白（PBP）的亲和性高，从而发挥杀菌作用。头孢妥仑匹酯在肠管壁代谢成头孢妥仑而发挥抗菌作用。微生物学研究中，头孢妥仑对革兰阳性菌及阴性菌具有广泛的抗菌作用，尤其对葡萄球菌属、包括肺炎链球菌在内的链球菌属等革兰阳性菌、大肠埃希菌、卡他布兰汉氏球菌、克雷伯杆菌属、变形杆菌属、流感嗜血杆菌等革兰阴性菌，以及消化链球菌属、痤疮丙酸杆菌、拟杆菌属等厌氧菌显示出很强的抗菌力。

头孢妥仑对各种细菌产生的β-内酰胺酶稳定，对β-内酰胺酶产生株也显示很强的抗菌力。对实验性感染症的治疗效果：头孢妥仑匹酯对黄金色葡萄球菌、肺炎链球菌、大肠埃希菌、肺炎克雷伯杆菌、变形杆菌属等引起的实验性感染症显示卓越治疗效果。

另外，对β-内酰胺酶产生株感染的治疗效果与同类药物相比，也具有同等疗效或更佳。美爱克适用于由敏感的葡萄球菌属、链球菌属、消化链球菌属、卡他布兰汉氏球菌、痤疮丙酸杆菌、大肠埃希菌、枸橼酸杆菌属、克雷伯杆菌属、肠杆菌属、沙雷菌属、变形杆菌属（奇异变形杆菌、普通变形杆菌）、摩氏摩根菌属、普鲁威登菌属、流感嗜血杆菌、拟杆菌属引起的多种感染。

毒理研究

单次给药毒性试验　单次给药毒性试验结果如表 1 所示。

表 1　头孢妥仑匹酯的 LD_{50}　　　　单位：mg/kg

给药途径	小鼠 5 周龄		大鼠 5 周龄		幼年大鼠 3 日龄		狗 10～11 个月龄	
	♂	♀	♂	♀	♂	♀	♂	♀
经口	>5100	>5100	>5100	>5100	>5000	>5000	>2000	>2000
皮下	>5000	>5000	>5000	>5000	—	—	—	—
腹腔	≈5000	≈5000	>2000 <5000	>2000 <5000	—	—	—	—

反复给药毒性试验　大鼠经口给 125、250、500、1000mg/(kg·d)，共 28 日；以及经口给 31、63、125、250、500mg/(kg·d)，共 6 个月（用量以头孢妥仑匹酯计）。主要所见有可能属肠内细菌群变化继发性影响引起的盲肠膨满、AST（GOT）及 ALT（GPT）等轻微升高、一过性尿沉渣内红细胞数增加及肾重量增加等。但特定脏器及组织的组织像未见异常。无毒性量均定为 250mg/kg。

狗经口给 125、250、500、1000mg/(kg·d)，共 28 日；以及经口给 125、250、500、1000mg/(kg·d)，共 6 个月（用量以头孢妥仑匹酯计）。主要所见有总胆固醇增加、AST（GOT）及 ALT（GPT）等升肝及肾重量增加，少数例的肝细胞见到玻璃样滴状物。无毒性量分别推定为 250mg/kg 及 125mg/kg。

生殖和发育毒性试验　大鼠妊娠前，妊娠初期及胎仔器官形成期经口给 125、250、500、1000mg/(kg·d)，围产期及哺乳期经口给 90、250、750mg/(kg·d)，家兔胎仔器官形成期经口给 2、4、7.5、15、30mg/(kg·d)（用量以头孢妥仑匹酯计）。其结果，大鼠母动物未见对生殖功能的影响。胎仔在器官形成期给 500mg/(kg·d) 以上组见到骶尾椎骨化数减少，但无致畸性，对出生仔生长、行动及生殖功能无影响。家兔 7.5mg/(kg·d) 以上给药组出现流产及生存胎仔数减少，但未见致畸性。

其他特殊毒性

抗原性　用大鼠及豚鼠进行探究其抗原性，头孢妥仑匹酯对豚鼠合用佐剂的皮下致敏见到免疫原性，但对小鼠合用佐剂的腹腔内致敏未见免疫原性，对豚鼠及小鼠以临床给药途径，即经口致敏均未见免疫原性。活性体头孢妥仑几乎未见免疫原性及惹起抗原性。另外，与类药头孢特仑及头孢噻肟之间有弱交叉抗原性。头孢妥仑的库姆斯阳性化作用很弱。

【不良反应】

（1）过敏反应　皮疹，瘙痒，荨麻疹和发热等。

（2）消化系统　恶心，呕吐，腹泻，如其他广谱抗生素一样，罕见假膜性结肠炎。

（3）血液系统　嗜酸性粒细胞增多症，白细胞减少症等。曾有报告应用头孢菌素类药物进行治疗时，出现库姆斯试验阳性。

（4）肾功能　偶见 BUN 及血清肌酐上升。

（5）肝功能　有时 GOT、GPT、ALT 上升。

【药物相互作用】　与抗酸剂合用会使其吸收率降低，与丙磺舒合用会使其尿中排泄率降低。

【禁忌】　对本剂成分有休克既往史的患者禁用。

【注意事项】　根据报道，大多数 β-内酰胺类抗生素可引起严重的反应（包括过敏性休克），故用药前应仔细问诊。

【贮藏】　遮光，密闭，在阴凉处（避光并不超过 20℃）保存。

西他沙星片（格雷必妥）

【规格】　50mg（按 $C_{19}H_{18}ClF_2N_3O_3$ 计）

【成分】　活性成分：西他沙星。

【性状】　本品为白色至微黄色薄膜衣片，除去包衣后显微黄色至淡黄色。

【适应证】　适用于对本品敏感的金黄色葡萄球菌、凝固酶阴性葡萄球菌等葡萄球菌属；肺炎链球菌、化脓性链球菌、无乳链球菌等链球菌属；粪肠球菌等肠球菌属；卡他莫拉菌；大肠埃希菌；枸橼酸杆菌；肺炎克雷伯菌等克雷伯菌属；阴沟肠杆菌等肠杆菌属；黏质沙雷菌等沙雷菌属；奇异变形杆菌等变形杆菌属；摩氏摩根菌；流感嗜血杆菌；铜绿假单胞菌；消化链球菌等消化链球菌属；普雷沃菌；牙龈卟啉单胞菌等卟啉单胞菌属；梭杆菌属；沙眼衣原体；肺炎支原体；肺炎衣原体；嗜肺军团菌所引起的下列感染：

① 咽炎、喉炎、扁桃体炎（包括扁桃体周炎、扁桃体周脓肿）、急性支气管炎、感染性肺炎、慢性呼吸系统疾病的继发感染。

已有报道由于使用氟喹诺酮类药物（包括西他沙星片）而发生严重不良反应，且对于某些患者，慢性支气管炎急性发作有自限性，应在没有其他药物治疗时使用西他沙星片。

② 膀胱炎、肾盂肾炎、尿路感染　已有报道由于使用氟喹诺酮类药物（包括西他沙星片）而发生严重不良反应，且对于一些患者，单纯性尿路感染、急性非复杂性膀胱炎有自限性，应在没有其他药物治疗时使用西他沙星片。

③ 宫颈炎。

④ 中耳炎、鼻窦炎。

已有报道由于使用氟喹诺酮类药物（包括西他沙星片）发生严重不良反应，且对于某些患者，急性细菌性鼻窦炎有自限性，应在没有其他药物治疗时使用西他沙星片。

⑤ 牙周炎、冠周炎、颌骨骨炎。

【用法用量】　口服，成人一次 50mg（1 片），一日 2 次；或一次 100mg（2 片），一日 1 次；疗效不理想的患者可一次 100mg（2 片），一日 2 次。

【药理毒理】

药理作用

西他沙星为喹诺酮类抗菌药，通过抑制细菌 DNA 旋转酶和Ⅳ型拓扑异构酶的活性发挥杀菌作用。西他沙星对需氧和厌氧的革兰阳性菌和革兰阴性菌、非典型病原体都有广谱抗菌作用，对葡萄球菌属、链球菌属、肺炎链球菌、肠球菌属、卡他莫拉菌、大肠埃希菌、枸橼酸杆菌属、克雷伯菌属、肠杆菌属、沙雷菌属、变形杆菌属、摩氏摩根菌、流感嗜血杆菌、铜绿假单胞菌、嗜肺军团菌、消化链球菌属、普雷沃尔菌属、卟啉菌属、梭形杆菌属、沙眼衣原体、肺炎衣原体、肺炎支原体等有抗菌作用。

在以呼吸系统感染患者为受试者的临床试验中进行了 PK/PD 分析，结果显示病原菌的清除率随着 $\mathrm{AUC}_{0\sim24h}/\mathrm{MIC}$ 或 $C_{\max}/\mathrm{MIC}$ 的升高而增加。$\mathrm{AUC}_{0\sim24h}/\mathrm{MIC}$ 超过 100 时，有 22 株肺炎链球菌在内的呼吸系统感染的主要病原菌的清除率达 96.3%（78/81），$C_{\max}/\mathrm{MIC}$ 超过 5 时达 96.3%（79/82）。此外，以肺炎球菌性呼吸道感染患者为受试者的临床试验结果显示，以西他沙星非结合形式的血药浓度计算，$AUC_{0\sim24h}/MIC$ 大于 30 时以及 C_{max}/MIC 大于 2 时病原菌清除率均达到 98.9%（89/90）。

毒理研究

重复给药毒性 大鼠连续 4 周和连续 13 周经口给药的毒性试验中，尿中药物结晶（未伴发肾脏病变）和自发的骨及软骨病变加重。大鼠连续 4 周经口给药的毒性试验中雌雄动物的无毒性反应剂量均为 46.9mg/(kg·d)，13 周试验中均为 20mg/(kg·d)。

在食蟹猴连续 4 周和连续 52 周经口给药的毒性试验中，睾丸生精小管中精细胞数量减少，血清磷脂轻度增加。食蟹猴连续 4 周经口给药的毒性试验中雌雄动物的无毒性反应剂量均为 28.1mg/(kg·d)，52 周试验中均为 25mg/(kg·d)。

遗传毒性 西他沙星 Ames 试验、体外染色体畸变试验及小鼠淋巴瘤 TK 试验结果均为阳性，体内微核试验、程序外 DNA 合成试验及显性致死试验结果均为阴性。

生殖毒性 西他沙星对大鼠亲代动物未见生殖毒性，但家兔试验中出现了一般抗菌药物常见的流产动物数增加的现象。西他沙星对胚胎和胎仔有轻度影响，但对大鼠和家兔未见致畸作用。

关节毒性 西他沙星在幼犬中引起关节软骨空洞、糜烂，但在成年犬中未见关节毒性。

光毒性 小鼠光毒性试验中，白化小鼠及有色小鼠的无毒性反应剂量分别为 20mg/kg 及 93.8mg/kg。

光遗传毒性 光照下的体外染色体畸变试验结果为阳性，但光照下的小鼠体内试验中，20mg/kg 剂量下试验结果为阴性。

【不良反应】 在日本的临床试验中，总病例 1220 例中有 409 例（33.5%）出现不良反应（包括实验室检查值异常）。主要的不良反应为：腹泻 69 例（5.7%）、松软便 86 例（7.0%）、头痛 26 例（2.1%）、ALT（GPT）升高 72 例（5.9%）、AST（GOT）升高 59 例（4.8%）、嗜酸粒细胞计数增多 47 例（3.9%）等。

在上市后临床试验中（2008 年 12 月—2010 年 11 月，日本），总病例 3331 例中有 148 例（4.4%）出现不良反应（包括实验室检查值异常）。主要的不良反应为：腹泻 41 例（1.2%）、松软便 14 例（0.4%）、ALT（GPT）升高 22 例（0.7%）、AST（GOT）升高 16 例（0.5%）、皮疹 12

例（0.4%）等。

临床重大不良反应

（1）休克、速发过敏反应（发生率不明❶）　可能会出现休克或速发过敏反应，因此应密切观察。如发现血压下降、呼吸困难、皮疹、血管性水肿等异常时，应停止给药并采取适当的处理措施。

（2）眼黏膜皮肤综合征（史蒂文斯-约翰逊综合征）（发生率不明❶）可能发生眼黏膜皮肤综合征，故应密切观察，遇有异常应停止给药并采取适当的处理措施。

（3）急性肾损伤（发生率不明❶）　曾有急性肾损伤的报道，故应密切观察，遇有异常应停止给药并采取适当的处理措施。

（4）肝功能疾病（发生率<0.1%）　曾有肝功能疾病［包括 AST（GOT）升高、ALT（GPT）升高等］的报道，故应密切观察，遇有异常应停止给药并采取适当的处理措施。

（5）血小板减少症（发生率不明❶）　曾有报道使用本品后出现血小板减少症，故应密切观察，遇有异常应停止给药并采取适当的处理措施。

（6）假膜性结肠炎（发生率不明❶）　可能会发生假膜性结肠炎。如出现腹痛、频繁腹泻，应停止给药并采取适当的处理措施。

（7）低血糖症（发生率<0.1%）　有报道出现低血糖症，甚至出现低血糖昏迷，故应密切观察。遇有异常应停止给药并采取适当的处理措施。低血糖症多出现在糖尿病患者、肾功能损害和老年人群中。

（8）意识模糊、谵妄、幻觉等精神系统症状（发生率不明❶）　曾有报道使用本品后出现意识模糊、谵妄、幻觉等精神系统症状，故应密切观察，遇有异常应停止给药并采取适当的处理措施。

（9）主动脉瘤、主动脉夹层（发生率不明❷）　可能会出现主动脉瘤或主动脉夹层。若观察到任何异常情况，应进行适当的治疗（参考【注意事项】）。

（10）肌腱病变，如跟腱炎和肌腱断裂（发生率不明❶）　肌腱病变，如跟腱炎和肌腱断裂可能发生。如果观察到肌腱周围出现疼痛、肿胀和发红等症状，应该停止给药，并采取适当治疗措施。

---

❶ 由于是来自自发报告的不良反应，因此发生率不明。
❷ 由于是来自国外的流行病学研究报告，因此发生率不明。

其他喹诺酮类抗菌药的临床重大不良反应

其他的喹诺酮类抗菌药曾报告过以下临床重大不良反应。故使用本品时亦应密切观察，出现以下异常应停止给药并采取适当的处理措施。

致残和潜在的不可逆转的严重不良反应，包括肌腱炎和肌腱断裂，周围神经病变，中枢神经系统的影响；肌腱病和肌腱断裂；QT 间期延长、室性心动过速（包括尖端扭转型室性心动过速）；过敏反应；中毒性表皮坏死松解症（TEN）；惊厥；黄疸；间质性肺炎；横纹肌溶解；粒细胞缺乏症；全血细胞减少症；溶血性贫血；重症肌无力加重；中枢神经系统的影响；艰难梭菌相关性腹泻；周围神经病变；对血糖的干扰；光敏感性/光毒性；其他严重并且有时可能致命的不良反应。

在【注意事项】下对以上部分不良反应进行了详细说明。

其他不良反应

可能会出现表 1 中不良反应，当出现异常时应采取适当的处理措施，必要时停药。

表 1   不良反应类型汇总

不良反应分类	发生率 1%～<5%	发生率 0.1%～<1%	发生率<0.1%	发生率不明
超敏反应	—	皮疹	瘙痒、荨麻疹	光敏性
精神神经系统	—	头晕、头痛	失眠	—
胃肠系统	腹泻、松软便	腹部不适、腹胀、腹痛、便秘、消化不良、恶心、口腔黏膜炎	唇炎、排便频率增加、舌炎、呕吐、口部感觉异常、口渴	—
肝脏	ALT（GPT）升高、AST（GOT）升高	LDH 升高、γ-GTP 升高、ALP 升高	—	
血液	嗜酸粒细胞计数增多	嗜中性粒细胞计数降低、血小板数计数增多、白细胞计数降低	白细胞计数增多	—
其他	—	CK（CPK）升高、血糖降低、血钾升高、甘油三酯升高、尿蛋白阳性	阴道念珠菌病、背痛、寒战、感觉异常、乏力感、血钾降低	水肿

其他喹诺酮类抗菌药报道的不良反应

（1）心血管系统   QT 间期延长、尖端扭转型室性心动过速、室性心律失常。

（2）中枢神经系统　惊厥、中毒性精神病、震颤、躁动、焦虑、头晕、意识模糊、幻觉、妄想、抑郁、噩梦、失眠、癫痫发作、极少数情况可导致患者产生自杀的念头或行为。

（3）周围神经病变　感觉错乱、感觉迟钝、触物痛感、疼痛、烧灼感、麻刺感、麻木、无力，或轻触觉、痛觉、温度觉、位置觉和振动觉异常、多发性神经炎。

（4）骨骼肌肉系统　关节痛、肌痛、肌无力、张力亢进肌腱炎、肌腱断裂、重症肌无力恶化。

（5）超敏反应　荨麻疹、瘙痒及其他严重皮肤反应（如中毒性表皮坏死松解症、多形性红斑）、呼吸困难、血管神经性水肿（包括舌、喉、咽或面部水肿/肿胀）、心血管性虚脱、低血压、意识丧失、气道阻塞（包括支气管痉挛、气促及急性呼吸窘迫）、过敏性肺炎、过敏性休克。

（6）肝胆系统　肝炎、黄疸、急性肝坏死或肝衰竭。

（7）泌尿系统　急性肾功能不全或肾衰竭。

（8）血液系统　贫血，包括溶血性贫血和再生障碍性贫血；血小板减少症，包括血栓性血小板减少性紫癜；白细胞减少症；粒细胞减少症；全血细胞减少症和/或其他血液病。

（9）其他　发烧、血管炎、血清病、难辨梭菌相关性腹泻、血糖紊乱、光敏感性/光毒性。

【药物相互作用】

本品与其他药物合并用药时的注意事项如表2所示。

表2　药物相互作用中的注意事项

药物名称	临床症状、处理方法	机制、风险因子
含有铝或镁的抗酸剂、含钙制剂、含铁制剂	合并用药可能会减弱本品的疗效。这些药物应在服用本品2h之后再使用	本品可与这些药物形成螯合物，从而影响本品在胃肠道的吸收，导致药物全身浓度比预期值低
苯乙酸或丙酸类非甾体消炎镇痛药（酮洛芬等）	有引发惊厥的可能	本品与这些药物同时服用时，可能通过抑制本品与中枢神经系统中GABAa受体的结合，增加中枢神经系统刺激的风险

【禁忌】　以下患者禁用本品：对本品的成分或其他喹诺酮类抗菌药有过敏史的患者；妊娠期或可能妊娠的妇女；儿童。

【注意事项】

慎重给药（以下患者应慎重给药）

肾功能损害患者（持续升高血药浓度）；有癫痫等惊厥性疾病或相关既往史的患者（同类药物有诱发惊厥的报告）；重症肌无力患者（同类药物有重症肌无力加重的报告）；有主动脉瘤或主动脉夹层并发症的患者，或有主动脉瘤或主动脉夹层既往病史、阳性家族史或危险因素（如，马方综合征）的患者〔国外流行病学研究已有服用氟喹诺酮类药物后增加了主动脉瘤和主动脉夹层风险的报道（参考【不良反应】）〕；老年人（据报道肌腱病变更可能发生）。

重要注意事项

流行病学研究报告，使用氟喹诺酮类药物后两个月内主动脉瘤和主动脉夹层的发生率增加，尤其是老年患者。风险增加的原因尚未确定。对于已知有主动脉瘤或主动脉瘤高风险的患者，仅在没有其他抗菌方案可用的情况下，可使用西他沙星片。由于可能会发生主动脉瘤或主动脉夹层，因此应仔细观察患者，并告知患者在出现腹部、胸部或背部疼痛等症状时应及时就医。对于有主动脉瘤或主动脉夹层并发症的患者，或有主动脉瘤或主动脉夹层既往病史、阳性家族史或其他危险因素的患者，必要时应考虑进行影像学评估。

使用氟喹诺酮类药品，已有在同一患者的身体不同器官/系统同时发生致残和潜在的不可逆转的严重不良反应的报告，通常包括：肌腱炎，肌腱断裂，关节痛，肌痛，周围神经病变和中枢神经系统反应（幻觉，焦虑，抑郁，失眠，严重头痛和错乱）。这些不良反应可发生在使用西他沙星片后数小时至数周。任何年龄段的患者，之前没有相关风险因素，均有报告发生这些不良反应。

（1）肌腱病和肌腱断裂　氟喹诺酮类药品，会使各年龄段患者的肌腱炎和肌腱断裂的风险增加。这种不良反应最常发生在跟腱，跟腱断裂可能需要手术修复。也有在肩、手部、肱二头肌、拇指和其他肌腱点出现肌腱炎和肌腱断裂的报告。肌腱炎和肌腱断裂可发生在开始使用西他沙星片后数小时或数天，或结束治疗后几个月。肌腱炎和肌腱断裂可双侧发生。这种风险在60岁以上老年患者、服用皮质类固醇药品患者及肾脏、心脏或肺移植手术的患者中进一步增加。除了年龄和使用皮质类固醇的因素外，另可增加肌腱断裂风险的因素包括剧烈的体力活动、肾功能衰竭以及肌腱旧疾，如类风湿关节炎。肌腱炎和肌腱断裂也发生在没有上述风险因素的使用氟喹诺酮类药品的患者中。肌腱断裂可发生在治疗过程中或治疗结束后，也有在治疗结束数月后发生肌腱断裂的报告。在患者发生肌腱疼痛、肿胀、炎症或断裂后，应停止使用本品。在出现肌腱炎或肌腱断裂的迹象后，应建议患者休息，并与医生联系，换用非喹诺酮类药品。有肌腱疾病病史或发生过肌腱炎和肌腱断裂的患者应避免使用氟喹诺酮类药品。

（2）重症肌无力加重　氟喹诺酮类药品，有神经肌肉阻断活性，可能加剧重症肌无力患者的肌无力症状。上市后的严重不良事件包括死亡和需要通气支持，和重症肌无力患者使用氟喹诺酮类药品相关。重症肌无力的患者应避免使用西他沙星片。

（3）QT间期延长　某些氟喹诺酮类药品可以使心电图的QT间期延长，少数患者可以出现心律失常。上市后监测期间自发报告接受氟喹诺酮类药品治疗的患者出现尖端扭转型室速的情况罕见。QT间期延长的患者、未纠正的低血钾患者及使用ⅠA类（奎尼丁、普鲁卡因胺）和Ⅲ类（胺碘酮、索他洛尔）抗心律失常药品的患者应避免使用西他沙星片。老年患者更容易受药品相关QT间期的影响。

（4）过敏反应　使用氟喹诺酮类药品，已有发生严重的过敏反应的报告。一些患者在第一次给药后即发生，有些反应可伴随有心血管系统衰竭、丧失意识、刺痛、咽或面部水肿、呼吸困难、荨麻疹、瘙痒等症状。严重的过敏反应需要给予肾上腺素紧急治疗。西他沙星片应在第一次出现皮疹或其他任何过敏迹象时停止使用。必要时可进行输氧、静脉注射类固醇、气道管理包括插管等治疗措施。

（5）其他严重并且可能致命的反应　使用氟喹诺酮类药品，已有出现其他严重并且可能致命的不良事件的报告。这些事件中有些是由于过敏，有些则病因不明。这些事件可能是重度的，通常发生在多剂量给药后。临床表现可包括以下的一个或多个症状：发热、皮疹、严重的皮肤反应［例如，中毒性表皮坏死松解症，史蒂文斯-约翰逊（Stevens-Johnson）综合征］，血管炎，关节痛，肌痛，血清病，过敏性肺炎，间质性肾炎，急性肾功能不全或肾衰竭，肝炎、黄疸、急性肝坏死或肝功能衰竭，贫血（包括溶血性贫血和再生障碍性贫血），血小板减少症（包括血栓性血小板减少性紫癜）；白细胞减少症，粒细胞缺乏症，全血细胞减少症和/或其他血液学异常。应在第一次出现皮疹、黄疸或任何其他过敏表现时立即停药并且采取措施。

（6）中枢神经系统的影响　使用氟喹诺酮类药品，包括西他沙星片，已有其会使中枢神经系统不良反应增加的风险的报告，包括惊厥和颅内压增高（含假性脑瘤）以及中毒引起的精神病。使用氟喹诺酮类药品可能会导致中枢神经系统反应包括焦躁、激动、失眠、焦虑、噩梦、偏执狂、头晕、错乱、震颤、幻觉、抑郁和自杀想法或行为。这些反应可能发生在首次用药后。如果这些反应发生在患者使用西他沙星片时，应停止给药并采取适当的措施。与所有的氟喹诺酮类药品一样，已知或怀疑有中枢神经系统疾病的患者（如严重的脑动脉硬化、癫痫）或存在其他风险因素的患者（如有发作倾向或发作阈值降低）应在获益超过风险时使用西他沙星片。

（7）周围神经病变　已有患者使用氟喹诺酮类药品，产生罕见的感觉或感觉运动性轴索神经病的报告，影响小和/或大的轴索，致皮肤感觉异常、感觉迟钝、触物痛感和衰弱。对于某些患者，症状可能在西他沙星片用药后很快发生并且可能是不可逆的。如果患者出现外周神经病变症状，包括疼痛、烧灼感、麻刺感、麻木和/或无力，或其他感觉，包括轻触觉、痛觉、温觉、位置觉和振动觉的变化，应立即停药。有周围神经病变病史的患者应避免使用氟喹诺酮类抗生素。

（8）艰难梭菌相关性腹泻　几乎所有的抗菌药品均出现过艰难梭菌相关性腹泻（CDAD）的报告，包括西他沙星片，其严重程度从轻度腹泻至严重结肠炎。抗菌药品治疗使结肠的正常菌群改变，从而导致艰难梭菌过度生长。

艰难梭菌产生的毒素 A 和 B，是艰难梭菌相关性腹泻的原因。高毒性的梭菌引起的发病率和死亡率均升高，这些感染抗菌治疗无效，并可能需要结肠切除术。在接受抗生素治疗后，出现腹泻均应考虑 CDAD 的可能性。因为 CDAD 可能发生在使用抗菌药品治疗后两个月，因此有必要仔细询问患者病史。

如果怀疑或证实艰难梭菌相关性腹泻，可能需要停止目前使用的不针对艰难梭菌的抗生素。应适当补充液体和电解质，补充蛋白质，采用针对艰难梭菌的抗生素治疗，出现临床指征时应进行手术。

（9）对血糖的干扰　曾有氟喹诺酮类抗生素引起血糖紊乱（如症状性高血糖和低血糖）的报道，这种情况多发生于同时口服降糖药（如格列本脲）或使用胰岛素的糖尿病患者。因此对于此类患者，建议应密切监测其血糖变化情况。如果患者在接受西他沙星片治疗时出现低血糖反应，应立即停药并采取适当的治疗措施。

（10）光敏感性/光毒性　在使用氟喹诺酮类抗生素后暴露于阳光或紫外线照射下，会发生中度至严重的光敏性/光毒性反应，后者可能表现过度的晒伤反应（例如烧灼感、红斑、水疱、渗出、水肿），常出现在暴露于光的部位（通常是颈部的"V"形区域、前臂伸肌表面、手的背部）。因此，应该避免过度暴露于光源下。发生光毒性反应时应停药。

用法用量相关的注意事项

使用本品时为防止出现耐药菌等，原则上应确认细菌敏感性，将用药时间控制在疾病治疗所需的最短时间内。

肾功能损害患者用药后血药浓度会升高，故需调整给药剂量和给药间隔。

治疗作用相关的使用注意事项

本品引发腹泻、松软便的发生率相对较高，故使用时须充分考虑风险获益的平衡（参考【不良反应】）。

在治疗咽炎、喉炎、扁桃体炎（包括扁桃体周炎、扁桃体周脓肿）、急性支气管炎、鼻窦炎时，需要参考相关的抗生素合理用药指南。在判断适合使用该药时，才使用该药。

其他注意事项

本品为 PTP 包装，请指导患者将药品从 PTP 板中取出后服用（有因误服 PTP 板后导致食管黏膜损伤，以及 PTP 板尖锐的边角引起穿孔，诱发纵隔炎等严重并发症的报道）。

【贮藏】　25℃以下密闭保存。

小儿法罗培南钠颗粒（菲若姆）

【规格】　0.05g（按 $C_{12}H_{15}NO_5S$ 计）

【成分】　本品主要成分为法罗培南钠。

【性状】　本品为类白色至微黄色颗粒。

【适应证】　本品为颗粒剂，主要用于对法罗培南敏感的细菌所致的儿童下列感染性疾病的治疗。

本品适用于对法罗培南敏感的葡萄球菌属、链球菌属、肺炎链球菌、肠球菌属、卡他莫拉菌、大肠埃希菌、枸橼酸杆菌、克雷伯菌、奇异变形杆菌、流感嗜血杆菌及百日咳菌引起的儿童下列感染性疾病的治疗：浅表皮肤及皮肤组织感染、深层皮肤及皮肤组织感染、淋巴管炎、淋巴结炎、慢性皮肤化脓性疾病、咽喉炎、扁桃体炎、急性支气管炎、肺炎、膀胱炎、肾盂肾炎、中耳炎、鼻窦炎、牙周组织炎、猩红热、百日咳。

【用法用量】

用法

将本品用适量水溶解后口服。

本品需临用时配制，配制后不能长时间放置，用水溶解后应迅速用药，必要时可放在冰箱内保存，但也应尽快使用。

用量

应由医生根据感染类型、严重程度及患者的具体情况适当增减本药剂量。

为防止出现耐药菌株，原则上应做细菌敏感性试验，并在保证疗效的前提下使用最短的疗程。

儿童推荐用量

通常儿童每次 5mg/kg，每日 3 次。可根据年龄、体重、症状酌情增减剂量。增加剂量不得超过每次 10mg/kg。年龄较大的儿童，剂量不得超过成人剂量的上限，即每次 300mg，每日 900mg。

【药理毒理】

药理作用

法罗培南钠为具青霉烯基本骨架的青霉烯类口服抗生素。它通过阻止细菌细胞壁合成而发挥抗菌、杀菌作用。对各种青霉素结合蛋白（PBP）具有高亲和性，特别是对细菌增殖所必需的高分子 PBP 呈现高亲和性。

体外试验显示：法罗培南钠对需氧性革兰阳性菌、需氧性革兰阴性菌及厌氧菌具有广泛抗菌性；尤其对需氧性革兰阳性菌中的葡萄球菌、链球菌、肺炎球菌、肠球菌，需氧性革兰阴性菌中的枸橼酸杆菌、肠杆菌、百日咳菌及厌氧菌中的消化链球菌、拟杆菌、普雷沃菌等有较强杀菌作用。

并对各种细菌产生 β-内酰胺酶稳定，对产生 β-内酰胺酶的细菌亦具有较强抗菌活性。

毒理研究

遗传毒性 Ames 试验、培养细胞基因突变试验和染色体异常试验、小鼠微核试验结果均未发现法罗培南钠具有致突变性。

生殖毒性 大鼠在器官形成期经口给药 320、800 和 2000mg/kg，在妊娠前和妊娠初期及围产期、哺乳期经口给药 80、360 和 1620mg/kg，结果除了见大鼠摄食量发生轻度变化外，总体状态和体重均无变化。试验结果显示法罗培南钠对母鼠生殖功能、胎鼠和新生鼠没有影响，且未发现药物存在致畸性。

家兔在器官形成期静脉给药 50、100 和 200mg/kg，结果显示 100mg/kg 以上给药组出现软便、腹泻和流产；200mg/kg 给药组发生母兔死亡、胎兔死亡数量增加和胎兔轻度发育迟缓，但未见法罗培南钠存在致畸性。

重复给药毒性 大鼠和犬连续 26 周经口给予 100、450 和 2000mg/kg，结果显示大鼠 450mg/kg 以上给药组出现 β-球蛋白水平降低，2000mg/kg 给药组出现一过性摄食量减少、γ-GTP 值降低等症状。但 2000mg/kg 组未见大鼠死亡。在犬 450mg/kg 以上给药组中发生红细胞系水平降低。法罗培南钠对大鼠和犬的无毒性剂量均为 100mg/kg。

【不良反应】 目前尚无本品用于国内临床的详细不良反应信息，国外已上市法罗培南钠干糖浆和法罗培南钠片的不良反应信息如下。

（1）法罗培南钠干糖浆 在获得批准时的临床试验中，在共计 587 例中 48 例（8.2%）出现不良反应，主要不良反应有腹泻 35 例（6.0%）、稀便 9 例（1.5%）。

此外，临床检查值异常病例如下：嗜酸性粒细胞增多 22 例（6.8%），谷丙转氨酶［ALT(GPT)］升高 15 例（4.9%），谷草转氨酶［AST(GOT)］升高 11 例（3.6%）。

上市后的使用调查结果显示，共计 3613 例中 367 例（10.2%）出现不良反应，主要不良反应有腹泻、稀便 349 例（9.7%），皮疹 10 例（0.3%），呕吐 4 例（0.1%），荨麻疹 3 例（0.1%）（截止到 2005 年再审查结束时）。

① 严重的不良反应 休克（低于 0.1%）、过敏样症状（发生率不明）：有时可能引起休克、过敏样症状，故须密切观察。一旦出现不适感、口内异常、喘鸣、呼吸困难、眩晕、便意、耳鸣、出汗、全身潮红、血管浮肿、低血压等症状时，应停药并适当治疗。

急性肾功能不全（发生率不明）：有时可能发生包括急性肾功能不全等严重肾功能障碍，在确认发生这种异常时，应停药并适当治疗。

伴发血便的假膜性结肠炎等严重大肠炎（发生率不明）：有时可能出现伴发血便的假膜性结肠炎等严重大肠炎，故须密切观察，在出现腹痛、频繁腹泻等症状时，应立即停药并适当治疗。

皮肤黏膜眼综合征（Stevens-Johnson 综合征）、中毒性表皮坏死松解症（Lyell 综合征）（发生率不明）：因有时可能发生皮肤黏膜眼综合征、中毒性表皮坏死松解症等症状，故须密切观察，在出现这类症状时应停药并适当治疗。

间质性肺炎（发生率不明）：有时可能出现伴有发热、咳嗽、呼吸困难、胸部 X 线检查异常等症状的间质性肺炎，在发现这些症状时应停药并采取给予肾上腺皮质激素类药物等适当治疗措施。

肝功能障碍、黄疸（低于 0.1%）：有时可能出现谷草转氨酶[AST(GOT)]、谷丙转氨酶[ALT(GPT)]、碱性磷酸酶（Al-P）升高及黄疸，应定期检查肝功能，一旦确认异常时应停药并适当治疗。

粒细胞缺乏症（发生率不明）：有时可能出现粒细胞缺乏症，应密切观察，一旦确认发现异常，应停药并适当治疗。

横纹肌溶解症（发生率不明）：有时可能出现以肌痛、无力、肌酸磷酸激酶[CK(CPK)]升高、血液和尿中肌红蛋白升高等为特征的横纹肌溶解症，还可能伴有急性肾功能不全等严重肾功能障碍，在出现上述症状时，应停药并采取适当治疗。

② 严重的不良反应（同类药物） 肺嗜酸性粒细胞浸润症（PIE 综合征）：曾有报道，同类化合物（头孢类、碳青霉烯类药物）可引起发热、咳嗽、呼吸困难、胸部 X 线异常、嗜酸性粒细胞增多等 PIE 综合征，若出现上述症状应停药，并采取给予肾上腺皮质激素等适当治疗措施。

③ 其他不良反应 根据片剂及儿童用干糖浆批准时及再审查期间使用情况的调查结果（总病例 20916 例，特别调查 63 例，上市后临床试验 17 例）统计了不良反应发生率。

根据儿童用干糖浆获得批准时的试验结果，嗜酸性粒细胞增多为 22 例（6.8%）。

根据儿童用干糖浆获得批准及上市后的使用结果，腹泻、稀便 393 例（9.5%）、荨麻疹 5 例（0.1%）、呕吐 4 例（0.1%）。出现上述症状应停药，并采取适当措施。

本品可能导致儿童臀部浅表性皮肤念珠菌感染，须充分观察，在出现上述症状时，应停药并采取适当措施。

（2）法罗培南钠片　在获得批准时的临床试验中，在共计 2207 例中 127 例（5.8％）出现不良反应，主要不良反应有腹泻 55 例（2.5％）、腹痛 19 例（0.9％）、稀便 15 例（0.7％）、皮疹 13 例（0.6％）、恶心 12 例（0.5％）。

此外，临床检查值异常病例：谷丙转氨酶［ALT(GPT)］升高 56 例（3.4％）、谷草转氨酶［AST(GOT)］升高 36 例（2.2％）、嗜酸性粒细胞增多 27 例（1.8％）。

上市后的调查结果，在共计 17383 例中 528 例（3.0％）出现不良反应，主要不良反应有腹泻、稀便 365 例（2.1％）、腹痛 26 例（0.2％）、皮疹 25 例（0.1％）。

严重的不良反应、严重的不良反应（同类药物）及其他不良反应同上述法罗培南钠干糖浆相同项下内容。

【药物相互作用】　本品与其他药物合用时注意事项如表 1 所示。

表 1　药物合用时注意事项

合用药物名	临床症状	机制、风险因子
亚胺培南西司他丁钠	动物实验(大鼠)报告:可导致血药浓度升高	西司他丁抑制本品代谢酶活性
呋塞米	动物实验(犬)报告:本品肾毒性增强	尚不明确
丙戊酸钠	与碳青霉烯类药物(美罗培南、帕尼培南倍他米隆、亚胺培南西司他丁钠)合用可使丙戊酸在血中浓度降低,由此导致癫痫复发	尚不明确

【禁忌】　对本品成分有休克史的患者禁用；对本品成分有过敏史的患者原则上禁用。

【注意事项】

慎用

① 对青霉素类、头孢菌素类或碳青霉烯类药物有过敏史的患者。

② 患者本人或父母、兄弟姐妹等为易于发生支气管哮喘、皮疹、荨麻疹等变态反应症状体质者。

③ 经口摄取不良的患者或正接受非口服营养疗法的患者、全身状态不良的患者（有时会出现维生素 K 缺乏症，需严密观察）。

④ 腹泻患者（可能导致腹泻症状恶化，需严密观察）。

⑤ 严重肾功能障碍患者（本品主要通过肾脏排泄，肾功能损害可导致药物半衰期延长，血药浓度长时间持续较高浓度，所以应适当减少给药量或延长给药间隔时间）。

使用时注意

服用本品可能发生休克，所以应予以充分诊察。

本品最常见的不良反应为腹泻、稀便，因此出现下列症状时，须控制给药量并注意观察大便的状况。若出现腹泻、稀便等症状，则应根据所出现的症状、程度及经过采取适当的措施（包括停药）。

此外，在发现腹泻、稀便时应注意观察，患者或监护者应接受医师指导。

腹泻、稀便等副作用的发生率：3 岁以下儿童（13.5%）比 3 岁以上儿童（4.0%）高，因此 3 岁以下婴幼儿服用本品时更应严密观察。

腹泻、稀便等症状多出现在给药后 3 天内，因此在给药初期尤须注意观察。

随着单次给药剂量增加，腹泻、稀便的发生率有增高的趋势（5mg/kg 为 5.4%，7.5mg/kg 为 9.2%，10mg/kg 为 10.9%），需注意给药剂量。

本品可能导致儿童臀部浅表性皮肤念珠菌感染，须充分观察，在出现上述症状时，应停药并采取适当措施。

对临床检查的影响

除尿糖试带（Tes tape）反应以外，本尼迪克特试剂（Benedict 试剂）、斐林试剂（Fehling 试剂）、含硫酸铜的片状试剂（Clinitest）尿糖检查呈假阳性反应。

可能导致直接库姆斯试验呈阳性结果。

【贮藏】 避光，密闭，不超过 30℃保存。

阿利沙坦酯片（信立坦）

【规格】 每粒①80mg；②240mg

【成分】 本品主要成分为阿利沙坦酯。

【**性状**】　本品为白色薄膜衣片，除去包衣后显白色或类白色。

【**适应证**】　用于轻、中度原发性高血压的治疗。

【**用法用量**】　对大多数患者，通常起始和维持剂量为每天 1 次，每次 240mg，继续增加剂量不能进一步提高疗效。治疗 4 周可达到最大降压效果。食物会降低本品的吸收，建议不与食物同时服用。

【**药理毒理**】

药理作用

血管紧张素Ⅱ（AngⅡ）是由血管紧张素Ⅰ（AngⅠ）经过血管紧张素转化酶（ACE，激肽酶Ⅱ）催化转化而成的，是肾素-血管紧张素系统（RAS）的关键性产物，在高血压的病理生理过程中起主要作用。AngⅡ受体有两种：1 型（AT_1）和 2 型（AT_2）。在很多组织（如血管平滑肌、肾上腺、肾脏和心脏）中 AngⅡ和 AT_1 受体结合，引起几种重要的生物学作用，包括血管收缩、醛固酮释放、心脏收缩、钠重吸收和刺激平滑肌细胞增生等。AT_2 受体分布也较广泛，但它对于心血管系统功能稳态的作用尚不明确。

阿利沙坦酯经酯酶代谢产生与氯沙坦钾经肝脏代谢产生相同的活性代谢产物 E3174（单次口服阿利沙坦酯 240mg 或氯沙坦钾 100mg，生成的 E3174 的 AUC_{last} 分别为 4.43h·mg/L 和 4.76h·mg/L）。E3174 能与 AT_1 受体选择性结合，阻断任何来源或任何途径合成的血管紧张素Ⅱ所产生的相应的生理作用。E3174 不影响其他激素受体或心血管中重要的离子通道的功能，也不抑制降解缓激肽的血管紧张素转化酶（激肽酶Ⅱ）。因此，不会出现缓激肽作用增强导致的不良反应。

阿利沙坦酯与氯沙坦钾相比，代谢途径相对简单，不会产生氯沙坦钾经肝脏代谢产生的多种与降压疗效无关的其他代谢产物。

药代动力学

吸收　本品口服吸收良好，经酯水解迅速生成活性代谢物 E3174。E3174 的达峰时间为 1.5～2.5h，半衰期约为 10h。在 60mg 到 240mg 剂量范围内，C_{max} 与药物剂量的比例关系成立；AUC_{last} 随剂量的增加而增加，单次口服本品 60mg、120mg 和 240mg 的 E317AUC_{last} 分别为 1.33、2.62 和 4.43h·mg/L；单次口服氯沙坦钾 100mg，经肝脏代谢生成的 E3174 的 AUC_{last} 为 4.76h·mg/L。每日 1 次口服 240mg 时，活性代谢产物在血浆中无明显蓄积。食物会降低本品的吸收，C_{max} 降低了 38.4%，AUC_{last} 降低了 35.5%。

分布　本品活性代谢产物与人血浆蛋白结合率大于 99.7%，其在人体中的表观分布容积可达 766L。在大鼠体内进行的研究显示活性代谢产物不易通过血脑屏障。

代谢　本品在大鼠体内迅速发生酯水解，生成活性代谢产物。在大鼠尿样中仅检测到活性代谢产物 EXP3174，在粪样中主要为原型和 EXP3174。在人血浆和尿液中也未检测到原型药物。

消除　活性代谢产物的血浆表观清除率为 44L/h，肾清除率为 1.4L/h。大鼠灌胃给药后，主要以活性代谢产物形式从粪便中排泄；原型和活性代谢产物在 0～120h 粪样中累积排泄率 56.9%，尿中累积排泄率为 0.25%；胆汁中活性代谢产物累积排泄率为 7.42%。

毒理研究

遗传毒性　阿利沙坦酯 Ames 试验、CHL 细胞染色体畸变试验、小鼠微核试验结果均为阴性。

生殖毒性　大鼠经口给予阿利沙坦酯 30～270mg/kg，未见对生育力的明显影响。妊娠大鼠和家兔经口给予阿利沙坦酯分别 30～270mg/kg 和 15～135mg/kg，高剂量组下可见胚胎-胎仔生长发育毒性，安全剂量分别为 90mg/kg 和 <45mg/kg。大鼠围产期经口给予阿利沙坦酯 270mg/kg，可见子代死亡率升高，发育迟缓。

致癌性　尚未进行阿利沙坦酯的致癌性试验。大鼠与小鼠经口给予氯沙坦钾，剂量达最大耐受剂量，连续分别 105 周和 92 周，未见肿瘤发生率升高。

【不良反应】　本品不良反应一般轻微且短暂，多数可自行缓解或对症处理后缓解。

临床随机双盲安慰剂对照试验（本品组 137 例，安慰剂组 138 例）发现，应用本品总的不良反应发生率与安慰剂类似，分别为 8.8% 和 10.1%。无论是否与药物肯定有关，发生率≥1% 的不良反应如表 1 所示。

表 1　不良反应及发生率

类型	阿利莎坦酯组（N=137）	安慰剂组（N=138）
至少发生一个 ADR	12(8.8%)	14(10.1%)
头痛	3(2.2%)	3(2.2%)
头晕	3(2.2%)	5(3.6%)
血脂升高	3(2.2%)	2(1.4%)

类型	阿利莎坦酯组（$N=137$)	安慰剂组（$N=138$)
转氨酶升高	2(1.5%)	3(2.2%)
高胆固醇血症	2(1.5%)	0(0.0%)

注：不良反应（ADR）根据与药物的关系，包括肯定有关、可能有关。

除上述不良反应外，在 3 个随机对照临床研究中，690 名患者使用本品后发生的不良事件如下，不能确定这些不良事件是否与本品有因果关系：

（1）全身　发热、乏力。

（2）心血管系统　心率加快、心悸。

（3）消化系统　恶心、胃部不适、胃痛、腹部不适、腹泻。

（4）骨骼肌肉系统　左侧腰痛、双膝关节酸痛、腿痛。

（5）神经/精神系统　头昏、头胀。

（6）呼吸系统　鼻塞、咳嗽、打喷嚏、流涕、上呼吸道感染、气短、胸痛。

（7）皮肤　瘙痒、口唇疱疹。

（8）特殊感觉　黑蒙、牙痛、眼胀、耳鸣。

（9）泌尿生殖系统　尿痛、痛经。

临床随机对照试验中，轻、中度原发性高血压患者应用本品后，很少在实验室检查结果方面出现有重要意义的变化。偶见肝功能或肾功能指标升高，ALT 和 AST 轻度升高分别见于 0.87% 和 0.58% 的患者，肌酐轻度升高见于 0.29% 的患者，没有患者因此而停止服药，其临床意义不详。

【药物相互作用】　锂剂与血管紧张素 Ⅱ 受体拮抗剂及血管紧张素转化酶抑制剂合用，可引起可逆性的血锂水平升高和毒性反应，因此锂剂和本品合用须慎重。如需合用，则合用期间应监测血锂水平。

与其他抑制血管紧张素 Ⅱ 及其作用的药物一样，本品与引起血钾水平升高的药物（血管紧张素转化酶抑制剂、保钾利尿药、钾离子补充剂、含钾的盐替代品、环孢素 A 或其他药物如肝素钠）合用，可致血钾升高，建议监测血钾水平。

非甾体抗炎药物（NSAID）包括选择性环氧合酶-2（COX-2）抑制剂可能降低利尿剂和其他抗高血压药的作用，机制尚不明确。因此，本品的抗高血压作用可能会被 NSAID 包括 COX-2 抑制剂削弱。

麻黄含有麻黄碱和伪麻黄碱，可降低抗高血压药的疗效，使用本品治疗的高血压患者应避免使用含麻黄的制剂。

依据本品的药代动力学特征以及同类药物氯沙坦钾的临床研究结果，推测本品与氟康唑、西咪替丁、利福平、苯巴比妥、氢氯噻嗪、地高辛、华法林等不具有临床意义的相互作用，但缺乏相应的研究数据。

【禁忌】 对本品任何成分过敏者禁用。

妊娠中末期及哺乳期间禁用。

【注意事项】

（1）低钠和/或血容量不足患者 极少数情况下，严重缺钠和/或血容量不足患者（如：使用强利尿剂治疗），服用本品初期，可能出现症状性低血压。因而，在使用本品之前，应先纠正低钠和/或血容量不足。

（2）肾动脉狭窄患者 对于双侧肾动脉狭窄或单侧功能肾肾动脉狭窄（肾血管性高血压）的患者，使用影响肾素-血管紧张素系统活性的药物会导致严重低血压和肾功能不全的危险性增高。

（3）肾功能不全患者 肾功能不全患者应用本品的剂量调整和安全性信息尚未建立。

（4）与刺激肾素-血管紧张素-醛固酮系统有关的情况 对于肾功能依赖于肾素-血管紧张素-醛固酮系统活性的患者（如严重的充血性心力衰竭患者），应用血管紧张素转化酶抑制剂、血管紧张素Ⅱ受体拮抗剂治疗可引起少尿和/或进行性氮质血症以及（罕有）急性肾功能衰竭和/或死亡。

（5）原发性醛固酮增多症 抑制肾素-血管紧张素-醛固酮系统的抗高血压药物通常对原发性醛固酮增多症的患者无效，因此本品不推荐用于该类患者。

（6）电解质不平衡（高钾血症） 使用可影响肾素-血管紧张素-醛固酮系统的药品，可能引起高钾血症，尤其对于肾功能不良和/或心力衰竭及糖尿病患者。

（7）肝功能不全患者 肝功能不全患者应用本品的剂量调整和安全性信息尚未建立。

（8）其他 和其他抗高血压药物一样，对于缺血性心脏病或缺血性血管疾病的患者，过度降压可以引起心肌梗死或卒中。

（9）对驾驶和操作机器的影响 与其他抗高血压药一样，服药患者在驾驶、操纵机器时应小心。

【贮藏】 密闭，在干燥处保存。

氨氯地平叶酸片（Ⅱ）

【规格】 每片含苯磺酸氨氯地平 5mg（以氨氯地平计）与叶酸 0.8mg

【成分】 本品为复方制剂，活性成分为苯磺酸氨氯地平和叶酸。

【性状】 本品为淡黄色或黄色片，一面刻有"5.8"字样。

【适应证】 用于治疗伴有血浆同型半胱氨酸水平升高的原发性高血压。氨氯地平降低血压，叶酸降低血浆同型半胱氨酸水平，升高血浆叶酸水平。

【用法用量】 根据血压控制情况选择不同规格的氨氯地平叶酸片。通常推荐起始剂量为 5.8mg 或 5.4mg，每日 1 次，推荐维持剂量 5.8mg 每日 1 次，最大日剂量为 5.4mg×2 片。用药剂量根据个体需要进行调整，通常调整期应为 7～14 天，以便医生充分评估患者对该剂量的反应。

【药理毒理】

药理作用

氨氯地平是二氢吡啶类钙离子通道拮抗剂，其与钙通道的相互作用取决于它和受体位点结合和解离的渐进性速率，对平滑肌的作用大于心肌，直接作用于血管平滑肌，扩张外周动脉，降低外周血管阻力，降低血压。氨氯地平不影响血浆钙浓度。在生理 pH 范围内，氨氯地平以离子化合物存在（$pK_a = 8.6$），其与钙通道受体相互作用的特点是逐步与受体结合位点结合、分离。

叶酸为机体细胞生长和繁殖必需的物质，经二氢叶酸还原酶及维生素 B_{12} 的作用，形成四氢叶酸，后者与一碳单位结合成甲基四氢叶酸，传递一碳单位，参与体内多种生物学过程及核酸和氨基酸的合成，同时也参与蛋氨酸循环，使同型半胱氨酸甲基化生成蛋氨酸，降低血浆同型半胱氨酸水平。

药代动力学

氨氯地平 苯磺酸氨氯地平口服吸收良好，且不受摄入食物的影响，给药后 6～12h 血药浓度达到高峰，绝对生物利用度为 64%～90%。体外试验表明，血循环中 97.5% 的氨氯地平与血浆蛋白相结合，分布容积为 21L/kg，不被血液透析清除。氨氯地平主要（约 90%）被肝脏代谢为无活性的代谢产物，以 10% 的原型药和 60% 的代谢物由尿液排出，20%～25% 从胆汁或粪便排出。终末消除半衰期约为 35～50h。每日 1 次，连续给药 7～8 天后血药浓度达到稳态。

肾功能不全对氨氯地平的药代动力学特点没有显著影响。老年患者以及肝功能衰退患者，氨氯地平的药物清除率减慢，导致药时曲线下面积（AUC）增加 $40\%\sim60\%$，因此可能需要选用较低的起始剂量。在中重度心力衰竭患者中也观察到了相似的 AUC 增加。

儿童患者：在 62 名年龄 6 岁至 17 岁的儿童高血压患者中进行了 1.25mg 至 20mg 氨氯地平的治疗，体重校正后的药物清除率和分布容积与成年人相似。

叶酸 叶酸口服后主要以还原型在空肠近端吸收，$5\sim20$min 即出现于血中，(1.72 ± 0.8)h 后血清还原型叶酸达峰值，作用持续 $3\sim6$h。叶酸由门静脉进入肝脏，以 $N5$-甲基四氢叶酸的形式储存于肝脏中和分布到其他组织器官，在肝脏中储存量约为全身总量的 $1/3\sim1/2$。治疗量的叶酸约 90% 自尿中排泄，$5\%\sim8\%$ 随粪便排泄。

氨氯地平叶酸片 口服后本品中所含氨氯地平的药代动力学特点与单用氨氯地平片相同，并与单用氨氯地平片生物等效，相对生物利用度为 103.9%（90%CI：$96.9\%\sim111.5\%$）。叶酸不影响氨氯地平的药代动力学。

毒理研究

遗传毒性 氨氯地平的 Ames 试验、体外染色体畸变试验、小鼠微核试验结果均为阴性。

生殖毒性 妊娠大鼠和妊娠兔经口给予氨氯地平剂量达 10mg/（kg·d）（按体表面积计算，分别为人最大推荐剂量 10mg 的 10 倍和 20 倍，人体重为 60kg），未见对子代生长发育的明显毒性。在大鼠交配前、交配期和妊娠期经口给予氨氯地平 10mg/（kg·d），连续给药 14 天，产仔数明显下降（50%），宫内死亡率明显增加（约 5 倍），延长妊娠大鼠的妊娠期、阵痛期。

致癌性 小鼠和大鼠经口给予氨氯地平 0.5、1.25、2.5mg/（kg·d），给药 2 年，未见致癌性。按体表面积计算，小鼠最高给药剂量接近人用最大推荐剂量 10mg/（kg·d），大鼠最高给药剂量为人用最大推荐剂量的 2.5 倍。

【不良反应】 短期给药（8 周）临床试验中，服用氨氯地平叶酸片所出现的不良反应与单用氨氯地平的不良反应相似，各种不良事件发生率、实验室检查异常发生率、心电图异常发生率之间均没有差异，显示氨氯地平叶酸片与氨氯地平的安全性相当。合并两个氨氯地平叶酸片治疗组，最常见不良反应（发生率＞1%）为头晕。

氨氯地平

患者对于每日剂量达 10mg 范围内的氨氯地平均有较好的耐受性，治疗过程中报道的不良反应多为轻度或中度。氨氯地平 10mg（$N=1730$）与安慰剂（$N=1250$）对照的国外临床研究中，氨氯地平组由于不良反应停药率 1.5%，安慰剂组 1%，组间无显著差异。最常见的不良反应为头晕和水肿。与剂量相关的不良反应发生率（%）如表 1 所示。

表 1 与剂量相关的不良反应及发生率/%

不良事件	2.5mg（$N=275$）	5.0mg（$N=296$）	10.0mg（$N=268$）	安慰剂（$N=520$）
水肿	1.8	3.0	10.8	0.6
头晕	1.1	3.4	3.4	1.5
潮红	0.7	1.4	2.6	0.0
心悸	0.7	1.4	4.5	0.6

其他不良反应中与剂量相关性不确定，但是在安慰剂对照研究中发生率超过 1% 的不良反应见表 2。

表 2 安慰剂对照实验中发生率超过 1% 的不良反应/%

不良事件	氨氯地平（$N=1730$）/%	安慰剂（$N=1250$）/%
疲劳	4.5	2.8
恶心	2.9	1.9
腹痛	1.6	0.3
嗜睡	1.4	0.6

女性水肿、潮红、心悸和嗜睡的发生率比男性高。

在临床对照研究、开放式研究或上市后应用中，患者下列事件的发生率为 0.1%～1%，其相关性尚不确定，在此列出以提醒医生关注以下几个方面。

（1）心血管系统 心律失常（包括室性心动过速及房颤）、心动过缓、胸痛、低血压、外周局部缺血、晕厥、心动过速、体位性头晕、体位性低血压、血管炎。

（2）中枢及外周神经系统 感觉减退、周围神经病变、感觉异常、震颤、眩晕。

（3）胃肠系统 食欲减退、便秘、消化不良、吞咽困难、腹泻、胃肠胀气、胰腺炎、呕吐。

（4）全身 过敏反应、乏力❶、背痛、潮热、不适、疼痛、寒战、体重增加、体重下降。

（5）肌肉骨骼系统 关节痛、关节病、肌肉痛性痉挛❶、肌痛。

（6）精神病学 性功能障碍（男性❶和女性）、失眠、神经质、抑郁、异常梦境、焦虑、人格障碍。

（7）呼吸系统 呼吸困难❶、鼻衄。

（8）皮肤及附属物 血管性水肿、多形性红斑、瘙痒❶、皮疹❶、红斑疹、斑丘疹。

（9）特殊感觉 视觉异常、结膜炎、复视、眼痛、耳鸣。

（10）泌尿系统 尿频、排尿异常、夜尿。

（11）自主神经系统 口干、多汗。

（12）营养代谢 高血糖、口渴。

（13）造血系统 白细胞减少、紫癜、血小板减少。

常规实验室检查数据在氨氯地平治疗中并没有具有临床显著性的变化。血钾、血糖、甘油三酯、总胆固醇、HDL胆固醇、尿酸、尿素氮或肌酐均没有具有临床意义的变化。

叶酸

不良反应较少，罕见过敏反应。长期大量用药可出现畏食、恶心、腹胀等胃肠道症状。大量服用叶酸时，可使尿液呈黄色。

【**药物相互作用**】 氨氯地平叶酸片所含叶酸不影响氨氯地平在健康志愿者体内的药代动力学过程。

氨氯地平

苯磺酸氨氯地平为CYP3A弱抑制剂，可能增加CYP3A底物浓度。

（1）体外数据 氨氯地平不影响地高辛、苯妥英钠、华法林或吲哚美辛与血浆蛋白的结合。

（2）西咪替丁 与西咪替丁合用不改变氨氯地平的药代动力学。

（3）葡萄柚汁 20名志愿者同时服用240mL葡萄柚汁和单剂量10mg氨氯地平，未见对氨氯地平药代动力学有明显影响。

（4）镁铝氢氧化物抗酸药 单剂量的氨氯地平与镁铝氢氧化物抗酸药合

---

❶ 在安慰剂对照研究中，这些事件的发生率小于1%，但是在所有多剂量的研究中，这些副作用的发生率在1%～2%。

用，对氨氯地平药代动力学未见有明显影响。

（5）西地那非　单剂量100mg西地那非不影响原发性高血压患者中氨氯地平的药代动力学参数，氨氯地平与西地那非合用时各自独立地发挥降压效应。

（6）阿托伐他汀　10mg氨氯地平合并80mg阿托伐他汀多次给药，阿托伐他汀的稳态药代动力学参数无明显改变。

（7）地高辛　氨氯地平和地高辛合用不改变正常志愿者血清中地高辛水平或肾脏中的地高辛清除率。

（8）乙醇（酒精）　10mg的氨氯地平单次或多次给药，对乙醇的药代动力学无显著影响。

（9）华法林　氨氯地平与华法林合用不改变华法林的凝血酶原反应时间。

（10）CYP3A4抑制剂　在老年高血压患者中日剂量180mg地尔硫草与5mg氨氯地平同服，导致氨氯地平全身暴露量增加60%。在健康志愿者中与红霉素同服未显著影响氨氯地平全身暴露量。但是CYP3A4强抑制剂（如酮康唑、伊曲康唑、利托那韦）可能较大程度增加氨氯地平血浆药物浓度。氨氯地平与CYP3A4抑制剂同时服用时应监测低血压及水肿症状。

（11）CYP3A4诱导剂　当与已知CYP3A4诱导剂合用时，氨氯地平的血药浓度变化较大。无论合用药物时还是用药后，均需要密切监测血压，必要时进行剂量调整。特别是使用强CYP3A4诱导剂（利福平、贯叶连翘提取物等）时。

（12）环孢素　一项对肾移植患者（$N=11$）的前瞻性研究显示，当与氨氯地平同时给药时，环孢素的谷值水平平均升高40%。

（13）与药物/实验室检查的相互作用　尚不清楚。

叶酸

① 大剂量叶酸能拮抗苯巴比妥、苯妥英钠和扑米酮的抗癫痫作用，使癫痫发作的临界值明显降低，并使敏感患者的发作次数增多。

② 口服大剂量叶酸，可以影响微量元素锌的吸收。

【禁忌】　① 已知对本品任何成分过敏的患者禁用。

② 维生素B_{12}缺乏引起的巨幼细胞贫血不能单用叶酸治疗。

【注意事项】　① 低血压　症状性低血压可能发生，特别是在严重主动脉狭窄患者中。因本品的扩血管作用是逐渐产生的，服用本品后发生急性低血压的情况罕见。

② 心绞痛加重或心肌梗死 极少数患者特别是伴有严重冠状动脉阻塞性疾病的患者，在开始使用氨氯地平治疗或增加剂量时，可出现心绞痛恶化或发生急性心肌梗死的情况。

③ 肝功能受损患者 因本品主要通过肝脏代谢，并且肝功能不全患者的血浆半衰期（$t_{1/2}$）为 56h，所以本品用于重度肝功能不全患者时应缓慢增量。

④ 本品与其他降压药合用时，降压作用明显增强。

⑤ 巨幼细胞贫血及疑有维生素 B_{12} 缺乏的患者 单用本品可能会加重维生素 B_{12} 的缺乏和神经系统症状。

⑥ 服用本品期间，若需同服其他含有叶酸的复合维生素类药物或保健食品请咨询医师。

⑦ 本品性状发生改变时禁止使用。

⑧ 请将本品放在儿童不能接触的地方。

【贮藏】 遮光，30℃以下密闭保存。

波生坦分散片（全可利）

【规格】 32mg/粒（以 $C_{27}H_{29}N_5O_6S$ 计）

【成分】 4-叔丁基-N-［6-（2-羟基乙氧基）-5-（2-甲氧基苯氧基）-2-（2-嘧啶基）-4-嘧啶基］苯磺酰胺一水合物。

【性状】 本品为类白色至淡黄色异形片，一面有四等分刻痕，另一面凹刻有"32"字样。

【适应证】 本品适用于治疗肺动脉高压（PAH）（WHO 第 1 组）。

① 在年龄≥3 岁的儿科特发性或先天性 PAH 患者中改善肺血管阻力（PVR），预计可使运动能力得到改善。

对于 12 岁以上、18 岁以下儿童患者，推荐使用波生坦片，推荐剂量参考波生坦片说明书。

② 用于治疗 WHO 功能分级Ⅱ～Ⅳ级的肺动脉高压（PAH）（WHO 第 1 组）的成人患者，以改善其运动能力和减少临床恶化。有效性研究包括主

要为 WHO 功能分级Ⅱ～Ⅳ级、特发性或遗传性病因学的 PAH（60%）与结缔组织病相关的 PAH（21%）和与左向右分流的先天性心脏病相关的 PAH（18%）的患者。

在成人受试者中进行的波生坦分散片与波生坦片生物利用度比较结果显示波生坦分散片的暴露量较低。因此仅可在无法服用波生坦片的成人患者中使用本品。

【用法用量】 本品应由有治疗肺动脉高压儿科患者丰富经验的医生决定是否开始本药治疗，并对治疗过程进行严格监测。

使用时先将本品溶解于适量水中，然后将药液给予患者服用。

儿童推荐剂量和剂量调整

表 1 为儿童患者（≤12 岁）剂量推荐信息。

表 1　儿童患者（年龄≤12 岁）的剂量推荐

患者（年龄≤12 岁）	初始 4 周和维持剂量（4 周后）
4～8kg	16mg/次，每日 2 次
＞8～16kg	32mg/次，每日 2 次
＞16～24kg	48mg/次，每日 2 次
＞24～40kg	64mg/次，每日 2 次
＞40kg	64mg/次，每日 2 次

儿童患者（12 岁以上至 18 岁以下）：对于 12 岁以上、18 岁以下儿童患者，推荐使用波生坦片，推荐剂量参考波生坦片说明书。在无法服用波生坦片的 12 岁以上、18 岁以下且体重≤40kg 的儿童患者中，本品的推荐初始剂量和维持剂量为 64mg/次，早晚各 1 次。在无法服用波生坦片的 12 岁以上、18 岁以下且体重＞40kg 的儿童 PAH 患者中，本品推荐的初始剂量为 64mg/次，早晚各 1 次，持续 4 周，随后增加至推荐的维持剂量 128mg/次，早晚各 1 次。

成人患者剂量推荐

本品仅在儿童患者中进行了临床研究。在成人受试者中进行的波生坦分散片与波生坦片生物利用度比较结果显示波生坦分散片的暴露量较低。因此仅可在无法服用波生坦片的成人患者中使用本品。在体重≤40kg 的成人患者中，本品的推荐初始剂量和维持剂量为 64mg/次，早晚各 1 次。在体重＞40kg 的成人患者中，本品推荐的初始剂量为 64mg/次，早晚各 1 次，持续 4 周，随后增加至推荐的维持剂量 128mg/次，早晚各 1 次。

转氨酶持续升高患者的剂量调整　在治疗前必须检测肝脏转氨酶水平，并在治疗期间每月复查一次。如果发现转氨酶水平升高，就必须改变监测和治疗计划。表 2 为本品治疗过程中，转氨酶持续增高＞3 倍正常值上限（ULN）患者剂量调整和推荐监测的总结。如果肝脏转氨酶升高并伴有肝损害临床症状〔如贫血、恶心、呕吐、发热、腹痛、黄疸、嗜睡和乏力、流感样症状（关节痛、肌痛、发热）〕或胆红素升高≥2 倍正常值上限时，必须停药且不得重新应用本品。

表 2　转氨酶持续增高＞3 倍正常值上限（ULN）患者剂量调整和监测

ALT/AST 水平	剂量调整和监测的建议
＞(3～5)×ULN	应再做一次肝脏功能检查进行确证；如确证，则应减少每日剂量或者停药，并至少每 2 周监测一次转氨酶水平。如果转氨酶恢复到用药前水平，可以酌情考虑继续或者重新用药
＞(5～8)×ULN	应再做一次肝脏功能检查进行确证；如确证，应停药，并至少每 2 周监测一次转氨酶水平。一旦转氨酶恢复到治疗前水平可考虑重新用药
＞8×ULN	必须停药,且不得重新用药

重新用药　仅当使用本品的潜在益处大于潜在风险，且转氨酶降至治疗前水平时，方可考虑重新用药。重新用药时应从初始剂量开始，且必须在重新用药后 3 天内进行转氨酶检测，2 周后再进行一次检测，随后根据上述建议进行监测。

肝损伤患者的用药　中度和重度肝脏损伤患者应禁用本品，轻度肝损伤患者不需调整剂量。

肾损伤患者的用药　肾损伤患者无须调整剂量。正在接受透析的患者无须调整剂量。

与利托那韦联合使用

（1）服用利托那韦的患者联合使用本品　在接受利托那韦治疗至少 10 天的患者中，根据个体患者的耐受性从本品的推荐初始剂量开始服用，每天 1 次或隔天 1 次。

（2）服用本品的患者联合使用利托那韦　开始给予利托那韦前至少应停用本品 36h。使用利托那韦至少 10 天后，再根据个体患者的耐受性按本品的推荐初始剂量每天 1 次或隔天 1 次恢复给药。

服用方法

应将本品置于汤匙中并加入少量水，搅拌使其溶解，再吞服。患者应再于汤匙中加入少量水并吞服，以确保所有药物均被服用。如有可能，应饮用一杯水以确保所有药物均被吞服。如有必要，可沿本品表面的刻痕将其掰开。用双手拇指与食指分别捏住药片的两边，使刻痕面朝上并沿刻痕掰开药片（图 1）。

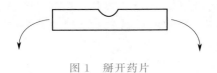

图 1　掰开药片

本品手工掰开 1/2 片使用后，剩余的部分在室温下保存，应在 7 天内使用。

本品包装在儿童安全泡罩中。应按图 2 中步骤取出本品：

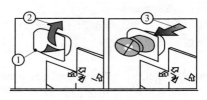

图 2　药片取出示意图

① 在齿孔处分开；

② 按箭头方向剥离包装纸；

③ 从泡罩中推出分散片。

漏服

如果本品预定给药过程中出现了漏服，不得服用双倍剂量来弥补漏服的那次剂量。患者应忽略此次漏服，在规定的下次给药时间再服用本品。

治疗中止

尚无肺动脉高压患者在推荐剂量下突然中止使用本品的经验。但是为了避免同类疾病的其他治疗药物停药时出现临床情况突然恶化，应对患者进行密切监测，并考虑逐步减量（停药前的 3～7 天将剂量减至一半）。在停药期间应加强病情监测。

【药理毒理】

药理作用

波生坦为双重内皮素受体拮抗剂，对内皮素受体 A（ET_A）和内皮素受体 B（ET_B）均有亲和力。波生坦可降低肺血管和全身血管阻力，并且在不增加心率的情况下增加心脏输出量。波生坦与内皮素竞争性地结合 ET_A 和 ET_B 受体，它与 ET_A 受体的亲和力稍高于与 ET_B 受体的亲和力。

药代动力学

本品主要对健康受试者进行了波生坦的药代动力学研究。在健康受试者中，波生坦显示与剂量和时间相关的药代动力学。随着静脉给药剂量的增加以及时间的推移，波生坦的清除率和分布容积随之下降。口服给药剂量不超过 500mg 时，系统暴露量与剂量呈比例关系。更高口服剂量时，C_{max} 和 AUC 增加的比例低于剂量增加比例。

多次给药时，波生坦血浆药物浓度可逐渐下降至单次给药后的 50％～65％。出现这种下降的原因可能是肝酶代谢时的自身诱导所致。波生坦可在 3～5 天内达到稳态。

波生坦与血浆蛋白（>98％）主要是白蛋白高度结合。波生坦不能穿透红细胞。

目前还不清楚波生坦的药代动力学是否受性别、体重、种族或年龄的影响。

表 3 为肺动脉高压患者的药代动力学参数总结。

表 3　波生坦在肺动脉高压患者中的药代动力学参数总结

剂量	C_{max}	$t_{1/2}$	$AUC_{0\sim\infty}$
14 天（125mg，每天 2 次）	2286ng/mL（1234～3337）	2.3h（1.0～6.0）	8912ng·h/mL（6296～11531）

注：数据以算术平均值表示（及 95％ 置信区间），而 t_{max} 以中位数（及范围）表示。数据来自以 125mg bid 维持剂量至少治疗 2 周的肺动脉高压患者。

吸收　波生坦的绝对生物利用度约为 50％，且不受食物影响。口服给药后 3～5h 达到最高血浆药物浓度。目前已有成人 PAH 患者的口服和静脉给药的药代动力学数据。数据显示波生坦在成人 PAH 患者中的暴露量约为健康成人受试者的 2 倍。

分布　波生坦的分布容积约为 18L，清除率约为 8L/h。波生坦与血浆蛋白（>98％）主要是白蛋白高度结合。波生坦不能穿透红细胞。

代谢　波生坦在肝脏通过细胞色素 P450 同工酶 CYP3A4 和 CYP2C9 代谢。人血浆中可分离出三种波生坦代谢物。其中只有一种代谢物 Ro 48-5033 具有药理活性。该活性代谢物在成人患者中的暴露量高于健康受试者，且占波生坦效用最高可达 25%。明确有胆汁淤积的患者，其活性代谢物的暴露量可能会增加。

排泄　波生坦主要通过胆汁排泄清除。终末消除半衰期（$t_{1/2}$）为 5.4h。

不同剂型之间的比较　在一项药代动力学交叉研究（AC-052-116）中，16 名健康成人受试者接受波生坦 62.5mg（波生坦片 62.5mg）或 64mg（波生坦分散片 32mg）。波生坦分散片治疗组的暴露量低于波生坦片治疗组〔$AUC_{0\sim\infty}$ 几何均值比为 0.87（90% CI：0.78，0.97）〕。波生坦的 t_{max} 和 $t_{1/2}$ 未受到剂型的显著影响。

特殊人群及特殊状况　基于每种变量的调查范围，预计波生坦在成年人群中的药代动力学数据不会受到性别、体重、种族或年龄的影响。

（1）儿童　在 4 项临床研究中，考察了儿科患者的药代动力学（BREATHE-3、FUTURE-1、FUTURE-3 和 FUTURE-4）。由于 2 岁以下儿童的数据有限，尚未对该年龄组患者的药代动力学进行充分说明。

在研究 AC-052-356（BREATHE-3）中，19 名 3~15 岁 PAH 患者接受 2mg/kg、每日 2 次波生坦片给药，该研究评价了波生坦片单次和多次口服给药的药代动力学。达到稳态后，体重 10~20kg、20~40kg 和 >40kg 的儿童患者的系统暴露量分别是成人系统暴露量的 43%、67% 和 75%。

在研究 AC-052-365（FUTURE-1）中，36 名 2~11 岁的 PAH 儿童接受了波生坦分散片。波生坦在这些儿科患者中的平均暴露量大约是接受 125mg、每日 2 次维持剂量的成年患者的一半，但是与成年患者的暴露量有较大重叠。

在使用分散片的研究 AC-052-373（FUTURE-3）中，接受 2mg/kg、每日 2 次治疗的患者的暴露量与 FUTURE-1 研究中的暴露量相当。

基于研究 BREATHE-3、FUTURE-1 和 FUTURE-3 的结果，在儿科患者中，波生坦暴露量达到平台期的剂量低于成人，并且在儿科患者中，高于 2mg/kg、每日 2 次以上的剂量（4mg/kg、每日 2 次或 2mg/kg、每日 3 次）没有导致波生坦的暴露量更高。

在新生儿研究 AC-052-391（FUTURE-4）中，波生坦浓度在第一个给药间隔内缓慢且持续增加，导致暴露量较低（全血 $AUC_{0\sim12}$：164ng·h/mL，$N=11$）。稳态时，AUC_t 为 6165ng·h/mL（CV：133%，$N=7$），与接受 125mg、每日 2 次治疗并且血液/血浆分布比为 0.6 的成年 PAH 患者的暴露量观察结果相似。

上述结果在肝脏毒性方面的影响尚不可知。性别与静脉用依前列醇合并给药对波生坦药代动力学没有显著影响。

（2）老年人　尚未对年龄超过 65 周岁的患者进行波生坦的药代动力学评价。

（3）性别　波生坦的药代动力学参数与性别之间未见明显关联或倾向。

（4）肝功能不全者　轻度肝功能损害（Child-Pugh A 级）患者的药代动力学无明显变化。轻度肝损伤患者的稳态波生坦 AUC 比健康志愿者高 9%，其主要代谢物 Ro 48-5033 的稳态 AUC 高 33%。

在一项研究中研究了中度肝功能受损（Child-Pugh B 级）对波生坦及其主要代谢物 Ro 48-5033 的药代动力学的影响，尽管患者数量有限并且有较高的差异性，但这些数据仍表明在中度肝功能受损（Child-Pugh B 级）患者中波生坦及其主要代谢物 Ro 48-5033 暴露量明显增加。

在 Child-Pugh C 级肝功能损害的患者中没有进行波生坦的药物代谢动力学研究。波生坦在中度至重度肝损伤患者即 Child-Pugh B 级或 C 级患者中禁用。

（5）肾功能不全者　相比肾功能正常的志愿者，重度肾功能受损患者（肌酐清除率为 15～30mL/min）波生坦的血浆药物浓度约减少 10%，三种代谢物的血浆药物浓度增加约 2 倍。因为低于使用剂量 3% 的药物经尿排出，故肾功能受损的患者无须调整剂量。根据波生坦的物理化学性质和高度蛋白结合率，预期其在透析的过程中不会被显著清除。

毒理研究

遗传毒性　波生坦 Ames 试验、程序外 DNA 合成试验、V-79 哺乳动物细胞突变试验、人淋巴细胞试验、小鼠微核试验结果均为阴性。

生殖毒性　啮齿类动物长期给予内皮素受体拮抗剂，可见睾丸生精小管（又称为曲细精管）萎缩发生率增加以及对生育力的影响。大鼠经口给予波生坦 1500mg/(kg·d)［按 mg/m^2 计算，为人体最大推荐剂量（MRHD，125mg/次，bid）的 50 倍］，或静脉注射 40mg/(kg·d)，未见对雄鼠精子数量或活力、雌雄大鼠交配能力或生育力的影响。大鼠经口给予波生坦 125mg/(kg·d)（约为 MRHD 的 4 倍）2 年，可见雄鼠睾丸曲细精管萎缩发生率增加；经口给予 1500mg/(kg·d)（约为 MRHD 的 50 倍）6 个月，未见睾丸曲细精管萎缩发生率增加。仅在 4～6 周的生育力试验中研究了对精子数量和活性的影响。小鼠给予波生坦 4500mg/(kg·d)（约为 MRHD 的 75 倍）2 年，犬给予波生坦 500mg/(kg·d)（约为 MRHD 的 50 倍）12 个月，未见曲细精管萎缩发生率增加。

妊娠大鼠经口给予剂量相当于 2 倍 MRHD（按 mg/m^2 计算）的波生坦，可见子代的颅面部、大血管畸形，所致畸形与其他内皮素受体拮抗剂及内皮素-1 基因敲除小鼠的表现相似，提示该类药物具有胚胎-胎仔毒性；2 倍和 10 倍 MRHD 剂量时，死产率和幼仔死亡率增加。兔经口给予剂量相当于人用 10.5g/d（按 70kg 计）时，未见出生缺陷，但该剂量下血药浓度低于大鼠。

幼年大鼠从出生后 4 天至成年（出生后 69 天）期间经口给予波生坦，离乳后可见体重减低、睾丸和附睾绝对重量降低、附睾精子数量减少，未见对睾丸组织结构、精子形态及功能的影响，NOAEL 时暴露量分别为人体治疗剂量暴露量的 4 倍（出生后 4 天）和 2 倍（出后 69 天）；最高剂量未见对整体发育、生长、感觉、认知功能和生殖功能的影响，该剂量下暴露量相当于儿童 PAH 患者治疗剂量暴露量的 7 倍。

致癌性　小鼠经口给予波生坦 450mg/(kg·d)（按 mg/m^2 计算，约为 MRHD 的 8 倍）2 年，雄鼠肝细胞腺瘤和肝细胞癌的发生率增加；剂量高于 2000mg/(kg·d)（约为 MRDH 的 32 倍）时，可见雄鼠和雌鼠结肠腺瘤发生率增加。

大鼠经口给予波生坦 500mg/(kg·d)（约为 MRHD 的 16 倍）2 年，可见雄鼠脑星形胶质细胞瘤发生率增加。

【不良反应】　在 20 项安慰剂对照研究中，患者因各种适应证应用波生坦治疗。共有 2486 例患者接受波生坦治疗（每日剂量 100～2000mg），1838 例患者接受安慰剂治疗。平均治疗时间为 45 周。不良反应在波生坦治疗组的发生率超过 1％，且其发生率较安慰剂组发生率高 0.5％。最常见的不良反应为头痛（11.5％）、水肿/体液潴留（13.2％）、肝功能检查结果异常（10.9％）和贫血/血红蛋白减少（9.9％）。

波生坦治疗与剂量依赖的肝转氨酶升高和血红蛋白浓度下降相关（见【注意事项】）。

按照发生频率对 20 项安慰剂对照波生坦研究中的不良反应/非预期作用进行排列：十分常见（≥1/10）；常见（1/100～＜1/10）；偶见（1/1000～＜1/100）；罕见（1/10000～＜1/1000）；十分罕见（＜1/10000）；未知（无

法根据现有数据进行估计）。

在每个频率分组内，不良反应按照严重程度由高到低排序。总数据集与已批准适应证之间不良反应发生率的差异不具有临床意义，具体见表 4。

表 4 波生坦在 20 项安慰剂对照研究及上市后经验中的不良反应数据

系统器官分类	频率	不良反应
血液及淋巴系统疾病	常见	贫血,血红蛋白降低(见【注意事项】)
	未知	需要输注红细胞的贫血或血红蛋白下降①
	偶见	血小板减少①
	偶见	中性粒细胞减少症,白细胞减少症①
免疫系统疾病	常见	超敏反应(包括皮炎、皮肤瘙痒、皮疹)②
	罕见	速发过敏反应和/或血管性水肿①
神经系统疾病	十分常见	头痛③
	常见	晕厥①④
眼部疾病	未知	视物模糊①
心脏疾病	常见	心悸①④
血管疾病	常见	潮红
	常见	低血压①④
呼吸系统、胸部和纵隔疾病	常见	鼻充血
胃肠道疾病	常见	胃食管反流性疾病,腹泻
肝胆疾病	十分常见	肝功能检测结果异常(见【注意事项】)
	偶见	伴随肝炎的转氨酶升高(包括潜在的肝炎恶化)和/或黄疸①(见【注意事项】)
	罕见	肝硬化,肝功能衰竭①
皮肤及皮下组织疾病	常见	红斑
全身性疾病及用药部位状况	十分常见	水肿,体液潴留⑤

① 从上市后经验中获得的数据,频率基于安慰剂对照临床试验数据的统计学建模。
② 波生坦治疗组和安慰剂治疗组的过敏反应发生率分别为 9.9% 和 9.1%。
③ 波生坦治疗组和安慰剂治疗组的头痛发生率分别为 11.5% 和 9.8%。
④ 此类不良反应可能与基础疾病有关。
⑤ 波生坦治疗组和安慰剂治疗组的水肿或体液潴留发生率分别为 13.2% 和 10.9%。

波生坦上市后，在有多种合并症并采用了多种药物治疗的患者中使用本品进行长期治疗后，有罕见的原因不明的肝硬化病例报告。同时也有罕见的肝脏衰竭报告。这些病例说明，在本品治疗期间严格进行每月 1 次肝功能监测非常重要。

儿童用药中的安全性特征

儿童患者中的非对照研究　波生坦片用于儿童患者研究中的安全性特征（BREATHE-3：$N=19$，中位年龄为 10 岁［范围 3～15 岁］，2mg/kg，每日 2 次，开放标签研究；治疗时长为 12 周）与关键试验中成年 PAH 患者的结果相似，在 BREATHE-3 中，最常见的不良事件为潮红（21%）、头痛和肝功能检查异常（各 16%）。

基于儿童 PAH 患者中的非对照研究进行了汇总分析，100 名患者接受波生坦分散片 32mg 治疗（FUTURE1/2，FUTURE3/扩展研究）的治疗，2mg/kg，每日 2 次（$N=33$），2mg/kg，每日 3 次（$N=31$）或者 4mg/kg，每日 2 次（$N=36$）。入组时，6 名患者为 3 个月至 1 岁，15 名为 1 至 2 岁，79 名为 2～12 岁。中位治疗时长 71.8 周（范围为 0.4～258 周）。

该项儿童 PAH 患者的非对照研究的汇总分析表明，安全性特性除感染外与关键试验中成年 PAH 患者的结果相似，相比成人，儿童患者中感染被报告得更频繁（69.0%/41.3%），感染频率的差异可能部分是因为儿童患者人群（中位数 71.8 周）比成人患者人群（中位数 17.4 周）中位治疗暴露时间更长。最常见的不良事件为上呼吸道感染（25%）、肺（动脉）高压（20%）、鼻咽炎（17%）、发热（15%）、呕吐（13%）、支气管炎（10%）、腹痛（10%）和腹泻（10%）。年龄高于与低于 2 岁的患者中未见不良事件发生率存在显著差异，但仅基于 21 个低于 2 岁的儿童，其中包括 6 名 3 个月到 1 岁之间的儿童。肝功能异常和贫血/血红蛋白降低的不良事件发生率分别为 9% 和 5%。

一项在 PPHN 患者开展的随机、安慰剂对照研究（FUTURE-4）中，共有 13 名新生儿接受了 2mg/kg 每日 2 次的波生坦分散片制剂治疗（8 名接受安慰剂）。接受波生坦或安慰剂治疗的中位时长分别为 4.5 天（范围 0.5～10 天）和 4.0 天（范围 2.5～6.5 天）。波生坦治疗组和安慰剂治疗组患者中最常见的不良事件分别为贫血或血红蛋白降低（7 例和 2 例）、全身性水肿（3 例和 0 例）和呕吐（2 例和 0 例）。

实验室检测结果异常

（1）肝功能检测结果异常　在临床项目中，剂量依赖性的肝脏转氨酶升高一般发生于开始用药的前 26 周内，通常逐步进展，且多无症状。

发生这类不良反应的机制尚不清楚。当患者维持原剂量或降低剂量后，转氨酶升高可逆转。但可能需要中断或停止全可利治疗（见【注意事项】）。

在对 20 项安慰剂对照研究中的数据整合后发现，波生坦治疗组和安慰剂治疗组发生肝转氨酶升高≥3 倍正常值上限的患者比例分别为 11.2% 和 2.4%，≥8 倍正常值上限的比例分别为 3.6% 和 0.4%。波生坦治疗组和安慰剂治疗组发生转氨酶升高伴胆红素升高（≥2 倍正常值上限），且没有胆管梗阻证据的患者比例分别为 0.2%（5 例）和 0.3%（6 例）。

在 FUTURE 1/2 和 FUTURE 3/扩展研究等 100 名 PAH 儿童患者的非对照研究的汇总分析中，观察到有 2% 的患者肝转氨酶升高≥3×ULN。

FUTURE4 研究包含 13 名 PPHN 新生儿患者，患者服用波生坦 2mg/kg，每日 2 次不超过 10 天（范围 0.5～10.0 天），治疗期间未见肝转氨酶≥3×ULN 的病例，但有 1 例在波生坦治疗结束后 3 天出现肝炎。

（2）血红蛋白 在成年患者的安慰剂对照研究中，波生坦治疗组和安慰剂治疗组血红蛋白浓度从基线水平降至 10g/dL 以下的比例分别为 8.0% 和 3.9%（见【注意事项】）。

在 FUTURE 1/2 和 FUTURE 3/扩展研究等 100 名 PAH 儿童患者的非对照研究的汇总分析中，10.0% 的患者出现血红蛋白浓度从基线降至 10g/dL 以下。未见降至 8g/dL 以下的患者。

FUTURE4 研究中，接受波生坦治疗的 13 名 PPHN 新生儿患者中有 6 名在治疗期间血红蛋白从基线时的正常范围内降至正常范围下限以下。

【药物相互作用】

细胞色素 P450 系统

波生坦通过细胞色素 P450 同工酶 CYP2C9 和 CYP3A4 代谢。抑制 CYP3A4 可能会导致波生坦血药浓度增加（如酮康唑）。尚未进行 CYP2C9 同工酶抑制剂对波生坦血药浓度影响的研究，因而应谨慎考虑波生坦与此类药物合用。氟康唑主要抑制 CYP2C9 同工酶，但对 CYP3A4 同工酶也有一定程度的抑制作用，两者合用时会导致波生坦血药浓度明显升高。因而不建议两者合用。同理，也不建议波生坦与可能的 CYP3A4 同工酶抑制剂（如酮康唑、伊曲康唑和利托那韦）和 CYP2C9 同工酶抑制剂（如伏立康唑）合用。

波生坦是 CYP3A4 和 CYP2C9 的诱导剂。体外试验表明其对 CYP2C19 同工酶也具有诱导作用。所以，与波生坦合用时，通过这些同工酶代谢的药物的血浆药物浓度会降低。应当考虑到这些药物的疗效可能会发生改变。因而，在波生坦治疗开始、剂量调整或停用时可能需要调整这类药物的剂量。

波生坦对细胞色素 P450 同工酶 CYP1A2、CYP2A6、CYP2B6、CYP2C8、CYP2C9、CYP2C19、CYP2D6、CYP2E1 和 CYP3A 无相关的抑制作用。因此，预计波生坦不会增加这些酶所代谢药物的血浆药物浓度。

药物相互作用

（1）环孢素 A　波生坦禁与环孢素 A（钙调磷酸酶抑制剂）联合应用。波生坦与环孢素 A 联合使用第一天，波生坦谷浓度值约比单独用药时高 30 倍。稳态时血浆药物浓度比单独用药时高 3～4 倍。这种相互作用的机制很可能是环孢素抑制了转运蛋白介导的肝细胞摄入波生坦的过程。联合应用波生坦可使环孢素 A（CYP3A4 底物）的血药浓度下降约 50%。

（2）他克莫司和西罗莫司　虽未进行波生坦与他克莫司或西罗莫司的药物相互作用研究，但预计有与环孢素 A 类似的相互作用，可能会导致波生坦血药浓度升高。与波生坦联合用药可导致他克莫司和西罗莫司的血药浓度下降。因此，建议避免波生坦与他克莫司或西罗莫司的联合应用。

（3）格列本脲　在联合使用格列本脲的患者中观察到转氨酶升高的风险。因此，禁止波生坦和格列本脲联合使用，应考虑用其他降血糖药物替代治疗。合用波生坦可使格列本脲的血浆药物浓度降低约 40%。波生坦的血浆药物浓度也降低约 30%。预计波生坦也可能降低其他主要由 CYP2C9 和 CYP3A4 代谢的口服降血糖药物的血浆药物浓度。使用这些药物的患者，须考虑血糖难以控制的可能性。

（4）激素类避孕药　合用波生坦时，可使炔雌醇和炔诺酮的血浆药物浓度分别下降 31% 和 14%。但单个受试者的血浆药物浓度可分别下降 56% 和 66%。预计波生坦也可降低其他主要由 CYP3A4 代谢的甾体避孕药的血浆药物浓度。故无论何种给药途径（如口服、注射、经皮和植入剂型），单用激素避孕药进行避孕都不可靠，女性患者应该使用其他避孕方法而不是仅仅依赖激素类避孕药。

（5）华法林　合用波生坦 500mg、每日 2 次，共 6 天，可使 S-华法林（一种 CYP2C9 底物）和 R-华法林（一种 CYP3A 底物）的血浆药物浓度分别降低 29% 和 38%。临床经验表明，当肺动脉高压患者合用波生坦与华法林时，对国际标准化比值（INR）和华法林剂量的改变（基线水平较之临床试验结束时）没有临床显著性影响。此外，在波生坦治疗组由于 INR 或不良事件调整华法林剂量的发生率与安慰剂组接近。开始应用波生坦后，不需要调整华法林及类似口服抗凝药的剂量，但建议加强 INR 监测，特别是在波生坦治疗初期及剂量增加时。

（6）辛伐他汀和其他他汀类药物　合用波生坦 125mg、每日 2 次，5 日后辛伐他汀（CYP3A4 底物）及其 β-羟基酸活性代谢产物的血浆药物浓度分别降低 34％和 46％。波生坦的血浆药物浓度并未受到合用辛伐他汀的影响。预计波生坦也可降低其他主要由 CYP3A4 代谢的他汀类药物的血浆药物浓度，如洛伐他汀和阿托伐他汀。对于这些他汀类药物，在开始波生坦治疗时，须考虑其药效下降的可能性，故应监测胆固醇水平并相应调整他汀类药物的剂量。

（7）酮康唑 波生坦（62.5mg、每日 2 次）与酮康唑（CYP3A4 抑制剂）合用 6 日后，波生坦血浆药物浓度增加约 2 倍。但无须考虑调整波生坦用量。虽未经体内试验证实，但预计波生坦与其他 CYP3A4 抑制剂（如伊曲康唑和利托那韦）合用时也会出现血浆药物浓度升高。但是，如果 CYP2C9 同工酶代谢功能差的患者在合用波生坦和 CYP3A4 抑制剂时，可能会使波生坦血药浓度明显增加，导致不良事件发生率增加。

（8）利福平 波生坦 125mg、每日 2 次与 CYP2C9 及 CYP3A4 强效诱导剂利福平合用，7 天后波生坦的血浆药物浓度可下降 58％，单个病例中血浆药物浓度的下降约高达 90％。因此，预计与利福平合用时波生坦的药效会显著减弱。尚缺乏波生坦与其他 CYP3A4 诱导剂如卡马西平、苯巴比妥、苯妥英和贯叶连翘提取物的数据，但预计与之合用时可导致波生坦的系统暴露量降低。故不能排除波生坦的临床疗效显著降低的可能。

（9）依前列醇 一项儿童肺动脉高压患者的研究数据显示，无论是否合并依前列醇持续输注，波生坦单次给药和多次给药后其 C_{max} 和 AUC 值相似。

（10）西地那非 健康志愿者合用波生坦 125mg、每日 2 次（达稳态）与西地那非 80mg、每日 3 次（达稳态），西地那非的 AUC 降低了 63％，波生坦的 AUC 则增加了 50％。故两药合用应慎重。

（11）他达拉非 多剂合用以后，波生坦（125mg，每日 2 次）使他达拉非（40mg，每日 1 次）的全身暴露量降低 42％，C_{max} 降低 27％。他达拉非未影响波生坦或其代谢产物的暴露量（AUC 和 C_{max}）。

（12）地高辛、尼莫地平和氯沙坦 波生坦与地高辛、尼莫地平和氯沙坦无明显药代动力学相互作用，地高辛、尼莫地平和氯沙坦对波生坦的血浆药物浓度也无明显影响。

（13）抗逆转录病毒药物 洛匹那韦＋利托那韦（及其他利托那韦增强蛋白酶抑制剂）：健康志愿者合用波生坦 125mg、每日 2 次及洛匹那韦＋利托那韦 400mg＋100mg、每日 2 次共 9.5 天，波生坦在第 3～4 天的初始血浆谷浓度大约是单用时的 48 倍。第 9 天波生坦的血浆药物浓度可下降至单用时的 5 倍左右。此种药物相互作用的原因很可能是利托那韦通过抑制由转运蛋白介导的肝细胞摄入和抑制 CYP3A4 从而导致波生坦的清除率下降。波生坦与洛匹那韦＋利托那韦或其他利托那韦增强强效蛋白酶抑制剂合用时的起始剂量应为 62.5mg、每天 1 次，并且在初始用药阶段和剂量递增至维持剂量 125mg、每天 2 次期间，应密切监测患者对波生坦的耐受性，以防发生低血压和肝脏功能异常。

与波生坦合用 9.5 天后，洛匹那韦和利托那韦的血浆暴露量可下降至无临床显著性意义（分别约为 14％和 17％）的水平。但波生坦的诱导作用可能尚未完全发挥，故不能排除蛋白酶抑制剂血浆药物浓度会进一步下降。建议对 HIV 用药进行适当的监测。预计波生坦合用其他利托那韦增强的蛋白酶抑制剂会产生类似作用。

（14）其他抗逆转录病毒药物　由于尚缺乏相关的数据，故不能给出针对其他抗逆转录病毒药物的建议。应该强调的是，因为奈韦拉平的显著肝脏毒性可能会增加波生坦对肝脏的影响，故不建议波生坦与奈韦拉平联用。

与食物相互作用

波生坦与食物同服时，C_{max}（22％）和 AUC（10％）仅会出现临床上无关的轻微增加。波生坦可与食物同服，也可不与食物同服。

与草药相互作用

尚无波生坦与草药之间相互作用的报告。

儿童患者

仅在成年人中开展了药物相互作用研究。

【禁忌】　以下患者禁用本品：

① 对波生坦及本品所含任何组分过敏者；

② 妊娠妇女或者未采取充分避孕措施（至少采用 2 种可靠的避孕措施）的育龄期妇女（在动物中曾有胎仔畸形的报道）；

③ 中度或重度肝功能损伤患者和/或肝脏转氨酶即天冬氨酸转氨酶（AST）和/或丙氨酸转氨酶（ALT）的基线值高于正常值上限（ULN）3 倍，尤其是总胆红素增加超过正常值上限 2 倍的患者；

④ 合并使用环孢素 A 者；

⑤ 合并使用格列本脲者。

【注意事项】

（1）肝毒性　波生坦所致的肝转氨酶（如 AST 和 ALT）升高呈剂量依赖性。肝酶升高通常出现在开始用药的前 26 周内，但也可能出现在治疗后期。通常进展缓慢，无明显症状，且可在治疗中断或停药后逆转。波生坦治疗的患者中偶见转氨酶升高同时伴有胆红素的升高。

如果波生坦和胆盐输出泵抑制剂（如利福平、格列本脲和环孢素 A）联合使用时，发生肝功能损害的风险会增加，但相关数据有限。

在上市后阶段，有多种并发症并采用了多种药物治疗的患者使用波生坦进行长期治疗（＞12 个月）后，罕见有原因不明的肝硬化病例报告。同时也罕见肝脏衰竭的报告。尚不能排除波生坦与这些病例之间的关系。

至少有 1 个病例，其最初的临床表现（＞20 个月的治疗后）为伴有非特异性的症状的转氨酶和胆红素水平显著升高，所有症状在停用波生坦后随时间而缓慢消退。这一情况强调了使用波生坦治疗期间严格执行每月监测肝功能以及治疗方案的重要性，包括出现转氨酶升高并伴有肝脏功能不全体征或症状时停用波生坦。

务必开始使用波生坦治疗前检测肝脏转氨酶水平，并在治疗期间每月复查一次。

治疗期间出现肝脏转氨酶升高的患者应进行剂量调整和肝功能监测（详见【用法用量】）。转氨酶升高且伴有肝脏损伤的临床症状［如恶心、呕吐、发热、腹痛、黄疸或异常嗜睡或疲劳、流感样综合征（关节痛、肌痛、发热）］或胆红素升高≥2 倍正常值上限时，必须停药且不得重新应用本品。

用药前存在既往肝脏损伤，肝脏转氨酶即 AST 和/或 ALT 基线值超过 $3 \times ULN$（正常值上限），尤其总胆红素水平增加超过 $2 \times ULN$（正常值上限）的患者，禁用波生坦。

（2）体液潴留　外周水肿是肺动脉高压及其恶化的一种已知临床表现，同时也是波生坦及其他内皮素受体拮抗剂的一种已知副作用。在使用波生坦治疗的 PAH 临床试验中，1.7%的患者中（安慰剂校正后）有体液潴留或水肿的不良事件报道。

此外，目前已有大量上市后报告指出肺动脉高压患者在开始波生坦治疗数周后即发生体液潴留。患者需要接受利尿、体液管理，如并发失代偿性心力衰竭还需住院治疗。

如果发生具有临床意义的体液潴留事件，伴有或不伴有体重增加，应开展进一步评估以明确病因，例如是否可归因于波生坦或基础性心力衰竭，以及是否需要继续治疗或中止波生坦治疗。

（3）血红蛋白浓度　波生坦治疗可引起剂量相关的血红蛋白减少。波生坦上市后，有报告需要进行红细胞输注的贫血病例。

（4）育龄期女性患者　育龄期女性患者不可应用波生坦治疗，除非采取切实可靠的避孕措施，并且用药前妊娠试验呈阴性。

育龄妇女开始波生坦治疗前必须先排除妊娠，然后提供关于可靠避孕方法的适当建议，并应采取可靠的避孕措施。患者和处方医生都应了解因为存在潜在的药代动力学相互作用，波生坦可能会导致激素避孕药失效。因此，育龄妇女不应单一使用激素类避孕药（包括口服、注射、经皮和植入剂型）作为避孕方法，还应同时采取额外的或替代的可靠避孕方法。如果患者对处方医生的避孕建议有任何疑问，建议咨询相关妇科医生。

因为在波生坦治疗期间使用激素类避孕药可能会导致避孕失败，同时肺动脉高压可能因妊娠存在重度恶化的风险，所以建议每月进行一次妊娠检查，以便在早期发现妊娠。

（5）心血管　患者收缩压大于85mm Hg时才可应用波生坦治疗。

（6）肺静脉闭塞性疾病　当给予波生坦出现肺水肿的症状时，应考虑合并肺静脉闭塞性疾病的可能性，停用波生坦。

（7）降低精子数量　根据相关实验结果和内皮受体拮抗剂的临床前结果，不能排除波生坦对男性的精子生成产生不良影响的可能性。在男童中，不能排除波生坦治疗后对生育力的长期影响。

（8）与其他药物的联合使用

① 格列本脲　由于会增加肝转氨酶升高的风险，波生坦不可与格列本脲联合使用。有糖尿病治疗指征的患者应选用其他降糖药物治疗。

② 氟康唑　不推荐波生坦和氟康唑联合使用。虽然未经研究证实，但两药联用可能会导致血浆中波生坦浓度明显升高。

③ 利福平　不推荐波生坦和利福平联合使用。

④ 应避免波生坦与 CYP3A4 和 CYP2C9 抑制剂联合使用。

（9）苯丙酮尿症患者　波生坦分散片 32mg 中含有苯丙氨酸（阿司帕坦）。每片波生坦分散片 32mg 中含有 1.87mg 苯丙氨酸。这可能会对苯丙酮尿症患者造成损害。患者应将波生坦分散片 32mg 计入所有来源的苯丙酮酸的每日总量。

（10）对驾驶和操作机器能力的影响　尚未开展评估波生坦对驾驶和机器操作能力直接影响的特定研究。但是，波生坦可能诱导低血压，伴头晕、视物模糊或晕厥，这可能会影响驾驶或机器操作能力。

【贮藏】　25℃以下保存。

波生坦片（全可利）

【规格】　每粒①62.5mg；②125mg（以 $C_{27}H_{29}N_5O_6S$ 计）

【成分】　4-叔丁基-N-[6-(2-羟基-乙氧基)-5-(2-甲基-苯氧基)-[2,2′]联嘧啶-4-基]-苯磺酰胺单水化合物。

【性状】　本品为橙白色薄膜衣片。

【适应证】　本品适用于治疗 WHO 功能分级Ⅱ～Ⅳ级的肺动脉高压（PAH）（WHO 第 1 组）的患者，以改善患者的运动能力和减少临床恶化。支持本品有效性的研究主要包括 WHO 功能分级Ⅱ～Ⅳ级的特发性或遗传性 PAH（60%）、与结缔组织病相关的 PAH（21%）及与左向右分流先天性心脏病相关的 PAH（18%）患者。

【用法用量】　本品应由有治疗肺动脉高压丰富经验的医生决定是否开始本药治疗，并对治疗过程进行严格监测。

推荐剂量和剂量调整

本品的初始剂量为一天 2 次、每次 62.5mg，持续 4 周，随后增加至推荐维持剂量 125mg，一天 2 次。高于一天 2 次、一次 125mg 的剂量不会带来足以抵消肝毒性风险增加的额外益处。本品应在早、晚进食前或后服用。

转氨酶持续升高患者的剂量调整　在治疗前必须检测肝脏转氨酶水平，并在治疗期间每月复查一次。如果发现转氨酶水平升高，就必须改变监测和治疗。表 1 为本品治疗过程中，转氨酶持续增高>3 倍正常值上限（ULN）患者剂量调整和推荐监测的总结。如果肝脏转氨酶升高并伴有肝损害临床症状［如贫血、恶心、呕吐、发热、腹痛、黄疸、嗜睡和乏力、流感样综合征（关节痛、肌痛、发热）］或胆红素升高≥2 倍正常值上限时，必须停药且不得重新应用本品。

表 1　转氨酶持续增高＞3 倍正常值上限（ULN）患者剂量调整和监测

ALT/AST 水平	剂量调整和监测的建议
＞(3～5)×ULN	应再做一次肝脏功能检查进行确证；如确证，则应减少每日剂量或者停药，并至少每 2 周监测一次转氨酶水平。如果转氨酶恢复到用药前水平，可以酌情考虑继续或者重新用药
＞(5～8)×ULN	应再做一次肝脏功能检查进行确证；如确证，应停药，并至少每 2 周监测一次转氨酶水平。一旦转氨酶恢复到治疗前水平可考虑重新用药
＞8×ULN	必须停药，且不得重新用药

重新用药

仅当使用本品的潜在益处高于潜在风险，且转氨酶降至治疗前水平时，方可考虑重新用药。重新用药时应从初始剂量开始，且必须在重新用药后 3 天内进行转氨酶检测，2 周后再进行一次检测，随后根据上述建议进行监测。

特殊人群用药

（1）肝损伤患者的用药　中度和重度肝脏损伤患者应禁用本品，轻度肝损伤患者不需调整剂量。

（2）肾损伤患者的用药　肾损伤患者无须调整剂量。正在接受透析的患者无须调整剂量。

（3）低体重患者用药　体重低于 40kg 且年龄大 12 岁的患者推荐的初始剂量和维持剂量均为 62.5mg，每天 2 次。本品在 12 岁到 18 岁患者中应用的安全性和有效性数据有限。

与利托那韦联合使用

（1）服用利托那韦的患者联合使用本品　在接受利托那韦治疗至少 10 天的患者中，本品的起始剂量为 62.5mg，根据个体患者的耐受性每天 1 次或隔天 1 次。

（2）服用本品的患者联合使用利托那韦　开始给予利托那韦前至少应停用本品 36h。使用利托那韦至少 10 天后，再恢复给予本品的剂量为 62.5mg，根据个体患者的耐受性每天 1 次或隔天 1 次。

漏服

如果本品预定给药过程中出现了漏服，不得服用双倍剂量来弥补漏服的那次剂量。患者应忽略此次漏服，在规定的下次给药时间再服用本品。

治疗中止

尚无肺动脉高压患者在推荐剂量下突然中止使用本品的经验。但是为了避免同类疾病的其他治疗药物停药时出现临床情况突然恶化，应对患者进行密切监测，并考虑逐步减量（停药前的 3～7 天将剂量减至一半）。在停药期间应加强病情监测。

【药理毒理】

药理作用

波生坦为双重内皮素受体拮抗剂，对内皮素受体 A（ET_A）和内皮素受体 B（ET_B）均有亲和力。波生坦可降低肺血管和全身血管阻力，并且在不增加心率的情况下增加心脏输出量。

波生坦与内皮素竞争性地结合 ET_A 和 ET_B 受体，它与 ET_A 受体的亲和力稍高于与 ET_B 受体的亲和力。

药代动力学

本品主要对健康受试者进行了波生坦的药代动力学研究。在健康受试者中，本品显示与剂量和时间相关的药代动力学。随着静脉给药剂量的增加以及时间的推移，本品的清除率和分布容积随之下降。口服给药剂量不超过 500mg 时，系统暴露量与剂量呈比例关系。更高口服剂量时，C_{max} 和 AUC 增加的比例低于剂量增加比例。

多次给药时，波生坦血浆药物浓度可逐渐下降至单次给药后的 50%～65%。出现这种下降的原因可能是肝酶代谢时的自身诱导所致。本品可在 3～5 天内达到稳态。

波生坦与血浆蛋白（>98%）主要是白蛋白高度结合。波生坦不能穿透红细胞。

还不清楚波生坦的药代动力学是否受性别、体重、种族或年龄的影响。

表 2 为肺动脉高压患者的药代动力学参数总结。

表 2　波生坦在肺动脉高压患者的药代动力学参数总结

给药方案	C_{max}	$t_{1/2}$	$AUC_{0\sim\infty}$
14 天	2286ng/mL	2.3h	8912ng·h/mL
（125mg，每天 2 次）	（1234～3337）	（1.0～6.0）	（6296～11531）

注：数据以算术平均值表示（及 95% 置信区间），而 t_{max} 以中位数（及范围）表示。数据来自以 125mg bid. 维持剂量至少治疗 2 周的肺动脉高压患者。

吸收　波生坦的绝对生物利用度约为 50%，且不受食物影响。口服给药后 3～5h 达到最高血浆药物浓度。目前已有成人肺动脉高压患者的口服和静脉给药的药代动力学数据。数据显示波生坦在成人肺动脉高压患者中的暴露量约为健康成人受试者的 2 倍。

分布　本品的分布容积约为 18L，清除率约为 8L/h。波生坦与血浆蛋白（＞98％）主要是白蛋白高度结合。波生坦不能穿透红细胞。

代谢　波生坦在肝脏通过细胞色素 P450 同工酶 CYP3A4 和 CYP2C9 代谢。人血浆中可分离出三种波生坦代谢物。其中只有一种代谢物 Ro 48-5033 具有药理活性。该活性代谢物在成人患者中的暴露量高于健康受试者，且占波生坦效用最高可达 25％。明确有胆汁淤积的患者，其活性代谢物的暴露量可能会增加。

排泄　波生坦主要通过胆汁清除。终末消除半衰期（$t_{1/2}$）为 5.4h。

特殊人群及特殊状况

（1）儿童　根据体重对肺动脉高压患儿进行单次和多次口服给药的药代动力学研究。波生坦的暴露量可随时间推移而下降，方式与本品已知的自身诱导特性一致。接受 31.25mg、62.5mg、125mg，每日 2 次剂量治疗的儿科患者，其波生坦平均 AUC 值（CV）分别为 3496(49％)、5428(79％) 和 6124(27％)ng·h/mL，而接受 125mg bid 剂量治疗的成年患者的平均 AUC 值为 8149(47％)ng·h/mL。波生坦在 10～20kg、20～40kg 和 ＞40kg 患儿血药浓度达稳态时，血药浓度分别为成年患者的 43％、67％和 75％。

（2）老年人　尚未对年龄超过 65 周岁的患者进行波生坦的药代动力学评价。

（3）性别　本品的药代动力学参数与性别之间未见明显关联或倾向。

（4）肝功能不全者　轻度肝功能损害（Child-Pugh A 级）患者的药代动力学无明显变化。轻度肝损伤患者的稳态波生坦 AUC 比健康志愿者高 9％，其主要代谢物 Ro 48-5033 的稳态 AUC 高 33％。

在一项研究中研究了中度肝功能受损（Child-Pugh B 级）对波生坦及其主要代谢物 Ro 48-5033 的药代动力学的影响，该项研究包含 5 名伴有 Child-Pugh B 级肝损伤和门脉高压的肺动脉高压患者以及 3 名正常肝功能的其他原因肺动脉高压患者。尽管患者数量有限并且有较高的差异性，但这些数据仍表明在中度肝功能受损（Child-Pugh B 级）患者中波生坦及其主要代谢物 Ro 48-5033 暴露量明显增加。

在 Child-Pugh C 级肝功能损害的患者中没有进行波生坦的药物代谢动力学研究。全可利在中度至重度肝损伤患者即 Child-Pugh B 级或 C 级患者中禁用。

（5）肾功能不全者　　相比肾功能正常的志愿者，重度肾功能受损患者（肌酐清除率为 15～30mL/min）波生坦的血浆药物浓度约减少 10%，三种代谢物的血浆药物浓度增加约 2 倍。因为低于使用剂量 3% 的药物经尿排出，故肾功能受损的患者无须调整剂量。根据波生坦的物理化学性质和高度蛋白结合率，预期其在透析的过程中不会被显著清除。

毒理研究

遗传毒性　　波生坦 Ames 试验、染色体畸变试验、大鼠微核试验结果均为阴性。

生殖毒性　　啮齿类动物长期给予内皮素受体拮抗剂，可见睾丸曲细精管萎缩发生率的增加以及对生育力的影响。大鼠经口给予波生坦 1500mg/(kg·d)[按 mg/m^2 计算（下同），为人体最大推荐剂量（MRHD）（125mg/次，bid）的 50 倍]，或静脉注射 40mg/(kg·d)，给药持续时间 4～6 周，未见对雄鼠精子数量、精子活力、交配能力或生育力的影响，未见对雌鼠交配能力和生育力的影响。大鼠经口给予波生坦 125mg/(kg·d)（4 倍 MRHD）2 年，可见雄鼠睾丸曲细精管萎缩发生率增加；经口给药 1500mg/(kg·d)（50 倍 MRHD）6 个月，未见睾丸曲细精管萎缩发生率增加。小鼠给予波生坦 4500mg/(kg·d)（75 倍 MRHD）连续 2 年，犬给予波生坦 500mg/(kg·d)（50 倍 MRHD）连续 12 个月，未见曲细精管萎缩发生率增加。

大鼠经口给予剂量相当于 2 倍 MRHD（按 mg/m^2 计算）的波生坦，可见子代颅面部、大血管的畸形，与使用其他内皮素受体拮抗剂相似，也与内皮素受体基因敲除小鼠相似；给予 2 倍和 10 倍 MRHD 剂量时，死产率和幼仔死亡率增加。兔经口给予相当于人用剂量 10.5g/d（按 70kg 计）的波生坦时，未见出生缺陷，但该剂量下血药浓度低于大鼠。

幼龄大鼠从出生后 4 天至成年期间经口给予波生坦，离乳后可见睾丸和附睾的绝对重量降低以及附睾精子数目减少，NOAEL 分别为 MRHD 的 21 倍（出生后 21 天）和 2.3 倍（出生后 69 天）。但是，在出生后第 21 天，暴露量为人体治疗暴露量 7 倍（雄性）和 19 倍（雌性）时，没有检测到对整体发育、生长、感觉、认知功能和生殖功能的影响。在成熟期（产后第 69 天），在 1.3 倍（雄性）和 2.6 倍（雌性）的 PAH 儿童治疗暴露量下，没有检测到波生坦的影响。

致癌性　　小鼠经口给予波生坦 450mg/(kg·d)（按 mg/m^2 计算，8 倍

MRHD）2 年，雄鼠肝细胞腺瘤和肝细胞癌的发生率增加；剂量高于 2000mg/（kg·d）（32 倍 MRHD）时，可见雄鼠和雌鼠结肠腺瘤发生率增加。

大鼠经口给予波生坦 500mg/（kg·d）（16 倍 MRHD）2 年，可见雄鼠脑星形胶质细胞瘤发生率增加。

【不良反应】 在 20 项安慰剂对照研究中，患者因各种适应证接受波生坦治疗。共有 2486 例患者接受波生坦治疗（每日剂量 100～2000mg），1838 例患者接受安慰剂治疗。平均治疗时间为 45 周。不良反应在波生坦治疗组的发生率不小于 1%，且其发生率较安慰剂组发生率高 0.5%。最常见的不良反应为头痛（11.5%）、水肿/体液潴留（13.2%）、肝功能检查结果异常（10.9%）和贫血/血红蛋白减少（9.9%）。

波生坦治疗与剂量依赖的肝转氨酶升高和血红蛋白浓度下降相关。

按照发生频率对 20 项安慰剂对照波生坦研究中的不良反应/非预期作用进行排列：十分常见（≥1/10）；常见（1/100～<1/10）；偶见（1/1000～<1/100）；罕见（1/10000～<1/1000）；十分罕见（<1/10000）；未知（无法根据现有数据进行估计）。

在每个频率分组内，不良反应按照严重程度由高到低排序。总数据集与已批准适应证之间不良反应发生率的差异不具有临床意义，具体数据见表 3 所示。

表 3　波生坦在 20 项安慰剂对照研究及上市后经验中的不良反应数据

系统器官分类	频率	不良反应
血液及淋巴系统疾病	常见	贫血,血红蛋白降低(见【注意事项】)
	未知	需要输注红细胞的贫血或血红蛋白下降[1]
	偶见	血小板减少[1]
	偶见	中性粒细胞减少症,白细胞减少症[1]
免疫系统疾病	常见	超敏反应(包括皮炎、皮肤瘙痒、皮疹)[2]
	罕见	速发过敏反应和/或血管性水肿[1]
神经系统疾病	十分常见	头痛[3]
	常见	晕厥[1][4]
眼部疾病	未知	视物模糊[1]
心脏疾病	常见	心悸[1][4]
血管疾病	常见	潮红
	常见	低血压[1][4]
呼吸系统、胸部和纵隔疾病	常见	鼻充血[1]
胃肠道疾病	常见	胃食管反流性疾病,腹泻

系统器官分类	频率	不良反应
肝胆疾病	十分常见	肝功能检测结果异常（见【注意事项】）
	偶见	伴随肝炎的转氨酶升高（包括潜在的肝炎恶化）和/或黄疸^①（见【注意事项】）
	罕见	肝硬化,肝功能衰竭^①
皮肤及皮下组织疾病	常见	红斑
全身性疾病及用药部位状况	十分常见	水肿,体液潴留^⑤

① 从上市后经验中获得的数据,频率基于安慰剂对照临床试验数据的统计学建模。
② 波生坦治疗组和安慰剂治疗组的过敏反应发生率分别为 9.9% 和 9.1%。
③ 波生坦治疗组和安慰剂治疗组的头痛发生率分别为 11.5% 和 9.8%。
④ 此类不良反应可能与基础疾病有关。
⑤ 波生坦治疗组和安慰剂治疗组的水肿或体液潴留发生率分别为 13.2% 和 10.9%。

全可利上市后,在有多种合并症并采用了多种药物治疗的患者中使用本品进行长期治疗后,有罕见的原因不明的肝硬化病例报告。同时也有罕见的肝脏衰竭报告。这些病例说明,在本品治疗期间严格进行每月一次肝功能监测非常重要。

儿童用药

儿童患者中的非对照研究　薄膜衣片用于儿童患者研究中的安全性特征(BREATHE-3：$N=19$,中位年龄为 10 岁［范围 3～15 岁］,2mg/kg,每日 2 次,开放标签研究；治疗时长为 12 周)与关键试验中成年 PAH 患者的结果相似,在 BREATHE-3 中,最常见的不良事件为潮红(21%)、头痛和肝功能检查异常(各 16%)。

基于儿童 PAH 患者中的非对照研究进行了汇总分析,100 名患者接受波生坦分散片 32mg 治疗(FUTURE1/2,FUTURE3/扩展研究)的治疗,2mg/kg,每日 2 次($N=33$),2mg/kg,每日 3 次($N=31$)或者 4mg/kg,每日 2 次($N=36$)。入组时,6 名患者为 3 个月至 1 岁,15 名为 1 至 2 岁,79 名为 2 至 12 岁。中位治疗时长为 71.8 周(范围为 0.4～258 周)。

该项儿童 PAH 患者的非对照研究的汇总分析表明,安全性特性除感染外与关键试验中成年 PAH 患者的结果相似,相比成人,儿童患者中感染报告得更频繁(69.0%/41.3%),感染频率的差异可能部分是因为儿童患者人群(中位数 71.8 周)比成人患者人群(中位数 17.4 周)中位治疗暴露时间更长。最常见的不良事件为上呼吸道感染(25%)、肺(动脉)高压(20%)、鼻咽炎(17%)、发热(15%)、呕吐(13%)、支气管炎(10%)、腹痛(10%)和腹泻(10%)。年龄高于 2 岁与低于 2 岁的患者中未见不良事件发生率存在显著差异，但仅基于 21 个低于 2 岁的儿童，其中包括 6 个 3 个月到 1 岁之间的儿童。肝功能异常和贫血/血红蛋白降低的不良事件发生率分别为 9％和 5％。

一项在 PPHN 患者开展的随机、安慰剂对照研究（FUTURE-4）中，共有 13 名新生儿接受了 2mg/kg 每日 2 次的波生坦分散片制剂治疗（8 名接受安慰剂）。接受波生坦或安慰剂治疗的中位时长分别为 4.5d（范围 0.5～10d）和 4.0d（范围 2.5～6.5d）。波生坦治疗组和安慰剂治疗组患者中最常见的不良事件分别为贫血或血红蛋白降低（7 例和 2 例）、全身性水肿（3 例和 0 例）和呕吐（2 例和 0 例）。

实验室检测结果异常

（1）肝功能检测结果异常　在临床项目中，剂量依赖性的肝脏转氨酶升高一般发生于开始用药的前 26 周内，通常逐步进展，且多无症状。

发生这类不良反应的机制尚不清楚。当患者维持原剂量或降低剂量后，转氨酶升高可逆转。但可能需要中断或停止全可利治疗。

在对 20 项安慰剂对照研究中的数据整合后发现，波生坦治疗组和安慰剂治疗组发生肝转氨酶升高≥3 倍正常值上限（ULN）的患者比例分别为 11.2％和 2.4％，≥8 倍正常值上限的比例分别为 3.6％和 0.4％。波生坦治疗组和安慰剂治疗组发生转氨酶升高伴胆红素升高（≥2 倍正常值上限），且没有胆管梗阻证据的患者比例分别为 0.2％（5 例）和 0.3％（6 例）。

在 FUTURE 1/2 和 FUTURE 3/扩展研究等 100 名 PAH 儿童患者的非对照研究的汇总分析中，观察到有 2％的患者肝转氨酶升高≥3×ULN。

FUTURE4 研究包含 13 名 PPHN 新生儿患者，患者服用波生坦 2mg/kg，每日 2 次不超过 10 天（范围 0.5～10.0 天），治疗期间未见肝转氨酶≥3×ULN 的病例，但有一例在波生坦治疗结束后 3 天出现肝炎。

（2）血红蛋白　在成年患者的安慰剂对照研究中，波生坦治疗组和安慰剂治疗组血红蛋白浓度从基线水平降至 10g/dL 以下的比例分别为 8.0％和 3.9％。

在 FUTURE 1/2 和 FUTURE 3/扩展研究等 100 名 PAH 儿童患者的非对照研究的汇总分析中，10.0％的患者出现血红蛋白浓度从基线降至 10g/dL 以下。未见降至 8g/dL 以下的患者。

FUTURE4 研究中，接受波生坦治疗的 13 名 PPHN 新生儿患者中有 6 名在治疗期间血红蛋白从基线时的正常范围内降至正常范围下限以下。

【药物相互作用】

细胞色素 P450 系统

波生坦通过细胞色素 P450 同工酶 CYP2C9 和 CYP3A4 代谢。抑制 CYP3A4 可能会导致波生坦血药浓度增加（如酮康唑）。尚未进行 CYP2C9 同工酶抑制剂对波生坦血药浓度影响的研究，因而应谨慎考虑本品与此类药物合用。氟康唑主要抑制 CYP2C9 同工酶，但对 CYP3A4 同工酶也有一定程度的抑制作用，两者合用时会导致波生坦血药浓度明显升高。因而不建议两者合用（见【注意事项】）。同理，也不建议波生坦与可能的 CYP3A4 同工酶抑制剂（如酮康唑、伊曲康唑和利托那韦）和 CYP2C9 同工酶抑制剂（如伏立康唑）合用。

药物相互作用

（1）环孢素 A　本品禁与环孢素 A（钙调磷酸酶抑制剂）联合应用（见【禁忌】）。本品与环孢素 A 联合使用第一天，波生坦谷浓度值约比单独用药时高 30 倍。稳态时血浆药物浓度比单独用药时高 3～4 倍。这种相互作用的机制很可能是环孢素抑制了转运蛋白介导的肝细胞摄入波生坦的过程。联合应用波生坦可使环孢素 A（CYP3A4 底物）的血药浓度下降约 50%。

（2）他克莫司和西罗莫司　虽未进行本品与他克莫司或西罗莫司的药物相互作用研究，但预计有与环孢素 A 类似的相互作用，可能会导致波生坦血药浓度升高。与本品联合用药可导致他克莫司和西罗莫司的血药浓度下降。因此，建议避免本品与他克莫司或西罗莫司的联合应用。

（3）格列本脲　在联合使用格列本脲的患者中观察到转氨酶升高的风险。因此，禁止本品和格列本脲联合使用，应考虑用其他降血糖药物替代治疗。合用本品可使格列本脲的血浆药物浓度降低约 40%。本品的血浆药物浓度也降低约 30%。预计本品还可能降低其他主要由 CYP2C9 和 CYP3A4 代谢的口服降血糖药物的血浆药物浓度。使用这些药物的患者，须考虑血糖难以控制的可能性。

（4）激素类避孕药　合用本品时，可使炔雌醇和炔诺酮的血浆药物浓度分别下降 31% 和 14%。但单个受试者的血浆药物浓度可分别下降 56% 和 66%。预计本品还可降低其他主要由 CYP3A4 代谢的甾体避孕药的血浆药物浓度。故无论何种给药途径（如口服、注射、透皮和植入剂型），单用激素避孕药进行避孕都不可靠，女性患者应该使用其他避孕方法而不是仅仅依赖激素类避孕药。

（5）华法林　合用本品 500mg、每日 2 次，共 6 天，可使 *S*-华法林（一种 CYP2C9 底物）和 *R*-华法林（一种 CYP3A 底物）的血浆药物浓度分别降低 29％和 38％。临床经验表明，当肺动脉高压患者合用本品与华法林时，对国际标准化比值（INR）和华法林剂量的改变（基线水平较之临床试验结束时）没有临床显著性影响。此外，在波生坦治疗组由于 INR 或不良事件调整华法林剂量的发生率与安慰剂组接近。开始应用本品后，不需要调整华法林及类似口服抗凝药的剂量，但建议加强 INR 监测，特别是在本品治疗初期及增加剂量时。

（6）辛伐他汀和其他他汀类药物　合用本品 125mg、每日 2 次，5 日后辛伐他汀（CYP3A4 底物）及其 *β*-羟基酸活性代谢产物的血浆药物浓度分别降低 34％和 46％。波生坦的血浆药物浓度并未受到合用辛伐他汀的影响。预计本品还可降低其他主要由 CYP3A4 代谢的他汀类药物的血浆药物浓度，如洛伐他汀和阿托伐他汀。对于这些他汀类药物，在开始本品治疗时，须考虑其药效下降的可能性，故应监测胆固醇水平并相应调整他汀类药物的剂量。

（7）酮康唑　本品（62.5mg、每日 2 次）与酮康唑（CYP3A4 强效抑制剂）合用 6 日后，波生坦血浆药物浓度增加约 2 倍。但无须考虑调整波生坦用量。虽未经体内试验证实，但预计波生坦与其他 CYP3A4 强效抑制剂（如伊曲康唑）合用时也会出现类似的波生坦血浆药物浓度升高。但是，如果 CYP2C9 同工酶代谢功能差的患者在合用波生坦和 CYP3A4 抑制剂时，可能出现波生坦血浆药物浓度较大程度增加的风险。

（8）利福平　本品 125mg、每日 2 次与 CYP2C9 及 CYP3A4 强效诱导剂利福平合用，7 天后本品的血浆药物浓度可下降 58％，单个病例中血浆药物浓度的下降约高达 90％。因此，预计与利福平合用时本品的药效会显著减弱。尚缺乏本品与其他 CYP3A4 诱导剂如卡马西平、苯巴比妥、苯妥英和贯叶连翘提取物的数据，但预计与之合用时可导致波生坦的系统暴露量降低。故不能排除本品的临床疗效显著降低的可能。

（9）依前列醇　一项儿童肺动脉高压患者的研究数据显示，无论是否合并依前列醇持续输注，本品单次给药和多次给药后其 C_{max} 和 AUC 值相似。

（10）西地那非　健康志愿者合用本品 125mg、每日 2 次（达稳态）与西地那非 80mg、每日三次（达稳态），西地那非的 AUC 降低了 63％，波生坦的 AUC 则增加了 50％。故两药合用应慎重。

（11）他达拉非　多剂合用以后，波生坦（125mg，每日2次）使他达拉非（40mg，每日1次）的全身暴露量降低42％，C_{max} 降低27％。他达拉非未影响波生坦或其代谢产物的暴露量（AUC和C_{max}）。

（12）地高辛、尼莫地平和氯沙坦　波生坦与地高辛、尼莫地平无明显药代动力学相互作用，氯沙坦对波生坦的血浆药物浓度也无明显影响。

（13）抗逆转录病毒药物　洛匹那韦＋利托那韦（及其他利托那韦增强蛋白酶抑制剂）：健康志愿者合用本品125mg、每日2次及洛匹那韦＋利托那韦400＋100mg、每日2次共9.5天，本品在第3～4天的初始血浆谷浓度大约是单用时的48倍。第9天本品的血浆药物浓度可下降至单用时的5倍左右。此种药物相互作用的原因很可能是利托那韦通过抑制由转运蛋白介导的肝细胞摄入和抑制CYP3A4从而导致本品的清除率下降。本品与洛匹那韦＋利托那韦或其他利托那韦增强强效蛋白酶抑制剂合用时的起始剂量应为62.5mg、每天1次，并且在初始用药阶段和剂量递增至维持剂量125mg、每天2次期间，应密切监测患者对本品的耐受性，以防发生低血压和肝脏功能异常。

与本品合用9.5天后，洛匹那韦和利托那韦的血浆暴露量可下降至无临床显著性意义（分别约为14％和17％）的水平。但波生坦的诱导作用可能尚未完全发挥，故不能排除蛋白酶抑制剂血浆药物浓度会进一步下降。建议对HIV用药进行适当的监测。预计本品合用其他利托那韦增强的蛋白酶抑制剂会产生类似作用。

（14）其他抗逆转录病毒药物　由于尚缺乏相关的数据，故不能给出针对其他抗逆转录病毒药物的建议。应该强调的是，因为奈韦拉平的显著肝脏毒性可能会增加波生坦对肝脏的影响，故不建议本品与奈韦拉平联用。

与食物相互作用

本品与食物同服时，C_{max}（22％）和AUC（10％）仅会出现临床上无关的轻微增加。本品可与食物同服，也可不与食物同服。

与草药相互作用

尚无本品与草药之间相互作用的报告。

儿童患者

仅在成年人中开展了药物相互作用研究。

【禁忌】　以下患者禁用本品：

① 对波生坦及本品所含任何组分过敏者；

② 妊娠妇女或者未采取充分避孕措施（至少采用 2 种可靠的避孕措施）的育龄期妇女。在动物中曾有胎仔畸形的报道；

③ 中度或重度肝功能损伤患者和/或肝脏转氨酶即天冬氨酸转氨酶（AST）和/或丙氨酸转氨酶（ALT）的基线值高于正常值上限（ULN）3倍，尤其是总胆红素增加超过正常值上限 2 倍的患者；

④ 合并使用环孢素 A 者；

⑤ 合并使用格列本脲者。

【注意事项】

（1）肝毒性　波生坦所致的肝转氨酶［如天冬氨酸转氨酶（AST）和丙氨酸转氨酶（ALT）］升高呈剂量依赖性。肝酶升高通常出现在开始用药的前 26 周内，但也可能出现在治疗后期。通常进展缓慢，无明显症状，且在治疗中断或停药后逆转。在继续使用波生坦进行治疗时，转氨酶升高也可能自发逆转。

如果波生坦和胆盐输出泵抑制剂（如利福平、格列本脲和环孢素 A）联合使用时，发生肝功能损害的风险会增加，但相关数据有限。

在上市后阶段，有多种并发症并采用了多种药物治疗的患者使用本品进行长期治疗（＞12 个月）后，罕见有原因不明的肝硬化病例报告。同时也罕见肝脏衰竭的报告。尚不能排除本品与这些病例之间的关系。

至少在 1 个病例中，其最初的临床表现（＞20 个月的治疗后）为伴有非特异性的症状的转氨酶和胆红素水平显著升高，所有症状在停用本品后随时间而缓慢消退。这一情况强调了使用本品治疗期间严格执行每月监测肝功能以及治疗方案的重要性，包括出现转氨酶升高并伴有肝脏功能不全体征或症状时停用本品。

务必开始使用本品治疗前检测肝脏转氨酶水平，并在治疗期间每月复查一次。

治疗期间出现肝脏转氨酶升高的患者应进行剂量调整和肝功能监测（详见【用法用量】）。转氨酶升高且伴有肝脏损伤的临床症状［如恶心、呕吐、发热、腹痛、黄疸或异常嗜睡或疲劳、流感样综合征（关节痛、肌痛、发热)]或胆红素升高≥2 倍正常值上限时，必须停药且不得重新应用本品。

用药前存在既往肝脏损伤，肝脏转氨酶即 AST 和/或 ALT 基线值超过3×ULN（正常值上限），尤其总胆红素水平增加超过 2×ULN（正常值上限）的患者，禁用波生坦。

（2）体液潴留　外周水肿是肺动脉高压及其恶化的一种已知临床表现，同时也是本品及其他内皮素受体拮抗剂的一种已知副作用。在使用全可利治疗的 PAH 临床试验中，1.7%的患者中（安慰剂校正后）有体液潴留或水肿的不良事件报告。

此外，目前已有大量上市后报告指出肺动脉高压患者在开始本品治疗数周后即发生体液潴留。患者需要接受利尿、体液管理，如并发失代偿性心力衰竭还需住院治疗。

如果发生具有临床意义的体液潴留事件，伴有或不伴有体重增加，应开展进一步评估以明确病因，例如是否可归因于本品或基础性心力衰竭，以及是否需要继续治疗或中止本品治疗。

（3）血红蛋白浓度　波生坦治疗可引起剂量相关的血红蛋白减少。在安慰剂对照研究中，与本品相关的血红蛋白浓度降低不是进行性的，且可在用药 4～12 周后趋于稳定。因此，建议在用药后的第 1 和 3 个月检测一次、随后每 3 个月检测一次血红蛋白浓度。如血红蛋白浓度发生具有临床意义的降低，须进一步评估和检查来确定原因以及是否需要特殊治疗。本品上市后，有报告需要进行红细胞输注的贫血病例。

（4）育龄期女性患者　育龄期女性患者不可应用本药治疗，除非采取切实可靠的避孕措施，并且用药前妊娠试验呈阴性。

育龄妇女开始本品治疗前必须先排除妊娠，然后提供关于可靠避孕方法的适当建议，并应采取可靠的避孕措施。患者和处方医生都应了解因为存在潜在的药代动力学相互作用，本品可能会导致激素避孕药失效。因此，育龄妇女不应单一使用激素类避孕药（包括口服、注射、经皮和植入剂型）作为避孕方法，还应同时采取额外的或替代的可靠避孕方法。如果患者对处方医生的避孕建议有任何疑问，建议咨询相关妇科医生。

因为在本品治疗期间使用激素类避孕药可能会导致避孕失败，同时肺动脉高压可能因妊娠存在重度恶化的风险，所以建议每月进行一次妊娠检查，以便在早期发现妊娠。

（5）心血管　患者收缩压大于 85mm Hg 时才可应用本品治疗。

（6）肺静脉闭塞性疾病　当给予本品出现肺水肿的症状时，应考虑合并肺静脉闭塞性疾病的可能性，停用本品。

（7）降低精子数量　在一个开放标签、单组、多中心、安全性研究中，评估了本品每次 62.5mg（每天 2 次），连续 4 周，然后每次 125mg（每天 2 次），连续 5 个月给药对睾丸功能的影响。正常基线精子计数的 25 名男性 WHO 功能分级为Ⅲ和Ⅳ级的 PAH 患者入组研究。23 名患者完成研究，2 名患者因为与睾丸功能不相关的不良事件中断研究。本品治疗 3 或 6 个月后，25％的患者的精子计数至少降低 50％。6 个月后所有 22 名患者的精子计数在正常范围内，未见精子形态、精子运动或激素水平出现改变。1 名患者在 3 个月时出现精子减少，随后 6 周内进行 2 次随访检测发现精子计数仍然较低。停用本品 2 个月后，精子计数恢复到基线水平。根据这些结果和内皮受体拮抗剂的临床前结果不能排除本品对男性的精子生成产生不良影响的可能性。不能排除经本品治疗后对男童生育力的长期影响。

（8）与其他药物的联合使用

① 格列本脲　由于会增加肝转氨酶升高的风险，本品不可与格列本脲联合使用。有糖尿病治疗指征的患者应选用其他降糖药物治疗。

② 氟康唑　不推荐本品和氟康唑联合使用（见【药物相互作用】），虽然未经研究证实，但两药联用可能会导致血浆中波生坦浓度明显升高。

③ 利福平　不推荐本品和利福平联合使用。

应避免本品与 CYP3A4 和 CYP2C9 抑制剂联合使用 。

【贮藏】　室温保存，15～30℃。

丹参酮Ⅱ$_A$磺酸钠注射液（诺新康）

【规格】　2mL：10mg。

【成分】　本品主要成分为丹参酮Ⅱ$_A$磺酸钠。辅料为葡萄糖、注射用水。

【性状】　本品为红色的澄明液体。

【适应证】　用于冠心病、心绞痛、心肌梗死的辅助治疗。

【用法用量】　① 肌内注射　40～80mg/次，一日 1 次。

② 静脉注射　40～80mg/次，以 25％葡萄糖注射液 20mL 稀释。

③ 静脉滴注　40～80mg/次，以 5％葡萄糖注射液或 0.9％氯化钠注射液 250～500mL 稀释，一日 1 次。

【药理毒理】　本品能增加冠脉流量，改善缺血区心肌的侧支循环及局部供血；

改善缺氧心肌的代谢紊乱，提高心肌耐缺氧能力，抑制血小板聚集及抗血栓形成，缩小试验动物缺血心肌梗死面积，在一定剂量下亦能增强心肌收缩力。

【不良反应】 个别情况下会出现皮疹、斑丘疹、皮炎、过敏性休克、寒战、发热、低血压性休克、疼痛、静脉炎、恶心、腹痛等症状。

【药物相互作用】 尚不明确。

【禁忌】 对本品过敏者禁用。

【注意事项】 ① 本品为红色溶液，不宜与其他药物（除了配伍使用安全性已得到临床验证的药物）在注射器或输液瓶中混合，应尽可能单独使用。

② 研究表明本品不可与盐酸氨溴索、西咪替丁、法莫替丁、盐酸甲氯芬酯、硫酸镁、盐酸克林霉素以及甲磺酸帕珠沙星、甲磺酸培氟沙星等喹诺酮类抗生素和硫酸依替米星、硫酸妥布霉素等氨基糖苷类抗生素配伍使用，否则会使溶液产生浑浊或沉淀。

③ 丹参酮II_A磺酸钠为钙离子通道拮抗剂，其溶液与重金属离子接触会发生类似蛋白质样变性反应，使溶液变黏稠。故本品禁与含镁、铁、钙、铜、锌等重金属药物配伍使用。本品具有较强的还原性，也不宜与具有强氧化性的药物配伍使用。

④ 本品配制成输液后若产生混浊或沉淀，应立即停止使用，重新配制。

⑤ 部分患者肌内注射后有疼痛。个别出现皮疹反应，停药后即可消失。

【贮藏】 遮光，密闭保存。

利奥西呱片（安吉奥）

【规格】 ①2.5mg；②2mg；③1.5mg；④1mg；⑤0.5mg

【成分】 本品主要成分为利奥西呱。

【性状】 本品为白色（0.5mg规格），或淡黄色（1mg规格），或橙黄色（1.5mg规格），或淡橙色（2mg规格），或橙红色（2.5mg规格）薄膜衣片，除去包衣后显白色。

【适应证】

（1）慢性血栓栓塞性肺动脉高压（CTEPH） 用于治疗术后持续性或复发性CTEPH，或者不能手术的CTEPH，且世界卫生组织心功能分级

（WHO-FC）为Ⅱ～Ⅲ级的成年患者，改善患者的运动能力。

（2）动脉型肺动脉高压（PAH）　作为单药，或与内皮素受体拮抗剂、前列环素联合使用，治疗患有动脉型肺动脉高压（PAH），且 WHO-FC 为Ⅱ～Ⅲ级的成年患者，从而改善患者的运动能力。本品确证性试验主要纳入了 WHO 心功能分级Ⅱ～Ⅲ级，并存在特发性或遗传性动脉型肺动脉高压或结缔组织疾病相关动脉型肺动脉高压患者。

【用法用量】　仅在有 CTEPH 或 PAH 治疗经验的医师处方及监督下开始使用本品。

剂量

（1）剂量滴定　推荐的起始剂量是每次 1mg，每日 3 次，治疗 2 周。片剂应每隔 6～8h 服用 1 次，每日 3 次。

如果收缩压≥95mmHg，并且患者无低血压症状或体征，则可每隔 2 周增加一次剂量，每次增幅为 0.5mg，每日 3 次，最大的增至每次 2.5mg，每日 3 次。如果收缩压＜95mmHg，且患者无低血压症状或体征，则应维持剂量不变。如果剂量上调期内任何时间的收缩压下降到 95mmHg 以下，并且患者表现出低血压症状或体征，那么当前剂量应减少 0.5mg，每日 3 次。

在某些 PAH 患者中，每次口服 1.5mg，每日 3 次时，6 分钟步行距离（6MWD）就可充分应答。

（2）维持剂量　应维持已确定的个体剂量，除非出现低血压症状或体征。最大每日总剂量为 7.5mg，即每次 2.5mg，每日 3 次。如果漏服一次药物，应按照计划继续治疗，进行下一次给药。如果治疗已经中断 3 日或更长时间（治疗停止），按每次 1mg，每日 3 次，为期 2 周的剂量水平重新开始治疗，并按照上述剂量滴定方案继续进行治疗。

如果患者无法耐受当前剂量，可随时考虑减量。

（3）特殊人群剂量调整　在治疗开始时，进行个体化剂量滴定，使滴定后剂量满足患者需要。

① 儿童人群　尚无临床数据支持在 18 岁以下儿童和青少年患者中使用利奥西呱的安全性和有效性。临床前数据显示，利奥西呱对骨骼生长有不良反应。在数据明确之前，应避免在儿童和生长期青少年中使用利奥西呱。

② 老年人群　老年患者（≥65 岁）的低血压风险增加，因此个体化剂量滴定过程中应非常谨慎。

③ 肝功能损害患者　因尚未对重度肝功能损害患者（Child-Pugh C 级）

进行研究，所以禁止在这些患者中使用利奥西呱。本品在中度肝功能损害患者（Child-Pugh B 级）中的暴露水平升高，因此在个体化剂量滴定期间需非常谨慎。

④ 肾功能损害患者　重度肾功能损害患者（肌酐清除率＜30mL/min）的数据有限，并且未获得透析患者的数据。因此，不建议在这些患者中使用利奥西呱。

因为中度肾功能损害患者（肌酐清除率 30～50mL/min）的药物暴露水平升高，所以肾功能损害患者的低血压风险升高，在个体化剂量滴定时应特别慎重。

⑤ 吸烟者　与非吸烟者相比，吸烟者体内利奥西呱的血浆药物浓度降低。由于存在疗效降低的风险，建议目前吸烟者停止吸烟。吸烟或治疗期间开始吸烟的患者剂量需要增至每次 2.5mg，每日 3 次。停止吸烟的患者可能需要减量。

给药方法

口服给药，对于无法吞服整片药物的患者，可粉碎利奥西呱片剂，与水或软性食物（例如苹果酱）混合后立即口服。

通常可随餐或空腹服用片剂。因为与餐时相比，空腹状态下利奥西呱的血浆峰浓度升高，所以对于易发生低血压的患者，不建议在餐时服药和空腹服药之间转换。

【药理毒理】

药理作用

利奥西呱是一种可溶性鸟苷酸环化酶（sGC）激动剂，sGC 是心肺循环系统中的酶，为一氧化氮（NO）受体。当 NO 与 sGC 结合时，该酶催化信号分子环磷酸鸟苷（cGMP）的合成反应。细胞内 cGMP 在调节过程中起到重要的作用，它影响血管张力、增殖、纤维化和炎症反应。肺动脉高压与内皮功能障碍、NO 合成受损以及 NO-sGC-cGMP 途径不充分刺激有关。利奥西呱具有双重作用模式，一方面通过稳定 NO-sGC，提高 sGC 对内源性 NO 的敏感性；另一方面通过不同结合位点直接刺激 sGC，而不依赖于 NO。利奥西呱刺激 NO-sGC-cGMP 途径，增加 cGMP 生成，从而扩张血管。活性代谢产物（M1）活性为利奥西呱的 1/10～1/3。

药代动力学

吸收　利奥西呱的绝对生物利用度较高（94%）。服用利奥西呱片剂后，利奥西呱被快速吸收，并于给药后 1～1.5h 达到峰浓度（C_{max}）。与食物同服会轻微降低利奥西呱的药时曲线下面积（AUC），而峰浓度（C_{max}）下降 35%。

口服混悬于苹果酱或水中的粉碎片剂与服用整片片剂相比，利奥西呱的生物利用度（AUC 和 C_{max}）相似。

分布 人血浆中的血浆蛋白结合率较高，达到 95% 左右，其中人血白蛋白和 α_1-酸性糖蛋白是主要的结合成分。利奥西呱的分布容积中等，其在稳态下分布容积约为 30L。

代谢 利奥西呱的主要生物转化途径是 N-脱甲基反应，由 CYP1A1、CYP3A4、CYP3A5 和 CYP2J2 催化，形成其主要循环活性代谢产物 M-1（药理学活性为利奥西呱的 1/10～1/3），它进一步代谢形成无药理学活性的 N-葡糖苷酸。

利奥西呱在肝脏和肺中被 CYP1A1 催化形成其主要代谢产物，CYP1A1 可由多环芳香烃类化合物诱导，例如存在于烟草中的此类化合物。

消除 总利奥西呱（母体化合物及其代谢产物）通过肾脏（33%～45%）和胆汁/粪便途径（48%～59%）排泄。4%～19% 的给药剂量以利奥西呱原型的形式通过肾脏途径排泄。9%～44% 的给药剂量在粪便中以利奥西呱的原型形式出现。

基于体外研究数据，利奥西呱及其主要代谢产物均为转运蛋白 P-gp（P 糖蛋白）和 BCRP（乳腺癌耐药蛋白）的底物。利奥西呱的总清除率为 3～6L/h，可被归类为一种低清除率药物。在健康受试者中，利奥西呱的消除半衰期约为 7h，在患者中，其消除半衰期约为 12h。

线性 在 0.5～2.5mg 剂量范围内，利奥西呱的药代动力学呈线性。在所有剂量水平，利奥西呱暴露量（AUC）的个体间变异（CV）约为 60%。

特殊人群

（1）性别 药代动力学数据显示，利奥西呱暴露量无性别相关差异。

（2）儿童人群 目前尚未在儿科患者中进行利奥西呱的药代动力学研究。

（3）老年人群 老年患者（≥65 岁）的血浆药物浓度高于年轻患者的相应数据，如在老年患者平均 AUC 数值约高 40%，这主要是老年人群中总（表观）清除率和肾清除率下降造成的。

（4）种族间差异 药代动力学数据显示，无相关的种族间差异。

（5）不同体重类别　药代动力学数据显示，利奥西呱暴露量无体重相关的差异。

（6）肝功能损害　在出现轻度肝功能损害（Child-Pugh A 级）的肝硬化患者（非吸烟者）中，与健康受试者相比，利奥西呱的平均 AUC 增加 35％，这处于正常的个体内变异范围内。在出现中度肝功能损害（Child-Pugh B 级）的肝硬化患者（非吸烟者）中，与健康受试者相比，利奥西呱的平均 AUC 增加 51％。在重度肝功能损害（Child-Pugh C 级）患者中，尚未获得数据。

尚未对丙氨酸转氨酶（ALT）＞3 倍正常值上限（ULN）和胆红素＞2 倍 ULN 的患者进行研究（参见【注意事项】）。

（7）肾功能损害　总体而言，与肾功能正常的受试者相比，在肾功能损害受试者中，利奥西呱的平均经剂量和体重校正的暴露量较高。肾功能损害的受试者中，主要代谢产物的相应数值也高于健康受试者的相应数据。在肾功能轻度（肌酐清除率为 80～50mL/min）、中度（肌酐清除率＜50～30mL/min）或重度（肌酐清除率＜ 30mL/min）肾功能损害的非吸烟个体中，利奥西呱的血浆药物浓度（AUC）分别增大 53％、139％ 或 54％。

肌酐清除率＜30mL/min 的患者中数据有限，尚未获得透析患者的数据。由于本品血浆蛋白结合率较高，预期利奥西呱不可透析。

毒理研究

一般毒理　在生长期、幼年和青年大鼠中，可见药物对骨形成的影响。在幼年大鼠中，观察到的变化包括骨小梁增厚和骨质增生以及干骺端和骨干重塑，而在青年大鼠中，总体骨量增加。成年大鼠中未见以上影响。

遗传毒性　利奥西呱及其活性代谢产物 M1 Ames 试验、中国仓鼠 V79 细胞体外染色体畸变试验和小鼠微核试验结果均为阴性。

生殖毒性　在大鼠生育力试验中，经口给予利奥西呱，当全身暴露量（AUC）约为人类暴露水平的 7 倍时，可见睾丸重量下降，未见对雄性和雌性生育力的影响。雄性大鼠由交配前到交配期经口给予利奥西呱剂量高达 30mg/(kg·d)，未见对生育力的影响；雌性大鼠由交配前到交配期间直至妊娠第 7 天经口给予利奥西呱剂量高达 30mg/(kg·d)，未见对生育力的影响，根据体表面积计算，雌雄动物给药的无不良反应剂量为人类暴露水平的 37 倍。

大鼠器官形成期经口给予利奥西呱 1、5 和 25mg/（kg·d），高剂量下可见胎仔心脏畸形（室间隔缺损）发生率增加、母体体重减轻。中高剂量下着床后胚胎丢失显著增加。根据大鼠和人体游离药物 AUC 计算，低剂量未观察到不良反应剂量，血浆 AUC 约为人最大推荐剂量（MRHD，2.5mg，每日 3 次）下 AUC 的 0.4 倍，中剂量 5mg/（kg·d）约为 2 倍，高剂量 25mg/（kg·d）约为 8 倍。兔经口给予利奥西呱 0.5、1.5 和 5mg/（kg·d），中高剂量时可见自发性流产发生率增加，高剂量下可见吸收胎增加。中高剂量下的血浆 AUC 约为 MRHD 时的 4 倍和 13 倍。

利奥西呱及其代谢产物可分布于大鼠乳汁中。

致癌性　小鼠经口给予利奥西呱（雄性动物给药剂量高达 25mg/（kg·d），雌性动物高达 32mg/（kg·d））长达 2 年，未见致癌性。最高剂量下游离利奥西呱 AUC 约为人类暴露水平的 6 倍。

大鼠经口给予利奥西呱（给药剂量高达 20mg/（kg·d））长达 2 年，未见致癌性。最高剂量下游离利奥西呱的 AUC 为人类暴露水平的 7 倍。

【不良反应】

（1）安全性特征总结　在Ⅲ期临床试验中，对利奥西呱的安全性进行了评估，其中 681 名 CTEPH 和 PAH 患者至少接受 1 次利奥西呱治疗。大多数不良反应为血管或胃肠道平滑肌细胞松弛所致。在利奥西呱治疗期间，≥10％的患者发生的最常见不良反应（最大剂量 2.5mg，每日 3 次）为头痛、头晕、消化不良、外周水肿、恶心、腹泻和呕吐。在接受利奥西呱治疗的 CTEPH 或 PAH 患者中，观察到严重的不良反应为咯血和肺出血，包括死亡。CTEPH 和 PAH 患者的利奥西呱安全性特征相似。12 和 16 周安慰剂对照临床研究中确认的不良反应按汇总频率显示于表 1。

（2）不良反应列表　根据药事管理的标准医学术语集（MedDRA）系统器官分类和发生频率对不良反应进行分类。发生频率按以下定义分类：非常常见（≥1/10）、常见（1/100～<1/10）和不常见（1/1000～<1/100）。利奥西呱治疗期间观察到的不良反应见表 1。

表 1　Ⅲ期临床研究中利奥西呱的不良反应

MedDRA 系统器官分类	非常常见	常见	不常见
感染及侵染类疾病		胃肠炎	

MedDRA 系统器官分类	非常常见	常见	不常见
血液及淋巴系统疾病		贫血(包括相应的实验室参数)	
各类神经系统疾病	头晕、头痛		
心脏器官疾病		心悸	
血管与淋巴管类疾病		低血压	
呼吸系统、胸及纵隔疾病		咯血、鼻衄、鼻充血	肺出血[①]
胃肠系统疾病	消化不良、腹泻、恶心、呕吐	胃炎、胃食管反流病、吞咽困难、胃肠道疼痛和腹痛、便秘、腹胀	
全身性疾病及给药部位各种反应	外周水肿		

① 非对照长期扩展研究中报告了致死性肺出血。

【药物相互作用】

药效学相互作用

（1）硝酸盐类药物　临床研究发现，口服最高剂量利奥西呱（2.5mg片剂，每日 3 次）后的 4h 和 8h，舌下含服硝酸甘油（0.4mg）其降压效应加强。因此，禁止利奥西呱与任何形式的硝酸盐类药物或一氧化氮供体药物（例如亚硝酸戊酯）联合应用。

（2）PDE-5 抑制剂　利用动物模型开展的临床前研究结果显示，在利奥西呱与西地那非或伐地那非联合用药的情况下出现降低收缩压的累加效果。随着剂量增大，在某些病例中观察到对收缩压的过度累加效果。

在一项药物相互作用的探索性研究中，7 名患有动脉型肺动脉高压且稳定接受西地那非治疗（20mg，每日 3 次）的患者，单次给予利奥西呱（0.5mg 和 1mg 循序给药）显示累加的血流动力学效应。此研究未进行 1mg以上剂量利奥西呱的研究。

在一项为期 12 周联合用药研究中，18 名患有动脉型肺动脉高压，并稳定接受西地那非治疗（20mg，每日 3 次）和利奥西呱治疗（1～2.5mg，每日 3 次），并与西地那非单药治疗组相比较。在此研究长期扩展部分（非对照），西地那非和利奥西呱的联合应用主要因低血压而导致高停药率。在所研究人群中，不存在联合用药产生有利临床效果的证据。禁止联合应用利奥西呱和 PDE-5 抑制剂（例如西地那非、他达拉非、伐地那非）（参见【禁忌】）。

（3）华法林/苯丙香豆素　利奥西呱与华法林联合治疗，不改变抗凝剂所诱导的凝血酶原时间延长。联合使用利奥西呱与其他香豆素类衍生物（例如苯丙香豆素）也不会改变凝血酶原时间。

体内研究证明，利奥西呱和 CYP2C9 底物华法林之间无药代动力学相互作用。

（4）乙酰水杨酸　在人体内，利奥西呱治疗既不促进乙酰水杨酸造成的出血时间延长，也不影响血小板聚集。

其他成分对利奥西呱的影响

利奥西呱主要通过细胞色素 P450（CYP1A1、CYP3A4、CYP3A5、CYP2J2）介导氧化代谢途径清除。利奥西呱药物原型直接通过胆汁/粪便排泄，以及通过肾小球滤过从肾脏中排泄。酮康唑为强效 CYP3A4 和 P 糖蛋白（P-gp）抑制剂，在体外试验中显示，酮康唑是利奥西呱代谢和排泄的一种"多途径"CYP 和 P 糖蛋白/乳腺癌耐药蛋白（BCRP）抑制剂。与酮康唑每次 400mg，每日 1 次联合给药，可导致利奥西呱的平均曲线下面积（AUC）增大 150%（最高达 370%），平均峰浓度（C_{max}）升高 46%，终末半衰期从 7.3h 增加至 9.2h，机体总清除率从 6.1L/h 下降至 2.4L/h。

因此不建议联合使用强效多途径 CYP 和 P 糖蛋白/乳腺癌耐药蛋白抑制剂，例如唑类抗真菌剂（例如酮康唑、伊曲康唑）或 HIV 蛋白酶抑制剂（例如利托那韦）。

应谨慎使用强效抑制 P 糖蛋白/乳腺癌耐药蛋白的药物，例如免疫抑制环孢素 A。

尿苷二磷酸葡萄糖醛酸基转移酶（UGT）1A1 和 1A9 抑制剂可能增加利奥西呱代谢产物 M1 的暴露水平。M1 具有药理学活性，其药理学活性是利奥西呱的 1/10～1/3。

根据重组 CYP 亚型的体外研究，CYP1A1 有效地催化利奥西呱主要代谢产物的形成。酪氨酸激酶类抑制剂为一类强效 CYP1A1 抑制剂，其中厄洛替尼和吉非替尼表现出的体外抑制效力最高。因此，特别是在吸烟人群中，由 CYP1A1 抑制而产生的药物相互作用可导致利奥西呱的暴露水平升高。强效 CYP1A1 抑制剂应谨慎使用。

利奥西呱在中性 pH 下比在酸性介质中的溶解度下降。与可升高上消化道 pH 值的药物联合治疗时，可导致其口服生物利用度下降。

与抗酸剂氢氧化铝/氢氧化镁联合给药，使利奥西呱的平均 AUC 减少 34%，并使平均 C_{max} 减少 56%。因此应在利奥西呱口服前至少 2h 或口服后至少 1h 服用抑酸剂。

据报道，波生坦是 CYP3A4 的一种中效诱导剂，可导致动脉型肺动脉高压患者的利奥西呱稳态血浆药物浓度下降 27%。

利奥西呱和强效 CYP3A4 诱导剂，如苯妥英、卡马西平、苯巴比妥或贯叶连翘的联合应用也可导致利奥西呱血浆药物浓度下降。

在吸烟者中，利奥西呱的暴露水平下降 50%～60%，因此，建议患者戒烟。

利奥西呱对其他药物的影响

在体外，治疗剂量血浆药物浓度下，利奥西呱及其主要代谢产物既不是主要 CYP 亚型（包括 CYP3A4）或转运蛋白（例如 P 糖蛋白/乳腺癌耐药蛋白）的抑制剂，也不是其诱导剂。

患者不得在利奥西呱治疗期间妊娠。当健康女性受试者接受利奥西呱（每次 2.5mg，每日 3 次）治疗，并与含左炔诺孕酮和乙炔雌二醇的口服避孕药合并给药时，利奥西呱不会对合并使用的口服避孕药血药水平产生具有临床意义的影响。鉴于本研究的结果，且利奥西呱不是任何相关代谢酶的诱导剂，预计利奥西呱不会与其他激素类避孕药产生药代动力学相互作用。

体外研究显示，利奥西呱及其主要代谢产物是 CYP1A1 的强效抑制剂。因此，与通过 CYP1A1 介导的生物转化所清除的药物，如厄洛替尼或格拉司琼，合用时临床相关的药物相互作用无法排除。

【禁忌】　① 禁止与特异性 5 型磷酸二酯酶（PDE-5）抑制剂（例如西地那非、他达拉非或伐地那非）或非特异性 PDE 抑制剂（例如双嘧达莫或茶碱）联合使用（参见【药物相互作用】）。

② 重度肝功能损害（Child-Pugh C 级）禁用。

③ 对本品有效成分或者任何一种辅料过敏禁用。

④ 妊娠（参见【注意事项】、【药物相互作用】）。

⑤ 禁止与任何形式的硝酸盐类药物或一氧化氮供体药物（例如亚硝酸戊酯）联合应用（参见【药物相互作用】）。

⑥ 开始治疗时收缩压<95mmHg 的患者禁用。

⑦ 特发性肺间质纤维化（PH-ⅡP）相关性肺动脉高压禁用。

【注意事项】　在动脉型肺动脉高压中，利奥西呱研究主要在特发性或遗传性动脉型肺动脉高压和结缔组织疾病相关动脉型肺动脉高压患者中进行。不建议将利奥西呱用于尚未研究的其他类型的 PAH。

在慢性血栓栓塞性肺动脉高压中，肺动脉内膜剥脱术可能是根治性治疗方法。根据医疗实践标准，在接受利奥西呱治疗前，必须由专家对手术指征进行评估。

（1）肺静脉闭塞性疾病　肺血管扩张剂可显著恶化肺静脉闭塞性疾病（PVOD）患者的心血管状况。因此不建议此类患者服用利奥西呱。一旦患者出现肺水肿的体征，则应考虑可能发生相关肺静脉闭塞性疾病，并且应停止利奥西呱治疗。

（2）呼吸道出血　在肺动脉高压的患者中，特别是在正在接受抗凝治疗的患者中，发生呼吸道出血的可能性升高。建议根据医疗常规，对服用抗凝剂的患者进行密切监测。

在利奥西呱的治疗下，特别是存在多种危险因素的情况下，例如严重咯血近期发作（包括已经给予支气管动脉栓塞术处理的患者），发生严重和致死性呼吸道出血的风险可进一步升高。在有严重咯血病史或既往接受支气管动脉栓塞术的患者中，不得接受利奥西呱治疗。如果出现呼吸道出血，处方者应定期评价继续治疗的获益-风险状况。

在慢性血栓栓塞性肺动脉高压研究（CHEST-1）和动脉型肺动脉高压研究（PATENT-1）人群中，使用利奥西呱 490 例，安慰剂 214 例。2.4%（12/490）服用利奥西呱的患者与 0/214 服用安慰剂的患者出现严重出血。1%（5/490）服用利奥西呱的患者与 0/214 服用安慰剂的患者出现严重咯血，包括 1 例死亡事件。严重出血事件还包括 2 名患者出现阴道出血，2 名患者出现导管部位出血，各 1 名患者出现硬膜下血肿、呕血和腹腔内出血。

（3）低血压　利奥西呱可导致血压降低。在开具利奥西呱处方之前，医师应仔细评估患者是否存在某些易感因素，例如患者正在接受降压治疗或患有静息期低血压、血容量不足、重度左心室流出道梗阻或自主神经功能障碍等。

利奥西呱不得用于收缩压低于 95mmHg 的患者。

（4）肾功能损害　重度肾功能损害患者（肌酐清除率＜30mL/min）的数据有限，并且未获得透析患者的数据。因此，不建议在这些患者中使用利奥西呱。因为轻、中度肾功能损害患者的药物暴露水平升高（参见【药理毒理】），所以肾功能损害患者的低血压风险升高，在个体化剂量滴定时应特别慎重。

（5）肝功能损害　尚无重度肝功能损害患者（Child-Pugh C 级）中的经验，利奥西呱禁用于这些患者。药代动力学数据显示，在中度肝功能损害患者（Child-Pugh B 级）中，利奥西呱的暴露水平升高，因此，在个体化剂量滴定期间，必须特别谨慎。

在治疗开始前肝转氨酶水平升高［＞3 倍正常上限值（ULN）］或直接胆红素水平升高（＞2 倍 ULN）的患者尚无利奥西呱的临床经验，在这些患者中不建议使用利奥西呱。

（6）吸烟者　与非吸烟者相比，吸烟者利奥西呱的血浆药物浓度降低。在利奥西呱治疗期间开始或停止吸烟的患者中，需要进行剂量调整（参见【用法用量】和【药理毒理】）。

（7）和其他药品的合并用药　因为导致利奥西呱暴露水平明显升高，不建议利奥西呱与强效多途径细胞色素 P450（CYP）抑制剂和 P 糖蛋白/乳腺癌耐药蛋白（P-gp/BCRP）抑制剂联合使用，例如唑类抗真菌药（例如酮康唑、伊曲康唑）或 HIV 蛋白酶抑制剂（例如利托那韦）。

利奥西呱与强效 CYP1A1 抑制剂（例如酪氨酸激酶抑制剂厄洛替尼），以及和强效 P 糖蛋白/乳腺癌耐药蛋白（P-gp/BCRP）抑制剂（例如免疫抑制剂环孢素 A）的联合应用，可导致利奥西呱的暴露水平升高。因此，应谨慎使用这些药品，监测患者的血压水平，并考虑降低利奥西呱的剂量。

（8）儿童人群　尚无临床数据支持在 18 岁以下儿童和青少年患者中使用利奥西呱的安全性和有效性。临床前数据显示，利奥西呱对骨骼生长有不良反应。在意义未明之前，应避免在儿童和生长期青少年中使用利奥西呱。

（9）辅料　存在半乳糖不耐受、拉普乳糖酶缺乏或葡萄糖-半乳糖吸收不良等罕见遗传性疾病的受试者不应使用本品。

（10）妊娠期/避孕　利奥西呱禁用于妊娠期。因此，有生育能力的女性必须采取有效的避孕措施。同时，建议开始治疗前、治疗结束后 1 个月以及治疗期间每月进行妊娠测试。

（11）生育力　尚未在人类中开展利奥西呱对生育力的影响研究。在大鼠生殖毒性研究中，可观察到睾丸重量下降，但对生育力无任何影响。该结果与人类的相关性未知。

（12）对驾驶和操作机械能力的影响　利奥西呱对驾驶或使用机械能力产生中度影响。头晕可能影响驾驶和使用机器的能力（参见【不良反应】）。驾驶或操作机器前，患者必须了解对本品的不良反应。

【贮藏】　30℃以下保存。

马昔腾坦片（傲朴舒）

【规格】 10mg/片

【成分】 马昔腾坦。

【性状】 本品为白色或类白色双面凸起的圆形薄膜衣片，双面均刻有"10"字样，除去包衣后显白色或类白色。

【适应证】 本品是一种内皮素受体拮抗剂（ERA），用于治疗动脉型肺动脉高压（PAH，WHO 第 1 组），以延缓疾病进展。疾病进展包括：死亡、静脉（Ⅳ）或皮下给予前列腺素类药物，或 PAH 临床恶化（6 分钟步行距离降低，PAH 症状恶化并需要其他的 PAH 治疗）。本品也降低了 PAH 患者的住院治疗率。

本品的有效性研究是一项在 WHO 功能分级Ⅱ～Ⅲ级的 PAH 患者中平均治疗 2 年的长期研究。患者用本品单药治疗，或与磷酸二酯酶-5 抑制剂、吸入性前列腺素类药物合用。患者包括特发性或遗传性 PAH（57%），与结缔组织病相关的 PAH（31%），与修复分流的先天性心脏病相关的 PAH（8%）。

【用法用量】 应该由在肺动脉高压治疗方面具有经验的医生启动治疗，并对治疗进行监测。

剂量

本品的推荐剂量是 10mg，每日 1 次，口服。可随餐或空腹服用。不建议患者将药片掰开、压碎或咀嚼服用。尚未在 PAH 患者中进行过高于 10mg、每日 1 次剂量的研究，故不建议使用。

漏服

应每天在固定时间服用本品。如果漏服，应尽快补服，并在固定时间服用下一剂药物，同时需告知患者不得服用双倍剂量来弥补漏服的那次剂量。

特殊人群剂量调整

（1）育龄期女性的妊娠试验　育龄期女性只有妊娠试验结果为阴性时才可开始使用本品治疗。治疗期间应每月进行一次妊娠试验。

（2）肝功能不全患者　根据药代动力学数据，在轻度、中度或重度肝功能损害患者中，无须进行剂量调整。然而，在中度或重度肝功能损害的

PAH 患者中，尚没有应用本品的临床经验。不推荐在中度肝损害患者中使用本品。不得在重度肝损害患者中或肝脏转氨酶出现有临床意义增高[高于正常值上限 3 倍(>3×ULN)]的患者中启动本品治疗。在开始使用本品前应进行肝酶检查，并在治疗期间依据临床情况复查。

（3）肾功能不全患者　根据药代动力学数据，在肾功能损害患者中不需要调整剂量。尚无本品在重度肾功能损害 PAH 患者中使用的临床经验，建议在此人群使用要谨慎。肾功能不全的患者使用本品治疗过程中出现低血压和贫血的风险可能更高，所以，应考虑监测血压和血红蛋白。不推荐在接受透析的患者中使用本品。

【药理毒理】

药理作用

内皮素-1（ET-1）及其受体（ET_A 和 ET_B）介导了多种不良效应，如血管收缩、纤维化、增生、肥大和炎症，在如动脉型肺动脉高压（PAH）等的疾病状态下，可见局部 ET 系统的上调并与血管肥大和器官损伤有关。

马昔腾坦为内皮素受体拮抗剂，可阻止 ET-1 与 ET_A 和 ET_B 受体结合。在人肺动脉平滑肌细胞中，马昔腾坦对 ET 受体有较高亲和力且可持久地结合。马昔腾坦的一个代谢产物也表现出了对 ET 受体的药理活性，体外试验估计其效价约为母体药物的 20%。

肺血液动力学　在肺动脉高压患者中进行的临床疗效研究评价了患者亚组治疗 6 个月后的血液动力学参数。马昔腾坦 10mg 治疗组（$N=57$）与安慰剂组（$N=67$）相比肺血管阻力降低了 37%（中位数）（95%CI 22～49），心脏指数增加 $0.6L/(min \cdot m^2)$（95%CI 0.3～0.9）。

心脏电生理　一项在健康受试者中实施的随机、安慰剂对照、四相交叉研究中，多次给予马昔腾坦 10mg 和 30mg（推荐剂量的 3 倍）没有对 QTc 间期产生显著影响。

药代动力学

主要在健康受试者中进行了马昔腾坦及其活性代谢产物的药代动力学研究。每日 1 次给予马昔腾坦，其药代动力学在 1～30mg 范围内呈比例化剂量反应关系。一项交叉研究比较显示马昔腾坦及其活性代谢产物在肺动脉高压患者中与在健康受试者中观察的暴露量相似。

吸收和分布　口服给药后约 8h 达到马昔腾坦的峰浓度。目前对马昔腾坦的绝对生物利用度尚不清楚。在一项健康受试者的研究中，高脂肪早餐后马昔腾坦及其活性代谢产物的暴露量没有改变。所以马昔腾坦可与食物同服，也可不与食物同服。马昔腾坦及其活性代谢产物可以与血浆蛋白高度结合（＞99％），主要与白蛋白结合，其次是与 α-1-酸性糖蛋白结合。马昔腾坦及其活性代谢产物在健康受试者中的表观分布容积（V_{ss}/F）分别约为50L 和 40L。

代谢和清除　口服给药后，马昔腾坦及其活性代谢产物的表观消除半衰期分别为 16h 和 48h。马昔腾坦具有 4 个主要的代谢途径。马昔腾坦主要经磺酰胺的氧化脱丙基作用，形成了具药理活性的代谢物。此反应依赖细胞色素 P450 系统（CYP），主要是 CYP3A4，CYP2C8、CYP2C9 和 CYP2C19 的贡献较小，也起到部分作用。活性代谢物在人血浆中循环，可能有助于药理作用。其他代谢途径产生的产物没有药理活性。在这些途径中，主要起作用的是 CYP2C9，CYP2C8、CYP2C19 和 CYP3A4 的作用较小。

马昔腾坦仅在广泛代谢后才排出。主要的排泄途径是通过尿液，约占剂量的 50％。

特殊人群　年龄、性别或种族对马昔腾坦及其活性代谢产物的药代动力学没有产生临床相关性效应。

肾功能损伤　与健康受试者相比，重度肾功能损害患者［肌酐清除率（CL_{Cr}）15～29mL/min］中马昔腾坦及其活性代谢产物的暴露量分别增加了 30％和 60％。这种增加不被认为是临床相关的。

肝功能损伤　在轻度、中度和重度肝功能损伤（Child-Pugh A、B 和 C 类）受试者中马昔腾坦的暴露量分别降低了 21％、34％和 6％，其活性代谢产物的暴露量分别降低了 20％、25％和 25％。这种降低不被认为是临床相关的。

毒理研究

一般毒性　犬经口给予马昔腾坦，当暴露量（基于 AUC）与人体治疗剂量下的暴露量相似时，可见血压下降。犬给药 4～39 周，当暴露量为人体暴露量 17 倍时，可见冠状动脉内膜增厚。基于种属特异敏感性和安全窗，以上结果被认为与人体不相关。小鼠、大鼠和犬给予马昔腾坦的重复给药试验中，当暴露量为人体暴露量的 12～116 倍时，未见肝脏异常改变。

遗传毒性　马昔腾坦 Ames 试验、小鼠淋巴瘤细胞基因突变试验、人淋巴细胞染色体畸变试验、大鼠微核试验结果均为阴性。

生殖毒性　大鼠和犬重复给药毒性试验显示，当马昔腾坦暴露量分别为人体暴露量的 7 倍和 23 倍时，可见睾丸小管扩张，可恢复。大鼠经口给予马昔腾坦 2 年，当暴露量为人体暴露量的 4 倍时，可见睾丸小管萎缩。大鼠经口给予马昔腾坦，当暴露量为人体暴露量 19～44 倍时，未见对雌雄大鼠生育力的明显影响，未见对雄鼠的精子数量、活力和形态的明显影响。小鼠经口给予马昔腾坦 2 年，未见对睾丸的明显影响。

兔和大鼠中，在所有试验剂量下，马昔腾坦对子代生长发育有毒性，未确定其无作用剂量，均观察到胎仔心血管异常和下颌弓融合异常。

雌性大鼠于妊娠晚期至哺乳期给予马昔腾坦，当母体暴露量为人体暴露量的 5 倍时，可见幼仔存活率下降，雄性子代的生育力损害。

幼年大鼠自出生后第 4 天到第 114 天给予马昔腾坦，当暴露量为人体暴露量的 7 倍时，可见体重增长缓慢，睾丸小管萎缩，未见对生育力的明显影响。

致癌性　小鼠和大鼠经口给予马昔腾坦 2 年，当雄性和雌性小鼠的暴露量分别为人体暴露量的 75 倍和 140 倍时，雄性和雌性大鼠的暴露量分别为人体暴露量的 8.3 倍和 42 倍时，未见与给药相关的致癌性。

【不良反应】　临床显著不良反应包括：胚胎-胎儿毒性，肝毒性，体液潴留，血红蛋白降低。（见【注意事项】部分）

临床试验经验

临床试验的开展条件差异很大，因此不能将在临床试验中观察到的一种药物的不良反应率与在临床试验中观察到的另一种药物的发生率进行直接比较，也不能反映出临床实践中所观察到的发生率。

本品的安全性数据主要来自一项在 742 例动脉型肺动脉高压患者中进行的安慰剂对照临床研究（SERAPHIN 研究）。在该试验中，本品暴露最长达 3.6 年，暴露时间中位数约为 2 年（1 年：$N=542$；2 年：$N=429$；＞3 年：$N=98$）。接受马昔腾坦 10mg 治疗组和安慰剂组间因不良事件停止治疗的总体发生率相似（约为 11%）。表 1 显示了接受马昔腾坦治疗组比安慰剂组发生频率高于 3% 的不良反应。

表 1　不良反应

不良反应	马昔腾坦 10mg（$N=242$）/%	安慰剂（$N=249$）/%
贫血	13	3
鼻咽炎/咽炎	20	13
支气管炎	12	6

不良反应	马昔腾坦 10mg($N=242$)/%	安慰剂($N=249$)/%
头痛	14	9
流感	6	2
尿路感染	9	6

上市后经验

在批准后使用本品期间发现了下列不良反应。由于这些反应是由样本量未知的人群自发报告，因此并不能可靠地估计其发生频率或确定其与药物暴露之间的因果关系。

（1）各类免疫系统疾病　超敏反应（血管性水肿、瘙痒和皮疹）。

（2）呼吸系统、胸及纵隔疾病　鼻塞。

（3）胃肠系统疾病　本品用药期间报告了肝脏转氨酶（ALT，AST）升高和肝损伤；大多数病例中可确定备择病因（心力衰竭、肝淤血、自身免疫性肝炎）。已知转氨酶升高、肝脏毒性以及肝功能衰竭病例与内皮素受体拮抗剂（ERA）有关。

（4）全身性疾病及给药部位各种反应　水肿/体液潴留。在使用本品几周内出现水肿和体液潴留的不良反应，一些需要通过利尿剂、体液管理或住院以治疗失代偿性心力衰竭。

（5）心脏疾病　症状性低血压。

【药物相互作用】

（1）CYP3A4

① CYP3A4 强效诱导剂　CYP3A4 强效诱导剂，如利福平可显著降低马昔腾坦的暴露。应避免本品与 CYP3A4 强效诱导剂（如利福平、圣约翰草、卡马西平、苯妥英）合用。

② CYP3A4 强效抑制剂　与 CYP3A4 强效抑制剂，如酮康唑合用几乎使得马昔腾坦的暴露量加倍。很多 HIV 药物，如利托那韦是 CYP3A4 强效抑制剂。应避免本品与 CYP3A4 强效抑制剂（如伊曲康唑、酮康唑、伏立康唑、克拉霉素、泰利霉素、奈法唑酮、利托那韦和沙奎那韦）合用。当 HIV 治疗必需使用 CYP3A4 强效抑制剂时，需选择其他肺动脉高压治疗药物。

③ 体外研究　在马昔腾坦 10mg，每日 1 次给药所获得血浆药物浓度下，马昔腾坦对 CYP 酶没有相关的抑制或诱导作用，既不是多药耐药蛋白

（P-gp，MDR-1）的底物也不是其抑制剂。马昔腾坦及其活性代谢产物既不是有机阴离子转运多肽（OATP1B1 和 OATP1B3）的底物，也不是其抑制剂，与参与肝胆盐转运的蛋白质，即胆盐输出泵（BESP）和钠依赖性牛磺胆酸共转运多肽（NTCP）之间没有明显的相互作用。

④ 体内研究　其他药物对马昔腾坦的作用：在健康受试者中研究的其他药物对马昔腾坦及其代谢产物的作用如图 1 所示。

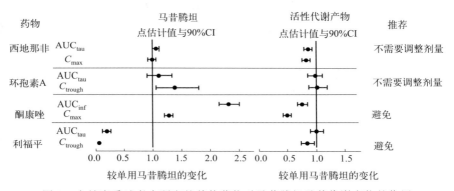

图 1　在健康受试者中研究的其他药物对马昔腾坦及其代谢产物的作用

其他强效 CYP3A4 抑制剂，如利托那韦对马昔腾坦的作用尚未研究，但与在酮康唑中观察到的作用相似，可能会导致马昔腾坦达稳态时暴露量增加。

（2）华法林　马昔腾坦每日 1 次没有改变 R-华法林和 S-华法林的暴露量或它们对国际标准化比值（INR）的作用。

（3）西地那非　合用马昔腾坦 10mg、每日 1 次与西地那非 20mg、每日 3 次，达稳态时西地那非的暴露量增加了 15%。但并不认为这一改变具有临床意义。

（4）酮康唑　使用酮康唑（一种强效 CYP3A4 抑制剂）400mg 每日 1 次的情况下，本品的暴露量增加约 2 倍，本品的活性代谢产物的暴露量降低了 26%。本品与强效 CYP3A4 抑制剂（如伊曲康唑，酮康唑，伏立康唑，克拉霉素，泰利霉素，奈法唑酮，利托那韦和沙奎那韦）联合给药时应谨慎。

（5）环孢素 A　与环孢素 A（CYP3A4 与 OATP 抑制剂）100mg 每日 2 次联合给药，本品及其活性代谢产物的稳态暴露量未见有临床意义的变化。

（6）利福平　与每日 600mg 利福平（一种强效的 CYP3A4 诱导剂）联合给药使本品的稳态暴露量减少 79%，但不影响活性代谢物的暴露量。在强效 CYP3A4 诱导剂（如利福平）存在下，应考虑本品的疗效可能会降低。

（7）激素类避孕药　马昔腾坦 10mg 每日 1 次给药不会影响口服避孕药（炔诺酮 1mg 和炔雌醇 35μg）的药代动力学。

（8）乳腺癌耐药蛋白（BCRP）底物药物　马昔腾坦 10mg 每日 1 次给药不会影响口服利奥西呱或瑞舒伐他汀（利奥西呱 1mg，瑞舒伐他汀 10mg）的药代动力学。

【禁忌】　在妊娠妇女中应用本品可能会导致胎儿损害。本品禁用于妊娠妇女。在动物研究中，马昔腾坦显示出致畸作用。如果在妊娠期间不得不应用该药，患者应被告知可能会对胎儿产生的危害。

【注意事项】

① 胚胎-胎儿毒性　妊娠期间应用本品可对胎儿产生损害，故本品禁用于妊娠女性。在育龄期女性中，治疗开始前应排除妊娠，确保其使用可靠的避孕措施并在治疗期间每月进行一次妊娠试验。

② 肝毒性　肝脏转氨酶（AST、ALT）增高已经被认为与肺高压（PH）和内皮素受体拮抗剂（ERA）相关。应用内皮素受体拮抗剂（ERAs）会引起转氨酶升高、肝毒性和肝衰竭。马昔腾坦治疗肺动脉高压的研究中患者转氨酶升高的发生率见表 2。

表 2　SERAPHIN 研究中转氨酶升高的发生率

剂量	马昔腾坦 10mg（N＝242）	安慰剂（N＝249）
＞3×正常值上限	3.4%	4.5%
＞8×正常值上限	2.1%	0.4%

在马昔腾坦的安慰剂对照研究中，马昔腾坦 10mg 组中因肝脏不良事件停药的有 3.3%，安慰剂组为 1.6%。在开始使用本品前应进行肝酶检查，并在治疗期间依据临床情况复查。

在重度肝功能损害或肝脏转氨酶增高（高于 3 倍正常值上限）的患者中不可启用本品治疗，不推荐在中度肝功能损害患者中使用本品。建议在开始本品治疗前应进行肝酶检查。

需告知患者应报告提示有肝损害的症状（恶心、呕吐、右上腹疼痛、疲劳、厌食、黄疸、黑尿、发热或瘙痒）。如果发生临床相关的转氨酶升高，或转氨酶升高伴有胆红素升高大于 2 倍正常值上限，或伴有临床肝损害症状，应停用本品。当未发生临床肝损害症状的患者肝酶水平恢复正常时，可以考虑再次开始使用本品。

③ 体液潴留　外周水肿和体液潴留是 PAH 的已知临床后果，同时也是内皮素受体拮抗剂（ERA）的已知不良反应。在 PAH 患者中开展的马昔腾坦安慰剂对照研究中，马昔腾坦 10mg 组水肿的发生率为 21.9%，安慰剂组为 20.5%。

有基础性左心室功能障碍的患者开始内皮素受体拮抗剂（ERA）治疗后有发生显著体液潴留的特定风险。在因左心室功能障碍导致肺动脉高压的患者中开展了一项小型研究，结果表明与安慰剂组的患者相比，马昔腾坦组有更多的患者发生显著体液潴留且因心力衰竭恶化而住院治疗。上市后有报告指出开始马昔腾坦治疗数周内发生了水肿和体液潴留，某些患者需要利尿剂干预或住院治疗失代偿性心力衰竭。

开始马昔腾坦治疗后应监测体液潴留体征。如发生具有临床意义的体液潴留事件，应对患者进行评估以明确病因，例如是否可归因于本品或基础性心力衰竭，以及是否需要停用本品。

④ 血红蛋白降低　在应用其他内皮素受体拮抗剂（ERA）后会出现血红蛋白浓度和红细胞比容的下降，在马昔腾坦的研究中也观察到了相似的情况。这些下降在用药早期发生，随后稳定。在肺动脉高压患者中进行的安慰剂对照研究中，马昔腾坦 10mg 治疗组中血红蛋白自基线到 18 个月平均降低了约 1.0g/dL，安慰剂组没有变化。马昔腾坦 10mg 治疗组中有 8.7% 的患者报告血红蛋白下降至 10.0g/dL 以下，安慰剂组中有 3.4%。这些血红蛋白降低的患者很少需要输血。不推荐严重贫血的患者用本品治疗。在开始使用本品前应检测血红蛋白，并在治疗期间依据临床情况重复检查。

⑤ 伴有肺静脉闭塞性疾病（PVOD）的肺水肿　如果使用本品时发生肺水肿体征，需考虑相关 PVOD 的可能性。如确定，应停用本品。

⑥ 精子计数下降　本品与其他内皮素受体拮抗剂（ERA）一样，可以对精子生成产生不良效应。因此应告知男性患者本品对生育力的潜在影响。

⑦ 请置于儿童不易接触的地方。

【贮藏】　30℃ 以下保存。

盐酸奥普力农注射液（爱尔辛泰）

【规格】 5mL：5mg

【成分】 主要成分为盐酸奥普力农。

【性状】 本品为无色澄明液体。

【适应证】 用于其他药物治疗效果不佳的急性心力衰竭的短期静脉治疗。

【用法用量】 成人给予盐酸奥普力农注射液时，先按照每千克体重 10μg（10μg/kg）盐酸奥普力农的剂量静脉缓慢注射盐酸奥普力农注射液原液或其稀释液（用生理盐水或葡萄糖注射液稀释），注射时间控制在 5min；此后，按照每分钟每千克体重 0.1～0.3μg（0.1～0.3μg/（kg·min））的速率静脉滴注。应根据病情适当增减剂量，必要时可增加剂量至 0.4μg/（kg·min）。一日的总给药量不能超过 0.6mg/kg（相当于 0.4μg/（kg·min）持续给药 24h）。

使用本品后 120min，如患者的临床症状仍未改善时，须停药，并给予妥善处理。尚缺乏长时间给药的经验，给药时间超过 3h 时，不良反应的发生率有增多的倾向，须密切观察病情。

药物使患者症状改善且患者病情稳定后，应改用其他治疗方法。

【药理毒理】 盐酸奥普力农是一种磷酸二酯酶（PDE）Ⅲ抑制剂，具有正心肌力作用和血管扩张作用。主要通过抑制磷酸二酯酶，使心肌细胞内环磷酸腺苷（cAMP）浓度增加，细胞内钙增加，心肌收缩力加强，心排血量增加。

药代动力学

血药浓度 健康成人男子（3～4 名）5min 内静脉定速注射 1.25～50μg/kg 盐酸奥普力农，给药期间血药浓度随给药量而上升，AUC 也随给药量而增加。静注后血浆中原药的消除显示二室方式，α 相半衰期为 7.0min，β 相为 57min。健康成年男子单次静脉注射盐酸奥普力农（相当于奥普力农 10μg/kg）的血药浓度变化见图 1，（数值为 4 名平均值）。

排泄 健康成年男性 5 分钟内恒速静脉注射盐酸奥普力农（相当于奥普力农 2.5～50μg/kg）时，给药后 48h 内本品 70%～80%以原型从尿中排出。注意超过 10μg/kg 的用量为批准外用量。

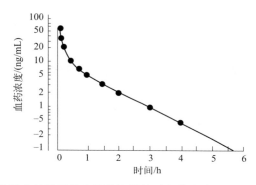

图 1　健康成年男子单次静脉注射盐酸奥普力农的血药浓度变化

【不良反应】

重要不良反应

① 可能发生心室颤动、室性心动过速（包括尖端扭转型室性心动过速）、血压下降，发生率均不足 0.1%～5%；如出现上述异常，须减量或停止给药，并给予妥善处理。

② **肾功能障碍**　可能出现肾功能障碍，发生率均不足 0.1%～5%；用药时须密切观察肾功能，如出现异常，须停止给药，并给予妥善处理。

其他不良反应

（1）**循环系统**　心动过速、室上性或室性早搏等心律失常，发生率均不足 0.1%～5%。用药时须密切观察，如出现上述异常，须减量或停止给药，并给予妥善处理。

（2）**消化系统**　呕吐，发生率均不足 0.1%～5%。

（3）**精神神经系统**　头痛、头沉，发生率均不足 0.1%～5%。

（4）**血液**　血小板减少、贫血、白细胞减少或白细胞增多，发生率均不足 0.1%～5%。

（5）**泌尿系统**　尿量减少，发生率均不足 0.1%～5%。

（6）**过敏反应**　发疹，发生率均不足 0.1%。如出现上述异常，须停止给药，并给予妥善处理。

（7）**呼吸系统**　低氧血症，发生率均不足 0.1%。可能与血管扩张有关，如出现上述异常，须减量或停止给药，并给予妥善处理。

（8）**其他**　发热感，发生率均不足 0.1%。

【药物相互作用】 ① 与盐酸多巴胺、盐酸多巴酚丁胺等儿茶酚胺类强心药以及盐酸考福新酯（腺苷酸环化酶激活剂）合用时，尽管药物的强心作用相互增强，但是患者发生心律失常的概率增大。

② 国外报道，同类药物（氨力农）与丙吡胺合用时，曾有1例患者出现严重的低血压反应；机制不清。

【禁忌】 肥厚型梗阻性心肌病患者禁用，可能加重左室流出道狭窄。妊娠妇女或可能妊娠者禁用。

【注意事项】

① 慎用

● 重症快速型心律失常患者慎用，药物的正性肌力作用和血管扩张作用诱发压力感受性反射，可能导致原有心律失常加重。

● 重症冠心病患者慎用，药物的正性肌力作用可能导致冠心病加重。

● 肾功能损伤者慎用，肾功能低下时药物的消除半衰期可能延长；同时也可能使肾功能损伤加重。

● 严重的低血压患者慎用，药物的扩血管作用可能使血压进一步降低。

● 老年患者慎用。

② 给药前，须纠正电解质紊乱、体液不足，同时加强呼吸管理。

③ 用药期间须监测心率、血压、心电图、尿量、体液和电解质平衡，如有可能监测肺动脉楔压、心输出量和血氧等。

④ 给药期间，如患者出现过度的心率加快或血压下降时，可能与过量有关，须减量或停止用药，并给予妥善处理。

⑤ 对于严重的主动脉瓣狭窄、严重的二尖瓣狭窄患者，本品改善心衰的效果可能较差。

⑥ 肾功能受损时，药物的消除半衰期可能延长。此时，静脉滴注的剂量应从 $0.1\mu g/(kg \cdot min)$ 开始，同时须监测心率、血压、心电图、尿量、体液和电解质平衡，如有可能则对肺动脉楔压、心输出量和血氧等进行监测，以免药物过量。

⑦ 对于大量使用利尿剂的患者，可能不足以充分发挥本品的疗效，应予以注意。

⑧ 本品可能产生过度利尿以及低血钾，接受强心苷类药物治疗的患者应予以注意。

⑨ 急性心力衰竭患者可能伴发心律失常，应用本品可能使心律失常发

生率增加，应予以注意。

⑩ 本品与坎利酸钾注射剂、尿激酶注射剂、氟氧头孢注射剂混合时，发生配伍变化，禁止混合使用。

⑪ 须根据病情调整本品的滴注速率。通常使用生理盐水和葡萄糖注射液等稀释本品。本品不应与其他注射液混合滴注。

⑫ 安瓿切割　用酒精棉清洁安瓿的切割部位后，再切割安瓿。

【贮藏】 室温（25℃以下）保存。

注射用盐酸兰地洛尔

【规格】 50mg

【成分】 本品活性成分为盐酸兰地洛尔。

【性状】 本品为白色或类白色疏松块状物或粉末。

【适应证】

（1）手术过程中发生的下列快速性心律失常的紧急治疗　心房纤颤、心房扑动、窦性心动过速。

（2）手术后循环系统动态监护时发生的快速性心律失常的紧急治疗　心房纤颤、心房扑动、窦性心动过速。

（3）心功能不全患者发生下列快速性心律失常的治疗　心房纤颤、心房扑动。

【用法用量】 本品 1 瓶用 5mL 以上的生理盐水溶解。本品只能静脉输注给药，不可采用其他给药途径。

若静滴浓度为 10mg/mL 以上，会使皮肤发生局部反应或坏死，另外，使用注射器时应避免空气混入。精密持续给药装置（注射泵或输液泵）出现误操作时，可能发生给药过量，因此，给药前应熟练掌握精密持续给药装置的操作，小心设置流量。

（1）手术过程中发生快速性心律失常心房纤颤、心房扑动和窦性心动过速的紧急治疗　以 0.125mg/（kg·min）的速率静脉内给药 1min，然后调节速率为 0.04mg/（kg·min）静脉内持续给药。在输液过程中根据心率、血压调节给药速率在 0.01～0.04mg/（kg·min）范围。

（2）手术后循环系统动态监护时发生快速性心律失常心房纤颤、心房扑动和窦性心动过速的紧急治疗　以 0.06mg/（kg·min）的速率静脉内给药1min，然后调节速率为 0.02mg/（kg·min）静脉内持续给药。5～10min 后心率没有下降到预期目标时，以 0.125mg/（kg·min）的速率静脉内给药1min，然后调节速率为 0.04mg/（kg·min）静脉内持续给药。在输液过程中根据心率、血压调节给药速率在 0.01～0.04mg/（kg·min）范围。

（3）心功能不全患者发生快速性心律失常心房纤颤、心房扑动的治疗开始时以 1μg/（kg·min）的速率静脉内持续给药。在输液过程中根据心率、血压调节给药速率为 1～10μg/（kg·min）。

（4）与用法用量相关的注意事项

① 所有适应证共同的注意事项

● 根据心率调节给药速率后，应注意动态监测循环系统，尤其是血压偏低时，为了保持心率，必要时应以最低剂量持续给药。

● 手术后和心功能不全患者给药时，血压下降（收缩压低于 90mmHg）和心率明显降低（60 次/min）时，应减量或停止使用。

● 对于嗜铬细胞瘤患者，使用本品会出现血压剧烈上升。使用 α 受体阻断剂后再使用本品可避免血压上升，因此常与 α 受体阻断剂合用。

● 应注意手术时、手术后和心功能不全患者的用法和用量不同。

● 本品给药可参考不同体重患者静脉持续给药速率表。

② 与手术过程中和手术后发生心动过速性心律失常紧急治疗相关的注意事项　再次使用本品时，应间隔 5～10min。再次给药时根据【用法用量】的要求进行。

③ 与心功能不全患者快速性心律失常进行治疗相关的注意事项　严密注意心率和血压变化，谨慎地小幅度调整用药量（原则上以 1μg/（kg·min）的幅度进行增减，最大用量不超过 10μg/（kg·min））。

（5）不同体重患者静脉持续给药速率表

① 手术过程中心动过速性心律失常的紧急治疗

本品 50mg 溶解为 5mL 溶液时，见表 1。

表 1　手术中，盐酸兰地洛尔 50mg 溶解为 5mL 溶液的给药速率

体重	用法和用量		适当调整
	开始给药 1min 内	开始给药 1min 后	
	0.125mg/（kg·min）	0.04mg/（kg·min）	0.01～0.04mg/（kg·min）
30kg	22.5mL/h	7.2mL/h	1.8～7.2mL/h

体重	用法和用量		适当调整
	开始给药1min内	开始给药1min后	
	0.125mg/(kg·min)	0.04mg/(kg·min)	0.01~0.04mg/(kg·min)
40kg	30.0mL/h	9.6mL/h	2.4~9.6mL/h
50kg	37.5mL/h	12.0mL/h	3.0~12.0mL/h
60kg	45.0mL/h	14.4mL/h	3.6~14.4mL/h
70kg	52.5mL/h	16.8mL/h	4.2~16.8mL/h

本品50mg溶解为20mL溶液时，见表2。

表2　手术中盐酸兰地洛尔50mg溶解为20mL溶液时的给药速率

体重	用法和用量		适当调整
	开始给药1min内	开始给药1min后	
	0.125mg/(kg·min)	0.04mg/(kg·min)	0.01~0.04mg/(kg·min)
30kg	90.0mL/h	28.8mL/h	7.2~28.8mL/h
40kg	120.0mL/h	38.4mL/h	9.6~38.4mL/h
50kg	150.0mL/h	48.0mL/h	12.0~48.0mL/h
60kg	180.0mL/h	57.6mL/h	14.4~57.6mL/h
70kg	210.0mL/h	67.2mL/h	16.8~67.2mL/h

② 手术后心动过速性心律失常的紧急治疗

本品50mg溶解为5mL溶液时，见表3。

表3　手术后，盐酸兰地洛尔50mg溶解为5mL溶液时的给药速率

体重	开始用量		最大用量	
	开始给药1min内	开始给药1min后	开始给药1min内	开始给药1min后
	0.06mg/(kg·min)	0.02mg/(kg·min)	0.125mg/(kg·min)	0.04mg/(kg·min)
30kg	10.8mL/h	3.6mL/h	22.5mL/h	7.2mL/h
40kg	14.4mL/h	4.8mL/h	30.0mL/h	9.6mL/h
50kg	18.0mL/h	6.0mL/h	37.5mL/h	12.0mL/h
60kg	21.6mL/h	7.2mL/h	45.0mL/h	14.4mL/h
70kg	25.2mL/h	8.4mL/h	52.5mL/h	16.8mL/h

本品50mg溶解为20mL溶液时，见表4。

表4　手术后，盐酸兰地洛尔50mg溶解为20mL溶液时的给药速率

体重	开始用量		最大用量	
	开始给药1min	开始给药1min后	开始给药1min	开始给药1min后
	0.06mg/(kg·min)	0.02mg/(kg·min)	0.125mg/(kg·min)	0.04mg/(kg·min)
30kg	43.2mL/h	14.4mL/h	90.0mL/h	28.8mL/h
40kg	57.6mL/h	19.2mL/h	120.0mL/h	38.4mL/h

体重	开始用量		最大用量	
	开始给药 1min	开始给药 1min 后	开始给药 1min	开始给药 1min 后
	0.06mg/(kg·min)	0.02mg/(kg·min)	0.125mg/(kg·min)	0.04mg/(kg·min)
50kg	72.0mL/h	24.0mL/h	150.0mL/h	48.0mL/h
60kg	86.4mL/h	28.8mL/h	180.0mL/h	57.6mL/h
70kg	100.8mL/h	33.6mL/h	210.0mL/h	67.2mL/h

③ 心功能不全患者心动过速性心律失常的治疗

本品 50mg 溶解为 50mL 溶液时，见表 5。

表 5　盐酸兰地洛尔 50mg 溶解为 50mL 溶液时的给药速率

体重	用法和用量	
	开始给药	适当调整
	1μg/(kg·min)	1~10μg/(kg·min)
30kg	1.8mL/h	1.8~18.0mL/h
40kg	2.4mL/h	2.4~24.0mL/h
50kg	3.0mL/h	3.0~30.0mL/h
60kg	3.6mL/h	3.6~36.0mL/h
70kg	4.2mL/h	4.2~42.0mL/h

【药理毒理】

药理作用

兰地洛尔为选择性 β_1 受体阻滞药，主要拮抗存在于心脏的 β_1 受体，通过抑制由儿茶酚胺引起的心搏数增加，改善快速型心律失常。

药代动力学

血药浓度

（1）健康成年人 60min 静脉持续给药　健康成年人以 0.04mg/(kg·min) 的速率静脉持续给药 60min，给药后 15min 血药浓度达稳态，给药 60min 后的全血浓度（C_{60min}）为 1008ng/mL，AUC 为 59.34μg·min/mL。给药结束后，半衰期（$t_{1/2}$）为 3.96min，全身清除率（CL_{TOT}）为 41.8mL/(kg·min)，表观分布容积（V_d）为 242mL/kg。详见表 6，表中数据为平均值±标准差。

表 6　健康成年人 60min 静脉持续给药信息表

C_{60min} /(ng/mL)	$AUC_{0\sim\infty}$ /(μg·min/mL)	$t_{1/2}$ /min	CL_{TOT} /[mL/(kg·min)]	V_d /(mL/kg)
1008±303	59.34±12.49	3.96±0.46	41.8±8.3	242±67

（2）健康成年人 1min＋60min 静脉持续给药　健康成年人以 0.25mg/(kg・min) 的速率静脉给药 1min 后，以 0.04mg/(kg・min) 的速率静脉持续给药 60min，给药后 2min 血药浓度达峰值，最大全血浓度（C_{max}）为 2008ng/mL，随后浓度开始下降，给药后 5min 血药浓度达稳态，给药 61min 后的全血浓度（C_{61min}）为 1237ng/mL，AUC 为 82.43μg・min/mL。给药结束后，半衰期（$t_{1/2}$）为 3.47min。详见表 7，表中数据以平均值±标准值表示。

表 7　健康成年人 **1min＋60min** 静脉持续给药信息表

t_{max}/min	C_{max}/(ng/mL)	C_{61min}/(ng/mL)	AUC$_{0\sim\infty}$/(μg・min/mL)	$t_{1/2}$/min
2	2008±789	1237±329	82.43±23.52	3.47±0.44

（3）健康成年人 2 个用量（1min＋10min 静脉持续给药）给药速率渐增方案　健康成年人以 0.06mg/(kg・min) 的速率静脉给药 1min 后，以 0.02mg/(kg・min) 的速率静脉持续给药 10min，然后再以 0.125mg/(kg・min) 的速率静脉给药 1min 后，以 0.04mg/(kg・min) 的速率静脉持续给药 10min。开始给药后 2min 血药浓度达稳态，用量改变后快速静脉给药 2min 后（开始给药 13min 后）达最大血药浓度（C_{max}），迅速再次达稳态血浓度。详见图 1 及表 8。

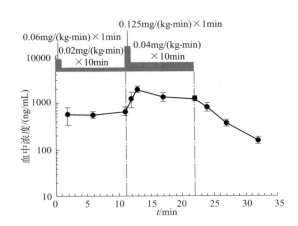

图 1　渐增方案示意图

表8 渐增方案给药信息表（数据以平均值±标准差表示）

$C_{max}(0\sim11min)$ /(ng/mL)	$t_{max}(0\sim11min)$ /min	$C_{max}(12\sim22min)$ /(ng/mL)	$t_{max}(12\sim22min)$ /min
704±119	3.5±3.7	1990±280	13±0
$AUC_{0\sim\infty}$ /(μg·min/mL)	C_{11min}/(ng/mL)	$t_{1/2}$/min	C_{22min}/(ng/mL)
27.8±3.4	655±136	3.5±0.3	1270±160

（4）肝功能损害患者 6名肝功能障碍患者（按 Child-Pugh 分级，A级：5名，B级：1名）和6名健康成年人以 0.06mg/(kg·min) 的速率静脉给药 1min 后，以 0.02mg/(kg·min) 的速率静脉持续给药 60min，前者的 C_{max} 和 AUC 分别是后者的 1.42 倍和 1.44 倍，肝功能障碍患者数值升高。肝功能障碍患者的 $t_{1/2}$ 为 4.0min，与健康成年人没有差异。详见表9，表中数据以平均值±标准差表示。

表9 肝功能损害患者相关给药数据

类别	C_{max}/(ng/mL)	C_{61min}/(ng/mL)	$AUC_{0\sim\infty}$/(μg·min/mL)	$t_{1/2}$/min
肝功能障碍患者	942±140	866±54	52.4±5.2	4.0±0.4
健康成年人	665±119	641±125	36.3±3.6	4.0±1.5

代谢 本品在肝脏和血浆中水解后迅速代谢。肝脏代谢的清除率就是肝血流速率，约占全身清除率的一半。体外血浆半衰期为 4.1min，主要以血浆代谢为主。推测肝脏和血浆中的主要代谢酶分别为羧酸酯酶和拟胆碱酯酶。

本品以及代谢产物（羧酸盐、安息香酸盐）对细胞色素 P450 酶系（CYP1A2、CYP2C9、CYP2C19、CYP2D6 和 CYP3A4）没有体外抑制作用。

排泄 本品的主要排泄途径是尿液排泄，健康成年人以 0.04mg/(kg·min) 的速率静脉给药 60min，给药后 24h 约 99％经尿排泄，其中，原型药物占 8.7％，主要代谢物为羧酸盐。

蛋白结合率 体外血清蛋白结合率为 1.5％～7.0％（超滤法）。

毒理研究

（1）遗传毒性 兰地洛尔 Ames 试验、中国仓鼠肺成纤维细胞染色体畸变试验、小鼠微核试验结果均为阴性。

（2）生殖毒性 妊娠大鼠经口给予兰地洛尔，50 和 100mg/kg 组出生后 4 日胎仔存活率下降，100mg/kg 组雄性 F1 代胎仔出生后 4 日体重增幅下降，对大鼠亲代 NOAEL 为 50mg/kg，对子代 NOAEL 为 25mg/kg。未见对妊娠兔子代生长发育的明显影响，对兔亲代的 NOAEL 为 25mg/kg，对子代的 NOAEL 为 100mg/kg。

【不良反应】

国外临床研究结果及上市后部分不良反应报道

（1）手术过程中快速性心律失常紧急治疗时　国外临床研究结果显示 513 例患者中 80 例（15.6%）出现不良反应（包括临床检查值异常）。主要的不良反应为血压下降 60 例（11.7%）、心动过缓 3 例（0.6%）、ST 段压低 2 例（0.4%）、休克 1 例（0.2%）、肺动脉压增加 1 例（0.2%）、气喘 1 例（0.2%）、低氧血症 1 例（0.2%）、白细胞增多 2 例（0.4%）、ALT（GPT）上升 4 例（0.8%）、AST（GOT）上升 3 例（0.6%）、总胆红素增加 3 例（0.6%）、LDH 上升 2 例（0.4%）等。

在日本上市后使用情况调查以及特定使用情况调查显示，650 例患者中 47 例（7.2%）出现 52 次不良反应（包括临床检查值异常）。主要的不良反应为低血压，其中低血压 29 例（4.5%）、心动过缓 5 例（0.8%）、AST（GOT）升高 4 例（0.6%）、肝功能异常 3 例（0.5%）、胆红素增加 2 例（0.3%）等。

（2）手术后快速性心律失常紧急治疗时　国外临床研究结果显示 239 例患者中 66 例（27.6%）出现 100 次不良反应（包括临床检查值异常）。主要的不良反应为血压下降 38 例（15.9%）、心搏骤停 1 例（0.4%）、低氧血症 1 例（0.4%）、血小板减少 2 例（0.8%）、ALT（GPT）上升 7 例（2.9%）、AST（GOT）上升 6 例（2.5%）、总胆红素增加 8 例（3.3%）、γ-GTP 上升 7 例（2.9%）、碱性磷酸酶上升 5 例（2.1%）、LDH 上升 4 例（1.7%）、BUN 上升 3 例（1.3%）、尿酸增加 2 例（0.8%）、肌酐增加 2 例（0.8%）等。

在日本上市后使用情况调查以及特定使用情况调查显示，607 例患者中 54 例（8.9%）出现 58 次不良反应（包括临床检查值异常）。主要的不良反应为低血压，其中低血压 37 例（6.1%）、心动过缓 4 例（0.7%）、ALT（GPT）升高 2 例（0.3%）、肝功能异常 2 例（0.3%）、胆红素增加 2 例（0.3%）、LDH 升高 2 例（0.3%）等。

（3）心功能不全患者使用　国外临床试验结果表明 93 例患者中 8 例

（8.6％）出现不良反应（包括临床检查值异常），共出现 10 例次。主要的不良反应为低血压，其中血压下降和收缩期血压降低 4 例（4.3％）、呼吸音异常 1 例（1.1％）、喘息 1 例（1.1％）、ALT（GPT）升高 1 例（1.1％）、AST（GOT）升高 1 例（1.1％）、发热 1 例（1.1％）、C 反应蛋白升高 1 例（1.1％）。

严重不良反应

（1）休克　因血压过度下降引起休克的发生率为 0.05％，一旦发生应立即停药，并采取相应治疗措施。

（2）心搏骤停、完全房室传导阻滞、窦房结停搏、严重心动过缓　出现心搏骤停（发生率 0.09％）、完全房室传导阻滞（发生率不明，来自自发报告）、窦房结停搏（0.05％）、重度心动过缓（0.09％）。如果发现任何异常，应立即停药并采取相应治疗措施。

（3）心功能不全　可能发生心力衰竭突然恶化（0.05％），如果发现任何异常，应停止给药并采取适当措施。

其他不良反应

其他不良反应见表 10。

表 10　其他不良反应

类别	发生率 1％～10％以下	发生率 1％ 以下
循环系统①	低血压	心动过缓、ST 段下降、肺动脉压升高
呼吸系统①		气喘、低氧血症
肝脏		AST(GOT)升高、ALT(GPT)升高、总胆红素升高、γ-GTP 升高
其他		白细胞增多、血小板减少、碱性磷酸酶升高、LDH 升高、肌酐增加、尿酸增加

① 这些不良反应出现时，应立即停药，并采取相应措施。

【药物相互作用】

药物相互作用见表 11。

表 11　药物相互作用汇总

药物名称及分类等	临床症状和处理方法	机制和危险因素
对交感神经有抑制作用的其他药物 利血平等	与本品合用可能发生交感神经的过度抑制，需减量慎用	利血平等儿茶酚胺耗竭剂可增强 β 受体阻滞剂的阻断作用，造成交感神经过度抑制

药物名称及分类等	临床症状和处理方法	机制和危险因素
降糖药 　胰岛素等	因低血糖可能引起心动过速等,治疗时需注意监测血糖	低血糖使肾上腺分泌儿茶酚胺,可使心率增加,因心脏的β_1受体被阻断,心率下降,从而掩盖了低血糖引起的心动过速
钙离子通道拮抗剂 　维拉帕米 　地尔硫䓬等	合用有协同作用。对充血性心功能不全、窦房传导阻滞、房室传导阻滞的患者可能发生严重低血压、心动过缓、心功能不全,需减量慎用	钙离子通道拮抗剂和β受体阻滞剂均有抑制心肌收缩力、抑制心脏传导和降低血压作用,合用会增强上述作用
洋地黄类药物	合用可使房室传导时间延长,需减量慎用	洋地黄类药物和β受体阻滞剂均具有延长房室传导作用,合用会增强该作用
Ⅰ型抗心律失常药 　丙吡胺、普鲁卡因 　胺等 Ⅲ型抗心律失常药 　胺碘酮、尼非卡兰等	合用可能引起心脏功能过度抑制,需减量慎用	Ⅰ型抗心律失常药和Ⅲ型抗心律失常药抑制心脏传导,合用会过度抑制心脏功能
可乐定	本品有可能增强可乐定停药后的血压上升效应。因此,在术前数日内停用可乐定的患者需慎用本品	患者停用可乐定后,血液中儿茶酚胺增加,血压上升。给予β受体阻断剂使儿茶酚胺兴奋α受体的作用占优势,血管收缩作用增强
交感神经兴奋药 　肾上腺素等	合用需注意因血管收缩而使血压上升	与同时兴奋α、β受体的药物合用时,因本品抑制β受体的兴奋作用,α受体的兴奋作用占优势,血管收缩作用增强
胆碱酯酶抑制剂 　新斯的明 　溴新斯的明 　依酚氯铵	胆碱酯酶抑制剂可抑制本品的代谢,使本品的作用增强并延长作用时间,需减量慎用	本品经酯酶代谢,与胆碱酯酶抑制剂合用可增强本品的作用时间
枸橼酸芬尼 　丙泊酚	合用可增强本品减慢心率的作用,注意减量慎用	枸橼酸芬太尼和丙泊酚具有减慢心率作用,合用可增强本品的减慢心率作用
普鲁卡因 　琥珀胆碱	合用可使本品作用时间延长,需减量慎用	经同一种酶代谢,代谢过程受抑制。体外试验结果显示,与琥珀胆碱合用可使本品的血药浓度增加20%

【禁忌】

以下患者禁用本品。

（1）所有适应证的共同禁忌

① 心源性休克患者（本品抑制心脏功能，可使病情恶化）。

② 糖尿病酮症、代谢性酸中毒患者（本品可增强酸中毒引起的心肌收缩力下降）。

③ Ⅱ级以上房室传导阻滞、病态窦房结综合征等过缓型心律失常患者（本品可增强对传导的抑制作用，可使病情恶化）。

④ 肺动脉高压引起的右心功能不全患者（本品抑制心脏功能，可使病情恶化）。

⑤ 未经治疗的嗜铬细胞瘤患者（参见与用法用量相关的注意事项）。

⑥ 对本品成分有既往过敏史者。

（2）手术过程中和手术后对快速性心律失常进行紧急治疗时　充血性心功能不全患者（本品抑制心脏功能，可使病情恶化）。

【注意事项】

与适应证有关的注意事项

共同注意事项：本品不能用于预防性给药。

（1）手术过程中和手术后心动过速性心律失常进行紧急治疗时的注意事项

① 应注意引起窦性心动过速的病因和消除的重要性。本品具有减慢心率作用，仅在紧急治疗时使用。（参见重要的基本注意事项中手术过程中和手术后第（2）项）。

② 手术后使用时，应在 ICU、CCU 等具备全身监护设备的场所使用循环系统动态监测的情况下，由有经验的医师进行心律失常的诊断和心电图监测，同时对呼吸和循环系统等进行全面监控；应每隔 5min 测定 1 次心率和血压，必要时应增加测定频率（参见重要的基本注意事项共同项第①项以及手术过程中和手术后第①项）。

（2）心功能不全患者心动过速性心律失常进行治疗时注意事项　心功能不全患者使用本品时，应在 ICU、CCU 等具备全身监护设备的场所进行循环系统动态监测的情况下，由有治疗心功能不全经验的医师使用心电图仪监测心率和血压测定。另外，使用本品后，可能会出现心功能恶化的情况，注意通过经皮测定的氧饱和度，密切关注心功能变化。若出现心功能恶化现象，应立即停止使用本品，同时给予磷酸二酯酶抑制剂，利用主动脉内球囊反搏泵、经皮的心肺复苏辅助设备等进行抢救。（参见重要的基本注意事项共同项第①和②项以及心功能不全患者快速性心律失常第①项）。

重要的基本注意事项

（1）共同注意事项

① 进行心电图监视、血压的测定和心功能监测。血压降低或心动过缓时应减量或停药，必要时采取相应的措施。此外，PQ间期明显延长时，应停止用药。

② 对有心肌缺血危险的患者应权衡心率下降的益处和血压下降的危险性后，确定是否必须用本品治疗。

③ 心绞痛患者在突然停止使用类似药物（盐酸普萘洛尔等）时，会使病情恶化，有发生心肌梗死的病例报道，因此在停用本品时必须仔细观察。

④ 心房纤颤、心房扑动者使用本品时，注意心率下降为本品疗效，适用于确有心动过速患者。

⑤ 本品减低心率的作用在停药后迅速减弱，直至30～60min后消失，应注意观察。

（2）手术过程中和手术后快速性心律失常

① 创伤较大的手术引起心输出量下降的患者使用本品时，给药前应仔细观察心脏功能，给药期间采用心电图仪监视，测量血压、心输出量和血气分析等心功能指标监测，密切观察患者的全身状况。

② 对于心肌缺血等心功能不全患者，窦性心动过速时使用本品有病情恶化的可能，应认真考虑患者的疾病、并发症的种类、手术前的状态以及手术方案，确定有必要对窦性心动过速进行治疗时适用使用本品。

③ 出现心功能不全体征或症状时，应立即停药，并采取相应的措施。给予本品前应做好可能遇到的紧急情况的准备，最好预先准备好阿托品、β_1受体激动剂、输液和升压药等。

④ 本品仅适用于手术时短期的应急治疗，并需密切观察患者状态。如无应急治疗的必要，不要继续使用。使用时间一般为5～10min，若未出现预期的心率下降应立即停药，并采取其他适当的治疗。

⑤ 手术后使用本品只适用于短期的应急治疗，并需密切观察患者状态。如无应急治疗的必要，不要继续使用。使用时间一般为5～10min，若增加到最大用量时，未出现预期的心率下降应立即停药，并采取其他适当的治疗。

（3）心功能不全患者快速性心律失常

① 使用本品可能造成心功能不全恶化，使患者处于病情严重状态，需密切关注心功能有无恶化。

② 密切观察患者状态，如果不需要治疗，不要继续给予患者本品。另外，若本品给药速率增至 $10\mu g/(kg \cdot min)$ 心率仍没有降到期望值，则应停止给药并采取适当措施。

③ 本品减量或中止时，根据患者的状态考虑是否换用口服 β 受体阻滞剂。

其他注意事项

服用 β 受体阻滞剂（如盐酸普萘洛尔、阿替洛尔等）的患者，与其他药物合用引起严重过敏反应时，有使用常规剂量肾上腺素治疗出现治疗抵抗，静注胰高血糖素有效的报道。

本品对妊娠妇女的安全性尚未确定，妊娠妇女或育龄妇女要权衡利弊后慎用。

本品对早产儿、新生儿、幼儿或儿童的安全性尚未确定，无使用经验，慎用。

老年患者使用本品时，应密切观察（因老年患者生理功能减退，本品的作用可能增强）。

慎用（以下患者需慎用本品）

（1）如下六类患者

① 支气管痉挛患者（本品为选择性 $β_1$ 受体阻滞剂，但有弱 $β_2$ 受体阻滞作用，可使支气管收缩，诱发痉挛，加重病情）。

② 未能良好控制的糖尿病患者（低血糖状态引起心动过速等交感神经反应）。

③ 低血压患者（抑制心脏功能，可使病情恶化）。

④ 严重血液、肝、肾功能不全患者（影响药物的代谢和排泄）。

⑤ 末梢循环障碍患者（如坏疽、雷诺综合征、间歇性跛行等）（本品为选择性 $β_1$ 受体阻滞剂，有弱 $β_2$ 受体阻滞作用，抑制末梢血管扩张，可使病情加重）。

⑥ 出血量多或有脱水等症状引起循环血量减少患者（本品给药后血压下降）。

（2）手术过程中和手术后快速性心律失常进行紧急治疗时　左心室收缩功能障碍患者（抑制心脏功能，可使病情恶化）。

（3）心功能不全情况下快速性心律失常治疗时　失代偿性心功能不全患者慎用（代偿性心功能不全患者、有可能使病情恶化的心功能不全患者的病情加重）。

【贮藏】　遮光，25℃以下密闭保存。

注射用重组人脑利钠肽

【规格】 0.5mg

【成分】 本品活性成分为重组人脑利钠肽。

【性状】 本品为白色粉末或块状物。

【适应证】 本品适用于患有休息或轻微活动时呼吸困难的急性失代偿心力衰竭者的静脉治疗。按 NYHA 分级大于 Ⅱ 级。

【用法用量】 按负荷剂量静脉推注本品，随后按维持剂量进行静脉滴注。本品首先以 $1.5\mu g/kg$ 的速率静脉冲击后，以 $0.0075\mu g/(kg \cdot min)$ 的速率连续静脉滴注，负荷剂量为 $1.5\sim2\mu g/kg$，维持剂量速率为 $0.0075\sim0.01\mu g/(kg \cdot min)$ ［建议开始静脉滴注的维持剂量速率为 $0.0075\mu g/(kg \cdot min)$］。调整增加滴注给药速率需谨慎。

剂量调整的最佳方法

在给药期间应密切监视血压变化。若给药期间发生低血压，应降低给药剂量或停止给药并开始其他恢复血压的措施（如输液、改变体位等）。由于本品引起的低血压作用的持续时间可能较长（平均 2.2h），因此在重新给药开始前，必须设置一个观察期。

静脉用药液的制备

不得与其他厂家同类品混用，尽量使用同批号产品。

从装有 250mL 稀释液的输液袋中分 3 次抽取稀释液（推荐稀释液：5％葡萄糖注射液、0.9％生理盐水、含 5％葡萄糖和 0.45％NaCl 注射液、含 5％葡萄糖和 0.2％ NaCl 注射液），每次抽出 1.5mL，分别加入到 3 个本品的制剂瓶中（若患者的体重比较轻，没有必要同时稀释 3 支药物时，可以采用：从装有 100mL 稀释液的输液袋中抽取稀释液 16.7mL 弃用，并再从该输液袋中抽出 1.5mL，加入到其中的一支重组人脑利钠肽的制剂瓶中，若需要第二支药品时，再按照上述方法进行稀释）。

勿震摇药瓶，应轻轻地摇动药瓶，使瓶中包括瓶塞在内的所有部分都能与稀释液接触，保证药物充分溶解，只可使用清澈无色的溶液。从 3 个药瓶中分别抽出溶解后的本品药液，全部注入到容量为 250mL 的静脉输液袋中，此时在输液袋中本品的药物浓度大约为 $6\mu g/mL$。反复翻转输液袋，使药物充分混匀（对采用 100mL 输液袋的体重较轻患者，从已经初步稀释的一个药瓶中抽出溶解后的重组人脑利钠肽药液，全部注入到上述已经弃用 16.7mL 稀释液，规格为 100mL 的静脉输液袋中，此时在输液袋中本品的药物浓度大约为 $6\mu g/mL$。反复翻转输液袋，使药物充分混匀）。

在患者建立静脉通路进行静脉推注和滴注之前，准备一个 25mL 的输液针筒。

按照上述方法准备好输液袋后，抽取给予静脉冲击量的本品药液（表1），以大约 60s 的时间将输液针筒中的药液通过静脉推注入血管，然后以 $0.0075mL/(kg \cdot h)$ 的速率静脉滴注本品，即滴注的剂量为 $0.0075\mu g/(kg \cdot min)$。

换算准确的给予静脉冲击的药液体积及 $0.0075\mu g/(kg \cdot min)$ 的静脉滴注速率，可参考以下的公式（或参照表1给药剂量）：

静脉冲击剂量(mL)＝受试者体重(kg)÷4

静脉滴注速率(mL/h)＝0.075×受试者体重(kg)

表1 给药剂量表

患者体重/kg	冲击剂量体积/mL	静滴速率/(mL/h)
50	12.5	3.75
60	15.0	4.5
70	17.5	5.25
80	20.0	6.0
90	22.5	6.75
100	25	7.5
110	27.5	8.25

注：按体重调节 rhBNP 的静脉冲击剂量和静脉滴注速率 ［负荷剂量为 $1.5\mu g/kg$，静滴剂量为 $0.0075\mu g/(kg \cdot min)$］。

药物配制后的稳定性

由于药物中不含防腐剂，必须在 24h 内使用溶解后的药液。无论任何情况下，在使用非胃肠道途径的药品之前，应该肉眼观察药液中是否存在微粒、变色等情况。溶解后的本品，无论在室温（20～25℃）或在冷藏（2～8℃）条件下的最长放置时间均不得超过 24h。

【药理毒理】 本品为一种通过重组 DNA 技术用大肠埃希菌生产的无菌冻干制剂，与心室肌产生的内源性脑利钠肽有相同的氨基酸序列。

脑利钠肽是肾素-血管紧张素-醛固酮系统（RAAS）的天然拮抗剂，可以拮抗心肌细胞、心纤维原细胞和血管平滑肌细胞内的内皮素、去甲肾上腺素和醛固酮。其可提高肾小球滤过率，增强钠的排泄，减少肾素和醛固酮的分泌，亦抵制后叶加压素及交感神经的保钠保水、升高血压作用。脑利钠肽参与了血压、血容量以及水盐平衡的调节，增加血管通透性，降低体循环血管阻力及血浆容量，从而降低了心脏前、后负荷，并增加心输出量。本品没有正性肌力作用，不增加心肌的耗氧。

药理作用

共计209例受试者随机入组并接受药物治疗（本品组105例，对照组104例），其中导管组103例（本品组51例，对照组52例），非导管组106例（本品组54例，对照组52例）。疗效分析方面，血流动力学指标评估，用药前后肺毛细血管楔压（PCWP）比较，ITT人群分析，本品组和对照组在用药后均呈现下降趋势。

本品组在用药24h结束时肺毛细血管楔压（PCWP）平均下降9.13mmHg，对照组在用药24h结束时肺毛细血管楔压（PCWP）平均下降4.56mmHg，两组间变化值比较，具有显著差异。符合方案人群（PP人群）分析，两组间变化值比较，具有显著差异。

本品组肺动脉压（PAP）检测值的调整平均值在用药30min、1h、2h及24h，与对照组相比均有显著差异，在用药24h，试验组和对照组的PAP检测均值分别下降10.82mmHg及4.09mmHg。两组间其他时间点的PAP检测值差异无统计学意义。CI检测值的均值变化，试验组和对照组在用药1h及用药24h的CI检测均值变化值的统计学比较，均无显著差异。RAP检测值的均值变化，本品组在用药1h和用药24h，分别下降2.55mmHg与4.83mmHg，对照组在用药1h上升2.57mmHg，在用药24h下降1.19mmHg。但本品组和对照组在用药1h及用药24h的RAP调整平均值的统计学比较，均无显著差异。血流动力学结果显示，在24h用药期间，本品对血流动力学功能的改善明显优于硝酸甘油的作用。

两组间用药24h结束时呼吸困难及全身临床状况好转率的比较，ITT人群和PP人群分析，本品组的呼吸困难及全身临床状况好转率明显高于对照组。在用药30min、1h、2h、4h、8h、12h时间点的两组间呼吸困难好转率比较，本品亦明显高于对照组（$P < 0.05$）

药代动力学

尚无本品人体药代动力学系统的国内研究资料。

尽管本品部分通过肾脏清除，但临床试验的数据表明伴有肾功能不全的患者并不需要进行剂量调整。在伴有慢性肾功能不全的患者（血清肌酐范围：2～4.3mg/dL）和有正常肾功能的患者之间，本品对肺毛细管楔压（PCWP）、心指数（CI）和血管收缩压（SBP）的影响并不存在显著的差异。该药物的清除并不明显受年龄、性别、内源性脑利钠肽的基础浓度、充血性心力衰竭的严重程度（以 PCWP 的基础值、CI 的基础值以及 NYHA 的分级标准分级）等因素的影响。

毒理研究

猴毒性试验 本品剂量为 0.720～3.645mg/kg 静脉滴注 14 天，未观察到猴急性毒性反应。

将 24 只健康恒河猴雌雄分别按体重随机分为 4 组：空白对照组、低剂量组、中剂量组、高剂量组，每组 6 只，雌雄各半。本品剂量分别为 0.03、0.09 和 0.3mg/kg 连续静滴 30 天，空白对照组静滴等量溶剂，末次给药后 1 天处死一半动物做病理解剖，另一半停药后继续观察 15 天，观察症状和各项检测指标。试验结果表明：本品对猴心血管、泌尿系统的影响主要表现为降血压、利尿。本品对猴药理毒性作用的靶器官为：肝脏及肾脏，其作用均是可逆的。临床使用时应密切注意本品对血压、肝、肾功能的影响。

【不良反应】 最常见的不良反应为低血压，其他不良反应多表现为头痛、恶心、室性心动过速、血肌酐升高等。

【药物相互作用】 尚无专门对本品和其他药物合用时对血流动力学参数影响的评价，观察到本品与口服血管紧张素转换酶抑制剂合用时症状性低血压的发生率升高。

本品与防腐剂偏亚硫酸氢钠、肝素、胰岛素、布美他尼、依那普利拉、依他尼酸、肼苯哒嗪和速尿这类注射剂相排斥，不建议本品与含有偏亚硫酸氢钠的注射药物及其他上述药物在同一条静脉导管中同时输注，在本品与上述药物使用间期，必须对导管进行冲洗。

【禁忌】 禁用于对本品中的任何一种成分过敏的患者和有心源性休克或收缩压＜90mmHg 的患者。

【注意事项】 应避免有严重瓣膜狭窄、限制性或阻塞性心肌病、限制性心包炎、心包填塞或其他心输出依赖静脉回流或疑存在心脏低充盈压的患者使用本品。

在国外进行的 VMAC 试验和在国内进行的临床试验中，使用本品时均有低血压的发生，基线期血压＜100mmHg 的患者出现低血压的发生率更高。因此，使用本品治疗时，应该密切监测血压，当低血压发生时，应该降低给药剂量或停止给药。当本品与其他可能造成低血压的药物合用时，低血压的发生率可能增加。

本品可能对一些敏感人群肾脏功能有影响，可能对一些严重心力衰竭患者引发高氨血症。急性肾衰和需要进行肾透析时，请监测血液生化指标，特别是血清肌酐升高情况。

【贮藏】 于阴凉干燥处保存和运输。

艾尔巴韦格拉瑞韦片（择必达）

【规格】 每片含艾尔巴韦 50mg 和格拉瑞韦 100mg

【成分】 本品为复方制剂，每片含艾尔巴韦 50mg 和格拉瑞韦 100mg。

【性状】 本品为薄膜衣片，除去包衣后显白色至浅黄色。

【适应证】 本品适用治疗成人慢性丙型肝炎（CHC）感染。

【用法用量】 本品推荐剂量为口服每日 1 次，每次 1 片，空腹或与食物同服。

（1）成人 治疗伴或不伴肝硬化的慢性丙型肝炎感染患者的推荐用药方案和疗程见表 1。

表 1 治疗伴或不伴肝硬化的慢性丙型肝炎感染患者的推荐用药方案和疗程

类型	治疗	用药时间
初治或经治复发者-基因 1 或 4 型	择必达	12 周
抗病毒治疗中失败的经治患者-基因 1 或 4 型	基因 1b 型 择必达	12 周
	基因 1a 或 4 型 择必达联合利巴韦林	16 周

（2）漏服药物 如出现本品漏服，距平时服药时间不超过 16h，应指导患者尽快补服本品，下一剂药物按正常时间服用。如果距平时服药时间超过 16h，则应指导患者不再补服漏服剂量，按正常给药计划服用下一剂药物。应告知患者不得单次服用双倍剂量。

（3）肾功能损害 任何程度肾功能损害的患者（包括接受血液透析的患者），均无须调整本品的剂量。在基因 1 型或 4 型的重度肾功能损害（eGFR<30mL/min/1.73m^2）或 ESRD（包括进行透析的患者）的患者中，按照表 1 中

治疗持续时间给予本品，但不给予利巴韦林。

（4）肝功能损害　轻度肝功能损害（Child-Pugh A 级）患者无须调整本品剂量。因为缺少本品用于中度肝功能损害（Child-Pugh B 级）患者人群的临床安全性和疗效经验，且预期格拉瑞韦血浆药物浓度会升高，所以本品禁用于此类患者。由于预期重度肝功能损害（Child-Pugh C 级）患者中格拉瑞韦血浆药物浓度会明显升高，本品禁用于此类患者。

尚未在等待肝移植的患者或肝移植受者中确立本品的安全性和疗效。如果本品与环孢素联合用药，格拉瑞韦血浆药物浓度会升高。本品禁止与环孢素联合使用。

（5）HCV/HBV（乙肝病毒）合并感染　尚未在 HCV/HBV 合并感染患者中考察本品的安全性和疗效。有关 HBV 药品的给药推荐。

【药理毒理】

药理作用

艾尔巴韦格拉瑞韦片是艾尔巴韦和格拉瑞韦组成的复方制剂，联合了两种作用机制完全不同且无交叉耐药的直接抗病毒药物，靶向作用于 HCV 病毒生命周期的多个步骤。

艾尔巴韦是一种 HCV 非结构蛋白 NS5A 抑制剂，NS5A 是病毒 RNA 复制和病毒装配的重要成分。格拉瑞韦是一种 HCVNS3/4A 蛋白酶抑制剂，HCVNS3/4A 蛋白酶对 HCV 编码的多蛋白的蛋白酶切（水解成 NS3、NS4A、NS4B、NS5A 和 NS5B 蛋白的成熟形式）和病毒复制是必需的。格拉瑞韦可抑制重组基因 1a、1b、2、3、4、5 和 6 型 NS3/4A 蛋白酶的蛋白水解活性，IC_{50} 范围为 4～690pmol/L。

毒理研究

遗传毒性　艾尔巴韦或格拉瑞韦 Ames 试验、中国仓鼠卵巢细胞染色体畸变试验、大鼠微核试验结果均为阴性。

生殖毒性　艾尔巴韦和格拉瑞韦对雌雄大鼠的交配、生育力、早期胚胎发育未见影响；艾尔巴韦对妊娠大鼠和兔未见致畸作用，未见对母体毒性（仅见母体短暂的体重增长减慢和食量减少）和子代发育毒性；最高剂量下，格拉瑞韦对妊娠大鼠和兔未见致畸作用，未见母体毒性和子代发育毒性。

艾尔巴韦和格拉瑞韦均可通过乳汁分泌，分泌至大鼠乳汁中的艾尔巴韦浓度为母体血浆药物浓度的 4 倍，大鼠乳汁中的格拉瑞韦浓度小于母体血浆药物浓度。

艾尔巴韦和格拉瑞韦均可通过胎盘屏障。

【不良反应】 最常报告的不良反应（＞10％）为疲乏和头痛，常见不良反应（1/100～＜1/10）为：食欲下降、失眠、焦虑、抑郁、头晕、恶心、腹泻、便秘、上腹疼痛、腹痛、口干、呕吐、瘙痒、脱发、关节痛、肌痛、乏力、易激怒。

（1）接受艾尔巴韦格拉瑞韦联合利巴韦林（或不联合利巴韦林）治疗的受试者 出现如下不良反应。

① 迟发性血清丙氨酸氨基转移酶（ALT）升高 迟发性 ALT 升高通常无症状。多数迟发性 ALT 升高在本品继续治疗过程中或在治疗结束后恢复，迟发性 ALT 升高的发生率不受治疗持续时间的影响。肝硬化并非迟发性 ALT 升高的风险因素。

② 血清胆红素升高 联合或不联合利巴韦林临床试验中（不论治疗持续时间长短），6％接受本品联合利巴韦林的受试者中观察到胆红素升高至 ULN 的 2.5 倍以上，在仅接受本品治疗的受试者中这一比例＜1％。这些胆红素升高以间接为主，通常见于利巴韦林联合给药中。胆红素升高通常不伴血清 ALT 的升高。

③ 血红蛋白下降 联合或不联合利巴韦林的临床试验中，接受本品不联合利巴韦林治疗 12 周的受试者血红蛋白水平相对于基线的平均变化为 −0.3g/dL，接受本品联合利巴韦林治疗 16 周的受试者这一变化约为 −2.2g/dL。本品加利巴韦林治疗期间，仅有不到 1％的受试者血红蛋白水平降至 8.5g/dL 以下。仅接受本品治疗的受试者未见血红蛋白水平低于 8.5g/dL 的情况。

（2）艾尔巴韦格拉瑞韦用于 HCV/HIV-1 合并感染的受试者 298 例 HCV/HIV-1 合并感染的受试者使用艾尔巴韦格拉瑞韦和艾尔巴韦格拉瑞韦联合利巴韦林。HCV/HIV-1 合并感染的受试者中不良反应的类型和严重程度与无 HCV/HIV-1 合并感染的受试者相似。无受试者发生获得性免疫缺陷综合征相关的机会感染。

（3）艾尔巴韦格拉瑞韦用于晚期慢性肾病受试者 235 例合并晚期慢性肾病（重度肾功能损害或终末期肾病，包括进行透析的患者）的基因 1 型慢性丙型肝炎感染合并代偿性肝病（伴或不伴肝硬化）的受试者，多数不良反应的严重程度为轻度，接受艾尔巴韦和格拉瑞韦或安慰剂的受试者发生严重不良反应的比例分别为 0％和＜1％，各治疗组中有 0％和 3％的受试者因不良反应永久停止治疗。

接受本品联合或不联合利巴韦林治疗的受试者不到1％受试者出现严重不良反应（腹痛、短暂性脑缺血发作和贫血）。接受本品联合或不联合利巴韦林治疗的受试者不到1％受试者因不良反应而永久停止治疗。

代偿性肝硬化患者中严重不良反应和不良反应所致停药的发生率与无肝硬化受试者相仿。

【药物相互作用】 本品包含艾尔巴韦和格拉瑞韦，确认与这些药物单独发生相互作用的药物也可能在与本品合并使用时发生。

其他药物对艾尔巴韦格拉瑞韦的影响

① 格拉瑞韦是OATP1B药物转运体的底物。本品禁止与已知或预期可能导致格拉瑞韦血浆药物浓度明显升高的抑制OATP1B转运体的药物联合使用。

② 艾尔巴韦和格拉瑞韦均为CYP3A和P糖蛋白的底物。CYP3A强效诱导剂或依非韦伦与本品联合使用可能导致艾尔巴韦和格拉瑞韦血浆药物浓度明显下降，并导致本品疗效降低。本品禁与CYP3A强诱导剂或依非韦仑联合使用。

③ CYP3A中效诱导剂与本品联合使用可能导致艾尔巴韦和格拉瑞韦血浆药物浓度下降，并导致本品疗效降低。不建议本品与CYP3A中效诱导剂联合使用。

④ 本品与CYP3A强抑制剂联合使用可使艾尔巴韦和格拉瑞韦血浆药物浓度升高。不建议本品与特定CYP3A强效抑制剂联合使用。

艾尔巴韦格拉瑞韦对其他药物的影响

① 艾尔巴韦与格拉瑞韦在人体肠道水平为药物转运体乳腺癌耐药蛋白（BCRP）的抑制剂，并可能增加联合使用的BCRP底物的血浆药物浓度。艾尔巴韦在体外并非CYP3A的抑制剂，格拉瑞韦在人体中是一种无临床意义的CYP3A弱抑制剂。因此，与本品联合使用时，CYP3A底物不需要调整剂量。

② 艾尔巴韦在人体中对肠道P糖蛋白抑制作用极低，格拉瑞韦在体外并非P糖蛋白抑制剂。因此，P糖蛋白底物与本品联合使用时无须调整剂量。

③ 由于在本品治疗期间肝功能可能发生改变，建议对使用维生素K拮抗剂治疗的患者密切监测。

【禁忌】 ① 本品禁用于已知对艾尔巴韦、格拉瑞韦或其成分过敏的患者。

② 由于缺少本品用于中度肝功能损害（Child-Pugh B 级）患者的临床安全性和疗效的经验，且预期格拉瑞韦血浆药物浓度会升高，因此本品禁用于此类患者。

③ 由于预期重度肝功能损害（Child-Pugh C 级）患者中格拉瑞韦血浆药物浓度会明显升高，且 ALT 升高的风险增加，因此本品禁用于此类患者。

④ 本品禁止与已知或预期会显著升高格拉瑞韦血浆药物浓度的有机阴离子转运多肽 1B（OATP1B）抑制剂，如阿扎那韦、达芦那韦、洛匹那韦、沙奎那韦、替拉那韦或环孢素合用，因为会使 ALT 升高的风险增加。

由于预期本品与细胞色素 P4503A（CYP3A）的强效诱导剂，如苯妥英、卡马西平或圣约翰草（金丝桃），或依非韦伦联合使用时，艾尔巴韦和格拉瑞韦的血浆药物浓度会明显下降并失去病毒学应答，因此禁止与这些药物联合使用。

⑤ 本品与利福平联用最初会导致格拉瑞韦血浆药物浓度明显升高（OATP1B 抑制所致），之后继续联合使用会导致艾尔巴韦和格拉瑞韦血浆药物浓度下降（CYP3A 强诱导所致），因此本品禁止与利福平联合使用。

⑥ 如果本品与利巴韦林联用，则利巴韦林的禁忌证也适用于该联合用药方案。

【注意事项】

（1）丙肝病毒（HCV）与乙肝病毒（HBV）合并感染患者的乙型肝炎病毒有再激活的风险　所有患者在开始使用本品治疗丙型肝炎病毒感染前应测定乙型肝炎表面抗原和抗乙肝病毒核心抗体，检查当前或既往乙肝病毒感染的证据。有乙肝病毒感染血清学证据的患者，在使用本品治疗丙型肝炎病毒感染期间，以及在治疗后随访期间须监测肝炎急性发作或乙肝病毒再激活的临床和实验室检查征象，根据临床指征启动合适的患者乙肝病毒感染管理。

（2）ALT 升高风险增加

① 本品联合或不联合利巴韦林用于临床试验中时，<1% 的受试者 ALT 从正常水平升高至正常值上限（ULN）的 5 倍以上，通常见于治疗 8 周后。ALT 升高通常无症状，多数在继续治疗或治疗结束时恢复。迟发性 ALT 升高在女性（2%）、亚洲人（2%）和≥65 岁受试者（2%）中的发生率相对较高。治疗前、治疗第 8 周及临床需要时进行肝脏检查。接受 16 周

治疗的患者，还需在治疗第 12 周时进行肝脏检查。

② 应指导患者在出现疲乏、无力、食欲不振、恶心和呕吐、黄疸或粪便颜色变浅时，马上咨询医生。

③ 如果 ALT 水平持续维持在 ULN 10 倍以上，应考虑停用本品。

④ 如果 ALT 升高伴有肝脏炎症的体征或症状，或结合胆红素、碱性磷酸酶或国际标准化比值（INR）水平升高时，停用本品。

（3）与利巴韦林联合治疗的相关风险　如果本品与利巴韦林联合使用，利巴韦林的警告和注意事项（包括妊娠妇女避免使用的警告）也适用于该联合用药方案。

（4）其他 HCV 基因型　尚未在感染基因型为 2、3、5 和 6 型 HCV 患者中确立本品的疗效。

（5）再治疗　尚未在既往接受本品或本品同类药物（除特拉匹韦、西美瑞韦、波普瑞韦以外的 NS5A 抑制剂或 NS3/4A 抑制剂）治疗的患者中证实本品的疗效。

（6）赋形剂　本品含有乳糖一水合物。有罕见的遗传性半乳糖不耐受、Lapp 乳糖酶缺乏或葡萄糖-半乳糖吸收不良的患者不得服用本品。

每片本品包含 3.04mmol（或 69.85mg）钠。需控制钠摄入的患者应注意。

（7）对驾驶和使用机器能力的影响　本品（单药或与利巴韦林联合使用）不太可能对驾驶和使用机器能力产生影响。应当告知患者，在本品治疗期间已有疲劳的报告。

【贮藏】　30℃以下保存。

艾米替诺福韦片（恒沐）

【规格】　25mg

【成分】　本品主要成分为富马酸艾米替诺福韦。

【性状】　本品为白色或类白色片。

【适应证】　本品适用于慢性乙型肝炎成人患者的治疗。

【用法用量】　本品应当在具备慢性乙型肝炎治疗经验的医生指导下使用。

每日 1 次，每次 1 片（25mg），口服，需随食物服用。

漏服处理

如果在正常服药时间 18h 内漏服一剂艾米替诺福韦，患者应尽快补服一片，并恢复正常服药时间；如果已过正常服药时间 18h 以上，不应补服药物，仅按正常给药计划服用下一剂药物。如果患者服用艾米替诺福韦后 1h 内呕吐，应再服用 1 片；如果服药后超过 1h 发生呕吐，则无须补服。

特殊人群的剂量调整

（1）老年用药　本品尚无 65 岁及以上人群的安全性和有效性数据。

（2）肾功能损害　肌酐清除率估计值＜50mL/min 患者使用本品的安全性和有效性尚不明确。

（3）肝功能损害　重度肝功能损害患者使用本品的安全性和有效性尚不明确。

（4）儿童用药　本品尚无在 18 岁以下及儿童人群中的安全性和有效性数据。

【药理毒理】

药理作用

艾米替诺福韦是替诺福韦（2′-脱氧腺苷单磷酸类似物）亚磷酰胺药物前体，属于核苷类逆转录酶抑制剂。艾米替诺福韦在体内水解酶的作用下转化成替诺福韦，随后替诺福韦经细胞激酶磷酸化为活性代谢产物二磷酸替诺福韦。二磷酸替诺福韦通过 HBV 逆转录酶嵌入到病毒 DNA 中，导致 DNA 链终止，从而抑制 HBV 复制。二磷酸替诺福韦是哺乳动物 DNA 聚合酶（包括线粒体 DNA 聚合酶 Y）的一种弱抑制剂，但在细胞培养中未见线粒体毒性。

（1）抗病毒活性　在表达 HBV 病毒的 HepG2.2.15 细胞中评估了艾米替诺福韦的抗病毒活性。艾米替诺福韦的 EC_{50} 值为 1.42nmol/L。HepG2 细胞中的 CC_{50}＞10000nmol/L。

（2）交叉耐药性　尚无艾米替诺福韦的耐药性研究数据。

药代动力学

在健康志愿者和 HBV 感染患者中评估了艾米替诺福韦的药代动力学。

吸收　艾米替诺福韦是 TFV 的前体药物。

在空腹状态下，健康受试者单次口服 5～80mg 艾米替诺福韦后吸收迅速，血浆中原型药物在 0.25～0.50h 之间达峰，作为前药在体内迅速转化，平均消除半衰期于 0.37～0.57h 之间；5～80mg 剂量范围内，艾米替诺福韦代谢符合一级动力学。活性代谢产物 TFV 在 0.75～1.00h 之间达峰，平均消除半衰期在 30.9～36.70h 之间；5～80mg 剂量范围内，TFV 代谢呈一级动力学。

在空腹状态下，HBV 感染患者单次口服艾米替诺福韦 25mg 后，血浆中艾米替诺福韦几乎无蓄积，代谢物 TFV 存在一定程度的蓄积。艾米替诺福韦 10～40mg 剂量范围内单次给药后，艾米替诺福韦、代谢物 TFV 和外周血单核细胞（PBMC）中二磷酸替诺福韦（TFV-DP）的药代动力学特征基本呈线性。在艾米替诺福韦 10～40mg 剂量范围内多次给药后，艾米替诺福韦和 TFV $C_{\mathrm{ss,max}}$ 和 $\mathrm{AUC_{ss}}$ 增加比例大于剂量的增加比例，PBMC 中 TFV-DP 的 $C_{\mathrm{ss,max}}$ 和 $\mathrm{AUC_{ss}}$ 增加比例略大于剂量增加比例。

食物对口服吸收的影响：相较于空腹给药，在进食高脂肪餐后单次口服艾米替诺福韦 25mg，艾米替诺福韦 t_{max} 延迟了 0.67h，C_{max} 降低了约 42%，AUC 增加了约 50%；代谢物 TFV 的 t_{max} 延迟了 1.25h，C_{max} 降低了约 18%，AUC 无明显变化。

分布 体外试验显示艾米替诺福韦体外与人的血浆蛋白结合率为 85.5%。口服给药后在体内分布较广，分布容积大，25mg 艾米替诺福韦的表观分布容积（V_{d}/F）为 209.02L。

代谢和清除 单次口服 25mg/100μCi $[^{14}\mathrm{C}]$ HS-10234 胶囊物质平衡试验中，健康男性受试者服药后 0～528h 尿和粪中的放射性物质平均总回收率为 85.0%，其中粪中占 12.7%，尿中占 72.3%。结果显示肾排泄是药物的主要排泄途径，粪便是次要排泄途径。

特殊人群中的药代动力学

（1）儿童 儿童（<18 岁）中没有进行药代动力学研究。

（2）老年人 老年人（≥65 岁）中没有进行药代动力学研究。

（3）肝功能损害 根据已有的轻中度肝功能损害患者的药代动力学数据，轻中度肝功能损害对 HBV 患者 TFV 的清除率及暴露水平影响较小。在已开展的临床研究中，尚无重度肝功能损害患者服用本品的临床试验数据。群体药代动力学分析结果显示，肝功能指标（ALT 在 18.07～54IU/L 范围内）对患者 TFV 的暴露水平无明显影响。未对肝功能损害患者进行过独立的药代动力学研究。

（4）肾功能损害　本品主要经肾脏从尿中以代谢物形式排泄。群体药代动力学分析结果显示，与肾功能正常患者相比，轻中度肾功能损害对 HBV 患者 TFV 的清除率及暴露水平影响较小。在已开展的临床研究中，尚无重度肾功能损害患者服用本品的临床试验数据。未对肾功能损害患者进行过独立的药代动力学研究。

毒理研究

遗传毒性　艾米替诺福韦 Ames 试验、仓鼠肺成纤维细胞染色体畸变试验和小鼠体内微核试验结果均为阴性。

生殖毒性　动物实验研究表明，本品可引起亲代大鼠体重、摄食量降低，妊娠大鼠子宫重量降低，雄鼠药后可见一过性流涎等。胚胎毒性主要表现为吸收胎数、着床后丢失率及总丢失率升高、活胎数降低。可引起母体毒性及胚胎毒性，母体毒性主要表现为摄食量、体重、体重增长降低；胚胎毒性主要表现为胎仔身长、尾长、体重降低，胎仔骨骼发育迟缓及内脏畸形。艾米替诺福韦可透过胎盘屏障。

致癌性　尚未开展艾米替诺福韦的致癌性研究。

【不良反应】

（1）不良反应评估　这是一项大样本、随机、双盲、阳性药对照、非劣效Ⅲ期临床试验，目的是评估艾米替诺福韦 25mg 每日 1 次（QD）相对于富马酸替诺福韦二吡呋酯（TDF）300mg QD 治疗 HBeAg 阳性或阴性慢性乙型肝炎患者的安全性和疗效。其结果是丙氨酸氨基转移酶（ALT）升高（9.2%）、甲状旁腺激素升高（66%）、天门冬氨酸氨基转移酶（ALT）升高（6.3%）和低磷酸血症（5.6%）。

（2）其他关注的不良事件　艾米替诺福韦组血脂异常的不良事件发生率高于富马酸替诺福韦二吡呋酯组（分别为 11.4% 和 3.0%），包括高甘油三酯血症（分别为 4.4% 和 1.5%）、高脂血症（分别为 3.5% 和 0.3%）和低密度脂蛋白升高（分别为 2.4% 和 0），严重程度多为 1～2 级，部分可自行恢复。

【药物相互作用】　因为艾米替诺福韦是 P 糖蛋白（P-gp）的底物，考察 P-gp 的强效诱导剂（卡马西平）或强效抑制剂（考比司他）与艾米替诺福韦的药物相互作用。结果显示：艾米替诺福韦与 P-gp 强效诱导剂（卡马西平）联用，降低了艾米替诺福韦的血浆药物浓度；艾米替诺福韦与 P-gP 强效抑制剂（考比司他）联用，增加了艾米替诺福韦的血浆药物浓度。

（1）P-gp 诱导剂　治疗期间应避免与 P-gp 强效诱导作用的药物（如卡马西平、奥卡西平、苯巴比妥和苯妥英钠等）联合使用。

（2）P-gp 抑制剂　治疗期间应避免与 P-gp 强效抑制作用的药（如伊曲康唑和考比司他等）联合使用。

【禁忌】 艾米替诺福韦禁用于对本品活性成分或任何一种辅料过敏的患者。

【注意事项】

（1）肝炎恶化

① 停止治疗后突发肝炎恶化　有报道乙型肝炎患者停止治疗后出现肝炎急性加重的情况（通常与血清中 HBV DNA 水平升高相关），大部分病例属于自限型，但也可能出现病情恶化的情况（包括致命性结局）。应在停止治疗后至少 6 个月内，定期进行肝功能监测，必要时可以恢复抗乙肝病毒治疗。不建议进展期肝病或肝硬化患者停止治疗，因为停止治疗后肝炎加重可能导致肝功能失代偿。肝功能失代偿期的患者肝炎急性发作后果尤其严重，甚至可能导致死亡。

② 治疗期间突发肝炎恶化　慢性乙型肝炎治疗期间出现肝炎自发性加重的情况较为常见。在代偿性肾病患者中，血清 ALT 升高通常不伴有血清胆红素升高或肝功能失代偿；肝硬化患者肝炎恶化后出现肝功能失代偿的风险较高。在治疗期间应严密监测。

（2）HBV 传播　必须告知患者艾米替诺福韦不能预防 HBV 传播（如性接触或血液污染等方式），必须采取适当预防措施。

（3）HBV 感染患者

① 失代偿性肝病患者　对于患有失代偿性肝病以及 Child-Pugh 评分＞9（即 C 级）的 HBV 感染患者，尚无应用艾米替诺福韦安全性和有效性方面的数据。这些患者出现严重肝脏或肾脏不良反应的风险可能更高。因此，应严密监测此类患者的肝胆和肾脏各项指标。

② HBV 合并 HCV 或 HDV 感染患者　尚无艾米替诺福韦治疗 HBV 合并丙型肝炎病毒（HCV）或丁型肝炎病毒（HDV）感染患者的安全性和有效性数据。应遵循相关联合用药指南。

③ HBV 和 HIV 合并感染患者　尚无艾米替诺福韦治疗 HBV 合并人类免疫缺陷病毒（HIV）感染患者的安全性和有效性数据。不建议将艾米替诺福韦用于 HBV 合并 HIV 感染的治疗。在艾米替诺福韦开始治疗前，应为

所有 HBV 感染患者进行 HIV 抗体检测，如果为阳性，应使用相应抗逆转录病毒联合治疗方案。

④ 肾功能损害患者　尚无使用艾米替诺福韦治疗肌酐清除率（$CL_{Cr} <$ 50mL/min）的 HBV 感染患者的安全性数据。

（4）肾毒性　尚无长期使用艾米替诺福韦引起肾毒性的证据。

（5）乳酸性酸中毒/严重脂肪性肝肿大　单独使用核苷类似物（包括富马酸替诺福韦二吡呋酯或其他替诺福韦前体药物）治疗或联用其他抗逆转录病毒药物治疗时，曾有发生乳酸性酸中毒和严重脂肪性肝肿大的报告，包括出现致死病例。如果任何患者的临床或实验室结果提示有乳酸性酸中毒或显著的肝毒性（可能包括肝肿大和脂肪变性，即便转氨酶没有显著升高），应当暂停艾米替诺福韦治疗。

（6）血脂异常　艾米替诺福韦组血脂异常的不良事件发生率高于 TDF 组（分别为 11.4% 和 3.0%），建议用药期间定期监测血脂，具体处理措施咨询专科医生。

（7）与其他药物联用　艾米替诺福韦不应与含富马酸丙酚替诺福韦、富马酸替诺福韦二吡呋酯或阿德福韦酯的产品合用。

（8）乳糖不耐受　艾米替诺福韦含有乳糖。因此，有半乳糖不耐受、乳糖酶缺乏症或葡萄糖-半乳糖吸收不良的罕见遗传疾病的患者不应服用本品。

（9）对驾驶及操作机械能力的影响　尚无艾米替诺福韦对驾驶和操作机器能力影响的数据。艾米替诺福韦治疗期间有头晕报告，建议患者在服用本品期间应谨慎驾驶或操作机器。

【贮藏】　不超过 30℃ 密闭保存。

德拉马尼片（德尔巴）

【规格】　50mg

【成分】　(2R)-2-甲基-6-硝基-2-[(4-{4-[4-(三氟甲氧基)苯氧基]哌啶-1-基}苯氧基)甲基]-2,3-二氢咪唑并[2,1-b][1,3]噁唑。

【性状】　本品为薄膜衣片，除去包衣后显白色至淡黄色。

【适应证】　在因耐药或耐受性原因而无法组成有效治疗方案的指征下，本品可作为联合治疗方案的一部分，用于成人耐多药肺结核患者的治疗。

【用法用量】 ① 本品应该由对耐多药结核分枝杆菌控制方面具有丰富经验的医师负责启动德拉马尼治疗并进行监测。

② 德拉马尼只能作为耐多药肺结核联合治疗方案的一部分。根据WHO 指南，在 24 周的德拉马尼治疗阶段结束后应该继续接受联合治疗方案的治疗。

③ 建议通过直接观察治疗（DOT）给予德拉马尼。

④ 推荐成人剂量为每次 100mg，每日 2 次，餐后口服，连续服用24 周。

⑤ 尚无老年患者（＞65 岁）用药数据。

⑥ 肾功能损伤患者　对于轻度和中度肾功能损伤的患者，无须调整剂量。尚无德拉马尼在重度肾功能损伤患者中的应用数据，所以不建议在该人群使用德拉马尼。

⑦ 肝功能损伤　对于轻度肝功能损伤的患者，无须调整剂量。不建议在中度至重度肝功能损伤患者使用德拉马尼。

【药理毒理】

药理作用

德拉马尼可抑制结核分枝杆菌细胞壁中分支菌酸的合成。德拉马尼在低氧环境中抗结核病的疗效强于其他抗结核病药物。

耐药性　结核分枝杆菌 5 个辅酶 F420 基因的任一基因缺陷突变均可引起德拉马尼耐药，自发性德拉马尼耐药的体外发生频率与异烟肼相似，高于利福平。未见与现阶段使用的抗结核病药物的交叉耐药性。

药代动力学

吸收　当与标准餐一起服用时，德拉马尼的口服生物利用度提高，大约是空腹条件下的 2.7 倍。德拉马尼的血浆暴露增加低于剂量的增加比例。

分布　德拉马尼可高度结合所有血浆蛋白，总血浆蛋白结合率≥99.5%。德拉马尼的表观分布容积较大（V_z/F 为 2100L）。

生物转化　德拉马尼主要在血浆中由白蛋白代谢，CYP3A4 介导的代谢程度较低。已经发现的代谢产物未表现出抗分枝杆菌活性，但某些代谢产物会导致 QTc 间期延长，主要是 DM-6705。已发现代谢产物的浓度在 6～10 周后逐渐增加至稳态。

消除　德拉马尼的血浆半衰期 $t_{1/2}$ 为 30～38h，不经尿液排泄。

特殊人群

（1）儿科人群　本品尚未在儿科人群中进行研究。

（2）肾功能异常患者　从尿液中回收的德拉马尼不足口服剂量的 5%。轻度肾功能异常（$50mL/min<CL_{Cr}<80mL/min$）似乎不影响德拉马尼暴露。因此，轻度或中度肾功能异常患者无须调整剂量。尚不明确血液透析或腹膜透析是否会显著清除德拉马尼及其代谢物。

（3）肝功能异常患者　轻度肝功能异常患者无须剂量调整。不建议在中度至重度肝功能损害患者中使用德拉马尼。

（4）老年患者（≥65 岁）　临床试验中 ≥65 岁的患者未入组进行研究。

毒理研究

遗传毒性　德拉马尼及其代谢产物 DM-6704、DM-6705、DM-6706 在 Ames 试验、小鼠淋巴瘤 TK 试验、小鼠体内骨髓微核试验结果均为阴性。

生殖毒性　动物实验中德拉马尼对生育力以及早期胚胎发育未有影响，未见对妊娠动物和胚胎的影响；德拉马尼对妊娠母体动物可见体重减轻、摄食量减少和轻度出血性改变，早期胚胎吸收率增加，未见对围产期动物一般状态或幼仔生长发育的影响。

致癌性　动物实验中德拉马尼未见致癌性变化。

幼年动物毒性　德拉马尼使幼年大鼠可见 APTT 或 PT 延长，黄体数量减少。

【不良反应】

（1）ECG QT 间期延长　接受德拉马尼治疗的患者中有 9.9% 报告了心电图 QT 间期延长（发生率分类为常见），该 ADR 不伴随临床症状。目前，已经将心电图 QTc 间期延长确定为德拉马尼治疗的最大安全性隐患，促成 QTc 间期延长的主要因素为低白蛋白血症（尤其低于 $2.8g/dL$）和低钾血症。因此，建议对白蛋白水平、血清电解质和心电图进行高频率监测。

（2）心悸　发生率分类为常见。

【药物相互作用】　目前尚未充分阐明德拉马尼的完整代谢过程和消除模式。

【禁忌】　① 对本品活性成分或任何辅料有过敏史的患者禁用。

② 人血白蛋白 $<2.8g/dL$ 的患者禁用。

③ 正在服用 CYP3A 强诱导剂类药品（如卡马西平）的患者禁用。

④ 妊娠妇女或可能妊娠的妇女禁用。

【贮藏】　遮光、密闭，不超过 $25℃$ 保存。

恩替卡韦口服溶液

【规格】 210mL/瓶

【成分】 主要成分为恩替卡韦。

【性状】 本品为无色至淡黄色澄清液体。

【适应证】 ① 恩替卡韦适用于病毒复制活跃，血清丙氨酸氨基转移酶（ALT）持续升高或肝脏组织学显示有活动性病变的慢性成人乙型肝炎的治疗（包括代偿及失代偿期肝病患者）。

② 适用于治疗 2～18 岁（不包括 18 岁）慢性 HBV 感染代偿性肝病的核苷初治儿童患者，有病毒复制活跃和血清 ALT 水平持续升高的证据或中度至重度炎症和/或纤维化的组织学证据。

【用法用量】 患者应在有经验的医生指导下服用恩替卡韦。建议每天口服药物后冲洗定量勺。恩替卡韦应空腹服用（餐前或餐后至少 2h）。

推荐剂量

（1）成人 口服恩替卡韦口服溶液，每天 1 次，每次 10mL（10.5mg）。拉米夫定治疗时发生病毒血症或出现拉米夫定耐药突变的患者为每天 1 次，每次 20mL（1mg）。

失代偿性肝病患者，每天 1 次，每次 20mL（11mg）。

（2）儿童 体重 32.6kg 及以上患者每日口服剂量 10mL（0.5mg），体重大于 10kg 且小于 32.6kg 患者推荐每日剂量详见表 1。

儿童患者的治疗应该仔细考虑个体患者的需要再决定，并参考现行儿童治疗指南，包括有价值的基线组织学信息。连续治疗的长期病毒学抑制获益必须权衡延长治疗的风险，包括耐药乙型肝炎病毒的出现。

HBeAg 阳性慢性乙型肝炎代偿性肝病儿童患者，治疗前血清 ALT 升高应该至少持续 6 个月；HBeAg 阴性儿童患者治疗前血清 ALT 升高至少持续 12 个月。

表 1 2～18 岁（不包括 18 岁）核苷类药物初治的儿科患者推荐剂量

体重	口服溶液剂推荐剂量	体重	口服溶液剂推荐剂量
10.0～14.1kg	4.0mL	15.9～17.4kg	5.0mL
14.2～15.8kg	4.5mL	17.5～19.1kg	5.5mL

体重	口服溶液剂推荐剂量	体重	口服溶液剂推荐剂量
19.2～20.8kg	6.0mL	27.6～29.1kg	8.5mL
20.9～22.5kg	6.5mL	29.2～30.8kg	9.0mL
22.6～24.1kg	7.0mL	30.9～32.5kg	9.5mL
24.2～25.8kg	7.5mL	≥32.6kg	10.0mL
25.9～27.5kg	8.0mL		

儿童患者的治疗持续时间　尚不清楚最佳治疗持续时间。按照现行儿童治疗指南可考虑停止治疗的情况如下：

● HBeAg 阳性患者的治疗应该持续至达到 HBV DNA 不可测水平和 HBeAg 血清学转换（至少间隔 3～6 个月的 2 次连续血清样本 HBeAg 消失和抗 HBe 阳性）后至少 12 个月或直至 HBsAg 血清学转换或疗效丧失。停止治疗后应该定期随访血清 ALT 和 HBV DNA 水平。

● HBeAg 阴性患者的治疗应该持续至 HBsAg 血清学转换或疗效丧失。

● 肾功能或肝功能损伤儿童患者中尚未进行药代动力学研究。

（3）肾功能不全　在肾功能不全的患者中，恩替卡韦的表观口服清除率随肌酐清除率的降低而降低。肌酐清除率<50mL/min 的患者［包括接受血液透析或持续性不卧床腹膜透析（CAPD）治疗的患者］应调整用药剂量。在没有口服溶液时，作为替代治疗可通过延长给药间隔进行调整剂量，详见表 2。推荐的剂量调整是基于有限数据的推论，尚未对其安全性和有效性进行临床评估。因此，应该密切监测病毒学应答。

表 2　肾功能不全患者用法用量

肌酐清除率/(mL/min)	恩替卡韦剂量[①]	
	核苷类药物初始患者	拉米夫定治疗失败
≥50	0.5mg，每日 1 次	1mg，每日 1 次
30～49	0.25mg，每日 1 次或 0.5mg，每 48h 1 次	0.5mg，每日 1 次
10～29	0.15mg，每日 1 次或 0.5mg，每 72h 1 次	0.3mg，每日 1 次或 0.5mg，每 48h 1 次
<10 血液透析或 CAPD[②]	0.05mg，每日 1 次或 0.5mg，每 5～7 天 1 次	0.1mg，每日 1 次或 0.5mg，每 72h 1 次

① 剂量小于 0.5mg 的，建议服用恩替卡韦口服溶液。

② 当日的血液透析之后应用恩替卡韦。

（4）肝功能不全　肝功能不全患者无须调整用药剂量。

治疗期

恩替卡韦的最佳治疗时间以及与长期的治疗结果的关系（如肝硬化、肝癌等），目前尚未明了。

【药理毒理】

药理作用

本品为鸟嘌呤核苷类似物，对乙型肝炎病毒（HBV）多聚酶具有抑制作用。它能够通过磷酸化成为具有活性的三磷酸盐，三磷酸盐在细胞内的半衰期为 15h。通过与 HBV 多聚酶的天然底物三磷酸脱氧鸟嘌呤核苷竞争，恩替卡韦三磷酸盐能抑制病毒多聚酶（逆转录酶）的所有三种活性：

① HBV 多聚酶的启动；

② 前基因组 mRNA 逆转录负链的形成；

③ HBVDNA 正链的合成。恩替卡韦三磷酸盐对细胞的 α、β、δ DNA 多聚酶和线粒体 γDNA 多聚酶抑制作用较弱，K_i 值为 $18\sim160\mu mol/L$。

抗病毒活性 在转染了野生型乙型肝炎病毒的人类 HepG2 细胞中，恩替卡韦抑制 50% 病毒 DNA 合成所需浓度（EC_{50}）为 $0.004\mu mol/L$。恩替卡韦对拉米夫定耐药病毒株（rtL180M，rtM204V）的 EC_{50} 中位值是 $0.026\mu mol/L$（范围为 $0.01\sim0.059\mu mol/L$）。

在 HBV 体外联合用药分析中，发现在大范围浓度内阿巴卡韦、去羟肌苷、拉米夫定、司他夫定、替诺福韦或齐多夫定对恩替卡韦的抗 HBV 活性均无拮抗作用。在体外 HIV 抗病毒分析中，恩替卡韦在微摩尔级浓度时，对这六种核苷逆转录酶抑制剂（NRTI）或恩曲他滨的抗 HIV 作用仍然没有影响。

抗 HIV 病毒活性 全面分析恩替卡韦对一组实验室分离毒株以及临床分离的 1 型人类免疫缺陷病毒株（HIV-1）的抑制活性，在不同细胞及实验条件下获得的 EC_{50} 值范围是 $0.026\sim10\mu mol/L$；当病毒水平降低时观察到 EC_{50} 值更低。在细胞培养中，恩替卡韦在微摩尔浓度水平时可选择出 HIV 逆转录酶的 M184I 位点置换，在恩替卡韦高浓度水平时证实了抑制作用。含 M184V 位点置换的 HIV 变异株对恩替卡韦失去敏感性。

耐药性

（1）细胞培养 位于逆转录酶区有 rtM204I/V 和 rtL180M 位点置换的拉米夫定耐药株（LVDr）对恩替卡韦的敏感性较 HB 野生毒株下降至原来的 1/8。合并额外恩替卡韦耐药氨基酸 rtT184、rtS202 和/或 rtM250 位点改变的，在细胞培养中发现，对恩替卡韦的敏感性降低。合并额外（rtT184A、C、F、G、I、L、M 或 S，rtS202C、G 或 I，和/或心压 250I、L 或 V）位点置换的临床分离株与野毒株相比，对恩替卡韦的敏感性进一步降低了 16～741倍。单独出现 rtT184、rtS202 和 rtM250 恩替卡韦耐药位点置换的病毒株对恩替卡韦的敏感性仅有适度影响，在超 1000 例没有拉米夫定耐药位点置换的患者中未观察到敏感性降低。细胞培养中发现，耐药性是通过改变 HBV 逆转录酶减少竞争结合而介导的，耐药的 HBV 毒株复制能力减弱。

（2）交叉耐药　在核苷类抗乙型肝炎病毒药物中已发现有交叉耐药现象。在细胞试验中发现恩替卡韦对含有拉米夫定和替比夫定耐药位点变异（rtM204I/V±rtL180M）的乙型肝炎病毒 JHBV DNA 合成的抑制作用仅为野生株的 1/30～1/8。rtM204I/V±rtL180M、rtL80I/V 或 rtV173L 位点的置换变异，与拉米夫定和替比夫定的耐药有关，也导致对恩替卡韦的表型敏感性降低。细胞培养中，发现恩替卡韦对有 rtN236T 和 rtA181V 阿德福韦耐药位点置换的重组乙型肝炎病毒的敏感性分别降低 0.3 和 1.1 倍。还未在临床研究中证实恩替卡韦治疗有阿德福韦耐药位点置换的 HBV 的疗效。细胞培养中发现，从拉米夫定和恩替卡韦都失效的患者中分离出来的病毒株，对阿德福韦敏感，但对拉米夫定依然保持耐药性。

药代动力学

吸收　健康受试者口服用药后，本品被迅速吸收，0.5～1.5h 达到峰浓度（C_{max}）。每天给药 1 次，6～10 天后可达稳态，累积量约为 2 倍。

食物对口服吸收的影响　进食标准高脂餐或低脂餐的同时口服 0.5mg本品会导致药物吸收的轻微延迟（从原来的 0.75h 变为 1.0～1.5h），C_{max}降低 44％～46％，药时曲线下面积（AUC）降低 18％～20％。因此，本品应空腹服用（餐前或餐后至少 2h）。

分布　其表观分布容积超过全身液体量，这说明本品广泛分布于各组织。体外试验表明本品与人血浆蛋白结合率为 13％。

代谢和清除　在给人和大鼠服用 [14]C 标记的恩替卡韦后，未观察到本品的氧化或乙酰化代谢物，但观察到少量 Ⅱ 期代谢产物葡萄糖醛酸苷结合物和硫酸结合物。恩替卡韦不是细胞色素 P450（CYP450）酶系统的底物、抑制剂或诱导剂。

在达到血浆峰浓度后，血药浓度以双指数方式下降，达到终末消除半衰期需 128～149h。药物累积指数约为每天 1 次给药剂量的 2 倍，这表明其有效累积半衰期约为 24h。本品主要以原型通过肾脏清除，清除率为给药量的 62%～73%。肾清除率为 360～471mL/min，且不依赖于给药剂量，这表明恩替卡韦同时通过肾小球滤过和网状小管分泌。

特殊人群

（1）性别　本品的药代动力学不因性别的不同而改变。

（2）种族　本品的药代动力学没有显著种族差异。

（3）老年人　一项评价年龄与本品药代动力学关系的研究（口服本品 1mg）显示，老年人的 AUC 较健康年轻人升高 29.3%，这很可能是由于个体肾功能的差异所造成的。老年人的用药剂量参看肾功能不全者的剂量调节。

（4）肾功能不全　不同程度肾功能不全的患者（无慢性乙型肝炎病毒感染），包括使用血液透析或 CAPD 治疗的患者中，单次给药 1mg 本品后的药代动力学结果显示清除率随肌酐清除率的降低而下降。血液透析前 2h 单次给药 1mg 本品，血液透析 4h 能清除约给药剂量的 13%，CAPD 治疗 7 天仅能清除约给药剂量的 0.3%。恩替卡韦应在血液透析后给药。

（5）肝功能不全　在中度和重度肝功能不全（Child-Pugh 分级 B 或 C级）的患者（不包括慢性乙型肝炎病毒感染患者）中，研究了单次给药 1mg 后恩替卡韦的药代动力学情况，肝功能不全的患者与健康对照患者的恩替卡韦的药代动力学情况相似。因此，肝功能不全患者无须调节恩替卡韦的给药剂量。

（6）肝移植后　目前尚不清楚本品在肝移植患者中的安全性和有效性。由于肾功能的改变，本品在体内的总量约为肾功能正常的健康人的 2 倍。肾功能的改变导致本品在这些患者中浓度增加。本品与环孢素 A 或他克莫司之间的药物动力学的相互作用尚未正式评价。对于曾经或正在接受可能影响肾功能的免疫抑制剂（如：环孢素 A 或他克莫司）治疗的肝移植受体患者，接受恩替卡韦治疗前和治疗中，应该严密监测肾功能。

（7）儿童用药　尚无儿童使用该药的药代动力学数据。

毒理研究

遗传毒性　在人类淋巴细胞培养试验中，发现恩替卡韦是染色体断裂的诱导剂。在 Ames 试验（使用伤寒杆菌、大肠埃希菌、使用或不用代谢激活剂）、基因突变试验和叙利亚仓鼠胚胎细胞转染试验中，发现恩替卡韦不是突变诱导剂。在大鼠的经口给药微核试验和 DNA 修复试验中，恩替卡韦也呈阴性。

生殖毒性 在生殖毒性研究中，没有发现雄性和雌性大鼠的生育力受到影响。在恩替卡韦的毒理学研究中，当剂量增至人体剂量的 35 倍或以上时，发现啮齿类动物与狗出现了输精管的退行性病变。在猴子试验中，未发现睾丸的改变。

在大鼠和家兔的生殖毒性研究中，没有发现胚胎和母体毒性。在大鼠试验中，当母鼠的用药量相当于人体剂量 3100 倍时，观察到恩替卡韦对胚胎-胎鼠的毒性作用（重吸收）、体重降低、尾巴和脊椎形态异常和骨化水平降低（脊椎、趾骨和指骨），并观察到额外生长的腰椎和肋骨。在家兔试验中，对雌兔的用药量为人（1.0mg/日）剂量的 883 倍时，观察到对胚胎-胎兔的毒性作用（吸收）、骨化水平降低（舌骨），并且第 13 根肋骨的发生率增加。在对出生前和出生后大鼠口服恩替卡韦的研究中发现用药量大于人（1.0mg/日）剂量的 94 倍时未对后代产生影响。

恩替卡韦可从大鼠乳汁分泌。

致癌性 在小鼠和大鼠口服恩替卡韦的长期致癌性研究中呈阳性结果。

在小鼠试验中，当剂量达人体剂量的 3～40 倍时，雄性和雌性小鼠的肺部腺瘤的发生率增加。但给予本品的大鼠、狗和猴中并未发现肺细胞异常增生，这提示在小鼠体内发生的肺部肿瘤可能具有种属特异性。

当剂量为人体剂量的 42 倍时，雄性小鼠的肝细胞肿瘤与混合瘤（肿瘤和腺瘤）的发生率增加。当剂量为人体剂量的 40 倍时，雌性小鼠的血管性肿瘤（包括卵巢、子宫的血管瘤和脾脏的血管肉瘤）发生率增加。在大鼠的试验中，当剂量为人体剂量的 24 倍时，雌性大鼠的肝细胞腺瘤的发生率增加，混合瘤（肿瘤和腺瘤）的发生率也增加。当剂量为人体剂量的 35 倍和 24 倍时，分别在雄性大鼠和雌性大鼠身上发现有脑胶质瘤。当剂量为人体剂量的 4 倍时，在雌性大鼠身上发现有皮肤纤维瘤。

目前尚不清楚本品啮齿类动物致癌性试验的结果能否预测本品对人体的致癌作用。

【不良反应】

（1）安全性概述 在代偿性肝病患者的临床研究中，可能与恩替卡韦相关的常见不同程度不良反应为头痛（9%）、疲劳（6%）、眩晕（4%）和恶心（3%）。有恩替卡韦治疗期间与停药后的肝炎急性发作的报道。

（2）常见不良反应 恩替卡韦最常见的不良事件有：头痛、疲劳、眩晕、嗜睡、恶心、呕吐、腹泻、消化不良、失眠。

（3）选择性不良反应描述

① 实验室检查指标异常　在核苷类药物初治患者的临床研究中，5％患者的 ALT 升高超过 3 倍基线值；小于 1％的患者 ALT 升高超过 2 倍基线值，且总胆红素超过 2 倍正常范围上限（ULN）和 2 倍基线值。

白蛋白水平小于 2.5g/dL 的患者比例不到 1％，2％患者的淀粉酶水平超过 3 倍基线值，11％患者的脂肪酶水平超过 3 倍基线值，不到 1％患者的血小板小于 $50000/mm^3$。

② 停止治疗后的肝炎加剧　肝炎症状急性加剧或 ALT 复燃的定义为：ALT 大于 10 倍的正常值上限和大于 2 倍患者的参考水平（基线值或停药时最后一次检测值间的最小值）。如果未达到治疗应答而停用恩替卡韦，则停药后发生 ALT 复燃的概率可能更高。

（4）儿童患者　195 名 HBeAg 阳性核苷初治受试者应用恩替卡韦的治疗中，中位持续时间为 99 周。应用恩替卡韦治疗儿童受试者中所观察到的不良反应与成人恩替卡韦临床研究中观察到的一致。

（5）其他特殊人群

① 对于失代偿性肝病患者的经验　采用非盲随机对比试验，对恩替卡韦在失代偿性肝病患者中的安全性进行评估，除常见不良反应外，接受治疗恩替卡韦治疗至 48 周的患者中发现了一项新的不良反应［血液碳酸氢盐的降低（2％）］。

研究中，累计死亡率为 23％（23/102），死亡原因一般与肝脏相关，与该人群的预期死亡原因一致。

严重不良事件一般与肝脏相关，研究中的累计发生率为 69％。基线 CTP 评分高的患者发展成严重不良反应的风险更高。

② 实验室检查指标异常　恩替卡韦在失代偿性肝病患者的 48 周治疗中，未见患者发生 ALT 升高超过 10 倍 ULN 与 2 倍基线值，1％患者的 ALT 升高超过 2 倍基线值并伴有总胆红素超过 2 倍 ULN 和 2 倍基线值。30％患者的白蛋白水平小于 2.5g/dL，10％患者脂肪酶水平超过 3 倍基线值，20％患者血小板小于 $50000/mm^3$。

③ 对于合并感染 HIV 的患者，恩替卡韦的安全性与仅感染 HBV 患者中的安全性相似。

（6）性别/年龄　恩替卡韦的安全性未显示与性别（临床研究中约 25％女性）或年龄（约 5％患者的年龄超过 65 岁）相关的明显差异。

（7）疑似不良反应的报告　药品获批后的疑似不良反应报告具有重要作用。不良反应报告有利于药品获益/风险平衡的持续监测。因此要求医护人员报告所有疑似不良反应。

（8）合并感染 HIV 和 HBV　未合并感染 HIV 患者中观察到的安全性相似。

（9）肝移植受体患者　不良事件的频率和性质与接受肝移植的患者中预期的反应和恩替卡韦的已知安全特征一致。

（10）失代偿性肝病　102 名接受恩替卡韦的受试者中，不论与研究药物的因果关系，48 周治疗中出现的最常见不良事件包括外周性水肿（16%）、腹水（15%）、发热（14%）、肝性脑病（10%）和上呼吸道感染（10%）。

受试者中死亡患者是由于与肝脏相关的原因，例如肝功能衰竭、肝性脑病、肝肾综合征和上消化道出血。

在中国进行的临床试验中，恩替卡韦最常见的不良事件有：ALT 升高、疲劳、眩晕、恶心、腹痛、腹部不适、上腹痛、肝区不适、肌痛、失眠和风疹。这些不良事件多为轻到中度。

（11）上市后的不良反应

① 免疫系统失调　类过敏反应。

② 皮肤和皮下组织的不良反应　脱发，皮疹。

③ 代谢及营养障碍　有乳酸酸中毒报道，多和肝功能失代偿或其他严重疾病药物暴露相关。肝功能失代偿期患者乳酸酸中毒的风险较高。

④ 肝胆系统异常　氨基转移酶升高。

【药物相互作用】　恩替卡韦不是细胞色素 P450（CYP450）酶系统的底物、抑制剂或诱导剂。在浓度达到人体内浓度约 10000 倍时，恩替卡韦不抑制任何主要的人 CYP450 酶：1A2、2C9、2C19、2D6、3A4、2B6 和 2E1。在浓度达到人体内浓度约 340 倍时，恩替卡韦不诱导人的 CYP450 酶：1A2、2C9、2C19、3A4、3A5 和 2B6。同时服用通过抑制或诱导 CYP450 系统而代谢的药物对恩替卡韦的药代动力学没有影响。而且，同时服用恩替卡韦对已知的 CYP 底物的药代动力学也没有影响。

恩替卡韦与拉米夫定、阿德福韦和替诺福韦的相互作用时，发现恩替卡韦和与其相互作用药物的稳态药代动力学均没有改变。

由于恩替卡韦主要通过肾脏清除，服用降低肾功能或竞争性通过主动肾小球分泌的药物时，服用恩替卡韦可能增加这两个药物的血药浓度。同时服用恩替卡韦与拉米夫定、阿德福韦、替诺福韦不会引起明显的药物相互作用。同时服用恩替卡韦与其他通过肾脏清除或已知影响肾功能的药物的相互作用尚未研究。患者在同时服用恩替卡韦与此类药物时要密切监测不良反应的发生。

儿童患者　本品仅在成人中进行了药物相互作用研究。

【禁忌】　对恩替卡韦或制剂中任何成分过敏者禁用。

【注意事项】

警示语

（1）乙型肝炎严重急性恶化　有患者在停止乙肝抗病毒治疗（包括恩替卡韦）后，发生病情严重急性加剧的报道。对停止乙肝抗病毒治疗的患者，应密切监测肝功能至少持续数月。如有必要，需重新开始抗病毒治疗。

（2）合并感染 HIV　尚未在 HBV 合并 HIV 感染并且未接受有效 HIV 治疗的患者中评价恩替卡韦。有限的临床经验提示，如果恩替卡韦用于慢性乙型肝炎合并 HIV 感染且未经抗 HIV 治疗的患者，有可能出现对 HIV 核苷逆转录酶抑制剂的耐药。因此，不建议 HBV 合并感染 HIV 并未接受高效抗逆转录病毒治疗（HAART）的患者使用恩替卡韦。开始恩替卡韦治疗前，应该检测所有患者的 HIV 抗体。尚未进行恩替卡韦治疗 HIV 感染的研究，因此，不建议将恩替卡韦用于抗 HIV 治疗。

（3）乳酸性酸中毒和重度肝肿大伴脂肪变性　有单独核苷类似物治疗或与抗逆转录病毒药物联合使用后发生乳酸性酸中毒和肝肿大伴脂肪变性甚至死亡的病例报告。发生此类事件的患者大部分为女性。肥胖和延长使用核苷类药物可能是此类不良事件的危险因素。存在这些危险因素的患者，在使用核苷类似物药物治疗肝脏疾病时，应特别注意；然而，此类事件也曾发生在不存在这些危险因素的患者中。

接受恩替卡韦治疗的患者，有乳酸酸中毒的报道，多和肝功能失代偿或其他严重疾病或药物暴露相关。肝功能失代偿患者乳酸酸中毒的风险较高。如果有临床或实验室检查结果提示其发生了乳酸性酸中毒或明显的肝脏毒性（可能包括肝肿大和脂肪变性，甚至氨基转移酶也未见明显升高）时，应暂停服用恩替卡韦。

注意事项

（1）肾功能不全的患者　肌酐清除率＜50mL/min，包括血液透析或

CAPD 的患者，建议调整恩替卡韦的给药剂量。

（2）肝移植受体患者　恩替卡韦治疗肝移植受体的安全性和有效性尚不清楚。如果肝移植受体患者需要接受恩替卡韦治疗，而其曾经或正在接受可能影响肾功能的免疫抑制剂（如：环孢素或他克莫司的治疗），应在恩替卡韦给药前及给药过程中严密监测肾功能。

耐药性和拉米夫定治疗失效患者的特别注意事项。HBV 聚合酶区的拉米夫定耐药位点突变可能会导致继发突变，包括恩替卡韦耐药相关位点的突变。

少数拉米夫定治疗失效的患者在基线时就存在恩替卡韦耐药相关位点 rtT184、rtS202 和 rtM250 的突变。拉米夫定耐药的患者随后发生恩替卡韦耐药的风险高于无拉米夫定耐药患者。在拉米夫定治疗失效研究中，恩替卡韦治疗 1、2、3、4 和 5 年后，恩替卡韦基因型耐药的累积发生率分别为 6％、15％、36％、47％和 51％。

（3）儿童患者　基线 HBV DNA≥8.0lg10IU/mL 的儿童患者中观察到的病毒学应答率（HBVDNA＜50IU/mL）较低。只有当潜在获益超过风险（例如耐药）时，儿童患者才可使用恩替卡韦。因为有些儿童患者可能需要长期甚至终身治疗慢性活动性乙型肝炎，要考虑到恩替卡韦对未来治疗选择的影响。

（4）患者须知　患者应在医生的指导下服用恩替卡韦，并告知医生任何新出现的症状及合并用药情况。应告知患者如果停药有时会出现肝脏病情加重，所以应在医生的指导下改变治疗方法。

患者在开始恩替卡韦治疗前，需要进行 HIV 抗体的检测。应告知患者如果感染了 HIV 而未接受有效的 HIV 药物治疗，恩替卡韦可能会增加对 HIV 药物治疗耐药的机会。

使用恩替卡韦治疗并不能降低经性接触或污染血源传播 HBV 的危险性。因此，需要采取适当的防护措施。若内包装开封或破损，请勿使用。

【贮藏】　遮光，不超过 30℃密闭保存。

富马酸贝达喹啉片（斯耐瑞）

【规格】　100mg

【成分】 主要成分富马酸贝达喹啉。

【性状】 本品为白色至类白色片。

【适应证】 本品是一种二芳基喹啉类抗分枝杆菌药物，作为联合治疗的一部分，适用于治疗成人（≥18岁）耐多药肺结核（MDR-TB）。只有当不能提供其他有效的治疗方案时，方可使用本品。本品应在直接面视督导下化疗（DOT）。

本品不可用于以下治疗：

① 结核分枝杆菌所致潜伏感染。

② 药物敏感性结核病。

③ 肺外结核病。

④ 非结核分枝杆菌（NTM）所致感染。

【用法用量】

重要用药说明

① 本品应在直接面视督导下化疗（DOT）。

② 本品仅在与其他抗分枝杆菌药物联合治疗时使用。

③ 注重整个用药过程中的依从性。

用药前的检测

使用本品治疗之前需要获取以下信息：

① 如有可能，应获取抗结核分枝杆菌分离株背景治疗的药物敏感性信息。

② 心电图信息。

③ 血清中钾、钙、镁的浓度。

④ 肝酶的信息。

联合治疗用药建议

① 本品应该与至少3种对患者MDR-TB分离菌株敏感的药物联合治疗。如果无法获得体外药敏结果，可将本品与至少4种可能对患者MDR-TB分离菌株敏感的药物联合治疗。

② 本品的推荐剂量是400mg口服，每日1次，用药2周；然后200mg每日1次，每周3次，用药（每次服药至少间隔48h）22周。

③ 本品治疗的总持续时间是24周。更长期的治疗数据非常有限。在有广泛耐药的患者中，在24周之后认为必须使用本品以获得根治时，只可根据具体情况并在密切安全性监测下，考虑更长期的治疗。

服药方法

本品应用水整片吞服，并与食物同服。

如果在治疗的第 1~2 周内漏服了一次本品，患者不必补服药物，而应继续正常的给药方案。从第 3 周起，如果漏服 200mg 剂量，患者应尽快服用漏服的剂量，然后继续每周 3 次的用药方案。

肝功能损害

① 本品用于轻度或中度肝损害患者时不需要进行剂量调整。

② 本品尚未在重度肝损害患者中进行研究。

肾功能损害

① 轻度或中度肾损害的患者用药时不需要进行剂量调整。

② 重度肾损害或肾病终末期需要血液透析或腹膜透析的患者应谨慎使用。

【药理毒理】

药理作用

贝达喹啉是一种抑制分枝杆菌 ATP（5′-三磷酸腺苷）合成酶的二芳基喹啉类抗分枝杆菌药物，该酶是结核分枝杆菌能量生成所必需的，贝达喹啉通过结合该酶的亚基 c 发挥作用。结核分枝杆菌中存在潜在的贝达喹啉耐药机制。

药代动力学

贝达喹啉主要发生氧化代谢，生成 N-单去甲基代谢物（M2）。与母体化合物相比，M2 的人体平均暴露量（23%~31%）和抗分枝杆菌活性均较低（低 4~6 倍），因此认为 M2 对临床疗效无显著作用。然而，M2 血浆药物浓度似乎与 QT 间期延长有关。

吸收 贝达喹啉应与食物同服，以提高其口服生物利用度。

分布 贝达喹啉的血浆蛋白结合率大于 99.9%。在中央室的分布容积估计大约为 164L。

代谢 CYP3A4 是体外条件下贝达喹啉代谢和生成 M2 涉及的主要 CYP 同工酶。

消除 贝达喹啉及 M2 的平均终末消除半衰期约为 5.5 个月。

排泄 贝达喹啉主要通过粪便排泄。

特殊人群

（1）肝功能损害　8例Child-Pugh B级的受试者口服给药，贝达喹啉和M2的平均暴露量（AUC_{672h}）比健康受试者降低约20%。尚未在重度肝损害患者中对本品进行研究。

（2）肾功能损害　肾功能正常的患者原型贝达喹啉的肾排泄量极少（≤0.001%）。群体药代动力学分析中，未发现肌酐清除率可影响贝达喹啉的药代动力学参数。

预期轻度或中度肾损害不会对贝达喹啉的暴露量产生有临床意义的影响，重度肾损害或者需要血液透析或腹膜透析的终末期肾病患者，因为肾功能障碍继发引起药物吸收、分布和代谢的变化可能导致贝达喹啉浓度升高。由于贝达喹啉与血浆蛋白之间的高度结合，不太可能通过血液透析或腹膜透析显著清除血浆中的贝达喹啉。

（3）性别　接受本品治疗的MDR-TB患者群体药代动力学分析中，未观察到男性和女性的暴露量存在有临床意义的差异。

（4）种族/种族划分　黑种人患者的贝达喹啉AUC比其他种族患者低34%，这种低暴露量无临床意义，不同种族之间完成24周贝达喹啉治疗期的患者其应答率相当。

（5）HIV合并感染　HIV-TB合并感染患者服用本品的临床数据有限。

（6）老年患者　在65岁及以上结核患者中应用本品的数据有限。

（7）儿科患者　尚未评估富马酸贝达喹啉在儿童患者体内的药代动力学。

毒理研究

遗传毒性　富马酸贝达喹啉Ames试验、小鼠淋巴瘤细胞试验和小鼠微核试验结果均为阴性。

生殖毒性　富马酸贝达喹啉对雄性和雌性大鼠生育力未见影响；对妊娠F1代大鼠的性成熟、行为发育、交配能力、生育力或生殖能力的未见影响；对高剂量组幼仔哺乳期——通过乳汁暴露贝达喹啉可见体重下降。

致癌性　在大鼠中贝达喹啉在高达10mg/（kg·d）的最大耐受剂量时，未见致癌性。

其他毒性　贝达喹啉是一种阳离子、两亲性药物，可诱导动物发生磷脂质病（几乎所有剂量组，甚至在非常短时间暴露），主要发生于单核吞噬细胞系统（MPS）细胞中。受试的所有种属均出现色素沉着和/或泡沫状巨噬细胞的药物相关性增加，主要出现于淋巴结、脾脏、肺、肝脏、胃、骨骼肌、胰腺和/或子宫中。给药结束后，这些变化缓慢恢复。最高剂量下，观察到一些种属存在肌肉变性。

【不良反应】

（1）CYP3A4 诱导剂/抑制剂　本品与 CYP3A4 诱导剂联用时暴露量可能降低，与 CYP3A4 抑制剂联用时暴露量可能升高。

① CYP3A4 诱导剂　由于贝达喹啉全身暴露量的降低可能导致疗效降低，因此，在贝达喹啉用药期间，应避免与强效或者中效 CYP3A4 诱导剂联合用药，例如利福霉素类（利福平、利福喷丁和利福布汀）。

② CYP3A4 抑制剂　由于全身暴露量的增加有导致不良反应的潜在风险，应避免将贝达喹啉与强效 CYP3A4 抑制剂，例如酮康唑或伊曲康唑连续联用超过 14 天，除非治疗获益超过风险。建议对本品相关的不良反应进行适当的临床监测。

（2）其他抗菌药物　与本品联用期间不需要对异烟肼或吡嗪酰胺进行剂量调整。

在一项对 MDR-TB 患者进行的安慰剂对照临床研究中，未观察到联用本品对乙胺丁醇、卡那霉素、吡嗪酰胺、氧氟沙星或环丝氨酸的药代动力学产生明显影响。

（3）延长 QT 间期的药物　当贝达喹啉与其他延长 QT 间期的药物联合给药时，观察到了叠加或协同的 QT 延长作用。如果贝达喹啉与其他延长 QTc 间期的药物同时使用时要监测心电图，如果有严重的室性心律失常或者 QTcF 间期超过 500ms 的证据，马上停止使用本品。

【禁忌】　对本品和/或本品中任何成分过敏者禁用。

【注意事项】

① 贝达喹啉的耐药性　根据官方治疗指南建议（如 WHO 指南），贝达喹啉必须仅在适当的 MDR-TB 联合治疗方案中使用，以降低出现贝达喹啉耐药性的风险。

② 死亡率升高　在一项安慰剂对照试验中（基于 120 周访视窗），观察到本品治疗组的死亡风险（9/79，11.4%）较安慰剂治疗组（2/81，2.5%）增加。

③ QT 间期延长　本品可延长 QT 间期。在治疗开始之前以及本品治疗开始之后至少 2、12 和 24 周时，应进行心电图检查（ECG）。基线时应检测血清钾、钙和镁，并在异常时进行纠正。若出现 QT 间期延长，应进行电解

质的监测。本品尚未对有室性心律失常或者近期发生心肌梗死的患者进行研究。

④ 患者接受本品治疗时，与其他延长 QT 间期的药物同时服用，包括氟喹诺酮类和大环内酯类抗菌药物以及抗分枝杆菌药物氯法齐明等可增加 QT 间期延长的风险。

⑤ 肝毒性　与其他未联合本品的结核治疗药物相比，本品联合应用其他结核治疗药物时报告的肝脏相关的药物不良反应更多。服用本品时应避免饮酒、摄入含酒精的饮料和使用其他肝脏毒性药物，尤其是肝功能受损的患者。

【贮藏】　避光，密闭，30℃以下保存。

来迪派韦索磷布韦片（夏帆宁）

【规格】　每片含 90mg 来迪派韦和 400mg 索磷布韦

【成分】　本品为复方制剂，每片含 90mg 来迪派韦和 400mg 索磷布韦。

【性状】　本品为橙色薄膜衣片。除去包衣后显类白色。该片剂为菱形，一面凹有"GSI"，另一面凹刻有"7985"。

【适应证】　本品适用于治疗成人和 12～18 岁（不包含 18 岁）青少年的慢性丙型肝炎病毒（HCV）感染。

【用法用量】　本品的使用应由在慢性 HCV 感染患者治疗方面有着丰富经验的医生发起并监测用药过程。

推荐剂量为每次 1 片，每日 1 次。本品仅供口服，应指示患者将片剂整粒吞下，可随食物或不随食物服用。鉴于味苦，所以建议不要咀嚼或碾碎薄膜衣片。

（1）年龄＜12 岁的儿童　尚未确定来迪派韦索磷布韦片在＜12 岁的儿童患者中的安全性和有效性。

（2）漏服　如果在服药后 5h 内呕吐，则应补服 1 粒药片。如果在给药超过 5h 之后出现呕吐，则无须补服。如漏服一剂药物但仍在正常服药时间后 18h 内，则应指导患者尽快服用该片剂，之后患者应在平常用药时间进行下一次服药。若已超过 18h，则应指导患者等至平常用药时间时进行下一次服药。应指示患者不得单次服用两倍剂量。

（3）老年人　对于老年患者，无须调整剂量。

（4）肾功能损害　对于轻度或中度肾功能损害患者，无须调整来迪派韦索磷布韦片剂量。对于重度肾功能损害患者［肾小球滤过率估计值（eGFR）＜30mL/min/1.73m^2］或需要血液透析的终末期肾病（ESRD）患者，尚未评估来迪派韦索磷布韦片的安全性。

（5）肝功能损害　对于轻度、中度或重度肝功能损害［Child-Pugh-Turcotte（CPT）分级为 A、B 或 C］患者，无须调整来迪派韦索磷布韦片剂量。

尚未确定来迪派韦索磷布韦片在失代偿性肝硬化患者中的安全性和疗效。

【药理毒理】

药理作用

来迪派韦是 HCVNS5A 蛋白（为 HCV 病毒体 RNA 复制和组装所必需）抑制剂。目前尚无法通过生物化学方法证实来迪派韦对 NS5A 的抑制作用，因为 NS5A 不具有酶功能。体外耐药性选择和交叉耐药性研究表明，来迪派韦的作用机制是以 NS5A 为靶点。索磷布韦是 HCVNS5BRNA 依赖性 RNA 聚合酶（为病毒复制所必需）抑制剂。

索磷布韦是一种核苷酸前体药物，在细胞内代谢为具有药理活性的尿苷类似物三磷酸盐（GS461203），可被 NS5B 聚合酶嵌入 HCVRNA 中而终止复制。GS461203 对基因型 1b、2a、3a 和 4aHCV 的重组 NS5B 的聚合酶活性具有抑制作用，GS461203 既不是人类 DNA 和 RNA 聚合酶抑制剂，也不是线粒体 RNA 聚合酶抑制剂。

药代动力学

吸收　索磷布韦口服吸收迅速，给药后约 1h 观察到中位峰值血浆药物浓度，给药后 4h 观察到 GS-331007 的中位峰值血浆药物浓度。

基于对 HCV 感染患者进行的群体药代动力学分析，来迪派韦（$N=2113$）、索磷布韦（$N=1542$）和 GS-331007（$N=2113$）的几何平均值稳态 $AUC_{0\sim24}$ 分别为 8530、1380 和 12500ng·h/mL。索磷布韦和 GS-331007 的 $AUC_{0\sim24}$ 和 C_{max} 在健康成年受试者中与在 HCV 感染患者中相似。HCV 感染患者的来迪派韦 $AUC_{0\sim24}$ 比健康受试者（$N=191$）低 24%。

基于 206 中国受试者群体 PK 分析，来迪派韦、索磷布韦和 GS-331007

的稳态 $AUC_{0\sim24}$ 分别为 11400、1590 和 14200ng·h/mL。

食物影响 给予本品时不考虑食物的情况。

分布 来迪派韦和索磷布韦均不是肝脏摄取性转运体[有机阳离子转运体(OCT)1、有机阳离子转运多肽(OATP)1B1 或 OATP1B3]的底物。GS-331007 不是包括有机阴离子转运体(OAT)1 或 OAT3 或 OCT2 在内的肾转运体的底物。索磷布韦和 GS-331007 不是药物转运体 P-gp、BCRP、MRP2、BSEP、OATP1B1、OATP1B3、OCT1 的抑制剂,GS-331007 不是 OAT1、OCT2 和 MATE1 的抑制剂。

来迪派韦与人血浆蛋白结合率＞99.8%。索磷布韦与人血浆蛋白结合率为 61%～65%,结合率与药物浓度无关。在人血浆中 GS-331007 的蛋白结合率极低。

生物转化 在体外,未检测到 CYP1A2、CYP2C8、CYP2C9、CYP2C19、CYP2D6 和 CYP3A4 对来迪派韦的代谢作用。已观察到通过未知机制进行缓慢氧化代谢的迹象。在 90mg [^{14}C]-来迪派韦单次给药后,系统暴露量几乎完全源于母体药物(＞98%)。无变化来迪派韦也是粪便中的主要类型。

索磷布韦在肝脏中被广泛代谢,形成具有药理学活性的核苷类似物三磷酸 GS-461203。未观察到活性代谢产物。代谢活化途径包括经人组织蛋白酶 A 或羧酸酯酶 1 催化的羧酸酯部分的连续水解以及经组氨酸三聚体核苷结合蛋白 1 进行的磷酰胺酯裂解,之后通过嘧啶核苷酸生物合成途径进行磷酸化。脱磷酸作用形成核苷酸代谢产物 GS-331007,此物质不能被有效地再磷酸化,且缺乏体外抗 HCV 活性。

在来迪派韦/索磷布韦内,GS-331007 占总系统暴露量的约 85%。索磷布韦 和 GS-331007 不 是 UGT1A1 或 CYP3A4、CYP1A2、CYP2B6、CYP2C8、CYP2C9、CYP2C19 和 CYP2D6 酶的底物或抑制剂。

消除 90mg [^{14}C]-来迪派韦单次经口给药后,粪便和尿液中放射性剂量的平均总回收率为 87%,从粪便中回收到了大部分放射性剂量(86%)。排泄到粪便中的无变化来迪派韦平均占给药剂量的 70%,氧化代谢产物 M19 占剂量的 2.2%。这些数据表明,无变化来迪派韦的胆汁排泄为药物消除的主要途径,而肾排泄是次要的消除途径(约 1%)。健康志愿者空腹服用来迪派韦/索磷布韦后,来迪派韦的中位终末半衰期为 47h。

经口给予单剂量 400mg [^{14}C]-索磷布韦后,剂量的平均总回收率大于 92%,其中尿、粪便与呼气中分别回收了约 80%、14% 与 2.5%。尿中回收的索磷布韦剂量大部分是 GS-331007（78%），另有 3.5% 以索磷布韦的形式回收。此项数据显示 GS-331007 的主要消除途径是肾清除，其中大部分可被主动分泌。来迪派韦/索磷布韦给药后，索磷布韦和 GS-331007 的中位终末半衰期分别为 0.5 和 27h。来迪派韦和索磷布韦均不是肝脏摄取性转运体（有机阳离子转运体（OCT）1、有机阳离子转运多肽（OATP）1B1 或 OATP1B3）的底物。GS-331007 不是肾转运体［包括有机阴离子转运体（OAT）1 或 OAT3］或 OCT2 的底物。

在体外影响其他药品的可能性 来迪派韦并不是包括 OATP1B1 或 1B3、BSEP、OCT1、OCT2、OAT1、OAT3、多药物和毒性化合物排出（MATE）1 转运体、多药耐药蛋白（MRP）2 或 MRP4 在内的肝脏转运体的抑制剂。索磷布韦和 GS-331007 不是药物转运体 P-gp、BCRP、MRP2、BSEP、OATP1B1、OATP1B3、OCT1 的抑制剂，GS-331007 不是 OAT1、OCT2 和 MATE1 的抑制剂。索磷布韦和 GS-331007 不是 CYP 或尿苷二磷酸葡糖醛酸基转移酶（UGT）1A1 酶的抑制剂或诱导剂。

特殊人群

（1）种族和性别 来迪派韦、索磷布韦或 GS-331007，未发现由种族引起的临床相关药代动力学差异。对于索磷布韦或 GS-331007，未发现由性别引起的临床相关药代动力学差异。相较于男性，在女性中来迪派韦的 AUC 和 C_{max} 分别高 77% 和 58%；然而，性别与来迪派韦暴露量的关系被认为并不具有临床相关性。

（2）老年人 在 HCV 感染患者中进行了群体药代动力学研究，来迪派韦/索磷布韦的临床研究纳入 235 名（占患者总数的 8.6%）65 岁及以上的患者。在所分析的年龄范围内（18～80 岁），年龄对来迪派韦、索磷布韦或 GS-331007 的暴露量没有临床相关影响。

（3）肾功能损害 在 HCV 阴性的重度肾功能损害［Cockcroft-Gault 法得出 eGFR<30mL/min/1.73m²，CL_{Cr} 中位值（范围）为 22（17～29）mL/min］患者中研究了 90mg 来迪派韦单次给药的药代动力学。在健康受试者和重度肾功能损害患者中未观察到来迪派韦药代动力学的临床相关差异。在轻度（eGFR 为 50～<80mL/min/1.73m²）、中度（eGFR 为 30～<50mL/min/1.73m²）、重度肾功能损害（eGFR<30mL/min/1.73m²）以及 ESRD 且需要血液透析的 HCV 阴性患者中研究了 400mg 索磷布韦单次给药后的索磷布韦药代动力学。与肾功能正常（eGFR>80mL/min/1.73m²）的患者相比，在轻度、中度和重度肾功能损害患者中，索磷布韦 $AUC_{0\sim inf}$ 分别高出 61%、107% 和 171%，GS-331007 $AUC_{0\sim inf}$ 则分别高出 55%、88% 和 451%。与肾功能正常的患者相比，ESRD 患者在血液透析前 1h 给予索磷布韦时索磷布韦 $AUC_{0\sim inf}$ 高出 28%，而血液透析后 1h 给予索磷布韦则高出 60%。ESRD 患者在血液透析前 1h 或透析后 1h 接受索磷布韦给药时，GS-331007 的 $AUC_{0\sim inf}$ 分别至少高出 10 倍和 20 倍。GS-331007 可通过血液透析有效去除，提取系数约为 53%。索磷布韦 400mg 单次给药后，4h 血液透析可清除 18% 的索磷布韦给药剂量。尚未在重度肾功能损害或 ESRD 患者中确定索磷布韦的安全性和疗效。

（4）肝功能损害　肝硬化（包括失代偿性肝硬化）对来迪派韦暴露量无临床相关影响，对索磷布韦和 GS-331007 暴露量无临床相关影响。

（5）儿童人群　来迪派韦/索磷布韦（90mg/400mg）给药后，在年龄为 12～18 岁（不包含 18 岁）的青少年中，来迪派韦、索磷布韦和 GS-331007 的暴露量与Ⅱ期/Ⅲ期临床试验中成人的相应值类似。尚未确定来迪派韦、索磷布韦和 GS-331007 在年龄<12 岁的儿童患者中的药代动力学（参见【用法用量】）。

毒理研究

遗传毒性　来迪派韦/或索磷布韦的 Ames 试验、人外周血淋巴细胞染色体畸变试验、小鼠微核试验结果均为阴性。

生殖毒性　来迪派韦对大鼠交配和生育力未见不良影响。仅雌性大鼠在 100mg/(kg·d) 剂量（约为人临床剂量暴露量的 3 倍）下可见黄体、着床数目及胚胎存活数目轻微减少，这与短暂的母体体重降低和食量减少有关。

在胚胎-胎仔发育毒性试验中，对大鼠和兔未见致畸作用。大鼠围产期毒性试验，未见明显母体毒性和胚胎-胎仔发育毒性。来迪派韦可通过乳汁分泌。

索磷布韦对大鼠胚胎-胎仔发育或生育力未见影响。在最高剂量下，未见索磷布韦对大鼠 [500mg/(kg·d)] 和兔 [300mg/(kg·d)] 有致畸作用。索磷布韦代谢物 GS-331007 可通过乳汁分泌，对胎仔未见影响。

致癌性　来迪派韦开展了转基因小鼠 6 个月的致癌性试验，未见致癌性。来迪派韦的 2 年大鼠致癌性试验中，未见药物相关的肿瘤发生率明显增加。

索磷布韦在小鼠和大鼠 2 年致癌性试验中，未见致癌性。

【不良反应】 已观察到当来迪派韦/索磷布韦与胺碘酮和/或其他可降低心率的药物合用时出现重度心动过缓和心脏传导阻滞的现象。

【药物相互作用】 ① 由于来迪派韦索磷布韦片含来迪派韦和索磷布韦，单独使用这些活性成分时发现的任何相互作用均可能在使用来迪派韦索磷布韦片时发生。

② 来迪派韦索磷布韦片影响其他药品的可能性　来迪派韦是药物转运体 P-gp 和乳腺癌耐药蛋白（BCRP）的一种体外抑制剂，可能增加这些转运体合用底物的肠吸收。

③ 其他药品影响来迪派韦索磷布韦片的可能性　来迪派韦和索磷布韦是药物转运体 P-gp 和 BCRP 的底物，而 GS-331007 不是。

● 强效 P-gp 诱导剂类药品（利福平、利福布汀、圣约翰草、卡马西平、苯巴比妥和苯妥英）可能会显著降低来迪派韦和索磷布韦的血浆药物浓度，导致来迪派韦索磷布韦片疗效降低，因此在使用来迪派韦索磷布韦片时应禁用此类药品。

● 肠内中度 P-gp 诱导剂类药品（如奥卡西平）可能会降低来迪派韦和索磷布韦血浆药物浓度，导致来迪派韦索磷布韦片疗效降低。使用来迪派韦索磷布韦片时不推荐合用此类药品。

● 与能够抑制 P-gp 和/或 BCRP 的药品合用可能会增加来迪派韦和索磷布韦的血浆药物浓度，但不会增加 GS-331007 的血浆药物浓度；来迪派韦索磷布韦片可以与 P-gp 和/或 BCRP 抑制剂合用。预计不会与来迪派韦索磷布韦片发生由 CYP450 或 UGT1A1 酶介导的具有临床意义的药品相互作用。

● 接受维生素 K 拮抗剂治疗的患者，由于在来迪派韦索磷布韦片治疗期间肝功能可能会有变化，因此建议对国际标准化比值（INR）进行密切监测。

【注意事项】

（1）育龄女性/男性和女性避孕　当来迪派韦索磷布韦片与利巴韦林联用时，必须极其谨慎，以避免女性患者或男性患者的女性伴侣妊娠。已在暴露于利巴韦林的动物种属中证实了其具有显著的致畸和/或胚胎影响。

（2）妊娠　尚无妊娠妇女使用来迪派韦索磷布韦片的数据，作为一种预防措施，妊娠期间最好不使用来迪派韦索磷布韦片。

（3）哺乳　尚不清楚来迪派韦索磷布韦片或其代谢产物是否会分泌到人

乳汁中。不能排除其对新生儿/婴儿的风险。因此，母乳喂养期间不得使用来迪派韦索磷布韦片。

【贮藏】 30℃以下保存。

泊沙康唑口服混悬液（诺科飞）

【规格】 40mg/mL

【成分】 泊沙康唑。

【性状】 白色混悬液，可观察到透明至不透明白色半固体颗粒。

【适应证】 ① 预防侵袭性曲霉菌和念珠菌感染　本品适用于13岁和13岁以上因重度免疫缺陷而导致这些感染风险增加的患者，例如接受造血干细胞移植（HSCT）后发生移植物抗宿主病（GVHD）的患者或化疗导致长时间中性粒细胞减少症的血液系统恶性肿瘤患者。

② 治疗口咽念珠菌病，包括伊曲康唑和/或氟康唑难治性口咽念珠菌病。

【用法用量】

剂量和用法

本品的剂量和用法见表1。

表1　本品的剂量和用法

适应证	剂量和治疗持续时间
预防侵袭性真菌感染	200mg(5mL)，每日3次。疗程根据中性粒细胞减少症或免疫抑制的恢复程度而定
口咽念珠菌病	第1天的负荷剂量100mg(2.5mL)，每日2次，之后100mg(2.5mL)，每日1次，为期13天
伊曲康唑和/或氟康唑难治性口咽念珠菌病	400mg(10mL)，每日2次。疗程根据患者基础疾病的严重程度和临床应答而定

重要用法须知

① 本品置于123mL（4盎司）琥珀色玻璃瓶内，带防儿童开启封盖，内含105mL混悬液（每mL含40mg泊沙康唑）。

② 因为泊沙康唑肠溶片和口服混悬液的用药剂量不同，两个剂型不可互换使用。应遵循泊沙康唑肠溶片和泊沙康唑口服混悬液的特定用法用量说

明进行处方。

③ 使用前请充分振摇本品，用提供的量匙给药。

④ 必须在进餐期间或进餐后立刻（20min 内）服用本品，以增加泊沙康唑的口服吸收，优化血浆药物浓度。

⑤ 对于无法正常进餐的患者，可以伴随营养液或碳酸饮料（如：姜汁汽水）服用泊沙康唑口服混悬液。

特殊人群

（1）肾功能不全患者的剂量调整　肾功能不全对于泊沙康唑口服混悬液的药代动力学不存在显著的影响。所以，在轻度至重度肾功能受损患者中，不需要进行剂量调整。但在重度肾功能不全患者中，AUC 估计值范围存在较高的变异性（变异系数＝96％）。由于暴露水平存在变异性，必须对重度肾功能受损患者出现的突破性真菌感染进行密切监测。

（2）肝功能不全　在轻度至重度肝功能不全（Child-Pugh A、B 和 C级）患者中，不建议对本品进行剂量调整。

（3）性别　在男性和女性中，泊沙康唑的药代动力学相似。不需要根据性别对本品进行剂量调整。

（4）人种　泊沙康唑的药代动力学性质不受人种的显著影响。不需要根据人种对本品进行剂量调整。

【药理毒理】

药理作用

泊沙康唑为三唑类抗真菌药，是羊毛甾醇 $14a$-脱甲基酶的强效抑制剂，后者是麦角固醇生物合成关键步骤的催化酶。泊沙康唑通过抑制真菌细胞膜上的羊毛甾醇 $14a$-脱甲基酶而产生抗真菌作用。

药代动力学

剂量-效应关系　在急性髓系白血病（AML）或骨髓增生异常综合征（MDS）接受细胞毒性化疗的中性粒细胞减少患者或伴有移植物抗宿主病（GVHD）造血干细胞移植（HSCT）受体患者参加的临床研究中，泊沙康唑血浆暴露水平的范围较大。

平均泊沙康唑浓度（C_{avg}）和预防有效性之间存在明显的相关性。较低的 C_{avg} 可能与治疗失败的风险增加有关，即停止治疗、使用经验性全身抗真菌治疗（SAF）或发生突破性侵袭性真菌感染。

一般药代动力学特征　健康志愿者口服泊沙康唑口服混悬液后，观察到血浆暴露剂量（AUC）与给药剂量呈正比增加。

发热性中性粒细胞减少患者或难治性侵袭性真菌感染患者服用泊沙康唑口服混悬液剂量从 400mg 每日 2 次至 600mg 每日 2 次时，暴露剂量不再进一步增加。

患者给予泊沙康唑口服混悬液 200mg 每日 3 次和 400mg 每日 2 次后，口服混悬液后的平均稳态血浆药物浓度（C_{ava}）和稳态药代动力学参数的平均值（CV%）。

吸收　泊沙康唑口服混悬液吸收时 t_{max} 中位值为 3～5h。多次给药后 7～10 天可达到稳态血浆药物浓度。

在摄入非高脂肪膳食和高脂膳食（约 50mg 脂肪）的情况下单次服用 200mg 剂量泊沙康唑口服混悬液后，泊沙康唑的平均 AUC 和 C_{max} 约为空腹状态下的 3 倍和 4 倍。在摄入营养液（14mg 脂肪）的情况下单次口服泊沙康唑口服混悬液 400mg 后，泊沙康唑的平均 AUC 和 C_{max} 约为空腹状态下的 3 倍。此外，已经在健康志愿者中研究了不同的胃部给药条件对泊沙康唑口服混悬液的 C_{max} 和 AUC 的影响。

为确保达到适当的血浆药物浓度，建议在进餐期间或进餐后立刻服用泊沙康唑口服混悬液。对于无法进餐的患者，应将泊沙康唑口服混悬液与营养液或酸性的碳酸饮料（例如，姜汁汽水）同时服用。

分布　静脉给予泊沙康唑后，泊沙康唑的表观分布容积为 261L，不同试验和剂量水平之间范围在 226～295L。泊沙康唑具有较高的蛋白结合率（大于 98%），并主要与白蛋白结合。

代谢　泊沙康唑在血浆中主要以母体药物的形式存在。在循环代谢产物中，大部分为通过 UDP 葡萄苷酸化作用（2 相酶）形成的葡萄糖醛酸苷结合物。泊沙康唑不会产生任何主要的循环氧化（CYP450 介导下）代谢产物。尿液和粪便中排泄的代谢产物大约占放射性标记物剂量的 17%。

泊沙康唑主要通过 UDP 葡糖苷酸化（2 相酶）进行代谢，并且是 P 糖蛋白（P-gp）泵出作用的底物。因此，这些清除途径的抑制剂或诱导剂可对泊沙康唑的血浆药物浓度产生影响。

对于人类肝脏微粒体的体外和临床试验表明，泊沙康唑主要为 CYP3A4 抑制剂。在健康受试者中进行的临床研究也表明，泊沙康唑是强效 CYP3A4 抑制剂，如咪达唑仑的 AUC 升高 5 倍以上。因此，泊沙康唑可导致主要通过 CYP3A4 代谢的药物的血浆药物浓度升高。

与泊沙康唑 200mg，每日 1 次的给药方案联用时，齐多夫定、拉米夫定、利托那韦、茚地那韦或咖啡因未受到临床显著的影响；因此，与泊沙康唑 200mg，每日 1 次方案联用时，不需要对这些药物进行剂量调整。

排泄　给予泊沙康唑口服混悬液后，泊沙康唑消除的平均半衰期（$t_{1/2}$）为 35h（范围：20～66h），全身清除率（CL/F）为 32L/h。泊沙康唑主要通过粪便消除（120h 内，71% 的放射性标记物剂量），其中消除的主要成分为母体药物（66% 的放射性标记物剂量）。肾脏清除是次要消除途径，其中 120h 内 13% 的放射性标记物剂量通过尿液排泄（不到 0.2% 的放射性标记物剂量为母体药物）。

毒理研究

遗传毒性　泊沙康唑 Ames 试验、人外周血淋巴细胞染色体畸变试验、中国仓鼠卵巢细胞染色体畸变试验和小鼠骨髓微核试验结果均为阴性。

生殖毒性　在大鼠中进行了生殖、围产期和产后发育研究。当暴露量低于人体治疗剂量时，泊沙康唑可导致骨骼异常和畸形、难产、孕期延长、平均每窝仔数减少以及出生后生存能力降低。在兔试验中，当泊沙康唑的暴露量超过治疗剂量时会产生胚胎毒性。与其他唑类抗真菌药物相同，这些生殖毒性与给药影响甾体激素的生成有关。

致癌性　在为期 2 年给予高于最大临床剂量的泊沙康唑的大鼠或小鼠致癌性试验中，未观察到药物相关的致癌性。

【不良反应】

（1）严重不良反应和其他重要不良反应　过敏反应；心律失常和 QT 间期延长；肝毒性。

（2）临床试验经验

① 曲霉菌和念珠菌感染的预防　在重度免疫功能受损的 605 个患者中，将泊沙康唑口服混悬液 200mg、每日 3 次给药方案与氟康唑 400mg、每日 1 次或伊曲康唑 200mg、每日 2 次给药方案的安全性进行了比较。预防临床研究中最频繁报告的不良反应（>30%）包括发热、腹泻和恶心。预防临床研究中最常导致停止泊沙康唑治疗的不良反应与胃肠病症相关，具体而言包括恶心（2%）、呕吐（2%）和肝酶水平升高（2%）。

② 发生口咽念珠菌病的 HIV 感染受试者　数据来自 1058 名患者，最常见的不良反应包括发热、腹泻、恶心、头痛、呕吐和咳嗽。

在对照 OPC 汇总研究中，最常导致停止泊沙康唑治疗的不良反应包括呼吸功能不全（1%）和肺炎（1%）。在难治性 OPC 汇总研究中，最常导致停止泊沙康唑治疗的不良反应包括 AIDS（7%）和呼吸功能不全（3%）。

合并晚期 HIV 感染的高度免疫缺陷患者中，严重不良反应（SAR）发生率为 55%（132/239）。最常见的严重不良反应为发热（13%）和中性粒细胞减少症（10%）。

在临床试验中较不常见的不良反应（报告不良反应发生率＜5%）如下。

● 血液和淋巴系统：溶血性尿毒综合征、血栓形成性血小板减少性紫癜、中性粒细胞减少加重。

● 内分泌系统：肾上腺功能不全。

● 神经系统：感觉异常。

● 免疫系统：过敏反应。

● 心脏：尖端扭转型室性心动过速。

● 血管：肺栓塞。

● 肝胆系统：胆红素血症、肝酶水平升高、肝功能异常、肝炎肝肿大、黄疸、AST 水平升高、ALT 水平升高。

● 代谢和营养：低钾血症。

● 血小板、出血和凝血：血小板减少症。

● 肾脏和泌尿系统：急性肾衰竭。

（3）上市后经验　内分泌紊乱，出现假性醛固酮增多症。

【药物相互作用】　泊沙康唑主要通过 UDP 葡糖苷酸化进行代谢，并且是 P 糖蛋白（P-gp）泵出作用的底物。因此，这些清除途径的抑制剂或诱导剂可对泊沙康唑的血浆药物浓度产生影响。除非对于患者的益处超过风险，泊沙康唑一般应该避免与可能降低泊沙康唑血浆药物浓度的药物同时给药。如果必须给予此类药物，应该严密监测患者是否发生突破性真菌感染。

泊沙康唑也是 CYP3A4 的强效抑制剂。因此泊沙康唑可以增加主要通过 CYP3A4 代谢的药物的血浆药物浓度。

（1）通过 CYP3A4 代谢的免疫抑制剂

① 西罗莫司　健康受试者中，口服泊沙康唑重复剂量给药（每日 2 次口服混悬液 400mg，持续 16 天），西罗莫司（2mg 单剂量）的 C_{max} 和 AUC 分别平均增加 6.7 倍和 8.9 倍。当服用西罗莫司的患者开始使用泊沙康唑治疗时，应该减少西罗莫司的剂量（例如：减少至当前剂量的 1/10），并频繁监测西罗莫司全血谷浓度。开始给药之前、同时服用期间和泊沙康唑治疗终

止时应进行西罗莫司浓度监测，并相应地调整西罗莫司剂量。

② 他克莫司　泊沙康唑可导致他克莫司（0.05mg/kg 单剂量）的 C_{max} 和 AUC 值分别显著增加 121％和 358％。在开始泊沙康唑治疗时，将他克莫司的剂量减至初始剂量的约 1/3。在泊沙康唑治疗期间和停止治疗后应该频繁监测他克莫司的全血谷浓度，并且依据此调整他克莫司的剂量。

③ 环孢素　在开始泊沙康唑治疗后，泊沙康唑口服混悬液 200mg 每日 1 次可导致心脏移植患者的环孢素全血谷浓度升高。建议在开始泊沙康唑治疗时，将环孢素的剂量减至初始剂量的约 3/4。在泊沙康唑治疗期间和停止治疗后应该频繁监测环孢素的全血谷浓度，并且据此调整环孢菌素的剂量。

（2）CYP3A4 底物　泊沙康唑与 CYP3A4 底物，如匹莫齐特和奎尼丁联合用药可导致上述药品的血浆药物浓度升高，从而导致 QTc 间期延长和罕见的尖端扭转型室性心动过速。因此，禁止泊沙康唑与这些药物联用。

（3）通过 CYP3A4 代谢的 HMG-CoA 还原酶抑制剂（他汀类药物）　口服泊沙康唑重复剂量给药（每日 1 次口服混悬液 50、100、200mg，连续 13 天）辛伐他汀（40mg 单剂量）的 C_{max} 和 AUC 平均分别增加 7.4～11.4 倍和 5.7～10.6 倍。增加血浆中 HMG-CoA 还原酶抑制剂浓度可能伴随横纹肌溶解症。禁止泊沙康唑与主要通过 CYP3A4 代谢的 HMG-CoA 还原酶抑制剂同时服用。

（4）麦角生物碱　大多数麦角生物碱都是 CYP3A4 底物。泊沙康唑会导致麦角生物碱（麦角胺和双氢麦角胺）血浆药物浓度升高，可能导致麦角中毒。因此，禁止泊沙康唑与麦角生物碱联用。

（5）通过 CYP3A4 代谢的苯二氮䓬类药物　泊沙康唑与咪达唑仑联合用药会导致咪达唑仑血浆药物浓度约升高 5 倍。而咪达唑仑血浆药物浓度升高则会增强并且延长催眠和镇静作用。泊沙康唑与其他通过 CYP3A4 代谢的苯二氮䓬类药物（例如，阿普唑仑、三唑仑）联合用药会导致这些苯二氮䓬类药物血浆药物浓度升高。必须密切监测治疗患者是否发生由于通过 CYP3A4 代谢的苯二氮䓬类药物血浆药物浓度过高导致的不良反应，并且必须备有苯二氮䓬受体拮抗剂用于逆转这些反应。与泊沙康唑同时服用期间建议考虑调整通过 CYP3A4 代谢的苯二氮䓬类药物的剂量。

（6）抗 HIV 药物　因为 HIV 蛋白酶抑制剂为 CYP3A4 底物，预计泊沙康唑将提高这些抗逆转录病毒试剂的血浆水平。与泊沙康唑同时服用期间，建议频繁监测与抗逆转录病毒试剂（CYP3A4 酶作用物）相关的不良事件和毒性。

（7）利福布汀　利福布汀可诱导 UDP-葡糖苷酶，因此，利福布汀与泊沙康唑联合用药会导致利福布汀 C_{max} 和 AUC 分别升高 31％和 72％。除非对患者的获益超过风险，否则应避免泊沙康唑与利福布汀联用。

（8）苯妥英　苯妥英可诱导 UDP-葡糖苷酶，苯妥英 200mg 每日 1 次分别降低泊沙康唑 C_{max} 和 AUC 的 41％和 50％。苯妥英也通过 CYP3A4 代谢。因此，苯妥英与泊沙康唑联合用药会导致苯妥英血浆药物浓度升高。除非患者的获益大于风险，否则应避免泊沙康唑与苯妥英联用。然而，如果需要联合用药，推荐在与泊沙康唑联用时对突破性真菌感染进行密切监测，频繁监测苯妥英浓度，并且考虑降低苯妥英的剂量。

（9）胃酸抑制剂/中和剂　西咪替丁（H_2 受体拮抗剂）和艾美拉唑（质子泵抑制剂）可导致泊沙康唑血浆药物浓度降低。除非获益超过风险，否则避免西咪替丁和艾美拉唑与泊沙康唑联用。由于胃酸分泌量减少，继而泊沙康唑的吸收减少，故同时服用泊沙康唑口服混悬液与西咪替丁（每日 2 次，每次 400mg）可导致泊沙康唑血浆药物浓度（C_{max} 和 AUC）降低 39％。如可能，应避免泊沙康口服混悬液和 H_2 受体拮抗剂同时服用。

同样，应尽量避免泊沙康唑口服混悬液和其他质子泵抑制剂同时服用。

（10）长春生物碱　大多数长春生物碱（例如长春新碱和长春碱）都是 CYP3A4 底物。严重不良反应与长春新碱和唑类抗真菌药，包括泊沙康唑的联合使用相关。泊沙康唑可导致长春生物碱的血浆药物浓度升高，从而导致神经毒性和其他严重不良反应。

（11）通过 CYP3A4 代谢的钙离子通道拮抗剂　泊沙康唑可能导致通过 CYP3A4 代谢的钙离子通道拮抗剂的血浆药物浓度升高（例如，维拉帕米、地尔硫䓬、硝苯地平、尼卡地平、非洛地平）。在联合治疗期间，建议频繁监测钙离子通道拮抗剂相关的不良反应和毒性。必要时可能需要降低钙离子通道拮抗剂的剂量。

（12）地高辛　在接受地高辛与泊沙康唑联合治疗的患者中，报告地高辛血浆药物浓度升高。因此，在联合治疗期间，建议对地高辛的血浆药物浓度进行监测。

【禁忌】

（1）过敏反应　对泊沙康唑、本品的任何成分或其他唑类抗真菌药过敏者禁用本品。

（2）与西罗莫司联用　禁止本品与西罗莫司联合使用。本品与西罗莫司联合用药可导致西罗莫司血液浓度约升高 9 倍，从而会导致西罗莫司中毒。

（3）与 CYP3A4 底物联合用药可导致 QT 间期延长　禁止本品与 CYP3A4 底物联合使用，因为联合使用会导致 QT 间期延长。本品与 CYP3A4 底物特非那定、阿司咪唑、西沙必利、匹莫齐特和奎尼丁联合用药可导致上述药品的血浆药物浓度升高，从而导致 QTc 间期延长和罕见的尖端扭转型室性心动过速。

（4）主要通过 CYP3A4 代谢的 HMG-CoA 还原酶抑制剂　禁止本品与主要通过 CYP3A4 代谢的 HMG-CoA 还原酶抑制剂联合使用，例如：阿托伐他汀、洛伐他汀和辛伐他汀。由于联合使用后这些药物的血药浓度会增加，从而会导致横纹肌溶解。

（5）与麦角生物碱联用　泊沙康唑会导致麦角生物碱（麦角胺和双氢麦角胺）血浆药物浓度升高，可能导致麦角中毒。

【注意事项】　① 每 5mL 泊沙康唑口服混悬液大约含 1.75g 葡萄糖。葡萄糖-半乳糖吸收障碍患者不得接受这类药物治疗。

② 对驾驶和操作机器能力的影响　由于已经报告过的泊沙康唑的某些不良反应（如腹泻、嗜睡等）潜在可能影响驾驶/操作机器的能力，如需驾驶或操作机器应慎用本品。

【贮藏】　(25±5)℃保存，不可冷冻。

索磷布韦维帕他韦片（丙通沙， Epclusa）

【规格】　每片含 400mg 索磷布韦和 100mg 维帕他韦

【成分】　索磷布韦 400mg、维帕他韦 100mg。

【性状】　本品为薄膜衣片。

【适应证】　本品用于治疗成人慢性丙型肝炎病毒（HCV）感染。

【用法用量】　本品的治疗应由在慢性 HCV 感染患者管理方面有丰富经验的医生实施并监测用药过程。用药方案及持续时间见表 1。

表1　所有 HCV 基因型的推荐治疗方案和持续时间

患者人群[①]	治疗方案和持续时间
无肝硬化的患者和代偿期肝硬化患者	12 周 Epclusa 治疗；对于代偿期肝硬化的基因型 3 感染患者,可考虑增加利巴韦林
失代偿期肝硬化患者	12 周 Epclusa 加利巴韦林治疗

① 患者人群包括合并感染人类免疫缺陷病毒（HIV）的患者和肝脏移植后 HCV 复发的患者。

（1）成人剂量　推荐剂量为每日 1 次,每次口服 1 片,随食物或不随食物服用。其味苦,建议不要咀嚼或碾碎薄膜衣片服用。

与利巴韦林合用时,另请参考含利巴韦林药品的处方信息,详见表2。

表2　失代偿性肝硬化患者索磷布韦维帕他韦片联用利巴韦林的给药剂量指南

患者人群	利巴韦林剂量
移植前 Child-Pugh-Turcotte（CPT）B 级肝硬化	对于体重<75kg 的患者,剂量为 1000mg/d；对于体重≥75kg 的患者,剂量为 1200mg/d
移植前 CPT C 级肝硬化移植后 CPT B 或 C 级	起始剂量为 600mg,如果耐受性良好,可以将剂量上调至最高值 1000/1200mg(对于体重<75kg 的患者,剂量为 1000mg；体重≥75kg 的患者,剂量为 1200mg)。如果起始剂量耐受性不良,应根据临床指示基于血红蛋白水平降低剂量

注：利巴韦林剂量每日分 2 次随食物服用。

如果利巴韦林用于代偿期肝硬化的基因型 3 感染患者（移植前或移植后）,则利巴韦林的推荐剂量为 1000/1200mg（对于体重<75kg 的患者,剂量为 1000mg,对于体重≥75kg 的患者,剂量为 1200mg）。关于利巴韦林剂量调整,请参考含利巴韦林药品的处方信息。

应指示患者如果在给药后 3h 内发生呕吐,则应补服 1 粒本品。如果在给药超过 3h 后发生呕吐,则无须补服。

如果在正常时间 18h 内漏服一剂本品,则应指示患者尽快服用该片剂,之后患者应在平常用药时间服用下一剂药物。若已超过 18h,则应指示患者等至平常用药时间服用下一剂本品。应指示患者不可一次服用 2 倍剂量的本品。

先前采用含 NS5A 的方案治疗失败的患者,可考虑 24 周索磷布韦维帕他韦片＋利巴韦林的治疗方案。

（2）肾功能损害　对于轻度或中度肾功能损害患者,无须调整本品剂量。尚未在重度肾功能损害患者［肾小球滤过率估计值（eGFR）<30mL/min/1.73m^2］或在需要进行血液透析的终末期肾病（ESRD）患者中评估本品的安全性和

疗效。

（3）肝功能损害　对于轻度、中度或重度肝功能损害（CPT A、B 或 C 级）患者，无须调整 Epclusa 剂量。本品已在 CPT B 级肝硬化患者中评估了安全性和疗效，但尚未在 CPT C 级肝硬化患者中进行相应评估。

【药理毒理】

药理作用

本品为索磷布韦与维帕他韦组成的复方制剂。

索磷布韦是丙肝非结构蛋白 5B 依赖性 RNA 聚合酶抑制剂，是一种核苷酸药物前体。代谢产物 GS-461203（尿苷类似物三磷酸盐）被 NS5B 聚合酶 HCV 嵌入 RNA 而终止复制，GS461203 既不是人类 DNA 和 RNA 聚合酶抑制剂，也不是线粒体 RNA 聚合酶抑制剂。

维帕他韦是丙肝非结构蛋白 5A 依赖性 RNA 聚合酶抑制剂，体外耐药性选择和交叉耐药性研究提示，维帕他韦的作用机制为靶点 NS5A。

毒理研究

（1）索磷布韦

① 遗传毒性　索磷布韦在 Ames 试验、人外周血淋巴细胞染色体畸变试验、小鼠微核试验结果均为阴性。

② 生殖毒性　索磷布韦对大鼠胚胎胎仔发育或生育力未见影响，对大鼠和兔未见致畸作用；主要循环代谢产物（GS-331007）在妊娠大鼠和妊娠兔体内的暴露量随给药时间的增加而增加，可通过乳汁分泌，对胎仔未见影响。

③ 致癌性　在小鼠和大鼠致癌性试验中未见致癌性。

（2）维帕他韦

① 遗传毒性　维帕他韦 Ames 试验、人外周血淋巴细胞染色体畸变试验、大鼠微核试验结果均为阴性。

② 生殖毒性　维帕他韦对大鼠交配和生育力未见影响；在小鼠和大鼠发育毒性研究中未见致畸作用。当维帕他韦的 AUC 暴露量相当于人临床剂量暴露的 0.7 倍时，兔可观察到内脏畸形增加，提示可能存在致畸作用，但尚不清楚与人的相关性。在大鼠围产期毒性研究中，当维帕他韦的 AUC 暴露量相当于人临床剂量暴露的 5 倍时，对子代的行为、生殖和发育未见影响。维帕他韦可通过大鼠乳汁分泌。

③ 致癌性　在 SD 大鼠进行 104 周致癌性试验和在 RasH2 小鼠中进行

27 周致癌性试验的结果提示，给药 SD 大鼠给予维帕他韦 20、60、200mg/kg 剂量时未见致癌性，RasH2 转基因小鼠给予维帕他韦 30、100、1000mg/kg 剂量时未见致癌性。

试验数据表明索磷布韦或维帕他韦的遗传毒性和生殖毒性均为阴性。

【不良反应】 对于接受 12 周 Epclusa 治疗的 1035 名患者，因不良事件而永久停止治疗的患者比例为 0.2%，出现任何严重不良事件的患者比例为 3.2%，最常见（发生率≥10%）的不良事件为头痛、疲劳和恶心。

【药物相互作用】 由于本品含索磷布韦和维帕他韦，单独使用这些活性物质时发现的任何相互作用均可能在使用本品时发生。

（1）Epclusa 影响其他药品的可能性 维帕他韦是药物转运体 P-gp、乳腺癌耐药蛋白（BCRP）、有机阴离子转运多肽（OATP）1B1 和 OATP1B3 的抑制剂。Epclusa 与这些转运体的底物类药品联用时，可能会增加此类药品的暴露量。

（2）其他药品影响 Epclusa 的可能性 索磷布韦和维帕他韦是药物转运体 P-gp 和 BCRP 的底物。维帕他韦还是药物转运体 OATP1B 的底物。在体外，观察到维帕他韦通过 CYP2B6、CYP2C8 和 CYP3A4 进行缓慢代谢转换。P-gp 强效诱导剂或 CYP2B6、CYP2C8 或 CYP3A4 强效诱导剂类药品（例如卡马西平、苯巴比妥、苯妥英、利福平、利福布汀和圣约翰草）可能会降低索磷布韦或维帕他韦的血浆药物浓度，从而导致索磷布韦/维帕他韦的疗效降低。

禁止此类药品与 Epclusa 联用。中度 P-gp 诱导剂或中度 CYP 诱导剂类药品（如依非韦伦、莫达非尼、奥卡西平或利福喷丁）可能会降低索磷布韦或维帕他韦的血浆药物浓度，从而导致 Epclusa 的疗效降低。使用 Epclusa 时不建议与此类药品联用。与抑制 P-gp 或 BCRP 的药品联用可能会增加索磷布韦或维帕他韦的血浆药物浓度。

抑制 OATP、CYP2B6、CYP2C8 或 CYP3A4 的药品可能会增加维帕他韦的血浆药物浓度。

（3）Epclusa 与其他药品之间的相互作用 使用直接抗病毒药物清除 HCV 感染可能会导致肝功能发生变化，从而可能影响伴随药物的安全和有效使用。例如，在上市后病例报告和已发表的流行病学研究中，在糖尿病患者中报告了血糖控制改变导致严重的症状性低血糖。在这些病例中，低血糖的管理需要停用或调整用于糖尿病治疗的伴随药物剂量。

建议经常监测相关实验室检测参数［例如，服用华法林的患者的国际标准化比值（INR）、糖尿病患者的血糖水平］或伴随药物［如治疗指数较窄（例如某些免疫抑制剂）的细胞色素 P450 底物］的药物浓度，以确保安全有效地使用。可能需要调整伴随药物的剂量。

【禁忌】 ① 对活性成分或任一赋形剂出现超敏反应。

② 与强效 P 糖蛋白（P-gp）诱导剂和/或强效细胞色素 P450（CYP）诱导剂类药品（卡马西平、苯巴比妥、苯妥英、利福平、利福布丁和圣约翰草）联用，会显著降低索磷布韦或维帕他韦的血浆药物浓度，并可能导致 Epclusa 失去疗效。

警告

① HCV 和 HBV 合并感染患者中有乙型肝炎病毒再激活风险，在开始 EPCLUSA 治疗前应对所有患者进行当前或既往乙型肝炎病毒（HBV）感染迹象检测。

② 已在正接受或已完成 HCV 直接作用抗病毒药物治疗及未接受 HBV 抗病毒治疗的 HCV/HBV 合并感染患者中发现了 HBV 再激活。

③ 一些病例导致了暴发性肝炎、肝衰竭和死亡。在 HCV 治疗和治疗后随访期间监测 HCV/HBV 合并感染患者是否出现肝炎发作或 HBV 再激活。

④ 根据临床指征对 HBV 感染实施适当的患者管理。

【注意事项】 ① Epclusa 不应与含索磷布韦的其他药品同时给药。

② 严重心动过缓和心脏传导阻滞 当索磷布韦与其他直接作用抗病毒药物（DAA）联合用药，并合用药物胺碘酮（含或不含其他降低心率的药品）一起使用时，观察到严重心动过缓和心脏传导阻滞情况。尚未确定其机制。整个索磷布韦加 DAA 的临床开发过程中，合并使用胺碘酮的病例数量非常有限。上述情况可能会危及生命，因此仅在不耐受或禁用其他替代性抗心律失常治疗的情况下，才在接受 Epclusa 治疗的患者中使用胺碘酮。如果认为有必要合用胺碘酮建议在开始 Epclusa 治疗时对患者进行严密监测。

应在适当的临床环境中对明确存在高心动过缓风险的患者进行 48h 的持续监测。由于胺碘酮的半衰期较长，对于在过去几个月内停用胺碘酮并且即将给予 Epclusa 治疗的患者，也要进行适当监测，应该提醒所有接受 Epclusa 与胺碘酮联合给药（含或不含其他降低心率的药品）的患者注意有无心动过缓和心脏传导阻滞的症状，并建议患者在出现此类症状时马上寻求医疗建议。

③ 先前采用含 NS5A 的方案治疗失败的患者　尚无临床数据支持索磷布韦维帕他韦用于治疗先前采用含另一种 NS5A 抑制剂的方案治疗失败患者的疗效。然而，基于通常在采用含其他 NS5A 抑制剂的方案治疗失败的患者中观察到的 NS5A 耐药相关变异（RAV）、维帕他韦的体外药理学及 ASTRAL 研究中纳入的存在基线 NS5A RAV 且未经 NS5A 相关治疗的患者中索磷布韦/维帕他韦的治疗结局，对于采用含 NS5A 的方案治疗失败和被认为有较高的临床疾病进展风险以及没有替代治疗选择的患者，可考虑采用 24 周 Epclusa＋RBV 治疗方案。

④ 与特定的 HIV 抗逆转录病毒治疗方案联用　已证明 Epolusa 可增加替诺福韦暴露量，尤其是在与含富马酸替诺福韦和利托那韦或考比司他的 HIV 治疗方案一起使用时。尚未确定富马酸替诺福韦在 Epclusa 与药代动力学增强剂背景下的安全性。

应考虑 Epclusa 与含艾维雷韦/考比司他/恩曲他/富马酸替诺福韦的固定剂量复合片剂或富马酸替诺福韦与增强型 HIV 蛋白酶抑制剂（例如阿扎那韦或地瑞那韦）联用时的潜在风险和获益，尤其是对于肾功能不全风险增加的患者。

应对接受 Epclusa 与艾维雷韦/考比司他/恩曲他/富马酸替诺福韦或与富马酸替诺福韦和增强型 HIV 蛋白酶抑制剂联合给药的患者进行监测，以确定是否存在与替诺福韦相关的不良反应。请参考富马酸替诺福韦、恩曲他/富马酸替诺福韦或艾维雷韦/考比司他/恩曲他/富马酸替诺福韦处方信息，了解关于肾脏监测的建议。

【贮藏】　30℃以下保存。

盐酸可洛派韦胶囊（凯力唯）

【规格】　60mg

【成分】　本品主要成分为盐酸可洛派韦。

【性状】　本品为硬胶囊剂，内容物为白色或类白色颗粒和粉末。

【适应证】　本品与索磷布韦联用，治疗初治或干扰素经治的基因 1、2、3、6 型成人慢性丙型肝炎病毒（HCV）感染，可合并或不合并代偿性肝硬化。

【用法用量】

推荐剂量

口服，60mg/次，每日 1 次，连续 12 周，可空腹或随餐口服。同时空腹或随餐口服索磷布韦，400mg/次，每日 1 次，连续 12 周。应吞服整个胶囊，不应咀嚼、碾碎或拆开胶囊。

漏服

如漏服一次盐酸可洛派韦胶囊，应指导患者于当日尽快补服，之后患者应在正常用药时间进行下一次服药。如漏服后未能当日补服，则指导患者在次日正常用药时间进行下一次服药，而不应增加服药剂量。

特殊人群

（1）肾损害 盐酸可洛派韦胶囊在合并轻度肾功能不全［肌酐清除率（CL_{Cr}）60～90mL/min］的无肝硬化患者中不需要调整剂量。对于合并中度（CL_{Cr} 30～60mL/min）或重度（CL_{Cr}＜30mL/min）肾功能不全的患者，尚未评估安全性和疗效。

（2）肝损害 盐酸可洛派韦胶囊在合并代偿性肝硬化（Child-Pugh A级）患者中不需要调整剂量。不建议在中度或重度肝功能损害（Child-Pugh B 或 C 级）患者中使用本品。

（3）儿童、老年人用药 尚未确认盐酸可洛派韦胶囊在 18 周岁以下儿童、70 周岁以上老年人的安全性和有效性，尚无可用数据。

【药理毒理】

药理作用

盐酸可洛派韦是 HCVNS5A 复制复合子抑制剂。NS5A 是一种磷酸蛋白质，可与多种宿主细胞蛋白质相互作用，在 HCV 生命周期中的复制和组装阶段发挥作用。研究显示 NS5A 可能通过与其他的 H 蛋白或宿主细胞因子相互作用发挥功能。盐酸可洛派韦对 cV1a、1b、2a、3a、4a、5a 及 6a 基因亚型均具有强效抑制作用。

耐药性和交叉耐药性 盐酸可洛派韦对 WT 型、L31V 和 Y93 H 突变的 1b 型 V 复制子系统有耐药产生；盐酸可洛派韦对 T1b 野生型和 GT1bn5BS282T 突变复制子的未产生耐药。盐酸可洛派韦和索磷布韦未见交叉耐药。

联合用药 体外试验显示：盐酸可洛派韦与 IFN-a2、peg-ifn-A 联合用药具有协同效应。盐酸可洛派韦和索磷布韦联合用药具有叠加作用。

药代动力学

HCV 感染者单次空腹口服盐酸可洛派韦胶囊单药 60mg 后，盐酸可洛派韦的 C_{max} 平均值为 962ng/mL，$AUC_{0\sim24h}$ 为 6634ng·h/mL；连续（3 日）空腹口服盐酸可洛派韦胶囊单药 60mg 后，盐酸可洛派韦的 $C_{max,ss}$ 平均值为 975ng/mL，$AUC_{0\sim24h,ss}$ 为 7823ng·h/mL，$C_{min,ss}$ 为 52ng/mL。

吸收和生物利用度 盐酸可洛派韦胶囊多次口服给药易于吸收约 2h 之间达到血浆峰浓度。在 30～180mg 剂量范围内，盐酸可洛派韦的 C_{max}、AUC 和 C_{min} 以近似剂量比例的方式增加。每日给药 1 次在 4 天后达到稳态。盐酸可洛派韦 60mg 剂量水平下，肝功能代偿、非肝硬化 HCV 感染者药物暴露量与健康受试者暴露量相当或稍低，差异不具有临床意义。

体外试验中，盐酸可洛派韦胶囊为高渗透性，主要转运机制为被动扩散。盐酸可洛派韦胶囊是 P-gp 转运体的底物。未研究盐酸可洛派韦胶囊在人体内的绝对和相对生物利用度。

健康受试者高脂饮食［800～1000kcal（1cal＝4.1868J），脂肪供应热量约 55%］后服用盐酸可洛派韦胶囊 60mg，与空腹状态下给药相比，血药浓度峰值 C_{max} 下降约 51%，血药浓度-时间曲线下面积（AUC）下降约 36%。

分布 盐酸可洛派韦主要分布在血浆中（全血血浆比 66%），血细胞中分布比例较低。盐酸可洛派韦具有高人血浆蛋白结合率，高于 99.5%。

健康受试者口服盐酸可洛派韦胶囊 60mg 后，药物在体内分布广泛，表观分布容积约为 73L。健康受试者连续 7 天空腹口服盐酸可洛派韦胶囊 60mg/d，在人体内无明显的蓄积倾向。

代谢 盐酸可洛派韦在人肝微粒体中代谢较为稳定，氧化反应为主要代谢途径，产生所有 3 个代谢产物 M1～M3。在人体内参与盐酸可洛派韦代谢的肝细胞色素 P450 酶亚型是 CYP3A4。

盐酸可洛派韦对 CYP 酶的活性影响较弱，对 CYP1A2、CYP2C9、CYP2C19、CYP2D6、CYP3A4、CYP2B6 和 CYP2C8 代谢活性无明显抑制作用，对 CYP1A2、2B6 和 3A4 无诱导作用。

排泄 盐酸可洛派韦主要代谢途径为通过胆汁-粪便排出原型药。肝功能代偿、非肝硬化 HCV 感染者口服盐酸可洛派韦胶囊连续多次（3 日）后，终末消除半衰期 $t_{1/2}$ 为（10±2）h，消除速率为（7.5±2.9）L/h。

特殊人群

（1）肾损害 肝功能代偿、非肝硬化 HCV 感染者中，轻度肾功能不全患者（CL_{Cr} $60 \sim 90 mL/min$）空腹口服盐酸可洛派韦胶囊 60mg 多次后，C_{max}、C_{24h} 和 AUC 较肾功能正常患者（$CL_{Cr} < 90 mL/min$）略低，$t_{1/2}$ 相当。轻度肾功能不全对盐酸可洛派韦药代动力学参数的影响不具有显著临床意义。尚未研究中重度肾功能不全患者的药代动力学。

（2）肝损害　同时服用固定剂量（400mg/d）索磷布韦片条件下，合并代偿性肝硬化患者稳态下血药浓度谷值较非肝硬化患者低 24%～28%。合并代偿性肝硬化对盐酸可洛派韦药代动力学参数的影响不具有显著临床意义。尚未研究失代偿肝硬化患者的药代动力学。

（3）老年人　老年患者中尚未评价盐酸可洛派韦胶囊的药代动力学。

（4）儿童和青少年　在儿童患者中尚未评价盐酸可洛派韦胶囊的药代动力学。

（5）性别　健康成年人空腹口服盐酸可洛派韦胶囊 $30 \sim 180 mg$ 每次，盐酸可洛派韦 C_{max}、AUC 和 $t_{1/2}$ 在性别间无显著差异。

毒理研究

遗传毒性　盐酸可洛派韦在 Ames 试验、人外周血淋巴细胞染色体畸变、大鼠骨髓细胞微核试验结果均为阴性。

生殖毒性　盐酸可洛派韦对雌、雄大鼠生育力未见明显影响，对妊娠大鼠早期胚胎发育未见明显影响。盐酸可洛派韦在 $600 mg/(kg \cdot d)$ 剂量下可见母体毒性，包括唾液分泌过多、体重降低、摄食量减少、吸收胎增加；$180 mg/(kg \cdot d)$ 剂量下可见体重降低、摄食量减少。

盐酸可洛派韦在 $600 mg/(kg \cdot d)$ 剂量下可见母体毒性（粪便异常、体重及摄食量下降）、胚胎毒性（迟缓胎仔发育，胎仔平均体重及体长降低）。兔在各剂量下未见明显母体毒性。

盐酸可洛派韦可通过乳汁分泌，在 $200 mg/(kg \cdot d)$ 剂量下胎仔血浆可检测到盐酸可洛派韦。

致癌性　尚未进行盐酸可洛派韦致癌性试验。

【不良反应】　盐酸可洛派韦胶囊联合索磷布韦片，主要不良反应（发生率 >1%），包括中性粒细胞计数降低（3.8%）、乏力（3.0%）、低蛋白血症（2.7%）、头痛（1.9%）、高尿酸血症（1.6%）、头晕（1.6%）、腹泻（1.6%）、血小板计数降低（1.3%）、恶心（1.1%）、腹痛（1.1%）、疲乏（1.1%）、肝脂肪变性（1.1%）。未发生死亡，所有不良反应均为轻度或中度。

【药物相互作用】 ① 同类药物上市后研究报道，患者在使用含有索磷布韦片的治疗方案的同时服用胺碘酮，可能会出现症状性心动过缓和需要安装心脏起搏器治疗。心动过缓一般发生在开始服药后数小时或数天内，也有迟至服药后 2 周的病例报道。服用受体阻断剂或存在潜在合并心脏疾病和/或进展性肝病的患者同时服用胺碘酮，症状性心动过缓风险会升高。停用抗 HCV 药物后，心动过缓一般会缓解。此种心动过缓的机制目前不明。不建议服用盐酸可洛派韦胶囊和索磷布韦片的同时服用胺碘酮。

② 对于服用胺碘酮而无其他治疗选择的患者，如需服用盐酸可洛派韦胶囊和索磷布韦片，应告知患者有严重症状性心动过缓的风险，建议在开始治疗后的前 48h 住院进行心脏监测，之后每日在门诊或患者自行监测心率至少两周。

对于服用盐酸可洛派韦胶囊和索磷布韦片的患者，如需开始胺碘酮治疗而无其他治疗选择，应同上进行心脏监测。

由于胺碘酮半衰期较长，患者在开始盐酸可洛派韦胶囊和索磷布韦片治疗前如刚刚停用胺碘酮，也应同上进行心脏监测。

患者如出现心动过缓的症状和/或体征，应马上就医。症状包括近似昏厥或昏厥、头晕或头重脚轻、无力、虚弱、过度疲劳感、气短、胸痛、意识模糊或记忆障碍。参考胺碘酮和索磷布韦片处方信息。

③ 其他药物对盐酸可洛派韦胶囊的可能影响 盐酸可洛派韦是肝酶 CYP3A4 的底物，所以中效或强效 CYP3A 诱导剂可能降低盐酸可洛派韦血药浓度，并影响疗效；强效 CYP3A 抑制剂可能会升高盐酸可洛派韦血药浓度。盐酸可洛派韦也是 P 糖蛋白（P-gp）转运体的底物，因此合用 P-gp 转运体抑制剂或诱导剂可能会升高或降低盐酸可洛派韦血药浓度，影响盐酸可洛派韦胶囊的疗效或不良反应风险。

④ 盐酸可洛派韦胶囊对其他药物的可能影响 盐酸可洛派韦对七种主要肝酶 CYP 的代谢无明显抑制作用，也无诱导作用，预期对肝酶 CYP 底物药代动力学的影响没有显著临床意义。盐酸可洛派韦是 P-gp 抑制剂，可能会增加联合使用的 P-gp 底物全身暴露，可能增加或延长治疗效果和不良反应。

【禁忌】 本品禁用于既往对本品或产品中任何成分过敏的患者。

应避免同时合用肝酶 CYP3A 强诱导剂（包括但不限于如卡马西平、苯妥英钠、利福平及圣约翰草等）或抑制剂（包括但不限于如克拉霉素和伊曲康唑等），此类药物可能会降低或升高可洛派韦的血药浓度，影响盐酸可洛派韦的疗效或安全性。

本品与其他药物联合使用时的禁忌，请同时参考相应药物的说明书。

【注意事项】

（1）HCV 和 HBV 合并感染患者中的乙型肝炎病毒再激活风险　HCV 合并乙型肝炎病毒（HBV）感染患者接受针对 HCV 直接抗病毒药物治疗时，如未接受抗 HBV 治疗，可能会出现 HBV 再激活，从而导致爆发性肝炎、肝衰竭甚至死亡。对于目前或既往有 HBV 感染证据的患者，应在应用针对 HCV 抗病毒药物前检测 HBsAq 和抗 HBC。对于有 HBV 感染血清学证据的患者，应在治疗期间及治疗后随访期间监测肝炎复发或 HBV 再激活的临床和实验室表现。如有临床指征，应给予适当的抗 HBV 治疗。

（2）药物相互作用　盐酸可洛派韦胶囊和已知或潜在存在显著药物相互作用的其他药物联合使用时，可能会降低盐酸可洛派韦胶囊的疗效并导致耐药，或可能需要调整药物剂量，或可能因为药物暴露量增大导致药物不良反应增加。

（3）基因型特异性活性　对基因 1 型、2 型、3 型和 6 型 HCV（包括合并代偿性肝硬化）的推荐方案，均为盐酸可洛派韦胶囊（60mg/d）联合索磷布韦片（400mg/d），连续 12 周，不推荐改变药物的剂量和疗程。

（4）盐酸可洛派韦胶囊的再次治疗　既往暴露于抗 HCV 非结构蛋白 5A（NS5A）抑制剂的患者中，尚未确定包含盐酸可洛派韦胶囊再次治疗方案的有效性。

（5）肝损害/肝硬化

① 代偿性肝硬化患者不需要调整盐酸可洛派韦胶囊的剂量。在 HCV 感染者研究中，没有观察到轻度（Child-Pugh A 级，评分 5～6）肝损害对盐酸可洛派韦药代动力学的影响有显著临床意义。代偿性肝硬化患者和非肝硬化患者之间未观察到安全性或有效性的总体差异。

② 在失代偿性肝硬化患者（Child-Pugh B 或 C 级）中尚未确定盐酸可洛派韦胶囊联合索磷布韦片的安全性和有效性。

（6）肝移植患者　在肝移植患者中未确定盐酸可洛派韦胶囊的安全性和有效性。

（7）HCV/HBV 合并感染　在合并感染 HBV 的患者中尚未确定盐酸可洛派

洛派韦胶囊治疗慢性丙型肝炎患者的安全性和有效性。

【贮藏】 不超过 30℃密闭保存。

注射用两性霉素 B 胆固醇硫酸酯复合物（安复利克）

【规格】 50mg

【成分】 本品主要成分为两性霉素 B。

【性状】 本品为黄色冻干块状物或粉末。

【适应证】 本品适用于深部真菌感染的患者。

因肾损伤或药物毒性而不能使用有效剂量的两性霉素 B 的患者，或已经接受过两性霉素 B 治疗无效的患者均可使用。

【用法用量】

① 对于成年人和儿童，根据要求可按 3.0～4.0mg/(kg·d) 的剂量使用。若无改善或真菌感染恶化，剂量可增至 6mg/(kg·d)。

② 本品必须用无菌注射用水溶解，使每 1mL 溶液含 5mg 两性霉素 B，用手轻轻摇动和转动使所有固体溶解。注意液体可能呈乳色或透明。50mg/瓶加 10mL 无菌注射用水。

③ 用于输注进一步稀释上述溶解好的液体至终浓度约 0.6mg/mL（0.16～0.83mg/mL），稀释只能用 5％葡萄糖注射液。稀释方法见表 1。

表 1　注射用两性霉素 B 胆固醇硫酸酯复合物稀释方法

注射用两性霉素 B 胆固醇硫酸酯复合物剂量/mg	5％注射用葡萄糖输注袋体积/mL
10～35	50
35～70	100
70～175	250
175～300	500
350～1000	1000

不要使用生理盐水或葡萄糖溶液来溶解冻干粉，也不要将溶解好的溶液与生理盐水或电解质混合。使用除上述建议溶液以外的其他溶液或有杀菌剂（即苯甲醇）存在时，药液中可能出现沉淀。使用本品时，请不要过滤或使用有内置过滤器的输液器。

④ 将溶解的本品用 5% 葡萄糖注射液稀释，以 1mg/（kg·h）的速率静脉注射。在每一个疗程的第一次用药前建议做试验注射，以少量药（10mL 稀释液含有 1.6~8.3mg）用 15~30min 注射。再仔细观察 30min。如果患者可以忍受并无与输注有关的反应，则输注时间可缩短至不少于 2h，如果患者出现急性反应或不能耐受输液容积，则输注时间要延长。

⑤ 不要将输注液与其他药物混合。如通过正在使用的输液管，在给药前用 5% 葡萄糖冲洗输液管，或使用单独的输液管。

⑥ 注射用药在用药前要用肉眼检查是否有异物或变色。不要使用有沉淀或异物或者原瓶密闭有问题的药品。因为冻干粉和用于溶解与稀释的溶液不含有防腐剂，配制药液时必须始终严格无菌操作。

⑦ 在用 5% 葡萄糖注射液进一步稀释后，药液须存于 2~8℃ 并于 24h 内使用，禁止冷冻，未用完的药液必须丢弃。

【药理毒理】

药理作用

本品的有效成分两性霉素 B 为多烯抗生素，它通过结合到真菌细胞膜上的固醇（主要为麦角固醇），造成膜通透性改变，胞内物流出而使真菌细胞死亡。两性霉素也能结合哺乳动物细胞膜中的固醇（主要为胆固醇），这可能是其对动物和人类有毒性的原因。

药物经脂质体包裹或掺入脂质复合体后，其性质与普通药物相比可能会发生显著改变，同时，同一药物与不同脂质体或脂质复合物的制成品在其脂质化学成分和物理性质上也可能有区别，这些区别可能影响药物的功效。

耐药性　从若干生长于含有两性霉素 B 的培养基上的真菌中和从有些长期接受两性霉素 B 治疗的患者中已经分离出敏感性下降的变异株。尽管药物耐药性与临床疗效的关系尚未确立，但对两性霉素 B 耐药的真菌可能对本品同样耐药。

药代动力学

研究数据来自 51 例骨髓移植患者的肾、肝功能和年龄对本品药代动力学的影响。

肾损伤　对有肾损伤的患者，以本品给药后，其两性霉素 B 的药代动力学与基础血清肌酐的清除率无关，平均基础血清肌酐为 74.0（35~202）mL/min（每 70kg），更严重肾损伤对本品的药代动力学的影响则未研究。

肝损伤　根据肝脏酶活性和胆红素的测定结果，以本品给药后，两性霉素 B 的药代动力学与基础肝功能无关，AST 和胆红素分别为（59.4±70）IU/mL 和（3.5±3.7)mg/d（平均值±标准差），更严重的肝损伤对本品的药代动力学的影响则未研究。

年龄　以本品给药，两性霉素 B 的药代动力学与患者的年龄无关，患者平均年龄为 32 岁（3～52 岁）。

毒理研究

遗传毒性　两性霉素 B Ames 试验、CHO 细胞染色体畸变试验、小鼠淋巴瘤正向突变试验、体内骨髓微核试验结果均为阴性。

生殖毒性　尚未在动物中进行关于两性霉素对生育力的影响及围产期毒性研究。大鼠给予相当于人推荐剂量 0.5 倍的两性霉素 B 或犬给予相当于人推荐剂量 0.4 倍的两性霉素 B（以体表面积计）的 13 周重复给药毒性试验未见对卵巢和睾丸的影响。大鼠给予相当于人推荐剂量 0.4 倍的两性霉素 B、兔给予相当于人推荐剂量 1.1 倍的两性霉素 B 时，未见对胎仔有不良影响。

致癌性　尚无有关两性霉素 B 潜在致癌性的长期动物研究。

【不良反应】

① 与输注有关的不良反应　急性不良反应在第一次输注本品时最为常见，其频率和程度在后续给药中降低。根据综合的非对照试验，35％（197/569）的患者在第 1 天用药时出现寒战或寒战并发热，可能与本品有关；而在第 7 天用药时，只有 14％（58/422）发生上述情况。在其他可对照试验中，在使用本品和两性霉素 B 的患者中有类似的降低趋势。

② 与本品可能有关的不良反应在 5％或更多的患者中发生，但是导致原因尚不清楚。这种可能相关的不良反应总结如下。

● 一般（全身）：腹痛、腹胀、胸痛、背痛、注射部位炎症、面部浮肿、黏膜异常、疼痛、败血症。

● 心血管系统：心血管功能紊乱、出血、体位性低血压。

● 消化系统：腹泻、口干、呕血、口炎。

● 血液及淋巴系统：贫血、凝血障碍、凝血酶原减少。

● 代谢和营养障碍：水肿、全身性水肿、低钙血症，低磷血症、周围性水肿、体重增加。

● 神经系统：精神错乱（意识混乱）、眩晕、失眠、嗜睡、异想、震颤。

● 呼吸系统：窒息、哮喘、咳嗽加剧、通气过度、肺部异常、鼻炎。

- 皮肤及附属器官：斑丘疹、瘙痒、皮疹、出汗。
- 特殊感官：眼出血。
- 泌尿生殖系统：血尿。

③ 本品在 1‰～5‰使用的患者中出现下列不良反应，其原因尚不清。

- 一般（全身）：意外伤害、过敏反应、无力、死亡、低体温、免疫系统异常、感染、注射部位疼痛及注射部反应、颈痛。
- 心血管系统：心律失常、心房纤颤、心动过缓、充血性心力衰竭、心搏停止、静脉炎、休克、室上性心动过速、昏厥、血管扩张、肝静脉阻塞性疾病、室性期外收缩。
- 消化系统：厌食、血性腹泻、便秘、消化不良、大便失禁、谷氨酰转肽酶升高、胃肠道异常、胃肠道出血、齿龈炎、舌炎、肝功能衰竭、黑粪症、口腔溃疡、念珠菌病、直肠异常。
- 造血及淋巴系统：瘀斑、纤维蛋白原增加、低血色素性贫血、白细胞增多、白细胞减少、出血点、促凝血酶原减少。
- 代谢和营养障碍：酸中毒、BUN 升高、脱水、低钠血症、高钾血症、高脂血症、血（高）钠血症、高血容量、低血糖、低蛋白血症、乳酸脱氢酶升高、AST（SGOT）升高、ALT（SGTP）升高、体重下降。
- 骨骼肌系统：关节痛、肌痛。
- 神经系统：激动、焦虑、惊厥、抑郁、幻觉、张力过高、神经质、神经病、感觉异常、精神病、言语功能障碍、木僵。
- 呼吸系统：咯血、肺水肿、咽炎、胸腔积液、呼吸道异常、鼻窦炎。
- 皮肤及附属器官：痤疮、脱发、瘀点疹、皮肤颜色改变、皮丘、大疱疹。
- 特别感官：弱视、耳聋、听力异常、耳鸣。
- 泌尿生殖系统：白蛋白尿、排尿困难、糖尿、肾衰、少尿、尿失禁、尿潴留。

【药物相互作用】 尚未对本品进行正式的药物相互作用试验。目前已知下列药物与普通两性霉素同时使用时发生药物相互作用，这些药物可能亦与本品发生相互作用。

（1）抗肿瘤药 抗肿瘤药物与普通两性霉素 B 同时使用可能导致增加肾毒性、支气管痉挛和低血压的可能性。因而，当抗肿瘤药与本品同时给药时需慎重。

（2）皮质类固醇和促肾上腺皮质激素（ACTH） 它们与普通两性霉素B同时使用可能降低血钾并导致心脏功能异常。若它们与本品同时使用，应该监测血清电解质和心脏功能。

（3）环孢素 在比较本品和普通两性霉素B对血清肌酐值的发热和中性粒细胞减少的患者进行经验治疗的随机双盲试验中，对使用环孢素或免疫抑制剂的患者进行分组，在各种组合中均出现血清肌酐的升高，但是使用普通两性霉素B时血清肌酐升高更多。

（4）洋地黄糖苷 与普通两性霉素B同时使用可能引起低血钾和增加洋地黄毒性，若洋地黄糖苷与本品同时使用，应密切监测血清钾水平。

（5）氟尿嘧啶 含两性霉素的药物与氟尿嘧啶同时使用可能增加氟尿嘧啶的毒性，它可能是通过增加细胞摄取与降低肾排泄而引起，当氟尿嘧啶与本品同时使用时需非常慎重。

（6）咪唑类药物（酮康唑、咪康唑、氟康唑等） 咪唑衍生物如咪康唑和酮康唑能抑制麦角甾醇合成，在动物体内和体外试验中与普通两性霉素有拮抗作用。这一现象的临床意义尚未确定。

（7）其他对肾有毒性的药物 普通两性霉素B与氨基糖苷和五氮唑药物同时使用可能增加由药物引起的肾毒性。当氨基葡萄糖苷和五氮唑药物与本品同时使用时需慎重。建议密切监测服用有肾毒性药物的患者的肾功能。

（8）骨骼肌松弛剂 普通两性霉素引起的低血钾可能增加骨骼肌松弛剂（即箭毒碱）的箭毒样效果。如果骨骼肌松弛剂与本品同用，需密切监测血清钾水平。

【禁忌】 本品禁用于对其中任何成分过敏的患者。除非医生认为使用本品的益处大于过敏带来的危险时，这些有过敏史的患者才能使用本品。

【注意事项】 ① 本品应通过静脉给药。与输药过程中有关的急性反应包括发热、发冷、低血压、恶心或心动过速。这些反应通常在开始输药后1～3h出现，这些反应在头几次给药时较为严重和频繁，以后会逐步消失。与输药有关的急性反应可以事先通过使用抗组胺和皮质类固醇来预防或降低输注速率和迅速使用抗组胺和皮质类固醇来处理，应避免快速输注。

② 按患者反应情况，应对患者进行监测，特别是对肝功能、肾功能、血清电解质、全血细胞计数及凝血酶原反应时间等进行监测。

③ 药品溶解与输注液准备注意事项：

● 将溶解（必须用无菌注射用水重溶）的本品用5%葡萄糖注射液稀释，

以 1mg/（kg·h）的速率静脉注射。

● 在每一个疗程的第一次用药前建议做试验注射，以少量药（10mL 稀释液含有 1.6～8.3mg）用 15～30min 注射。再仔细观察 30min。

● 如果患者可以耐受上述试验注射并且没有与输注有关的反应，则输注时间可缩短至不少于 2h，如果患者出现急性反应或不能耐受输液容积，则输注时间要延长。

● 不要将输注液与其他药物混合，要使用单独的输液管。

【贮藏】 10～30℃储存。

索磷维伏片（沃士韦）

【规格】 每片含索磷布韦 400mg、维帕他韦 100mg 和伏西瑞韦 100mg。28 片/瓶。

【成分】 复方制剂，主要成分为索磷布韦、维帕他韦和伏西瑞韦。

【性状】 黄棕色椭圆形薄膜衣片，一面刻有"GSI"，另一面刻有数字"3"；除去包衣后显白色或类白色或黄褐色。

【适应证】 用于治疗既往接受过含直接抗病毒药物（DAA）方案、无肝硬化或伴代偿性肝硬化（Child-Pugh A 级）的成人慢性丙型肝炎病毒（HCV）感染。

【用法用量】 口服。推荐剂量为每日 1 次，每次 1 片，应随食物将药片整粒吞下。由于其味苦，建议不要咀嚼或碾碎薄膜衣片。对于无肝硬化或伴代偿性肝硬化的 DAA 经治的患者群，推荐疗程为 12 周。

在临床试验中，既往接受过 DAA 治疗方案的患者，只要采用了含以下任一药物的联合用药方案：达拉他韦、达塞布韦、艾尔巴韦、格拉瑞韦、来迪派韦、奥比他韦、帕立瑞韦、索磷布韦、维帕他韦、伏西瑞韦（与索磷布韦和维帕他韦联合给药即曾使用过索磷维伏片，但时间少于 12 周的），都视作曾接受过含 DAA 方案的治疗。

漏服剂量

如果漏服一剂药物但距上次服药间隔仍在 18h 内，应尽快补服，之后应按正常用药时间完成下一剂服药。若漏服已超过 18h，应等到下一次正常用药时间再服用下一剂药物。患者不可服用两倍剂量。

如果服药后 4h 内发生呕吐，应补服 1 片。如果超过 4h 后呕吐，无须补服。

特殊人群

（1）肾功能损害者　轻度或中度肾功能损害者，无须调整索磷维伏片剂量。重度肾功能损害者（肾小球滤过率估值 eGFR＜30mL/min/1.73m^2）或需进行血液透析的终末期肾病（ESRD）患者，尚未评估其用索磷维伏片后的安全性和疗效。

（2）肝功能损害者　轻度肝功能损害（Child-Pugh A 级）者，无须调整给药剂量。不建议中度或重度肝功能损害（Child-Pugh B 或 C 级）者使用此药。

（3）妊娠妇女及哺乳期妇女　妊娠妇女使用数据有限，不建议妊娠期间预防用药。不能排除该药物对新生儿或婴儿的风险，也不建议哺乳女性使用本药。

（4）儿童　尚无数据，不确定此药在 18 岁以下儿童和青少年中的安全性和疗效。

（5）老年人　老年患者无须调整剂量。

【药理毒理】

药理作用

索磷布韦是丙肝非结构蛋白 5B 依赖性 RNA 聚合酶抑制剂，是一种核苷酸药物前体。代谢产物 GS-461203（尿苷类似物三磷酸盐）可被 NS5B 聚合酶嵌入 HCV RNA 而终止复制，它不是人类 DNA 和 RNA 聚合酶抑制剂，也不是线粒体 RNA 聚合酶的抑制剂。

维帕他韦是丙肝非结构蛋白 5A 依赖性 RNA 聚合酶抑制剂，体外耐药性选择和交叉耐药性研究提示，它的作用机制为靶点 NS5A。

伏西瑞韦是丙肝非结构蛋白 3/4A 蛋白酶的一种泛基因型抑制剂。它作为 NS3/4A 蛋白酶的非共价、可逆抑制剂发挥作用。

药代动力学

<u>吸收</u>　在健康成人受试者和慢性丙型肝炎患者中评估了索磷布韦、GS-331007、维帕他韦和伏西瑞韦的药代动力学特性。

（1）索磷布韦　索磷维伏片口服给药后，索磷布韦被迅速吸收，并在给药后约 2h 观察到峰值中位血浆药物浓度。给药后 4h 观测到 GS-331007 的中位血浆药物浓度峰值。HCV 感染者的群体药代动力学分析，索磷布韦（$N=$

1038）的平均稳态 $AUC_{0\sim24}$ 和 C_{max} 分别为 1665ng·h/mL 和 678ng/mL；GS-331007（$N=1593$）的平均稳态 $AUC_{0\sim24}$ 和 C_{max} 分别为 12834ng·h/mL 和 744ng/mL。索磷布韦和 GS-331007 的 $AUC_{0\sim24}$ 和 C_{max} 在健康成人受试者中与在 HCV 感染者中相似。

（2）维帕他韦　给药后 4h 观测到维帕他韦的中位峰值浓度。HCV 感染者的群体药代动力学分析，维帕他韦（$N=1595$）的平均稳态 $AUC_{0\sim24}$ 和 C_{max} 分别为 4041ng·h/mL 和 311ng/mL。HCV 感染者的维帕他韦 $AUC_{0\sim24}$ 和 C_{max} 分别比健康受试者（$N=137$）低 41% 和 39%。

（3）伏西瑞韦　给药后 4h 观测到伏西瑞韦的中位峰值浓度。HCV 感染者的群体药代动力学分析，伏西瑞韦（$N=1591$）的平均稳态 $AUC_{0\sim24}$ 和 C_{max} 分别为 2577ng·h/mL 和 192ng/mL。相对于健康受试者（$N=63$），HCV 感染者中的伏西瑞韦 $AUC_{0\sim24}$ 和 C_{max} 均高出 260%。

食物影响　索磷维伏片随食物给药时，索磷布韦的 $AUC_{0\sim inf}$ 和 C_{max} 分别高出 64%～144% 和 9%～76%；维帕他韦的 $AUC_{0\sim inf}$ 和 C_{max} 分别高出 40%～166% 和 37%～187%；伏西瑞韦的 $AUC_{0\sim inf}$ 和 C_{max} 分别高出 112%～435% 和 147%～680%。索磷维伏片随食物给药时，GS-331007 的 $AUC_{0\sim inf}$ 未发生变化，C_{max} 降低 19%～35%。

分布　索磷布韦与人血浆蛋白的结合率为 61%～65%，在 1～20μg/mL 的范围内，结合率与药物浓度无关。在人血浆中，GS-331007 的蛋白结合率极低。健康受试者单次给予 400mg [^{14}C]索磷布韦后，[^{14}C]放射性的血液与血浆之比约为 0.7。

维帕他韦的人血浆蛋白结合率＞99%，在 0.09～1.8μg/mL 范围内，此结合率不受药物浓度影响。健康受试者单次给予 100mg [^{14}C]维帕他韦后，[^{14}C]放射性的血液与血浆之比为 0.5～0.7。

伏西瑞韦与人血浆蛋白的结合率＞99%。健康受试者单次给予 100mg [^{14}C]伏西瑞韦后，[^{14}C]放射性的血液与血浆之比为 0.5～0.8。

生物转化　索磷布韦在肝脏中广泛代谢，代谢物为有药理活性的核苷类似物三磷酸 GS-461203。代谢途径包括经人组织蛋白酶 A（CatA）或羧酸酯酶 1（CES1）催化的羧基酯部分的连续水解和经组氨酸三联体核苷酸结合蛋白 1（HINT1）进行的磷酰胺酯裂解，之后通过嘧啶核苷酸生物合成途径进行磷酸化。脱磷酸作用形成的核苷代谢物 GS-331007，不能被再磷酸化，且缺乏体外抗 HCV 活性。400mg [^{14}C]索磷布韦单次口服给药后，

GS-331007 占总系统暴露量的 90％以上。

维帕他韦主要是 CYP2B6、CYP2C8 和 CYP3A4 的底物，转化缓慢。100mg $[^{14}C]$ 维帕他韦单次给药后，血浆中大部分（＞98％）放射性是母体药物。单羟基化和去甲基化维帕他韦是在人血浆中鉴别出的代谢产物。维帕他韦原型药物是粪便中存在的主要形式。

伏西瑞韦主要是 CYP3A4 的底物，转化缓慢。100mg $[^{14}C]$ 伏西瑞韦单次给药后，血浆中大部分（约 91％）放射性是母体药物。水解和脱氢伏西瑞韦是人血浆中鉴别出的主要代谢物。伏西瑞韦原型是粪便中存在的主要形式。

消除 单次经口给予 400mg $[^{14}C]$ 索磷布韦后，$[^{14}C]$ 放射性的平均总回收率大于 92％，其中尿、粪便与呼气中分别约回收了 80％、14％与2.5％。尿中回收的索磷布韦剂量大部分是 GS-331007（78％），另有 3.5％以索磷布韦形式回收。这些数据表明 GS-331007 的主要消除途径是肾清除。索磷维伏片给药后，索磷布韦和 GS-331007 的中位终末半衰期分别为 0.5h和 29h。单次经口给予 100mg $[^{14}C]$ 维帕他韦后，$[^{14}C]$ 放射性的平均总回收率为 95％，其中粪便与尿中分别约回收了 94％与 0.4％。维帕他韦无变化药物是粪便中的主要类型，平均占给药剂量的 77％，之后是单羟基化维帕他韦（5.9％）和去甲基化维帕他韦（3.0％）。这些数据表明母体药物的胆汁排泄是维帕他韦的主要消除途径。索磷维伏片给药后，维帕他韦的中位终末半衰期约为 17h。

100mg $[^{14}C]$ 伏西瑞韦单次经口给药后，$[^{14}C]$ 放射性的平均总回收率为 94％，所有放射性均在粪便中检出，尿液中未检出放射性。伏西瑞韦原型是粪便中的主要形式，平均占给药剂量的 40％。此外，在粪便中鉴别出的伏西瑞韦代谢产物包括在肠道内形成的脱-［甲基环丙基磺酰胺］-伏西瑞韦（22.1％）、脱氢-伏西瑞韦（7.5％）和 2 种脱-［甲基环丙基磺酰胺］-氧基-伏西瑞韦代谢产物（5.4％和 3.9％）。母体药物的胆汁排泄是伏西瑞韦的主要消除途径。索磷维伏片给药后，伏西瑞韦的中位终末半衰期约为 33h。

线性/非线性 在 200～1200mg 剂量范围内，索磷布韦和 GS-331007 AUC 与剂量近似成比例。在 5～50mg 的剂量范围内，维帕他韦 AUC 的增加比例大于剂量增加比例，而在 50～450mg 的剂量范围内，维帕他韦 AUC 的增加比例小于剂量增加比例，这表明维帕他韦吸收会受到溶解度的限制。

在 $100 \sim 900$mg 剂量范围内，伏西瑞韦（在进食状态下研究）AUC 的增加比例大于剂量增加比例。

索磷维伏片体外药物间相互作用可能性 索磷布韦、维帕他韦和伏西瑞韦是药物转运体 P-gp 和 BCRP 的底物，而 GS-331007 不是。伏西瑞韦和维帕他韦（程度较低）还是 OATP1B1 和 OATP1B3 的底物。在体外，观察到维帕他韦主要通过 CYP2B6、CYP2C8 和 CYP3A4 进行缓慢代谢转化，伏西瑞韦主要通过 CYP3A4 进行缓慢代谢转化。

索磷布韦和 GS-331007 不是药物转运体 P-gp、BCRP、多药耐药相关蛋白 2（MRP2）、胆盐输出泵（BSEP）、OATP1B1、OATP1B3 和有机阳离子转运体（OCT）1 的抑制剂，GS-331007 不是 OAT1、OAT3、OCT2 以及多种药物和毒素排出转运蛋白（MATE）1 的抑制剂。索磷布韦和 GS-331007 不是 CYP 或尿苷葡萄糖醛酸转移酶（UGT）1A1 酶的抑制剂或诱导剂。

维帕他韦是药物转运体 P-gp、BCRP、OATP1B1、OATP1B3 和 OATP2B1 的抑制剂，其与这些转运体介导的药物相互作用主要限于吸收过程。在临床相关浓度下，维帕他韦不是肝脏转运体 BSEP、牛磺胆酸钠协同转运体蛋白（NTCP）、OATP1A2 或 OCT1、肾脏转运体 OCT2、OAT1、OAT3、MRP2 或 MATE1 或者 CYP 或 UGT1A1 酶的抑制剂。

伏西瑞韦是药物转运体 P-gp、BCRP、OATP1B1 和 OATP1B3 的抑制剂，其与这些转运体的药物相互作用主要限于吸收过程。在临床相关浓度下，伏西瑞韦不是肝脏转运体 OCT1、肾脏转运体 OCT2、OAT1、OAT3 或 MATE1 或者 CYP 或 UGT1A1 酶的抑制剂。

特殊人群的药代动力学

（1）种族和性别 对于索磷布韦、GS-331007、维帕他韦或伏西瑞韦，未发现由种族或性别引起的临床相关药代动力学差异。

（2）老年人 HCV 感染患者的群体药代动力学分析显示，在所分析的年龄范围（$18 \sim 85$ 岁）内，年龄对索磷布韦、GS-331007、维帕他韦或伏西瑞韦暴露量无临床相关影响。在具有可用药代动力学数据的 13 名 $75 \sim 84$ 岁患者中，伏西瑞韦的平均暴露量比 $18 \sim 64$ 岁患者中观察到的平均暴露量高出 93%。

（3）肾功能损害 在轻度（eGFR 为 $50 \sim <80$mL/min/1.73m^2）、中度（eGFR 为 $30 \sim <50$mL/min/1.73m^2）和重度（eGFR<30mL/min/1.73m^2）

肾功能损害以及有 ESRD 且需要进行血液透析的 HCV 阴性患者中，于400mg 索磷布韦单次给药后研究了索磷布韦的药代动力学。与肾功能正常（eGFR＞80mL/min/1.73m^2）的患者相比，在轻度、中度和重度肾功能损害患者中，索磷布韦 $AUC_{0\sim inf}$ 分别高出 61％、107％和 171％，GS-331007 $AUC_{0\sim inf}$ 则分别高出 55％、88％和 451％。对于 ESRD 患者，当在血液透析前 1h 给予索磷布韦时，索磷布韦 $AUC_{0\sim inf}$ 高出 28％；相比之下，在血液透析后 1h 给予索磷布韦时，相应值高出 60％。ESRD 患者在血液透析前1h 或透析后 1h 接受索磷布韦给药时，GS-331007 的 $AUC_{0\sim inf}$ 分别至少高出 10 倍和 20 倍。GS-331007 可通过血液透析有效去除，提取系数约为53％。索磷布韦 400mg 单次给药后，4h 血液透析可去除 18％的给药剂量。

在重度肾功能损害（根据 Cockcroft-Gault 法得出的 eGFR＜30mL/min/1.73m^2）的 HCV 阴性患者中研究了 100mg 维帕他韦单次给药后该药物的药代动力学。与肾功能正常的受试者相比，重度肾功能损害受试者中维帕他韦$AUC_{0\sim inf}$ 高出 50％。

在重度肾功能损害（根据 Cockcroft-Gault 法得出的 eGFR＜30mL/min/1.73m^2）的 HCV 阴性患者中研究了 100mg 伏西瑞韦单次给药后伏西瑞韦的药代动力学。与肾功能正常的受试者相比，重度肾功能损害受试者中伏西瑞韦$AUC_{0\sim inf}$ 高出 71％。

（4）肝功能损害　在出现中度和重度肝功能损害（Child-Pugh B 或 C级）的 HCV 感染患者中进行 7 天 400mg 索磷布韦给药后，研究了索磷布韦的药代动力学。与肝功能正常的患者相比，中度和重度肝功能损害患者的索磷布韦 $AUC_{0\sim 24}$ 分别高出 126％和 143％，而 GS-331007 $AUC_{0\sim 24}$ 则分别高出 18％和 9％。HCV 感染患者的群体药代动力学分析表明，肝硬化（Child-Pugh A 级）对索磷布韦和 GS-331007 暴露量无临床相关影响。

在出现中度和重度肝功能损害（Child-Pugh B 或 C 级）的 HCV 阴性患者中研究了 100mg 维帕他韦单次给药后维帕他韦的药代动力学。中度肝功能损害、重度肝功能损害患者与肝功能正常的对照受试者的维帕他韦血浆暴露量（$AUC_{0\sim inf}$）相似。HCV 感染患者中的群体药代动力学分析表明，肝硬化（Child-Pugh A 级）对维帕他韦暴露量无临床相关影响。

在出现中度和重度肝功能损害（Child-Pugh B 或 C 级）的 HCV 阴性患者中研究了 100mg 伏西瑞韦单次给药后伏西瑞韦的药代动力学。与肝功能正常的患者相比，中度和重度肝功能损害患者的伏西瑞韦 $AUC_{0\sim inf}$ 分别高出 299％和 500％。在重度肝功能损害患者中，伏西瑞韦的游离浓度约是中度肝功能损害患者或肝功能正常患者的 2 倍。HCV 感染患者中的群体药代动力学分析表明，患有肝硬化（Child-Pugh A 级）的患者的伏西瑞韦暴露量比未患肝硬化的患者的相应值高 73％。

（5）体重　根据群体药代动力学分析，体重对索磷布韦、维帕他韦或伏西瑞韦暴露量无具有临床意义的影响。

（6）儿童人群　尚未确定索磷维伏片在儿童患者中的药代动力学。

毒理研究

（1）索磷布韦

① 遗传毒性　试验结果均为阴性。

② 生殖毒性　对大鼠胚胎-胎仔发育或生育力未见影响，对大鼠和兔未见致畸作用。GS-331007 可通过乳汁分泌，对胎仔未见影响。

③ 致癌性　在小鼠和大鼠 2 年致癌性试验中，未见致癌性。

（2）维帕他韦

① 遗传毒性　试验结果均为阴性。

② 生殖毒性　对大鼠交配和生育力未见影响。在小鼠和大鼠未见致畸作用。当系统暴露量相当于人临床剂量下暴露量的 0.5 倍时，兔可观察到内脏畸形增加，提示可能存在致畸作用，但尚不清楚与人的相关性。在大鼠围产期毒性研究中，对其子代的行为、生殖和发育未见影响。维帕他韦可通过大鼠乳汁分泌。

③ 致癌性　大鼠 2 年致癌性试验和 Ras H2 转基因小鼠中 26 周致癌性试验的结果提示均未见致癌性。

（3）伏西瑞韦

① 遗传毒性　试验结果均为阴性。

② 生殖毒性　对大鼠交配和生育力未见影响。在大鼠和兔发育毒性研究中，未见致畸作用。在大鼠围产期毒性研究中，对子代的行为、生殖和发育未见影响。伏西瑞韦可通过大鼠乳汁分泌。

③ 致癌性　尚未进行其致癌性试验。

【不良反应】　在安慰剂和药物对照试验中，接受索磷维伏片治疗 12 周的受试者，因不良事件而停止治疗的比例为 0.2％。治疗 12 周中，最常见的不良反应（有因果关系，发生率至少 10％）是头痛、疲劳、腹泻和恶心。其他的有皮疹（1％～2％）、抑郁情绪（1％）、无症状脂肪酶升高大于

3×ULN（2％）、肌酸激酶升高 10×ULN（不到 1％）、总胆红素轻度升高（≤1.5ULN，4％～13％）。上市后，有严重的症状性心动过缓、皮疹（有时伴水疱或血管性水肿样肿胀）等的自发报告，因果关系有待评估。

【药物相互作用】 由于索磷维伏片含索磷布韦、维帕他韦和伏西瑞韦，单独使用这些成分时发现的任何相互作用均可能在使用索磷维伏片时发生。

药代动力学相互作用

① 索磷维伏片有影响其他药品的可能性　维帕他韦和伏西瑞韦是药物转运体 P-gp、乳腺癌耐药蛋白（BCRP）、有机阴离子转运多肽 OATP1B1 和 OATP1B3 的抑制剂。索磷维伏片与这些转运体的底物类药品合用时，可能会增加此类药品的暴露量。因此禁用属于这些转运体的敏感底物且血浆水平升高会导致严重事件的药品，如达比加群酯（P-gp 底物）和瑞舒伐他汀（OATP1B 和 BCRP 底物）。

② 其他药品影响索磷维伏片的可能性　索磷布韦、维帕他韦和伏西瑞韦是药物转运体 P-gp 和 BCRP 的底物。维帕他韦和伏西瑞韦还是药物转运体 OATP1B1 和 OATP1B3 的底物。在体外，观察到维帕他韦主要通过 CYP2B6、CYP2C8 和 CYP3A4 进行缓慢代谢转化，伏西瑞韦主要通过 CYP3A4 进行缓慢代谢转化。

③ 可能会降低索磷维伏片血浆暴露量的药品　P-gp 强效诱导剂或 CYP2B6、CYP2C8 或 CYP3A4 强效诱导剂类药品（如利福平、利福布汀、圣约翰草、卡马西平、苯巴比妥和苯妥英）可能会降低索磷布韦、维帕他韦和/或伏西瑞韦的血药浓度，从而导致索磷维伏片的疗效降低。禁止此类药品与索磷维伏片合用。

④ 中度 P-gp 诱导剂或中度 CYP 诱导剂类药品（如奥卡西平、利福喷丁、莫达非尼或依非韦伦）可能会降低索磷布韦、维帕他韦和/或伏西瑞韦的血药浓度，从而导致索磷维伏片的疗效降低。因此不建议此类药品与索磷维伏片合用

⑤ 可能会增加索磷维伏片血浆暴露量的药品　与抑制 P-gp 或 BCRP 的药品合用可能会增加索磷布韦、维帕他韦或伏西瑞韦的血浆药物浓度。对 OATP1B、CYP2B6、CYP2C8 或 CYP3A4 有抑制作用的药品可能会增加维帕他韦或伏西瑞韦的血药浓度。不建议 OATP1B 强效抑制剂（如环孢素）与索磷维伏片合用。预计索磷维伏片与其他药品不会发生由 P-gp、BCRP 和 CYP 抑制剂介导的具有临床意义的药物相互作用。索磷维伏片可与

P-gp、BCRP 和 CYP 抑制剂合用。

药效学相互作用

（1）接受维生素 K 拮抗剂治疗的患者　由于在索磷维伏片治疗期间肝功能可能会有变化，因此建议对国际标准化比值（INR）进行密切监测。

（2）接受含炔雌醇的药品治疗的患者　与含炔雌醇的药物合用可能增加丙氨酸氨基转移酶（ALT）升高的风险，因此禁止合用。

（3）索磷维伏片与其他药品之间的相互作用　不排除与其他药品存在确定或可能具有临床意义的药品相互作用，具体可参考说明书中的列表。

【禁忌】　禁用于对索磷维伏过敏或对片剂的辅料乳糖不耐受者；禁止与强效 P 糖蛋白和/或强效细胞色素 P450 诱导剂合用（如利福平、利福布汀、圣约翰草、卡马西平、苯巴比妥和苯妥英）；禁止与瑞舒伐他汀或达比加群酯合用；禁止与含炔雌醇的药品（如复方口服避孕药或阴道避孕环）合用。

【注意事项】

（1）基因型亚组获益　其Ⅲ期临床研究结果显示，先前接受过不含 NS5A 抑制剂的索磷布韦治疗的成人基因型 1b、2、4、5 或 6 患者中，未显示出索磷维伏片相对于索磷布韦/维帕他韦的额外获益。

（2）重度心动过缓和心脏传导阻滞　当索磷布韦与其他 DAA 联合用药，并合用胺碘酮（加或不加其他降低心率药物），观察到重度心动过缓和心脏传导阻滞情况，但机制不确定。

在索磷布韦联合 DAA 的临床研发过程中，合并使用胺碘酮的病例数量非常有限。由于重度心动过缓和心脏传导阻滞可能会危及生命，因此仅在不耐受或禁用其他抗心律失常治疗的情况下，才可对使用索磷维伏片治疗的患者联用胺碘酮。

如果必须合用胺碘酮，建议在用索磷维伏片治疗时对患者进行严密监测。对确定存在心动过缓高风险的患者，宜在临床环境中进行 48h 持续监测。由于胺碘酮的半衰期长，因此对于在过去几个月内已停用胺碘酮但即将开始索磷维伏片治疗的患者，也要进行适当监测。

另外，还应提醒所有接受索磷维伏片与胺碘酮联合给药（加或不加其他降低心率药品）的患者，注意有无心动过缓和心脏传导阻滞的症状，并建议患者一旦出现此类症状须立即就医。

（3）HCV/HBV 合并感染　尚无在 HCV/HBV 合并感染患者中使用索磷维伏片的数据。已有在 DAA 治疗期间或治疗结束后 HBV 再激活的病例报告，甚至有一些致死病例。治疗前，应先对患者进行 HBV 筛查。HCV/HBV 合并感染患者存在 HBV 再激活的风险，应按现行临床指南进行监测和管理。

（4）进展期肝病患者发生肝功能失代偿/衰竭的风险　在包括索磷维伏片在内的含 NS3/4A 蛋白酶抑制剂治疗的 HCV 患者中，已有肝功能失代偿/衰竭的上市后病例报告，包括致死病例。报告病例在基线时，伴有肝硬化、伴有或者不伴有中重度肝功能损害（Child-Pugh B 或 C 级）。由于是自发报告，不能可靠估计其发生频率或者建立药物暴露因果关系。

对于伴有代偿性肝硬化（Child-Pugh A 级）或有进展期肝病（如门脉高压）症状的患者，须按照临床指示进行肝脏实验室检测；并监测肝功能失代偿的症状和体征，如黄疸、腹水、肝性脑病和静脉曲张出血。对出现肝功能失代偿/衰竭症状的患者应停止索磷维伏片治疗。不建议将索磷维伏片用于中度至重度肝功能损害（Child-Pugh B 或 C 级）或既往有肝功能失代偿的患者。

（5）肝移植患者　尚未评估肝移植后 HCV 感染患者使用索磷维伏片治疗的安全性和疗效。应评估个体患者潜在获益和风险，根据推荐剂量进行索磷维伏片治疗。

（6）与中度 P-gp 诱导剂或中度 CYP 诱导剂合用　中度 P-gp 或中度 CYP 诱导剂类药品（如奥卡西平、利福喷丁、莫达非尼或依非韦伦）可能会降低索磷布韦、维帕他韦和/或伏西瑞韦的血药浓度，从而降低索磷维伏片的疗效。不建议此类药品与索磷维伏片合用。

（7）与强效 OATP1B 抑制剂合用　强效 OATP1B 抑制剂类药品（如环孢素）可能会显著增加伏西瑞韦的血药浓度，尚未确定其安全性。不建议强效 OATP1B 抑制剂与索磷维伏片合用。

（8）与特定的 HIV 抗逆转录病毒治疗方案合用　已证明索磷维伏片可增加替诺福韦暴露量。尤其是在与含富马酸替诺福韦二吡呋酯和一种药代动力学增强剂（利托那韦或考比司他）的 HIV 治疗方案合用时，但尚不确定此情况下的安全性。

应考虑索磷维伏片与含艾维雷韦/考比司他/恩曲他滨/富马酸替诺福韦二吡呋酯的固定剂量复方片剂或富马酸替诺福韦二吡呋酯联合增强型 HIV 蛋白酶抑制剂（如达芦那韦）合用时的潜在风险和获益，尤其是对于肾功能不全风险增加的患者，建议对以上联合用药的患者进行监测，以确定是否存在与替诺福韦相关的不良反应。

（9）赋形剂 索磷维伏片含有乳糖。因此，有半乳糖不耐症、Lapp 乳糖酶缺乏症或葡萄糖-半乳糖吸收不良的罕见遗传问题的患者不应服用此药品。

（10）对驾驶及操作机械能力的影响 索磷维伏片对驾驶和操作机械的能力无影响或影响可忽略。

【贮藏】 30℃以下密闭保存。

达诺瑞韦钠片（戈诺卫）

【规格】 100mg/片，28 片/瓶

【成分】 达诺瑞韦钠。

【性状】 薄膜衣片。除去包衣后，显白色或类白色，含浅灰色隐斑。

【适应证】 达诺瑞韦钠片应与利托那韦、聚乙二醇干扰素 α 和利巴韦林联合组成抗病毒治疗方案，用于治疗初治的非肝硬化的基因 1b 型慢性丙型肝炎成人患者。

【用法用量】 口服，可空腹或与食物同服。每次 100mg，每日 2 次，连续 12 周。服用此片，须同用药代动力学增强剂利托那韦、聚乙二醇干扰素 α 和利巴韦林。

（1）推荐利托那韦片用法 口服，每次 100mg，每日 2 次，连续 12 周。

（2）推荐聚乙二醇干扰素 α 用法 皮下注射，180μg，每周 1 次，连续 12 周。

（3）推荐利巴韦林用法 口服，每日 1000mg（体重＜75kg）或 1200mg（体重≥75kg），分 2 次服用，连续 12 周。

【药理毒理】

药理作用

达诺瑞韦钠是 HCV NS3/4A 丝氨酸蛋白酶抑制剂。NS3/4A 蛋白酶活性是 HCV 生命周期必需的，达诺瑞韦钠与 NS3/4A 蛋白酶结合形成一种解离速率低的复合体，防止病毒多肽裂解。

药代动力学

在中国健康受试者中进行了该片 100mg 单剂量给药药代动力学研究。

结果显示，中国健康受试者口服达诺瑞韦钠后吸收迅速，达峰时间约为1.5h。表观分布容积约为8600L，表明本品在组织蓄积特征明显。

药物在体内代谢清除迅速，平均血浆清除半衰期约1.0h。与单剂口服达诺瑞韦钠相比，利托那韦100mg可显著提高达诺瑞韦钠血浆暴露，血浆达诺瑞韦钠的中位C_{max}（29.7ng/mL）显著高于达诺瑞韦钠单独口服的中位C_{max}（8.7ng/mL）；血浆达诺瑞韦钠的中位$AUC_{0\sim24}$（117.9ng·h/mL）约是达诺瑞韦钠单独口服的中位$AUC_{0\sim24}$（15.2ng·h/mL）的7倍。

血浆消除半衰期由单药的1h延长为约3.2h，体内总清除率降低为单药时的1/6，表观分布容积减少为单药的1/2，提示利托那韦可降低达诺瑞韦钠代谢清除，同时减少达诺瑞韦钠组织分布，从而导致达诺瑞韦钠血浆暴露量显著增加。

连续口服达诺瑞韦钠/利托那韦（q12h）6～7天，达诺瑞韦钠血浆药物浓度可达稳态，稳态时达诺瑞韦钠血浆药物浓度未呈现明显蓄积。女性受试者血浆暴露略高于男性，但女性受试者AUC个体间差异（80%以上）明显高于男性（约18%），C_{max}个体间差异相似，提示本品代谢消除特征呈现一定性别差异。

在中国CHC患者中进行了药代动力学研究，结果显示，稳态时达诺瑞韦钠血浆谷浓度个体间差异较明显，分布于0.2～11.1ng/mL范围内。多次给药后，达诺瑞韦钠血浆消除半衰期稍短，C_{max}和AUC未见明显差异，未见血浆药物蓄积。

稳态时，利托那韦血浆药物浓度明显高于首剂给药后，蓄积比约为2.8（按$AUC_{0\sim12}$计），C_{min}个体间变异较达诺瑞韦钠小。中国CHC患者连续口服达诺瑞韦钠/利托那韦100mg/100mg（q12h）片后，体内达诺瑞韦钠血浆暴露量明显高于健康受试者体内暴露量，达诺瑞韦钠血浆消除半衰期缩短。

毒理研究

遗传毒性　试验结果均为阴性。

生殖毒性　对雄性或雌性大鼠生育力未见明显影响。在100与300mg/（kg·d）剂量下可见母体毒性，包括体重增量减少、摄食量减少、唾液分泌过多、皮毛紊乱以及口周红色物质。800mg/（kg·d）剂量下2只雄鼠死亡。

大鼠胚胎-胎仔发育毒性试验未见发育毒性。在120mg/（kg·d）剂量下可见母体毒性，包括体重增长减慢、摄食量减少、少便和无便、轻度失水、

1 只流产、2 只妊娠兔中可见啰音、皮毛上红色物质。大鼠在各剂量下未见明显母体毒性。

大鼠围产期毒性试验中，未见母体和 F1 代生殖、发育毒性。达诺瑞韦钠通过乳汁分泌的量不足 1%。

致癌性　大鼠灌胃给药 2 年致癌性试验中，雄性和雌性动物均未见致癌性。

【不良反应】　在中国进行的 Ⅲ 期临床研究中，受试者服药剂量为 100mg，服药周期为 12 周。141 例慢性丙肝患者接受了利托那韦强化的达诺瑞韦钠片联合聚乙二醇化干扰素 α 和利巴韦林的治疗，发生率≥10% 的常见不良反应有贫血、发热、乏力、流感样疾病、头痛、头晕、食欲下降、皮疹、腹泻。用药期间，血液学检查异常值大多为 1 级或 2 级，43 例出现 3 或 4 级血液学检查异常值；血液生化检查异常值均为 1 级或 2 级，3 例出现 3 或 4 级血液学检查异常值；受试者肝功能检查异常值均为 1 级或 2 级，无 3 或 4 级血液学检查异常值出现。20 例 ALT 升高者中，11 例被判定与治疗方案有关；16 例 AST 升高者中，9 例被判定与治疗方案有关；13 例总胆红素升高者中，10 例被判定与治疗方案有关。

【药物相互作用】　达诺瑞韦经细胞色素 P450（CYP）3A 亚型代谢。CYP3A 抑制剂（如酮康唑）或诱导剂（如利福平、利福布汀、苯巴比妥、苯妥英、卡马西平）会改变达诺瑞韦的血药浓度。

当利托那韦片与达诺瑞韦钠片合用时，其他 CYP3A 抑制剂对达诺瑞韦血药浓度的增加作用则减弱。但是 CYP3A 诱导剂有可能降低达诺瑞韦钠片和利托那韦片的血药浓度。

有机阴离子转运多肽抑制剂（如环孢素、利福平）和底物（如瑞舒伐他汀）可能增加达诺瑞韦的血药浓度。服用达诺瑞韦钠片时应避免同时应用有机阴离子转运多肽抑制剂和底物。

达诺瑞韦钠片需与利托那韦片同时服用，应考虑避免服用与利托那韦片存在相互作用的药物。

【禁忌】　禁用于既往对达诺瑞韦钠或其片剂中任何成分过敏的患者；达诺瑞韦钠片与其他药物联合使用时的禁忌，请参考药物说明书的相关叙述。

【注意事项】　① 服用达诺瑞韦钠片时，须同时服用药代动力学增强剂利托那韦片。

② 达诺瑞韦钠片应与干扰素和利巴韦林联用，应注意可能发生的贫血、中性粒细胞减少、白细胞减少和血小板减少。

③ 妊娠妇女及哺乳期妇女用药　尚无达诺瑞韦钠片用于妊娠妇女的数据，也不清楚达诺瑞韦钠片的任何组分或其代谢物是否经人类乳汁分泌。哺乳期妇女慎用。

④ 儿童与老年用药　尚无此类患者的安全性和有效性研究数据。

【贮藏】　密闭，在干燥处保存。

盐酸拉维达韦片（新力莱）

【规格】　200mg/片，每盒 14 片

【成分】　盐酸拉维达韦。

【性状】　薄膜衣片。除去包衣后，显类白色至黄色。

【适应证】　盐酸拉维达韦片联合利托那韦强化的达诺瑞韦钠片和利巴韦林，用于治疗初治的基因 1b 型慢性丙型肝炎病毒感染的非肝硬化成人患者，不作单药参与治疗。

【用法用量】　口服，可空腹或与食物同服。每次 200mg，每日 1 次，连续 12 周。服用本品时须同时应用达诺瑞韦钠片、利托那韦和利巴韦林。

（1）达诺瑞韦钠片推荐用法　口服，每次 100mg，每日 2 次；连续 12 周。

（2）利托那韦推荐用法　口服，每次 100mg，每日 2 次，连续 12 周。

（3）利巴韦林推荐用法　其剂量根据体重确定。如体重＜75kg，每次 500mg，每日 2 次；如体重≥75kg，每次 600mg，每日 2 次；连续 12 周。

【药理毒理】

药理作用

盐酸拉维达韦是 NS5A 抑制剂，NS5A 是一种多功能蛋白质，是 HCV 复制复合体的基本组成部分。盐酸拉维达韦可抑制病毒 RNA 复制。

抗病毒活性　在体外复制子系统中，单一的盐酸拉维达韦对 HCV1a 和 1b 基因型复制子细胞的 EC_{50} 分别为 0.12nmol/L 和 0.02nmol/L，对一系列含有 HCV 2a、3a、4a、5a、6a、7a 基因型 NS5A 基因关键片段的 HCV

1b 嵌合型复制子细胞的 EC_{50} 为 $0.04\sim1.14$mmol/L。在基于 HCV 复制子系统的体外联合抗 HCV 病毒研究中，盐酸拉维达韦与干扰素 α、NS3/4A 蛋白酶抑制剂、NS5B 聚合酶的核苷或非核苷抑制剂有叠加或协同效应。

耐药性

（1）细胞培养　在 HCV 1a 和 1b 复制子细胞系及一系列含有 HCV 2a、3a、4a、5a、6a NS5A 基因关键片段的 HCV 1b 嵌合型复制子细胞系中，采用集落形成分析法筛选了盐酸拉维达韦的耐药变异株，基因型分析发现导致盐酸拉维达韦耐药性的突变主要是 NS5A 蛋白区域 1 的氨基酸残基 28、30、31 和 93 位点的一个或多个替代，在所有 HCV 基因亚型中含有这四个关键残基位点的替代均能增强对盐酸拉维达韦的耐药性。与 HCV 1b 复制子单一氨基酸位点替代相比，HCV 1a 复制子的单一替代的耐药性更高，在 HCV 2a 和 6a NS5A 氨基酸残基 28、HCV 3a NS5A 氨基酸残基 93 上的替代可产生更高水平的耐药性。

（2）交叉耐药　盐酸拉维达韦对含有环保霉素 A 及其他类型 HCV 抑制剂（如 NS3 抑制剂、NS5B 核苷和非核苷抑制剂）耐药性替代的 HCV1b 复制子仍具有抑制作用，与其对野生型 HCV 1b 复制子的抑制作用相当含有 L31V＋Y93 H 替代的盐酸拉维达韦耐药 HCV 1a 复制子对环保霉素 A 及其他类型 HCV 抑制剂（如 NS3 抑制剂、NS5B 核苷和非核苷抑制剂）仍保持着完全的敏感性。通过其他 NS5A 抑制剂筛选出的耐药变异体，对盐酸拉维达韦也有交叉耐药性。

药代动力学

（1）健康志愿者单次给药　中国健康成年受试者，盐酸拉维达韦片 200mg 单次给药后，盐酸拉维达韦 C_{max} 平均值（CV%）为 3286.79ng/mL（24.8%），$AUC_{0\sim24}$ 平均值 26669.27（24.9%）ng·h/mL。盐酸拉维达韦 200mg 联合利托那韦强化的达诺瑞韦钠单次给药后，盐酸拉维达韦 C_{max} 平均值（CV%）为 4124.07ng/mL（33.9%），$AUC_{0\sim24}$ 平均值 46577.65（36.7%）ng·h/mL。

（2）健康志愿者连续给药　中国健康成年受试者，200mg 连续 7 天给药后，盐酸拉维达韦达稳态，盐酸拉维达韦的 C_{max} 几何平均值（CV%）为 4453.20ng/mL（24.7%），$AUC_{0\sim24}$ 为 43602.93（39.4%）ng·h/mL，C_{min} 为 436.80ng/mL（57.5%）。

（3）患者单次给药　一项美国临床研究显示，在高加索人慢性丙型肝炎患者中，盐酸拉维达韦 200mg 单次给药后，盐酸拉维达韦的 C_{max} 几何平均值（CV%）为 2160ng/mL 24.5%，$AUC_{0\sim12}$ 为 16100ng·h/mL（34.2%）。

（4）患者连续给药　一项美国临床研究显示，在慢性丙型肝炎高加索患者中，盐酸拉维达韦 200mg 连续 56 天给药，盐酸拉维达韦的 C_{max} 几何平均值（CV%）为 2980ng/mL（32.4%），$AUC_{0\sim12}$ 为 28117.399ng·h/mL（31.62%）。

上述美国临床研究显示，非肝硬化患者和肝硬化患者的暴露量没有区别。

吸收　口服给药盐酸拉维达韦片易于吸收，大约 3h 达到血浆峰浓度。盐酸拉维达韦的 C_{max}、AUC 和 C_{min} 以剂量比例的方式增加。每天给药 1 次，给药当天即达稳态。盐酸拉维达韦 200mg 剂量水平在健康受试者和 HCV 感染受试者之间的暴露量关系为：患者暴露量低于健康受试者，患者变异率高于健康受试者。

食物对口服吸收的影响：尚未进行 200mg 盐酸拉维达韦片的食物影响研究。

在美国和澳大利亚进行的临床研究中，与空腹状态给药相比，健康受试者于标准高脂肪餐［大约 50% 的热量由脂肪提供，总热量为 800～1000cal（1cal＝4.1868J）］后给药盐酸拉维达韦 80mg 胶囊，盐酸拉维达韦 C_{max} 下降了 30.4%，AUC 基本未变（餐后/空腹：103.4%）。

分布　稳态下 10mol/L 盐酸拉维达韦与人血浆中蛋白结合率约 98.1%。非临床大鼠和食蟹猴研究显示，盐酸拉维达韦在肝脏中浓度显著高于血浆药物浓度。

代谢　体内和体外研究发现，盐酸拉维达韦稳定，仅观察到低级程度的代谢。从健康志愿者体内血浆样本中检测到 3 种代谢产物，三者总和没有超过盐酸拉维达韦的 2% 水平。

排泄　健康受试者单次口服 200mg 片后，半衰期约为 7.5h，清除率为 7.08L/h。患者口服 200mg 片后，半衰期约 7.4h，清除率为 11.1L/h。

非临床药代动力学研究表明，胆道排泄是其已吸收剂量的主要消除途径，粪便排泄是未吸收剂量的主要消除途径。

毒理研究

遗传毒性　盐酸拉维达韦细菌回复突变试验、体外染色体畸变试验和大鼠体内骨髓微核试验结果均为阴性。

生殖毒性　大鼠经口给予盐酸拉维达韦 750mg/kg，未见对雌、雄大鼠生育力和早期胚胎发育的明显影响。妊娠大鼠于器官形成期经口给药 30、150 和 750mg/kg，未见明显畸形。但各组均可见骨骼发育延迟现象，表现为少数骨骼（主要是顶骨、枕骨、尾骨、骶骨椎弓，以及第 9～13 胸椎）未骨化和/或骨化不完全发生率升高；此外，各组均有 1 只胎仔甲状腺缺失或较小，不排除给药相关性。

妊娠兔于器官形成期经口给药，在 100、250mg/kg 剂量下，母体可见一过性体重减轻和摄食量减少，胚胎-胎仔发育可见明显影响，包括：胚胎胎仔死亡（仅见于 250mg/kg），多种累及椎骨的畸形以及其他骨骼畸形/变异（顶间骨畸形、颈椎存在为额外骨化点）发生率剂量相关性的升高。

雌性大鼠于妊娠期第 6 天至哺乳期第 21 天经口给药，F0 代母鼠在 750mg/kg 剂量下可见摄食量一过性降低，泌乳能力、哺乳行为、生殖能力和脏器大体形态均未见明显异常；各组 F1 代大鼠外观、存活率、离乳前后体重、生理发育、反射机能、学习行为、自发活动以及生殖功能均未见异常。

盐酸拉维达韦可通过大鼠乳汁分泌，母鼠乳汁/血浆药物浓度比值 1.0～2.6。

致癌性　尚未进行动物致癌性试验。

【不良反应】　盐酸拉维达韦片联合利托那韦强化的达诺瑞韦钠片和利巴韦林，该方案的安全性数据主要基于 1 项 Ⅱ 期临床研究和 1 项 Ⅱ/Ⅲ 期临床研究，共纳入 462 例受试者。356 例服用试验药物，其中中国大陆共 318 例，中国台湾地区 38 例，其中 HCV1a 基因型受试者 7 例，HCV1b 基因型受试者 349 例。在 Ⅱ 期临床试验和 Ⅱ/Ⅲ 期临床试验中，给药剂量 200mg，服药周期 12 周。

中国的 Ⅱ/Ⅲ 期临床试验中，试验组 318 例基因 1 型慢性 HCV 患者接受了盐酸拉维达韦片联合利托那韦强化的达诺瑞韦钠片和利巴韦林的治疗，发生率≥10％的常见不良反应有贫血、血胆红素升高。用药期间，血液学检查异常值大多为 1 级或 2 级，2 例出现 3 级以上血液学检查异常值，1 例可能与治疗方案有关；血液生化检查异常值为 1 级或 2 级，3 例血胆红素升高，1 例为血尿酸升高（4 级血生化检查异常值）；受试者肝功能检查异常值无 4 级检查异常值出现，其中试验组无 ALT 和 AST 升高者，39 例总胆红素升高，10 例直接胆红素升高。

【药物相互作用】 体内和体外研究发现，盐酸拉维达韦相当稳定，仅观察到低级程度的代谢。人临床样本的代谢研究表明，盐酸拉维达韦的胆道排泄是已吸收剂量的主要清除途径，而完整药物的肾脏清除可以忽略不计。

涉及代谢酶药物相互作用的临床研究结果显示，盐酸拉维达韦不明显抑制 CYP3A4 和 2C19。

【禁忌】 禁用于既往对盐酸拉维达韦片或其片中任何成分过敏的患者。与其他药物联合使用时的禁忌，请参考相应药物的说明书。

【注意事项】

（1）乙型肝炎病毒再激活的潜在风险 在用直接抗病毒药物治疗丙型肝炎的过程中及治疗后，有 HBV 再激活的病例报告，包括死亡病例。在开始治疗前，所有患者均应进行 HBV 筛查。HBV/HCV 合并感染的患者存在 HBV 再激活的风险，应按要求进行监测和治疗。

（2）血液系统 本品联合治疗方案中与利巴韦林联用，应注意可能发生贫血、中性粒细胞减少、白细胞减少和血小板减少。使用本药＋达诺瑞韦钠片＋利托那韦＋利巴韦林治疗方案的临床研究中最常见的不良反应为贫血，发生率 39.62%，血红蛋白常在给药后开始降低，最大平均降幅 24.15g/L，一般不需要处理或者部分受试者调整利巴韦林剂量后，血红蛋白平均值在治疗结束后可恢复至正常范围。推测这与方案中的利巴韦林相关。建议在该方案使用过程中定期监测血常规，发现血红蛋白过低应及时采取措施。对于已有贫血或有贫血风险的患者慎用。

（3）联合用药 服用本品时须同时服用药代动力学增强剂利托那韦片。

（4）妊娠妇女及哺乳期妇女用药 尚无相关应用数据。动物实验显示本药有潜在致畸作用，但对人类的潜在危险性未知，不建议妊娠期妇女使用本药。也不清楚本药及其辅料是否经人乳分泌，哺乳期妇女慎用，并建议停止哺乳。

（5）儿童与老年用药 尚无本药用于儿童、老年患者的安全性和有效性研究数据。

【贮藏】 不超过 25℃密闭保存。

磷酸依米他韦胶囊（东卫恩）

【规格】 0.1g/粒。

【成分】 磷酸依米他韦。

【性状】 胶囊剂，内容物为白色至淡黄色粉末。

【适应证】 磷酸依米他韦胶囊与索磷布韦片联合用于治疗成人基因 1 型非肝硬化慢性丙型肝炎。

磷酸依米他韦胶囊不得作为单药进行治疗。

【用法用量】 磷酸依米他韦胶囊推荐剂量为每日 1 次，每次 1 粒 0.1g，空腹口服（建议与进餐时间至少间隔 2h）。本品不能作为单药治疗，服用本品时应同时服用索磷布韦片 400mg。

对于初治或经治[❶]、非肝硬化、基因 1 型慢性丙肝患者，其治疗方案和持续时间为：磷酸依米他韦胶囊 0.1g＋索磷布韦片 400mg，空腹口服，每日 1 次，用药 12 周。

漏服

如漏服一次本胶囊，若发生在正常服药时间后的 18h 内，应尽快补服该胶囊，之后患者应在平常用药时间进行下一次服药；如果超过 18h，则不再补服，等待至正常服药时间进行下一次服药，不可一次性口服双倍剂量药物。

【药理毒理】

药理作用

磷酸依米他韦是非结构蛋白（NS）5A 抑制剂（NS5A 是一种多功能蛋白质，是丙肝病毒复制复合体的基本组成部分）。磷酸依米他韦能抑制病毒 RNA 复制和病毒粒子组装。

药代动力学

吸收 在健康受试者和基因 1 型慢性丙肝患者中评估了磷酸依米他韦药代动力学特性，依米他韦在健康受试者与慢性丙肝患者中药代动力学相似。健康受试者单剂量口服磷酸依米他韦胶囊后，药物吸收较缓，t_{max} 中位值 3.5h～4.0h，在 30～100mg 间符合线性动力学特点，200mg 剂量起，药物吸收呈饱和趋势。健康受试者多剂量口服磷酸依米他韦胶囊后，在连续给药第 5 天起可达稳态，稳态时依米他韦在体内蓄积程度较低（100～400mg 稳态后蓄积比均值为 1.42～1.60）。

在基因 1 型慢性丙肝患者中，100mg 组第 7 天达稳时的药时曲线下面积

---

❶ 仅接受过以干扰素为基础的抗病毒治疗（干扰素 α、β 或聚乙二醇干扰素±利巴韦林）。

$AUC_{0\sim24}$ 和 C_{max} 的几何平均值（变异系数）分别为 6640h·ng/mL（33.1%）和 428ng/mL（21.3%）。

食物影响　标准高脂餐对磷酸依米他韦的体内药代动力学有影响，降低其吸收，与空腹状态下服药相比，健康受试者在高脂餐后口服 100mg 胶囊，C_{max} 下降约 62.3%，$AUC_{0\sim t}$ 下降约 476%，t_{max} 中位值由 4.0h 延迟至 10.0h，$t_{1/2}$ 无明显变化。因此，磷酸依米他韦胶囊应在空腹条件下口服。

分布　依米他韦与人血浆蛋白结合率较高，在 100~2000ng/mL 浓度下人血浆蛋白结合率为 79.2%~86.6%，无明显浓度依赖性。人全血血浆分配比小于 1，不倾向于分布到红细胞中。动物实验结果显示，依米他韦广泛分布于肠道和肝脏组织中（大鼠中的肝脏-血液比为 17:1）。体外数据显示，依米他韦不是肝脏和肾脏转运体的底物（OATP1B1、OATP1B3、OATP2B1、OAT1、OAT3 和 OCT2）。

消除　健康受试者口服磷酸依米他韦胶囊后在血浆样品中共检测到 3 个代谢产物，均为单氧化代谢物且相对比例较低，主要以原型形式消除。单次给药达峰后，依米他韦血浆药物浓度以近似单相消除的形式降低。健康受试者单次口服 100mg 磷酸依米他韦胶囊后，依米他韦的消除相半衰期 $t_{1/2}$ 几何平均值为 14.9h，属于低或中等程度清除的化合物；依米他韦原型药物总清除率为 76.2%，其中粪便和尿液分别为 76.1% 和 0.04%，表明依米他韦主要以原型形式经粪便排泄。

药物相互作用可能性　依米他韦对 CYP1A2、2B6、2C9、2C19、2D6 和 3A4 酶基本无抑制作用，对 CYP2C8 可能有较弱抑制，IC_{50} 为 43.6mol/L；对 CYP1A2、2B6 酶无诱导作用，中、高浓度下对 CYP3A4 可能有轻微的诱导作用。此外，依米他韦不是六种摄取转运体 OATP1B1、OATP1B3、OATP2B1、OAT1、OAT3 和 OCT2 的底物，是 OATP1B1、OATP1B3、OATP2B1、OAT1 和 OAT3 的抑制剂，不是 OCT2 抑制剂，是外排转运体 P-gp 底物，同时也是 P-gp 和 BCRP 的抑制剂。

毒理研究

遗传毒性　磷酸依米他韦 Ames 试验、中国仓鼠卵巢细胞染色体畸变试验和大鼠微核试验结果均为阴性。

生殖毒性　磷酸依米他韦在剂量 100、300、1000mg/(kg·d) 时，对大鼠雄性生殖力、雌性生殖力及早期胚胎发育未见明显影响。无毒性反应剂量（NOAEL）为 1000mg/kg。

胚胎胎仔毒性试验，大鼠给予磷酸依米他韦 300mg/（kg·d），胎仔出现骨骼畸形，包括颈椎弓融合、肋骨融合和/或多余胸椎数；1000mg/（kg·d）胎仔出现肾盂扩大，胎仔骨骼变异包括颈椎弓发育不全、舌骨未骨化、长/短多肋、短肋、波状肋、胸骨双向骨化、胸骨未骨化、胸骨骨化不全、胸椎体哑铃状等。妊娠兔给予磷酸依米他韦，500mg/（kg·d）胚胎胎仔发育检查没有明显异常改变，其暴露量约为临床推荐剂量暴露量的 7.6 倍。

大鼠围产期毒性试验，给予孕鼠磷酸依米他韦 1000mg/（kg·d），可见一定胚胎发育毒性，表现为死胎数、着床后丢失率、有死胎孕鼠数、有死胎孕鼠率轻度升高，同时可见孕鼠体重增重及摄食量一过性轻度降低，其暴露量约为临床推荐剂量暴露量的 3.4 倍；给予孕鼠磷酸依米他韦 300mg/（kg·d），对胚胎发育无影响，其暴露量约为临床推荐剂量暴露量的 1.4 倍。磷酸依米他韦可透过血乳屏障。

致癌性　尚未完成致癌性试验。

【不良反应】　基于非肝硬化初治或经治的基因 1 型慢性丙肝患者的一项 I 期开放性、随机、两剂量对照试验和一项 III 期开放性、单臂试验的临床研究数据，共计 426 例。患者服用磷酸依米他韦胶囊 0.1g 联合索磷布韦片 400mg 治疗 12 周。

未见发生率≥10％的不良反应，未发生导致研究药物暂停或停用、导致终止治疗、导致退出试验或导致死亡的不良反应，未发生与研究药物相关的严重不良事件，大部分不良事件为轻度或中度。

发生率≥1％的不良反应（含 3～4 级实验室检查异常）有：乏力、头晕、皮疹、腹胀、高血压，高胆固醇血症、高甘油三酯血症、高尿酸血症、血脂异常，以及血肌酸磷酸激酶升高、脂肪酶、血乳酸脱氢酶、淀粉酶、血胆红素升高，血小板计数、中性粒细胞计数、白细胞计数、血钾降低等。

【药物相互作用】

其他药物对磷酸依米他韦胶囊的影响

依米他韦是 P-gp 底物，P-gp 强效诱导剂如卡马西平、苯巴比妥、苯妥英、利福平、利福布汀和圣约翰草，可能会显著降低依米他韦的血浆药物浓度，从而导致其疗效降低，甚至可能导致药物失效，因此在使用此胶囊时应禁用此类药品。中度 P-gp 诱导剂如奥卡西平，可能会降低依米他韦的血浆药物浓度，从而导致其疗效降低，因此使用此胶囊时不建议与此类药品联用。与 P-gp 抑制剂联用可能会增加依米他韦的血浆药物浓度，预计不会产生有临床意义的改变或增加新的安全性风险，此胶囊可与 P-gp 抑制剂联用。

磷酸依米他韦胶囊对其他药物的影响

依米他韦是外排转运体 P-gp、乳腺癌耐药蛋白（BCRP）、摄取转运体 OATP1B1、OATP1B3、OATP2B1、OAT1 和 OAT3 的抑制剂。此胶囊与这些转运体的底物类药品联用时，可能会增加此类药品的暴露量。可关注其与 P-gp（地高辛）、BCRP（瑞舒伐他汀）、OATP1B1、OATP1B3（普伐他汀）、OAT1/3（呋塞米）的相互作用及临床表现。

【禁忌】 本品需与索磷布韦片联合使用；禁用于既往对依米他韦或本药中任何成分过敏的患者；禁止与强效 P-gp 诱导剂如利福平、利福布汀、圣约翰草、卡马西平、苯妥英、苯巴比妥等合用，因可能导致依米他韦血浆药物浓度显著降低，进而降低药物疗效，甚至可能导致药物失效。

【注意事项】

（1）乙型肝炎病毒（HBV）再激活的潜在风险 尚未在 HBV/HCV（乙型/丙型肝炎病毒）合并感染患者中考察磷酸依米他韦的安全性和有效性。在应用直接抗病毒药物治疗丙型肝炎的过程中及治疗后，有乙型肝炎病毒（HBV）再激活的病例报告，包括暴发性肝炎、肝衰竭和死亡病例。在开始治疗前，所有患者均应进行筛查。在 HCV 治疗和治疗后随访期间，须监测肝炎急性发作或 HBV 再激活，根据临床指征对 HBV 感染进行监测和治疗。

（2）剂量调整、暂停给药和停止治疗 不建议调整磷酸依米他韦胶囊剂量，并应避免暂停给药。若因不良反应需暂停联合给药方案中的任一药物，则不得单独使用磷酸依米他韦胶囊治疗。

（3）先前采用含 NS5A 抑制剂方案治疗失败的患者的再次治疗 在既往使用过 NS5A 抑制剂的患者中，尚未确定包含磷酸依米他韦胶囊的治疗方案的有效性。

（4）重度心动过缓和心脏传导阻滞 在胺碘酮合用其他 NS5A 抑制剂即磷酸依米他韦同靶点药物与索磷布韦（伴或不伴其他降低心率的药物）的患者中，观察到重度心动过缓和心脏传导阻滞。目前机制尚未明确。

在磷酸依米他韦与索磷布韦联合用药过程中，限制胺碘酮的合用。因为可能危及生命，所以仅在不耐受或禁忌使用其他替代性抗心律失常治疗的情况下，才可对接受磷酸依米他韦和索磷布韦治疗的患者使用胺碘酮。对于还在服用受体阻滞剂或伴有潜在心脏病和/或晚期肝病的患者，在联合使用胺碘酮的情况下，出现症状性心动过缓的风险可能会增加。

如果认为确有必要合用胺碘酮，建议在开始使用磷酸依米他韦胶囊联合索磷布韦片治疗时对患者进行严密监测。对于确定存在较高缓慢性心律失常风险的患者，应进行 4h 的持续临床监测，之后至少在治疗期的最初 2 周每天在门诊或自行进行心率监测。

由于胺碘酮的半衰期较长，因此对于在过去几个月内停用胺碘酮并且即将开始磷酸依米他韦胶囊联合索磷布韦片治疗的患者，也要进行适当监测。应提醒所有接受磷酸依米他韦胶囊联合索磷布韦片与胺碘酮联合给药（加或者不加其他降低心率的药物）的患者，注意有无心动过缓和心脏传导阻滞的症状，并应建议他们如果出现此类症状马上就医。

（5）肾功能损害患者　在磷酸依米他韦胶囊联合索磷布韦片Ⅱ、Ⅲ期临床试验中，纳入了肌酐清除率≥50mL/min（使用 Cockcroft-Gault 公式计算）的受试者。在接受临床推荐剂量的 426 例患者中，123 例受试者肌酐清除率为 50～90mL/min，该部分人群用药后整体安全性、耐受性良好，因此建议轻度肾功能损害患者无须调整用药剂量。在中度和重度肾功能损害患者中，磷酸依米他韦的用药剂量是否需要调整暂不明确，索磷布韦片的推荐剂量参考其说明书。

（6）肝功能损害患者　磷酸依米他韦胶囊在肝功能损害患者中的用药剂量是否需要调整暂不明确，用药方案中索磷布韦片的推荐剂量参考其说明书。

① 肝硬化患者　尚未评估磷酸依米他韦胶囊与索磷布韦片在伴肝硬化慢性丙肝患者中的安全性和有效性。

② 肝移植患者　尚未确定肝移植前、移植期间或移植术后患者应用磷酸依米他韦胶囊联合索磷布韦片治疗慢性丙型肝炎的安全性和有效性。

（7）对驾驶和使用机器能力的影响　尚无研究数据明确磷酸依米他韦胶囊对驾驶和使用机器能力的影响，已知在磷酸依米他韦胶囊临床试验期间有乏力、疲乏和头晕的不良反应报告。

（8）妊娠妇女及哺乳期妇女用药

① 妊娠　目前尚无妊娠妇女应用磷酸依米他韦胶囊的数据磷酸依米他韦的动物研究显示，在大鼠围产期毒性试验中，100mg/kg 剂量下可见一定的胚胎发育毒性，该剂量下依米他韦的暴露量约为临床推荐剂量暴露量的 3.4 倍，不建议妊娠期间服用磷酸依米他韦胶囊。

② 哺乳　尚不明确依米他韦是否会经人体乳汁分泌。磷酸依米他韦的动物研究显示，在哺乳大鼠中依米他韦可经乳汁分泌，乳汁中浓度约为血浆中浓度的 56 倍，哺乳大鼠暴露于依米他韦时，其子代出生后未见发育及生殖功能的影响。但动物实验结果不能完全准确预测磷酸依米他韦对于新生儿/婴儿的风险，因此不建议哺乳期妇女使用。

③ 生育力　尚无磷酸依米他韦影响人类生育力的相关数据。动物研究未表明磷酸依米他韦对生育力产生有害影响。

【贮藏】　不超过 30℃密闭保存。

艾考恩丙替片（捷扶康）

【规格】　30 片/盒

【成分】　复方制剂，每片含艾维雷韦 150mg、考比司他 150mg、恩曲他滨 200mg 和丙酚替诺福韦 10mg。

【性状】　薄膜衣片，除去包衣后显白色或类白色。

【适应证】　用于治疗人类免疫缺陷病毒-1（HIV-1）感染的且无任何与整合酶抑制剂类药物、恩曲他滨或替诺福韦耐药性相关的已知突变的成人和青少年（年龄 12 岁及以上且体重至少为 35kg）。

【用法用量】　应由治疗 HIV 疾病的专科医生进行用药管理。

剂量

成人和年龄为 12 岁及以上且体重至少为 35kg 的青少年，每日 1 次，每次 1 片，随食物服用。

给药方法

口服，每日 1 次随食物服用。不可咀嚼、碾碎或掰开服用。

如果患者在正常服药时间的 18h 内漏服一剂艾考恩丙替片，则患者应尽快随食物补服一剂，并恢复正常服药时间。如果患者漏服一剂艾考恩丙替片超过 18h，则患者不应服用漏服的剂量，仅恢复正常服药时间即可。

如果患者在服用艾考恩丙替片后 1h 内呕吐，则应再服用 1 片。

特殊人群

（1）老年人　老年患者无须调整艾考恩丙替片的剂量。

（2）肾功能损害者　对于肌酐清除率（CL_{Cr}）估值≥30mL/min 的成人或青少年（年龄至少为 12 岁且体重至少为 35kg），无须调整艾考恩丙替片的剂量。

对于 CL_{Cr} 估值<30mL/min 的患者，不应使用艾考恩丙替片进行治疗，因为该人群中使用艾考恩丙替片的可用数据有限。

对于在治疗期间 CL_{Cr} 估值下降至低于 30mL/min 的患者，则应停用艾考恩丙替片。

（3）肝功能损害　在轻度（Child-Pugh A 级）或中度（Child-Pugh B 级）肝功能损害患者中，无须调整艾考恩丙替片的剂量。

尚未在重度肝功能损害（Child-Pugh C 级）患者中进行艾考恩丙替片的研究，因此不推荐将其用于重度肝功能损害患者。

（4）儿童人群　尚未确定在 12 岁以下或体重<35kg 的儿童中艾考恩丙替片的安全性和疗效。尚无可用数据。

【药理毒理】　本品为抗反转录病毒药物艾维雷韦、CYP3A 抑制剂考比司他、恩曲他滨和丙酚替诺福韦组成的复方制剂。

药理作用

艾维雷韦是一种 HIV-1 整合酶链转移抑制剂（INSTI）。整合酶是病毒复制所需要的一种 HIV-1 编码酶。抑制整合酶能够阻止 HIV-1 脱氧核糖核酸（DNA）整合到宿主基因 DNA，防止 HIV-1 前病毒形成和病毒感染增殖。

考比司他是 CYP3A 亚族细胞色素 P450（CYP）酶的一种选择性机制性抑制剂。考比司他抑制 CYP3A 介导的代谢会增加 CYP3A 底物的系统暴露量，如艾维雷韦，该底物由于 CYP3A 依赖性代谢，故生物利用度受限且半衰期短。

恩曲他滨是一种核苷反转录酶抑制剂（NRTI），也是 $2'$-脱氧胞苷的核苷类似物。恩曲他滨通过细胞酶进行磷酸化，形成三磷酸恩曲他滨。三磷酸恩曲他滨借助 HIV 反转录酶（RT）整合嵌入病毒 DNA（导致 DNA 链终止），从而抑制 HIV 复制。恩曲他滨对 HIV-1、HIV-2 和 HBV 均有活性。

丙酚替诺福韦是一种核苷酸反转录酶抑制剂（NtRTI），也是替诺福韦的膦酰胺酯药物前体（$2'$-脱氧腺苷单磷酸类似物）。丙酚替诺福韦可渗透进细胞，由于借助组织蛋白酶 A 进行水解从而增加了血浆稳定性和细胞内活性，因此在提高外周血单核细胞（PBMC）（包括淋巴细胞和其他 HIV 靶细胞）和巨噬细胞中的替诺福韦浓度方面，丙酚替诺福韦的有效性高于 TDF。细胞内替诺福韦随后经过磷酸化，形成了药理学活性代谢产物二磷酸替诺福韦。二磷酸替诺福韦借助 HIV RT 整合嵌入病毒 DNA（导致 DNA 链终止），从而抑制 HIV 复制。替诺福韦对 HIV-1、HIV-2 和 HBV 有活性。

药代动力学

吸收　感染 HIV-1 的患者随食物口服药物之后，艾维雷韦在给药后约 4h 观察到峰值血浆药物浓度，考比司他在给药后约 3h 观察到峰值血浆药物浓度，恩曲他滨在给药后约 3h 观察到峰值血浆药物浓度，丙酚替诺福韦在给药后约 1h 观察到峰值血浆药物浓度。HIV-1 感染患者中艾维雷韦 C_{max}、AUC_{tau} 和 C_{trough} 的稳态均值（均值±SD）分别为 $(1.7\pm0.39)\mu g/mL$、$(23\pm7.5)\mu g \cdot h/mL$ 和 $(0.45\pm0.26)\mu g/mL$，此药物可提供的抑制指数约为 10（C_{trough}：野生型 HIV-1 病毒经蛋白结合率调整的 IC_{95} 的比值）。

考比司他 C_{max}、AUC_{tau} 和 C_{trough} 的相应稳态均值（均值±SD）分别为 $(1.1\pm0.40)\mu g/mL$、$(8.3\pm3.8)\mu g \cdot h/mL$ 和 $(0.05\pm0.13)\mu g/mL$，恩曲他滨的相应值分别为 $(1.9\pm0.5)\mu g/mL$、$(13\pm4.5)\mu g \cdot h/mL$ 和 $(0.14\pm0.25)\mu g/mL$。丙酚替诺福韦 C_{max} 和 AUC_{tau} 的稳态均值分别为 $(0.16\pm0.08)\mu g/mL$ 和 $(0.21\pm0.15)\mu g \cdot h/mL$。

与空腹状态比，清淡饮食状态下艾维雷韦的 C_{max} 和 AUC 分别增加了 22% 和 36%，高脂饮食状态下分别增加了 56% 和 91%。清淡饮食并未影响考比司他暴露量，而高脂饮食状态下 C_{max} 和 AUC 适度减小，降幅分别为 24% 和 18%，但未观察到艾维雷韦药效增强效应的差异。清淡饮食或高脂饮食并未影响恩曲他滨暴露量。与空腹状态比，随清淡饮食［400kcal（1cal＝4.1868J），20%脂肪］或高脂饮食（800kcal，50%脂肪）给予艾考恩丙替片对丙酚替诺福韦总体暴露量的影响不具临床意义（与空腹状态比，清淡饮食或高脂饮食状态下 AUC 分别高 15% 和 18%）。

分布　艾维雷韦的人血浆蛋白结合率为 98%～99%，药物浓度在 1ng/mL～1.6μg/mL 时，此结合率不受药物浓度影响。血浆与血液药物浓度比的均值为 1.37。

考比司他人血浆蛋白结合率为 97%～98%，血浆与血液药物浓度比均值为 2。

恩曲他滨与人血浆蛋白的体外结合率＜4%，且在 0.02～200μg/mL 的药物浓度范围内，不受药物浓度影响。处于血浆药物浓度峰值时，血浆与血液药物浓度比的均值约为 1.0，精液与血浆药物浓度比的均值约为 4.0。

替诺福韦与人血浆蛋白的体外结合率＜0.7%，在 0.01～25μg/mL 的药物浓度范围内，不受药物浓度影响。临床研究期间采集的样品中，丙酚替诺福韦与人血浆蛋白的体外结合率约为 80%。

转化 艾维雷韦主要通过 CYP3A 进行氧化代谢，其次通过 UGT1A1/3 酶进行葡萄糖醛酸化。经口给予增强型 $[^{14}C]$ 艾维雷韦后，艾维雷韦是血浆中的主要种类，约占循环放射性的 94%。存在极低水平的芳香族和脂肪族羟基化或葡萄苷酸化代谢产物，对 HIV-1 显示出非常低的抗病毒活性，不会增加艾维雷韦的总体抗病毒活性。

考比司他通过 CYP3A（主要）和 CYP2D6（次要）介导的氧化作用进行代谢，并未进行葡萄苷酸化。经口给予 $[^{14}C]$ 考比司他后，血浆中 99% 的循环放射性来源于原型考比司他。

体外研究表明恩曲他滨并非人 CYP 酶的抑制剂。$[^{14}C]$ 恩曲他滨给药后，在尿（86%）和粪便（14%）中回收了恩曲他滨全部剂量。在尿中以三种代谢产物的形式回收了 13% 剂量。恩曲他滨的生物转化包括硫醇部分氧化生成 3'-亚砜非对映异构体（约 9% 剂量）以及与葡糖醛酸结合生成 2'-O-葡糖苷酸（约 4% 剂量）。

代谢是人体内丙酚替诺福韦的主要消除途径，占口服剂量的比例＞80%。体外研究表明，丙酚替诺福韦通过 PBMC（包括淋巴细胞和其他 HIV 靶细胞）及巨噬细胞内的组织蛋白酶 A 以及肝细胞内的羧酸酯酶-1 代谢为主要产物替诺福韦。

在体内，丙酚替诺福韦在细胞内水解生成主要产物替诺福韦，后者经磷酸化后形成活性代谢产物二磷酸替诺福韦。在人体临床研究中，与 E/C/F/TDF 中 245mg 口服剂量替诺福韦酯（富马酸盐）相比，艾考恩丙替片中 10mg 口服剂量丙酚替诺福韦所产生的 PBMC 中二磷酸替诺福韦浓度是前者的 4 倍以上，且血浆中的替诺福韦浓度比前者低 90% 以上。

在体外，丙酚替诺福韦不会由 CYP1A2、2C8、2C9、2C19 或 2D6 代谢。极少量的丙酚替诺福韦由 CYP3A4 代谢。与中度 CYP3A 诱导剂探针依非韦仑联合用药时，丙酚替诺福韦暴露量未受显著影响。丙酚替诺福韦给药后，血浆 $[^{14}C]$ 放射性表现出受时间影响的特性，丙酚替诺福韦是最初数小时内的主要类型，尿酸是其余时间内的主要类型。

消除 $[^{14}C]$ 艾维雷韦/利托那韦口服给药后，从粪便中回收了 94.8%

剂量，这与艾维雷韦的肝胆排泄情况一致；从尿中回收了 6.7%给药剂量。给药后，艾维雷韦的终末血浆半衰期中位数约 12.9h。

［^{14}C］考比司他口服给药后，从粪便和尿中分别回收了 86%和 8.2%剂量。给药后，考比司他终末血浆半衰期中位数约 3.5h，相关考比司他暴露产生的艾维雷韦 C_{trough} 约是野生型 HIV-1 病毒经蛋白结合率调整的 IC_{95} 的 10 倍。

恩曲他滨主要经肾脏排泄，在尿（约 86%）和粪便（约 14%）中回收了全部剂量。在尿中以三种代谢产物的形式回收了 13%恩曲他滨剂量。恩曲他滨的系统清除率平均为 307mL/min。口服给药后，恩曲他滨的消除半衰期约 10h。

丙酚替诺福韦原型肾排泄是次要途径，在尿中清除的剂量<1%。丙酚替诺福韦主要代谢为替诺福韦后被清除。丙酚替诺福韦和替诺福韦的中位血浆半衰期分别为 0.51h 和 32.37h。替诺福韦由肾脏通过肾小球滤过和肾小管主动分泌的方式从体内清除。

年龄、性别和种族 对于经考比司他增强的艾维雷韦、考比司他、恩曲他滨或丙酚替诺福韦，未发现因性别和种族产生药代动力学差异。

肾功能损害 在使用经考比司他增强的艾维雷韦或丙酚替诺福韦进行的研究中，在健康受试者和重度肾功能损害患者（CL_{Cr} 估值 15～<30mL/min）中未观察到艾维雷韦、考比司他、丙酚替诺福韦或替诺福韦药代动力学的临床相关差异。重度肾功能损害患者（CL_{Cr}<30mL/min，暴露量 33.7μg·h/mL）中均值系统恩曲他滨暴露量高于肾功能正常受试者（11.8μg·h/mL）。

肝功能损害 艾维雷韦和考比司他均主要通过肝脏进行代谢和清除。在中度肝功能损害（Child-Pugh B 级）的非 HIV-1 感染患者中开展了经考比司他增强艾维雷韦的药代动力学研究。未在中度肝功能损害患者和肝功能正常受试者之间观察到艾维雷韦或考比司他药代动力学的临床相关差异。尚未研究重度肝功能损害（Child-Pugh C 级）对艾维雷韦或考比司他药代动力学的影响。

目前尚未在肝功能损害患者中进行恩曲他滨药代动力学研究；但由于该药并非主要由肝酶代谢，因此推测肝功能损害的影响应当有限。

未在轻度或中度肝功能损害患者中观察到丙酚替诺福韦或其代谢产物替诺福韦的药代动力学发生临床相关变化。在重度肝功能损害患者中，丙酚替诺福韦和替诺福韦总血浆药物浓度低于在肝功能正常受试者中观察到的相应值。经蛋白结合率调整后，重度肝功能损害患者与肝功能正常患者中的游离丙酚替诺福韦血浆药物浓度相似。

乙肝和/或丙肝病毒合并感染：尚未充分评估恩曲他滨和丙酚替诺福韦在合并感染乙肝和/或丙肝病毒的患者中的药代动力学。人群药代动力学分析（$N=24$）的有限数据表明，乙肝和/或丙肝病毒感染对增强型艾维雷韦的暴露量没有临床相关影响。

毒理研究

（1）艾维雷韦

① 遗传毒性 艾维雷韦 Ames 试验和大鼠体内微核试验结果均为阴性。在一项体外染色体畸变试验中，在有代谢活化情况下结果为阴性，但在无代谢活化情况下观察到可疑反应。

② 生殖毒性 在暴露量（AUC）分别比人每日推荐剂量 150mg 下暴露量高约 16 和 30 倍的剂量下，艾维雷韦对雄性和雌性大鼠的生育力未见影响。

妊娠大鼠和妊娠兔分别在器官形成期经口给予艾维雷韦，未见明显胚胎-胎仔毒性。在围产期毒性研究中，未见母体毒性和发育毒性。在高达 2000mg/(kg·d) 剂量下，第 14 天给药后 30min 测得的艾维雷韦乳汁/血浆比为 0.1。

从产前（宫内）至性成熟期间，暴露量比人每日推荐剂量 150mg 下暴露量高约 18 倍的大鼠子代中，生育力正常。

③ 致癌性 在小鼠和大鼠中进行了艾维雷韦的长期致癌性研究，未见药物相关肿瘤发生率增加。

（2）考比司他

① 遗传毒性 Ames 试验、小鼠淋巴瘤试验和大鼠微核试验中考比司他未见遗传毒性。

② 生殖毒性 雄性或雌性大鼠中，当暴露量比人每日推荐剂量 150mg 下暴露量高 4 倍时，考比司他对大鼠生育力未见影响。

妊娠大鼠在妊娠第 6～17 天经口给予考比司他，在 125mg/(kg·d) 母体毒性剂量下可见着床后丢失率增加及胎仔体重减少，但未见畸形。

妊娠兔在妊娠第 7～20 天经口给予考比司他，在 100mg/(kg·d) 最高剂量下未见母体毒性或胚胎-胎仔毒性。

在大鼠围产期毒性研究中，经口给予考比司他，在 75mg/（kg·d）剂量下，未见母体毒性和发育毒性。

从产前（宫内）至性成熟期间，暴露量比人每日推荐剂量 150mg 下暴露量高约 1.2 倍的大鼠子代中，生育力正常。

③ 致癌性　在一项小鼠长期致癌性研究中，未见与药物相关的肿瘤发生率增加。在一项大鼠长期致癌性研究中，可见甲状腺滤泡细胞腺瘤和/或癌的发生率增加。认为滤泡细胞观察结果具有大鼠特异性，与人体无关。

（3）恩曲他滨

① 遗传毒性　Ames 试验、小鼠淋巴瘤和微核试验中，恩曲他滨未见遗传毒性。

② 生殖毒性　在雄性小鼠暴露量比人每日推荐剂量 200mg 下暴露量高约 140 倍的剂量下或雄性和雌性小鼠暴露量比人每日推荐剂量下暴露量高约 60 倍的剂量下，恩曲他滨对小鼠生育力未见影响。

妊娠小鼠和妊娠兔分别在器官形成期经口给予恩曲他滨，未见明显胚胎-胎仔毒性。

在围产期毒性研究中，小鼠给予恩曲他滨高达 1000mg/（kg·d），子代中未见与药物直接相关的明显不良影响。

③ 致癌性　在恩曲他滨的长期致癌性研究中，未见药物相关肿瘤发生率增加。

（4）丙酚替诺福韦

① 遗传毒性　Ames 试验、小鼠淋巴瘤试验或大鼠微核试验中丙酚替诺福韦未见遗传毒性。

② 生殖毒性　雄性大鼠从交配前 28 天开始给予丙酚替诺福韦，雌性大鼠从交配前 14 天至妊娠第 7 天给予丙酚替诺福韦，对生育力、交配能力或早期胚胎发育均未见影响。

妊娠大鼠和妊娠兔分别在器官形成期经口给予丙酚替诺福韦，未见明显胚胎-胎仔毒性。

在大鼠中进行了围产期毒性研究，在哺乳期给药剂量高达 600mg/（kg·d）下，子代未见不良影响。

大鼠和猴的研究显示，替诺福韦可排泄至乳汁中。第 11 天大鼠乳汁中药物浓度可达到最高剂量组动物中位血浆药物浓度约 24%。而泌乳恒河猴乳汁药物浓度高达血浆药物浓度 4%，乳汁药物暴露量约为血浆的 20%。

③ 致癌性　仅对富马酸替诺福韦二吡呋酯进行了致癌性研究。在小鼠和大鼠中进行了长期经口给药致癌性研究，未见致癌性。

④ 其他　犬给予丙酚替诺福韦 3 个月和 9 个月后，可见严重程度相似的脉络膜单核细胞浸润（轻微至轻度），3 个月恢复期后可恢复。

【不良反应】　较为常见的不良反应有恶心（11％）、腹泻（7％）、头痛（6％）。

严重不良反应有乳酸酸中毒、乙型病毒性肝炎恶化、伴脂肪变性的肝肿大、免疫重建炎症综合征、骨密度降低（成人 2％～15％）、急性肾衰竭（0.6％）、范科尼综合征、肾功能损害等。

【药物相互作用】　艾考恩丙替片不应与其他抗反转录病毒药品合用。

艾考恩丙替片不应与用于治疗 HBV 感染的含丙酚替诺福韦、替诺福韦酯、拉米夫定或阿德福韦酯的药品合用。

禁止与本品合用的情况：艾考恩丙替片与某些主要由 CYP3A 代谢的药品合用可能会导致此类药品的血浆药物浓度增加，从而可能会引起严重或危及生命的不良反应，如外周血管痉挛或局部缺血（如双氢麦角胺、麦角胺、甲麦角新碱），包括横纹肌溶解症在内的肌病（如辛伐他汀、洛伐他汀）、镇静作用延长或增强或呼吸抑制（如经口给予型咪达唑仑或三唑仑）。禁止艾考恩丙替片与其他主要由 CYP3A 代谢的药品（如胺碘酮、奎尼丁、西沙必利、匹莫齐特、阿夫唑嗪和用于治疗肺动脉高压的西地那非）。艾考恩丙替片与某些对 CYP3A 有诱导作用的药品（如圣约翰草、利福平、卡马西平、苯巴比妥和苯妥英）合用可能会导致考比司他和艾维雷韦血浆药物浓度显著降低，从而可能导致失去疗效和产生耐药性。

基于药物间相互作用研究，艾考恩丙替片与恩替卡韦、泛昔洛韦、利巴韦林、法莫替丁和奥美拉唑等药品之间未观察到且预期不会出现有临床意义的作用。

【禁忌】　禁用于既往对本品中所含药物成分或辅料出现过敏反应的患者。禁止与以下药品合用，因为可能会出现严重或危及生命的不良反应、失去病毒学应答以及可能对艾考恩丙替片产生耐药性：阿夫唑嗪、胺碘酮、奎尼丁、卡马西平、苯巴比妥、苯妥英、利福平、双氢麦角胺、麦角新碱、麦角胺、西沙必利、圣约翰草、洛伐他汀、辛伐他汀、鲁拉西酮、匹莫齐特、西地那非（治疗肺动脉高压时）、咪达唑仑（口服）和三唑仑。

【注意事项】　① 虽已证明抗病毒治疗的有效病毒抑制作用可显著降低性

行为传播 HIV 的风险，但是无法排除残余风险，应按照指南采取防止传播的预防措施。

② 合并感染 HIV 和乙肝或丙肝病毒的患者　对于接受抗反转录病毒治疗的慢性乙肝或丙肝患者，出现严重且可能致命的肝脏不良反应的风险升高。

尚未确定本品在合并感染 HIV-1 和丙肝病毒（HCV）的患者中的安全性和疗效。

丙酚替诺福韦对乙型肝炎病毒（HBV）具有活性。在合并感染 HIV 和 HBV 的患者中，停止治疗可能会导致肝炎严重急性恶化。对于停止艾考恩丙替片治疗的 HIV 和 HBV 合并感染患者，应在停止治疗后通过至少数月的临床及实验室随访进行监测。

③ 肝脏疾病　尚未确定本品在有基础肝脏疾病患者中的安全性和疗效。

对于原先存在肝功能障碍（包括慢性活动性肝炎）的患者，CART 期间肝功能异常的频率增加，应进行临床监测。如果存在肝病加重迹象，须考虑中断治疗。

④ 乳酸性酸中毒/重度肝肿大伴脂肪变性　单独使用核苷类似物（包括恩曲他滨，本品成分之一和富马酸替诺福韦二吡呋酯）治疗或联用其他抗反转录病毒药物治疗时，有发生乳酸酸中毒和严重肝肿大伴脂肪变性的报告，包括出现致死病例。临床或实验室结果提示，存在乳酸酸中毒或显著肝毒性（包括肝肿大和脂肪变性，即使转氨酶没有显著升高），应暂停治疗。

⑤ 体重和代谢参数　抗反转录病毒治疗期间体重、血脂水平和血糖水平可能会增加。这些变化可能在某种程度上与疾病控制和生活方式相关。在一些病例中，有证据表明其血脂受到治疗的影响，而尚无有力证据可表明体重增加与任何特定治疗有关。对于血脂和血糖监测，HIV 治疗指南中已提及。临床上应适时控制血脂异常。

⑥ 宫内暴露后线粒体功能障碍　核苷类似物可能对线粒体功能产生不同程度影响，在使用司他夫定、去羟肌苷和齐多夫定时此情况最为明显。已在子宫内和/或出生后暴露于核苷类似物的 HIV 阴性婴儿中报告了线粒体功能障碍，此类障碍报告主要与用含齐多夫定的治疗方案相关。报告的主要不良反应为血液学疾病（贫血、中性粒细胞减少）和代谢疾病（高乳酸血症、高脂血症），通常为一过性事件。较罕见的报告有迟发性神经系统疾病（张力亢进、痉挛、行为异常），目前尚不了解其为短暂性还是永久性。对于子

宫内暴露于核苷类似物且出现不明病因的严重临床检查异常（特别是神经学检查异常）的任何儿童，应考虑这些结果。这些结果不会影响在妊娠妇女中使用抗反转录病毒治疗以预防 HIV 垂直传播的当前治疗指南。

⑦ 免疫重建炎症综合征　伴有严重免疫缺陷的 HIV 感染患者在 CART 开始时，可能会出现无症状或残余条件致病菌引起的炎症反应，该反应可能会导致出现严重的临床状况或加重症状。通常，在开始 CART 后最初几周或几个月便观察到该反应。相关实例包括巨细胞病毒视网膜炎、全身性和/或局灶性分枝杆菌感染和肺孢子菌肺炎。应当评估任何炎症症状，必要时应给予治疗。

曾报告在免疫再激活期间出现了自身免疫疾病（如格雷夫斯病）；但报告的发病时间更多变，可能会在治疗开始后数月时发生。

⑧ 机会性感染　接受本品或任何其他抗反转录病毒治疗的患者可能会继续出现机会性感染和其他 HIV 感染并发症，因此应由具备 HIV 相关疾病治疗经验的医生继续对该类患者进行密切的临床观察。

⑨ 骨坏死　虽然病因被视为多因素型（包括皮质类固醇使用、饮酒、严重免疫抑制、BMI 指数较高），但在晚期 HIV 疾病和/或长期暴露于 CART 的患者中骨坏死的病例较多。如果出现关节疼痛、关节僵硬或活动困难，应建议患者就医。

⑩ 肾毒性　无法排除因丙酚替诺福韦给药导致长期暴露于低水平替诺福韦而引起肾毒性的潜在风险。

⑪ 与其他药品合用　不应与其他抗反转录病毒药品合用；不应与治疗 HBV 感染的含丙酚替诺福韦、替诺福韦二吡呋酯、拉米夫定或阿德福韦等药品合用。

⑫ 避孕要求　育龄期女性应使用含至少 30μg 炔雌醇并含诺孕酯作为结合孕激素的激素类避孕药或替代的可靠避孕方法。应避免合用本品与含除诺孕酯外的其他结合孕激素的口服避孕药，因为不清楚其影响。

⑬ 辅料　本品含乳糖，有半乳糖不耐症、Lapp 乳糖酶缺乏症或葡萄糖-半乳糖吸收不良等遗传问题的患者不应服用本品。

⑭ 对驾驶及操作机械能力的影响　患者应知晓在治疗期间有头晕事件的报告。

【贮藏】　避光，30℃以下保存。

奈韦拉平司他拉米双夫定片（Ⅱ）

【规格】 60 片／瓶

【成分】 本品为复方制剂，每片奈韦拉平司他拉米双夫定片含奈韦拉平 200mg，司他夫定 30mg 和拉米夫定 150mg。

【性状】 白色至类白色片。

【适应证】 用于治疗 HIV-1 感染的成人患者。

【用法用量】 口服，餐前服用。本品是固定剂量的联合用药，因此对于剂量需调整的患者，不能给予本品。

(1) 成人 口服，一次 1 片，一日 2 次。

(2) 儿童 不推荐儿童患者服用此片剂。

(3) 老年患者 推荐剂量基本无变化，但 65 岁以上者应谨慎服用。

(4) 肾功能损伤者 不适合肾脏损伤者服用。

(5) 肝脏损伤者 推荐剂量基本无变化，但应谨慎服用。

本品不能用于刚开始接受奈韦拉平治疗的患者。必须先经历一日 1 次、一次 200mg 奈韦拉平治疗 14 天的导入期，以降低肝中毒反应的发生率（如皮疹、肝功能异常等）。导入期内发生皮疹的患者，若在 14 天内皮疹未消失，应继续维持奈韦拉平一天 1 次 200mg 的用量，不能将奈韦拉平的用量提高到一天 2 次。

【药理毒理】

药理作用

(1) 奈韦拉平的作用机制 奈韦拉平是人体免疫缺陷病毒（HIV-1）的非核苷类逆转录酶抑制剂（NNRTI）。奈韦拉平与 HIV-1 的逆转录酶直接结合，并通过破坏该酶的催化位点阻断 RNA 依赖和 DNA 依赖的 DNA 聚合酶的活性。奈韦拉平不与底物或三磷酸核苷产生竞争。奈韦拉平对 HIV-2 病毒的逆转录酶及真核细胞 DNA 聚合酶（如人类 DNA 聚合酶 α、β、γ 或 δ）无抑制作用。

① 体外敏感性 体外 HIV-1 病毒对奈韦拉平的敏感性与人体内奈韦拉平抑制 HIV-1 病毒复制能力的相关性尚未确立。奈韦拉平的体外抗病毒活性是通过外周血单核细胞、巨噬细胞、淋巴细胞来测定的，其对实验室及临

床分离的 HIV-1 的 IC_{50}（半数抑制浓度）范围为 $10\sim100nmol/L$。细胞培养试验提示，奈韦拉平与齐多夫定、去羟肌苷、司他夫定、拉米夫定、沙奎那韦和茚地那韦联合治疗对 HIV-1 具有协同抗病毒作用。

② 耐药性　在体外试验中分离出了对奈韦拉平敏感性降低 $100\sim250$ 倍的 HIV-1 株。基因分析显示，基因突变出现在 HIV-1 逆转录酶基因上的第 181 和/或 106 位氨基酸位点上。

③ 交叉耐药性　体外已发现对非核苷类逆转录酶抑制剂出现快速交叉耐药的 HIV 菌株。关于奈韦拉平与核苷类逆转录酶抑制剂的交叉耐药性数据有限。在体外测得齐多夫定耐药分离株（来源于 4 个患者）对奈韦拉平有敏感性；在体外测得奈韦拉平耐药分离株（来源于 6 个患者）对齐多夫定和去羟肌苷具有敏感性。由于作用酶的不同，奈韦拉平与 HIV 蛋白酶抑制剂出现交叉耐药性的可能性不大。

（2）司他夫定的作用机制　司他夫定是胸苷核苷类似物，可抑制 HIV 病毒在人体细胞内的复制。司他夫定通过细胞激酶磷酸化，形成司他夫定的三磷酸盐而发挥抗病毒活性。其三磷酸盐通过以下两种机制抑制 HIV 的复制：其一，通过与天然底物三磷酸脱氧胸苷竞争，抑制 HIV 逆转录酶活性（$K_i = 0.0083\sim0.032\mu mol/L$）；其二，由于司他夫定缺乏 DNA 延伸所必需的 $3'$-羟基，因此可通过终止 DNA 链抑制了病毒 DNA 链的延伸。此外，司他夫定三磷酸盐也抑制了细胞 DNA 聚合酶 β 和 γ，并显著减少线粒体 DNA 的合成。

① 体外敏感性　司他夫定抗 HIV 活性在体外与人体内间的关系未建立。司他夫定在体外抗 HIV 活性是用外周血液单核细胞、单核细胞及淋巴细胞系评价的。实验及临床表明 ED_{50}（半数抑制浓度）范围为 $0.009\sim4mmol/L$。在体外测试时，司他夫定分别与去羟肌苷及扎西他滨分别联合用药，可增强或协同抗 HIV 的活性。司他夫定与齐多夫定联合用药增强或对抗活性取决于二者之间的摩尔浓度比。司他夫定在体外对 HIV 的敏感性及人体内抑制 HIV 复制之间的关系还未建立。

② 耐药性　对司他夫定敏感性降低的 HIV 病毒的分离在体外及患者中进行。司他夫定治疗患者 HIV 的表型分析说明，20 例中有 3 例分离，司他夫定的体外敏感性降低至原来的 $1/12\sim1/4$。引起这些敏感性变化的遗传因素还未得到证实。

③ 交叉耐药性　11 例中有 5 例在司他夫定治疗后对齐多夫定有中度的耐药性，而 11 例中有 3 例对去羟肌苷有中度耐药性。这些发现与临床的关

系还未知。

药代动力学

吸收

22 名健康受试者单剂量空腹服用奈韦拉平、司他/拉米夫定片（Ⅱ）后药代动力学参数见表 1。

表 1　22 名健康受试者单剂量空腹服用奈韦拉平等药物后的药代动力学参数

参数	拉米夫定	奈韦拉平	司他夫定
C_{max}/(mg/mL)	1.773 ± 0.403	3.054 ± 0.683	0.718 ± 0.183
t_{max}/h	1.28 ± 0.80	5.90 ± 6.46	0.76 ± 0.71
$t_{1/2}$/h	2.82 ± 1.015	1.85 ± 10.93	1.80 ± 0.30
ke/(1/h)	0.262 ± 0.051	0.014 ± 0.003	0.396 ± 0.064
(CL/F)/(L/h)	22.40 ± 3.80	1.04 ± 0.411	9.75 ± 2.77
(V/F)/L	89.84 ± 28.65	76.83 ± 30.67	50.89 ± 9.20
$MRT_{0\sim t}$/h	3.85 ± 0.616	1.15 ± 8.64	2.34 ± 0.40
$AUC_{0\sim t}$/(mg·h/mL)	6.577 ± 1.073	201.7 ± 52.97	1.463 ± 0.208
$AUC_{0\sim\infty}$/(mg·h/mL)	6.869 ± 1.096	210.4 ± 56.30	1.546 ± 0.219

分布

（1）奈韦拉平　具高亲脂性，在生理 pH 下有足够非离子化形式。健康成人进行静脉给药后，奈韦拉平表观分布容积（$V_{d,ss}$）为（1.21 ± 0.09）L/kg，提示奈韦拉平在人体内分布广泛。奈韦拉平易通过胎盘且可进入乳汁。在血浆药物浓度为 $1\sim10\mu g/mL$ 时，奈韦拉平约 60% 与血浆蛋白结合。奈韦拉平在人体脑脊液（$N=6$）浓度为其血浆药物浓度的 45%（$\pm5\%$），这个比例与奈韦拉平中未与血浆蛋白结合的游离奈韦拉平比例基本相同。

（2）司他夫定　在浓度范围为 $0.01\sim11.4\mu g/mL$ 时，血浆蛋白结合率可以忽略。在红细胞和血浆中平均分布。

（3）拉米夫定　20 名患者静注拉米夫定后，表观分布容积为（1.3 ± 0.4）L/kg，可看出拉米夫定主要分布在血管外空间且表观分布容积与剂量和体重均无关系。

拉米夫定与人体血浆蛋白结合率低（<36%）。体外研究发现，当拉米夫定浓度范围在 $0.1\sim100\mu g/mL$ 之外时，与细胞的结合率为 53%～57%，并不存在剂量依赖性。

代谢/消除

（1）奈韦拉平　人体内试验和利用人肝微粒体的体外试验显示奈韦拉平主要是通过细胞色素 P450（氧化作用）代谢成几个羟化代谢产物。人肝微粒体的体外试验显示奈韦拉平的氧化代谢主要是由 CYP3A 家族中的细胞色素 P450 同工酶介导的。其他一些同工酶可能起辅助作用。尿液排泄是奈韦拉平在人体内主要生物转化和消除途径。肾排泄对奈韦拉平原性产物的消除所起作用很小。

（2）司他夫定 代谢对司他夫定的清除作用有限。给予 $80mg$ ^{14}C 司他夫定后，循环血浆中的主要成分为司他夫定原药，微量的为司他夫定的代谢产物。这些代谢产物包括司他夫定氧化物，司他夫定葡萄糖醛酸结合物及其氧化代谢产物，和一个 N-乙酰半胱氨酸与核糖糖苷分裂后共轭的产物，这表明胸腺嘧啶也是司他夫定代谢物。在 HIV 感染人群，无论何种给药途径，司他夫定有 40% 通过肾脏排泄。其平均肾脏清除率为内生肌酐清除率的 2 倍。这显示除了肾小球滤过外，还存在肾小管主动分泌。

（3）拉米夫定 新陈代谢是拉米夫定消除的次要途径。对男性而言，仅仅知道拉米夫定在体内代谢为反式亚砜。给 6 名感染 HIV 的成年患者口服单剂量的拉米夫定，$12h$ 内药物的 $5.2\%\pm1.4\%$ 代谢为反式亚砜，通过尿液排出。此代谢物的血浆药物浓度尚未确定。

大部分的拉米夫定通过尿液以有机阳离子酸的形式排出体外。给 9 名健康受试者口服单剂量 $300mg$ 的拉米夫定，其肾清除率为 (199.7 ± 56.9) mL/min。给 20 名 HIV-1 感染患者静注单剂量的拉米夫定，肾清除率为 $(280.4\pm75.2)mL/min$，占拉米夫定总清除率 $71\%\pm16\%$。

大多数对 HIV-1、HBV 感染患者或健康受试者进行的单剂量试验中，给药后 $24h$ 血样观察发现拉米夫定半衰期是 $5\sim7h$。HIV-1 感染患者的总清除率为 $(398.5\pm69.1)mL/min$。在口服剂量 $0.25\sim10mg/kg$ 时，口服清除率及半衰期与剂量和体重无关。

毒理作用

遗传毒性 奈韦拉平的 Ames 试验，哺乳动物染色体畸变试验和小鼠微核试验结果均为阴性。

生殖毒性 雌性大鼠在全身暴露量（AUC）与临床推荐剂量下的人体暴露量相当时，可见生育力损害。在受孕大鼠和家兔的生殖毒性研究中未见明显致畸作用。当大鼠的全身暴露量高出临床推荐剂量下人体的 50% 时，可见仔胎体重明显下降。

致癌性 奈韦拉平的长期致癌性研究尚在进行中。致癌性研究中，奈韦拉平可增加小鼠［剂量达 $750mg/(kg \cdot d)$］和大鼠［剂量达 $35mg/(kg \cdot d)$］肝肿瘤的发生率。但这可能与奈韦拉平是一个较强的肝酶诱导剂有关。

【不良反应】

奈韦拉平

成年人临床中发现，奈韦拉平最严重的不良反应为重症肝炎/肝功能衰竭、Stevens-Johnson 综合征、中毒性表皮坏死溶解症及过敏反应。肝炎/肝功能衰竭可能是独立的也可能与过敏相关，更多的过敏症状包括严重皮疹、发热出疹、全身不适、疲劳、肌肉或关节疼痛、水疱、口腔溃疡、结膜炎、面部水肿、嗜酸细胞增多、粒细胞减少、淋巴结病、肾发育不良。

（1）肝脏　在一项对照临床试验中，奈韦拉平治疗组的肝脏不良反应发生率为 4.0%。女性及 $CD4^+$ 细胞计数高（女性＞$250/mm^3$，男性＞$400/mm^3$）的患者肝脏不良反应多。奈韦拉平治疗组发生无症状转氨酶升高（AST 或 ALT 大于 5 倍正常上限）的比率为 5.8%。乙型肝炎或丙型肝炎合并感染，或有转氨酶增高的患者在开始接受奈韦拉平治疗后，出现肝脏事件的概率较高。

（2）皮肤　奈韦拉平临床最常见的不良反应为皮疹，有时甚至是严重或致命的。皮疹多数在服药最初 6 周内出现。皮疹通常为轻度至中度的红斑样丘疹、丘斑疹，有或没有瘙痒，分布于躯干、面部和四肢。

（3）其他中等或严重不良反应有　皮疹（5.1%）、粒细胞减少（1.8%）、头痛（0.7%）、恶心（0.5%）、疲劳（0.2%）、腹泻（0.2%）、腹痛（0.1%）、肌痛（0.2%）等。实验室检查异常有 AST、ALT 升高比对照组多。无症状的 GGT 升高最常见，其他异常有胆红素、贫血、白细胞减少、血小板减少等。

司他夫定

若有患者发生乳酸酸中毒、运动无力，如确定，应永久停用司他夫定。

需监控司他夫定发生外周神经病变的毒性（手足麻木刺痛），停用司他夫定后，毒性症状可消退。412 例单药治疗中 3 例出现胰腺炎，也有数例的胆红素、ALT、AST、GGT、脂肪酶、淀粉酶高于正常值 2～5 倍。其他不良反应有腹痛、过敏反应、寒战、发烧、厌食、贫血、白细胞缺乏症、血小板缺乏症、巨红细胞病、肝炎、肝功能衰竭、糖尿病、高血糖、肌肉疼痛、失眠等。

拉米夫定

基于 3568 名 HIV-1 感染者的用药，最常见的不良反应是头痛、恶心、疲倦、流涕、腹泻和咳嗽等。

【药物相互作用】

司他夫定

齐多夫定会抑制司他夫定的磷酸化，所以不推荐司他夫定与齐多夫定合用。体外试验表明，司他夫定的磷酸化作用在特定的浓度下也会被多柔比星和利巴韦林抑制。这些体外相互作用的临床意义不明，因此司他夫定与这些药物联用时应谨慎。

拉米夫定

拉米夫定主要是以活性有机阳离子的形式清除。在与具有相同排泄机制的药物同时使用时，特别是当该药物的主要清除途径是通过有机阳离子转运系统的主动肾脏分泌时（如甲氧苄啶），应考虑其相互作用。

干扰素和利巴韦林　虽然当给予 HIV/HCV 混合感染患者利巴韦林和拉米夫定同时服用时没有观察到药代和药效的相互作用（例如，不能抑制 HIV-1/HCV 的复制），但在同时接受联合抗病毒药物及干扰素，无论是否同时接受利巴韦林治疗的 HIV/HCV 混合感染患者均发现肝功能损伤（有些是致命的）。

扎西他滨　拉米夫定和扎西他滨会相互抑制其细胞内的磷酸化过程。因此，不推荐拉米夫定和扎西他滨联用。

甲氧苄啶/磺胺甲噁唑（TMP/SMX）　拉米夫定与甲氧苄啶/磺胺甲噁唑同时服用时，均无须调整用药剂量。当使用较高剂量的甲氧苄啶/磺胺甲噁唑用于治疗肺孢子虫病（PCP）时，未对拉米夫定的药代产生影响。

与拉米夫定未观察到相互作用的药物　一项药物相互作用研究显示，拉米夫定和齐多夫定无临床意义的相互作用。

奈韦拉平

奈韦拉平主要由肝脏细胞色素 P450 酶 3A4、2B6 代谢，是肝脏细胞色素 P450 代谢酶的诱导剂。因此，经由此酶代谢的药物与奈韦拉平合用时，血药浓度可能比预期的要低。

奈韦拉平与其他药物联用的药代学变化可具体参考其说明书相互作用列表，数据是基于对 HIV-1 阳性受试者的药物相互作用研究而来的。除了上述的药物相互作用，奈韦拉平与通过肝脏细胞色素 P450 酶代谢的其他药物存在潜在的药代的相互作用。虽然这些药物的相互作用研究并未在 HIV-1 阳性患者身上进行，但临床上应用时应注意监测。

奈韦拉平与抗凝血剂华法林体　外相互作用是复杂的。当两者合用时，华法林的血药浓度可能会引起凝血时间的延长。所以奈韦拉平与华法林合用时，应监测抗凝血能力。

圣约翰草（St. John's wort）　不推荐奈韦拉平与圣约翰草或含有圣约翰

草的药物合用。当非核苷类逆转录酶抑制剂（NNRTI）如奈韦拉平与圣约翰草合用时，会导致 NNRTI 浓度降低，奈韦拉平的浓度降低会导致病毒学应答低下，最终引起对奈韦拉平或 NNRTI 类药物的耐药。

【禁忌】 禁用于对本品中任一成分过敏者；禁用于中至重度肝损伤患者（Child-Pugh B 或 C 级）；

刚开始接受奈韦拉平治疗的患者，也不能服用本品。必须先经历一日 1 次，一次 200mg 奈韦拉平治疗 14 天的导入期，可降低皮疹发生率，才可以开始接受本品治疗。

【注意事项】

（1）警告 本品不适用于刚开始接受奈韦拉平治疗的患者。本品只适用于已接受过两周司他夫定＋拉米夫定（标准剂量）＋奈韦拉平（200mg，一天 1 次）治疗，且对奈韦拉平耐受的患者。

服用奈韦拉平的常见不良反应有肝炎/肝功能衰竭，Stevens-Johnson 综合征，中毒性表皮坏死溶解症以及超敏反应。肝炎/肝功能衰竭可能伴有严重的皮疹或皮疹伴发热、全身不适、疲劳、肌肉或关节疼痛、水疱、口腔溃疡、结膜炎、面部水肿、嗜酸性粒细胞增多、粒细胞减少、淋巴结肿大或肾功能不全等超敏反应。

治疗最初 18 周是关键阶段，对患者需进行严密监测，及时发现潜在的严重和威胁生命的皮肤反应或严重的肝炎/肝功能衰竭，要特别警惕治疗的前 6 周（上述事件的最高风险发生期）。

但最佳监测频率尚未确定。有专家建议临床实验室监测应每月多于 1 次，特殊情况下，在导入期前后，应监测肝功能。在前 18 周，应坚持频繁的临床实验室监测。有时尽管已停止治疗，还会发生肝损伤。每次 200mg，每日 1 次，14 天导入期的方案已表明可显著降低皮疹发生率。

（2）皮肤反应 服用奈韦拉平治疗的患者中曾有报道出现严重的、危及生命的及致死的皮肤反应案例，而且在治疗的前 6 周发生的频率最高。这些不良反应包括 Stevens-Johnson 综合征、中毒性表皮坏死溶解症以及以皮疹、全身症状、器官功能紊乱为特点的高敏反应。在对照临床试验中，前 6 周内奈韦拉平组的患者 3、4 级皮疹的发生率为 1.5%，安慰剂组为 0.1%。

如果患者出现疾病发展症状或严重的皮肤反应或高敏反应症状（包括但不限于严重的皮疹或皮疹伴转氨酶升高或皮疹伴发热、全身不适、疲劳、肌肉或关节疼痛、水疱、口腔溃疡、结膜炎、面部水肿和/或肝炎、嗜酸性粒细胞增多、粒细胞减少、淋巴结肿大或肾功能不全），应立即停用奈韦拉平并及时就医。

如果患者出现疑似与奈韦拉平相关的皮疹，则必须进行肝功能测试。如果患者发生与皮疹相关的 AST 或 ALT 升高，必须立即停用奈韦拉平并立即就医。

接受奈韦拉平治疗的患者须经过一个 200mg/d［儿童患者为 4mg/(kg·d)］14 天的导入期，该导入期已表明可显著降低皮疹的发生率。如果在导入期内发生皮疹，则在皮疹消失前不得增加剂量或服用本品。发生严重的皮疹的患者应密切监测。

出现重度肝、皮肤或过敏反应，不能再重新服用奈韦拉平。有时，停药后肝损伤出现进展。如果延迟停用奈韦拉平，有可能引起更严重不良反应。

女性服用奈韦拉平后引发皮疹的概率比男性高。

在奈韦拉平治疗的前 14 天内同时服用泼尼松（40mg/d）不能降低与奈韦拉平相关的皮疹，并可增加在服用奈韦拉平最初 6 周内皮疹的发生率。因此，不推荐服用泼尼松以降低与奈韦拉平相关的皮疹发生率。

（3）肝脏事件

① 拉米夫定与司他夫定　　乳酸酸中毒和严重的脂肪变性、肝肿大，包括致死性事件，均已在单独或联合使用核苷类似物中有过报道，包括拉米夫定和司他夫定联合使用。虽然乳酸性酸中毒的相对比率在对照试验中未做出评估，纵向定群和回顾性研究表明，这一罕见事件更多地与使用含有司他夫定抗逆转录病毒的组合有关。女性、肥胖及使用过核苷类似物也许是危险因素。对于已知有肝病风险的患者服用司他夫定或拉米夫定应特别谨慎，但乳酸性酸中毒事件也在无肝病风险的患者中有报告。患者临床实验室检查出现高乳酸血症、乳酸中毒或肝毒性（包括肝肿大、脂肪变性及转氨酶异常）应停药。无征兆的疲劳、消化系统症状（恶心、呕吐、腹痛、突然体重下降）；呼吸道症状（呼吸急促、呼吸困难）；或神经系统症状（包括肌无力）都可能是高乳酸血症或乳酸性酸中毒综合征的征兆。

在有明显潜在肝病的 HIV 感染者中，司他夫定的安全性和有效性尚未确定。在联合抗逆转录病毒治疗时，存在肝功能障碍的患者（包括慢性肝炎），肝功能异常频率增加（包括严重和可能致命的肝病事件），因此应按照标准规范检查。如果有证据表明使这类患者的肝病恶化，必须考虑中断或终止治疗。

② 合并羟基脲与去羟肌苷用药　　与单独使用司他夫定相比，联合使用

羟基脲与去羟肌苷可增加患者肝中毒的风险。这种联合应用已经有因肝中毒引发的死亡，因此，要避免这种疗法。

③ 奈韦拉平　严重、可能致命的肝毒性，包括重型和淤胆型肝炎、肝坏死和肝功能衰竭，在使用奈韦拉平的患者中已有报告。在对照的临床试验中，肝脏不良反应在奈韦拉平组和对照组发生率分别为 4%（0～11.0%）和 1.2%。

肝脏不良反应事件的发生率，不管其严重程度，在治疗的前 6 周发生率是最高的。与对照组相比，使用奈韦拉平治疗的前 18 周，肝脏不良反应事件的发生率仍然较高。而且，在整个治疗过程中，肝脏不良反应都有可能发生。在某些情况下，有或没有最初血清转氨酶水平异常，患者都会出现疲劳、全身乏力、食欲减退、恶心、黄疸、肝压痛或肝肿大症状。50% 的肝不良事件中伴随有皮疹。有的肝脏不良反应伴有发烧及感冒症状。有一些不良反应事件，尤其是皮疹及其他症状引起的转氨酶升高与肝功能衰竭，伴随或不伴随高胆红素血症、肝性脑病变、凝血时间延长、或嗜酸性粒细胞增多。伴有肝炎症状的患者必须立即停止服用奈韦拉平并进行医学检查，包括肝功能测试。

如果患者有肝炎和/或过敏反应史，应立即检查转氨酶。在前 18 周治疗中出现皮疹的患者也应立即检查转氨酶。医生和患者应对肝炎的症状保持警惕，如疲劳或其他诊断的症状。

如果临床上肝炎、皮疹或其他全身症状合并发生转氨酶升高，应立即停用本品。在这些症状消失前，不得重新服用本品。在某些情况下，尽管已经停用本品，也会发生肝脏损伤。

女性 CD4$^+$ 细胞计数高，其肝脏不良反应事件（含致命的）发生率也高。一般情况下，在治疗的前 6 周，女性发生皮疹及肝脏不良反应事件是男性的 3 倍（5.8% 和 2.2%），开始使用奈韦拉平治疗时，CD4$^+$ 细胞计数较高的患者发生肝脏不良事件的概率较高。在一项回顾性分析中，CD4$^+$ 细胞计数＞250/m^3 的妇女的肝脏不良反应发生率是 CD4$^+$ 细胞计数＜250/m^3 的妇女的 12 倍（11.0% 和 0.9%）。CD4$^+$ 细胞计数＞400/m^3 的男性的肝脏不良反应发生率比 CD4$^+$ 细胞计数＜400/m^3 的男性要高（6.3% 和 1.2%）。所有的患者，已经发生肝脏不良反应事件的，不论其性别、CD4$^+$ 细胞计数、抗逆转录病毒治疗史如何，都应监测肝中毒事件的发生。合并感染乙型或丙型肝炎和/或在使用奈韦拉平治疗的初期肝功能指标升高的患者，其在治疗中的不良反应发生（在使用奈韦拉平治疗的前 6 周或更久）和无症状的

AST 或 ALT 升高发生的风险高。

有报道，未感染 HIV-1 的人服用多剂量奈韦拉平（暴露后预防，一种未批准的用途）出现严重的肝毒性（其中一个例子因肝功能衰竭需要进行肝移植）。

已观察到一些肝纤维化或肝坏死的患者奈韦拉平谷浓度升高。由于有药物诱导的毒性的证据，因此应仔细地监测有肝纤维化和肝硬化中任何一种疾病的患者。中至重度肝功能损伤患者（Child-Pugh B 或 C 级）不应使用奈韦拉平。

（4）神经系统症状　肌无力在合并抗逆转录病毒治疗（包括司他夫定）中至今鲜有报告。大多数这样的情况发生在乳酸酸中毒事件中。肌无力的演变可能类似 Guillain-Barre 综合征（包括呼吸衰竭）的临床表现。停止治疗后，症状有可能继续或恶化。

外周神经病变，表现为麻木、刺痛或手脚疼痛，在接受司他夫定治疗的患者中已有报告。HIV 感染的晚期患者、有神经病变史的和同时使用如去羟肌苷神经毒药物的患者，较易发生外周神经病变。

（5）胰腺炎　初次治疗或有治疗史的患者，不管其免疫程度如何，当司他夫定作为治疗方案的一部分时，致命和非致命性的胰腺炎均曾在治疗期间都有发生。当怀疑患者有胰腺炎时，联合使用的司他夫定、去羟肌苷（包括或不包括羟基脲）以及其他对胰腺有毒的药物均应暂缓使用。当确诊为胰腺炎时，重新使用司他夫定应特别小心并密切监测患者情况。新的用药方案中不应包括去羟肌苷和羟基脲。

（6）肝炎恶化的后续治疗　临床试验中未感染 HIV 的患者使用拉米夫定治疗慢性乙型肝炎，停用拉米夫定后肝炎恶化事件在临床和实验室中均有发生，主要表现为 HBV DNA 重新出现及血清 ALT 升高。大多数事件表现出自限性，死亡案例已有报告。对同时感染了 HIV-1 和 HBV 的患者，从含拉米夫定的艾滋病治疗方案改为不含拉米夫定的艾滋病治疗方案，在进行的上市后监测中已有类似的事件报告。这是否因停用拉米夫定而导致尚未知。停药后应密切监测随访至少数月。没有足够的证据证明重新服用拉米夫定可以改变肝炎恶化的后续治疗。

（7）合并感染 HIV-1 和乙型肝炎病毒的患者　在同时感染 HIV 和 HBV 的患者中，拉米夫定在治疗慢性乙型肝炎方面的安全性和有效性尚未被证实。在非 HIV 感染的患者中使用拉米夫定治疗慢性乙型肝炎，HBV 的拉米夫定耐药性已经出现且与降低治疗反应有联系。对拉米夫定耐药的乙型肝炎病毒变种出现在 HIV 感染者中已有报告，这些患者感染乙型肝炎病毒的同时曾接受含拉米夫定的抗逆转录病毒疗法。肝炎恶化的后续治疗也有报告。

（8）合并干扰素和利巴韦林用药 体外研究表明利巴韦林可减少诸如拉米夫定和司他夫定等核苷类似物的磷酸化。虽然当同时给予 HIV/HCV 混合感染的患者利巴韦林和司他夫定时，没有观察到药效学相互作用（例如不能抑制 HIV/HCV 的复制），但在同时接受联合抗病毒药物及干扰素和利巴韦林同时治疗的 HIV/HCV 混合感染患者中已发现肝功能损害（有时是致命的）。接受干扰素治疗者，无论是否同时使用司他夫定（或拉米夫定）和利巴韦林，均应密切监测相关毒性，特别是肝毒性。一旦毒性恶化，包括肝功能损伤（如 Child-Pugh 评分＞6），最好是停用司他夫定（或拉米夫定），或者减少或停用干扰素和利巴韦林，必要时两者皆应考虑。接受 α 干扰素合并或不合并利巴韦林联合司他夫定（或拉米夫定）治疗的患者，应密切监测其与治疗相关的毒性反应，尤其是肝脏代谢失常。如果观察到更严重的临床毒性，包括肝脏代谢失常（如 Child-Pugh 评分＞6），应减少剂量或停用 α 干扰素或利巴韦林或 α 干扰素和利巴韦林。

（9）免疫重建综合征 接受抗逆转录病毒联合疗法的患者中已有报告，包括拉米夫定、司他夫定和奈韦拉平。在接受抗逆转录病毒联合疗法初始阶段的患者，会引起针对无症状或残余的机会性感染的炎症反应［如结核分枝杆菌感染、巨细胞病毒、肺炎囊虫肺炎（PCP）或肺结核］，需要进一步的评估和治疗。

（10）脂肪变性 接受联合抗逆转录药物治疗的 HIV 患者，有伴发机体脂肪重新分布（脂肪代谢障碍），包括外周及面部皮下脂肪减少、腹部和内脏脂肪增加、乳房增大和颈背部脂肪堆积（水牛背）。该机制与该事件的长期后果尚不清楚，因果关系尚未确定。

（11）肾功能损伤患者 肌酐清除率低于 50mL/min 者须减少司他夫定和拉米夫定用量。肌酐清除率低于 20mL/min 者须减少奈韦拉平用量。透析患者应增加奈韦拉平用量。本品为复方制剂，不适用于上述患者。

（12）其他 抗逆转录病毒疗法的临床效果持续时间可能有限。接受奈韦拉平或任何其他抗逆转录病毒疗法的患者可能会发生继发性感染和其他一些并发症，因此，应由医生密切观察艾滋病毒感染患者的临床症状。

（13）妊娠妇女及哺乳期妇女用药　虽然目前不知道司他夫定是否在人类乳汁中分泌，但是，已知拉米夫定和奈韦拉平均可分泌于母乳中。所以，建议 HIV 感染的母亲不要哺乳，以免产后传染给婴儿。如果母亲正在接受本品治疗，鉴于母婴传染的风险以及对婴儿的潜在不良反应，应停止哺乳。

【贮藏】　密闭，干燥处保存（10～30℃）。

注射用艾博韦泰（艾可宁）

【规格】　160mg

【成分】　艾博韦泰。

【性状】　类白色或淡黄色疏松块状物或粉末。

【适应证】　艾博韦泰是一种人类免疫缺陷病毒（HIV-1）融合抑制剂。

【用法用量】

给药方案

成人及 16 岁以上青少年患者：注射用艾博韦泰配制后静脉滴注，320mg/次，第 1、2、3、8 天每天 1 次，此后每周 1 次。

配制方法

配药时要严格遵守无菌操作规程。①取 100mL 0.9％氯化钠注射液 1 瓶（袋），用一次性注射器抽取 12mL 氯化钠注射液弃去，其余备用。②取艾可宁 2 瓶，用 2mL（或 2.5mL）一次性注射器分别抽取 5％碳酸氢钠注射液加入注射用艾博韦泰瓶中，每瓶 1.2mL，立即轻轻振摇直到溶解。溶解过程约几分钟。如果振摇过程中发生固体黏附瓶壁现象，则需要倾斜瓶子振摇，让溶液充分与附壁固体接触，如 20min 后仍有不溶颗粒物，则弃去该瓶药物，另取一瓶配制。③药品完全溶解后，向每瓶注射用艾博韦泰瓶中加入约 6mL 备用的 0.9％氯化钠注射液，摇匀。然后抽出该溶液加入备用的 0.9％氯化钠注射液瓶（袋）中，混合均匀即可。④配制的注射用艾博韦泰溶液需立即静脉滴注，不得冷藏、冷冻，如果配制完成后 30min 内未开始使用，应丢弃不用。

静脉滴注给药速率及注意事项

①配制的注射用艾博韦泰溶液总量约 90mL，以约 2mL/min 的速率静

脉滴注，（45±8）min 内完成给药；②配制的注射用艾博韦泰溶液应该是无色或淡黄色、澄清、透明、无颗粒物。如果在给药前或给药过程中观察到颗粒物析出，应丢弃不用。

【药理毒理】

药理作用

艾博韦泰以 gp41 病毒膜蛋白为靶点，抑制病毒包膜与人体细胞膜的融合。

体外试验评价了艾博韦泰-白蛋白结合物的抗病毒活性。艾博韦泰在外周血单个核细胞中对 8 种 HIV-1 亚型病毒（A、B、C、EA 和 G 重组子）的 IC_{50} 为 0.5～4.8nmol/L。艾博韦泰对中国 28 个流行株 CRF07-BC、CRF01-AE 和 B 亚型的平均 IC_{50} 值为 5.2nmol/L、6.9nmol/L 和 9.5nmol/L。

体外诱导耐药试验显示，艾博韦泰的耐药障碍较高，病毒传代至第 9 代产生了对艾博韦泰的耐药性，敏感性降低至原来的 1/159，并与恩夫韦肽有交叉耐药。

体外交叉耐药试验显示，7 株在第 36、38、42、43 蛋白位点有突变的对恩夫韦肽耐药实验室 HIV-1 病毒株均对艾博韦泰敏感。

药代动力学

受试者单次静脉滴注 320mg 艾博韦泰，$AUC_{0\sim\infty}$ 与剂量之间呈良好的线性关系，并符合线性消除规律。HIV-1 感染者每周 1 次静脉滴注 320mg 艾博韦泰，稳态药代动力学参数 $AUC_{0\sim\infty}$ 为（4946.3±407.1）mg·h/L、C_{max} 为 57.0±7.9mg/L、谷浓度为 6.9mg/L。

大鼠分布、排泄试验表明，艾博韦泰可较好地分布到体内各个组织器官，在全血中的含量最高；其次是肾和卵巢组织，其余组织药物含量较少，以脑、体脂和睾丸最少。其体内主要消除途径为经肾脏排泄。

体外试验显示，艾博韦泰对人肝微粒体中六种主要 P450 代谢酶（CYP1A2、2C8、2C9、2C19、2D6 和 3A4）的体外活性没有明显影响。

毒理研究

遗传毒性 艾博韦泰 Ames 试验、体外 CHL 细胞染色体畸变试验和小鼠骨髓微核试验结果均为阴性。

生殖毒性 在 Wistar 大鼠生育力和早期胚胎发育毒性试验中，对亲代大鼠的生殖功能毒性、胚胎形成及发育的未见明显毒性剂量均为 120mg/kg，以体表面积计，为成人剂量的 4 倍。

在 wistar 大鼠胚胎-胎仔发育毒性试验中，对亲代孕鼠、胚胎及胎仔发育的未见明显毒性剂量均为 120mg/kg。毒物代谢动力学显示，在孕鼠体内未见明显蓄积。

【不良反应】 发生率≥2%的不良反应为腹泻、头痛、头晕和皮疹。很常见的实验室检查及辅助检查异常结果为血甘油三酯升高和血胆固醇升高；常见为高脂血症、高甘油三酯血症、丙氨酸氨基转移酶升高、天门冬氨酸氨基转移酶升高、γ-谷氨酰转移酶升高、高胆红素血症和血尿酸升高等。

【药物相互作用】 体外人肝微粒体试验显示，艾博韦泰不是 CYP450 酶抑制剂，对人肝微粒体酶 CYP1A2、2C8、2C9、2C19、2D6 和 3A4 活性没有明显的抑制作用。

在体外联合用药抗 HIV-1 病毒试验中，本品与齐多夫定和沙奎那韦具有协同作用，与依非韦仑和恩夫韦肽表现为相加作用。

艾博韦泰与洛匹那韦/利托那韦（Lopinavir/Ritonavir）联合用药没有改变艾博韦泰的药代动力学特征，洛匹那韦/利托那韦的体内暴露量降低但不需要调整剂量。

【禁忌】 禁用于对本药过敏者。

【注意事项】 ①溶解后的艾博韦泰应为透明溶液，如有浑浊、沉淀、异物，均不可使用；②配制后的药物溶液应一次性滴注完毕，不可分次使用。

【贮藏】 避光，密闭，冷冻（−20℃±5℃）保存。

比克恩丙诺片（必妥维）

【规格】 30 片/盒

【成分】 复方制剂，每片含比克替拉韦钠（以比克替拉韦计）50mg，恩曲他滨 200mg，富马酸丙酚替诺福韦（以丙酚替诺福韦计）25mg。

【性状】 薄膜衣片，除去包衣后为双层片，一层显白色或类白色，另一层显黄色。

【适应证】 本品用于治疗人类免疫缺陷病毒 1 型（HIV-1）感染的成人患者，且目前和既往无对整合酶抑制剂类药物、恩曲他滨或替诺福韦产生病毒耐药性。

【用法用量】 应由治疗 HIV 疾病的专业医生发起药物治疗。口服，每日 1 次，每次 1 片。可随或不随食物服用。不应咀嚼、碾碎或掰开薄膜衣片。

漏服

如果漏服在 18h 内，应尽快补服，并按正常给药时间表继续。如果漏服时间超过 18h，则不应补服，仅按正常的给药时间表继续用药即可。如果服用后 1h 内呕吐，应再服用 1 片。如果在服用后超过 1h 出现呕吐，则无须补服，继续正常治疗即可。

特殊人群

（1）老年人　65 岁以上患者用药数据有限。老年患者无须调整剂量。

（2）肾功能损害者　肌酐清除率估计值（CL_{Cr}）≥30mL/min 者无须进行剂量调整。对于 CL_{Cr} 估计值低于 30mL/min 者，不建议用此片治疗，因研究数据不足。

（3）肝功能损害者　在轻度（Child-Pugh A 级）或中度（Child-Pugh B 级）肝功能损害者中无须调整剂量。尚未在重度肝功能损害（Child-Pugh C 级）者中进行过研究，不推荐使用。

（4）儿童　尚无在 18 岁以下儿童中安全性和疗效的参考数据。

【药理毒理】

药理作用

此复方制剂由比克替拉韦、恩曲他滨和丙酚替诺福韦组成。比克替拉韦是一种整合酶链转移抑制剂（INSTI），可抑制 HIV-1 整合酶的链转移活性。抑制整合酶可阻止线性 DNA 整合到宿主基因组 DNA 中，阻断 HIV-1 前病毒形成和病毒增殖。

恩曲他滨是一种合成的胞苷核苷类似物，由细胞酶磷酸化形成恩曲他滨 5′-三磷酸盐，此三磷酸盐通过与天然底物 5′-三磷酸脱氧竞争整合到新生病毒 DNA 中终止 DNA 链合成，从而抑制 HIV-1 反转录酶活性。恩曲他滨三磷酸盐是哺乳动物 DNA 聚合酶 α、β、ε 和线粒体 DNA 聚合酶 γ 的一种弱抑制剂。

丙酚替诺福韦是替诺福韦（2′-脱氧腺苷单磷酸类似物）的亚磷酰胺前体药物，血浆中的丙酚替诺福韦可渗入细胞中，并在细胞内经组织蛋白酶 A 水解转化为替诺福韦，随后经细胞激酶磷酸化为活性代谢产物二磷酸替诺福韦。二磷酸替诺福韦通过 HIV 反转录酶嵌入到病毒 DNA 中，导致 DNA 链终止。二磷酸替诺福韦是哺乳动物 DNA 聚合酶（包括线粒体 DNA 聚合酶 γ）的一种弱抑制剂，在细胞培养中未见对线粒体的毒性证据。

细胞培养物中的抗病毒活性　在细胞培养系统中，比克替拉韦、恩曲他滨和丙酚替诺福韦三者联合的抗病毒活性无拮抗作用。

（1）比克替拉韦　在类淋巴母细胞细胞系、PBMC，原代单核/巨噬细胞、CD4$^+$ T 淋巴细胞中评估了比克替拉韦对 HIV-1 实验室和临床分离株的抗病毒活性。在急性感染 HIV-1ⅢB 的 MT-4 细胞（人体类淋巴母细胞 T 细胞系）中，EC_{50} 为（2.4 ± 0.4）nmol/L，血清蛋白校正后的 EC_{95} 为 361nmol/L（$0.162\mu g/mL$）。

在活化的 PBMC 中，比克替拉韦对代表 M、N 和 O 群的 HIV-1 临床分离株（A、B、C、D、E、F 和 G 亚型）有抗病毒活性，中位 EC_{50} 值为 0.55nmol/L（范围＜$0.55 \sim 1.71$nmol/L），对 HIV-2 分离株的相应值为 1.1nmol/L。

（2）恩曲他滨　在 T 类淋巴母细胞系、MAGI-CCR5 细胞系和 PBMC 中评估了恩曲他滨抗 HIV-1 实验室和临床分离株的抗病毒活性，在急性感染 HIV-1 亚型 A、B、C、D、E、F 和 G 的 PBMC 中，中位 EC_{50} 值为 9.5nmol/L（$1 \sim 30$nmol/L），对 HIV-2 的相应值为 7nmol/L。

（3）丙酚替诺福韦　在类淋巴母细胞细胞系、PBMC、原代单核细胞/巨噬细胞和 CD4$^-$ T 淋巴细胞中，评估了丙酚替诺福韦对 HIV-1 亚型 B 实验室和临床分离株的抗病毒活性。其 EC_{50} 值为 $2.0 \sim 14.7$nmol/L。在细胞培养中，丙酚替诺福韦显示出对所有 HIV-1 群（M、N、O 群，包括亚型 A、B、C、D、E、F 和 G）的抗病毒活性（EC_{50} 为 $0.1 \sim 12$nmol/L），以及对 HIV-2 的特定病毒株的抗病毒活性（EC_{50} 为 $0.9 \sim 2.6$nmol/L）。

耐药性

（1）在细胞培养物中

① 比克替拉韦　已在细胞培养物中选择出对比克替拉韦敏感性降低的 HIV-1 分离株。在采用比克替拉韦进行的一项选择性试验中，HIV-1 整合酶出现了表达 M50I 和 R263K 氨基酸置换突变的病毒基因池，当通过位点定向诱变将 M50I、R263K 和 M50I＋R263K 置换突变引入野生型病毒时，对比克替拉韦的敏感性分别降低 1.3、2.2 和 2.9 倍。在第二项选择性试验中，检测到 T66I 和 S153F 突变，当存在 T66LS153F 和 T66I＋S153F 突变

时，对比克替拉韦的敏感性分别降低 0.4、1.9 和 0.5 倍。此外，在选择过程中还出现 S24G 和 E157K 突变。

② 恩曲他滨　在细胞培养物和接受恩曲他滨治疗的受试者中筛选出了对恩曲他滨敏感性降低的 HIV-1 分离株。对恩曲他滨敏感性降低与 HIV-1 反转录酶中 M184V 或 I 突变有关。

③ 丙酚替诺福韦　在细胞培养物中筛选出了对丙酚替诺福韦敏感性降低的 HIV-1 分离株。采用丙酚替诺福韦选择出了表达 HIV-1 反转录酶 K65R 突变的 HIV-1 分离株，有时也有 S68N 或 L429I 突变。此外，还在 HIV-1 反转录酶中观察到了 K70E 突变。

（2）在临床试验中　在无反转录病毒治疗史的受试者中　对 2 项临床试验中接受比克恩丙诺片 48 周治疗并确认病毒学治疗失败的受试者（在第 48 周或提前因病毒学治疗失败而停用研究药物时，HIV-1RNA＞200 拷贝/mL 的受试者）中的治疗期 HIV-1 分离株以及配对基线分离株进行了耐药性基因型汇总分析，8 例具有可评估的耐药性基因型数据的治疗失败的受试者中未出现特异性的氨基酸突变，无法确立与比克替拉韦耐药性基因型的相关性。在评估的 8 例治疗失败的受试者的分离株中，未检测到治疗期出现的 NRTI 耐药性相关的突变。耐药性表型分析显示，与野生型 HIV-1 相比，治疗失败分离株对比克替拉韦、恩曲他滨和 TFV 的敏感性出现成倍变化，低于生物或临床临界值。

（3）在病毒学特征受抑制的受试者中　在 2 项采用病毒学特征受抑制的 HIV-1 感染受试者（$N=572$）进行的转换试验中，耐药性分析的人群中仅有 1 名病毒学反弹的受试者具有整合酶基因型和表型数据，2 名病毒学反弹的受试者具有反转录酶整基因型和表型数据，无受试者在治疗期出现对比克替拉韦、恩曲他滨或丙酚替诺福韦耐药的基因型或表型。

交叉耐药性

（1）比克替拉韦　已观察到在 INSTI 中的交叉耐药性。与野生型病毒相比，比克替拉韦对表达 NNRTI、NRTI 和 PI 耐药性相关突变的 HIV-1 变体具有相当的抗病毒活性（敏感性降幅小于 2 倍）。

（2）恩曲他滨　已经观察到在 NRTI 中的交叉耐药性。存在 HIV-1 反转录酶 M184V/I 突变的恩曲他滨耐药病毒对拉米夫定存在交叉耐药性。阿巴卡韦、去羟肌苷和替诺福韦体内选择的含有 K65RRT 突变的 HIV-1 分离株对恩曲他滨的敏感性降低。

（3）丙酚替诺福韦　已经观察到在 NRTI 中的交叉耐药性。替诺福韦耐药性突变 K65R 和 K70E 会导致对阿巴卡韦、去羟肌苷、拉米夫定、恩曲他滨和替诺福韦的敏感性降低。

药代动力学

吸收　比克替拉韦在口/服后，在 2.0～4.0h 达到血浆药物浓度峰值。相对于空腹，随中度脂肪餐［约 600kcal（1cal＝4.1868J），27％脂肪］或高脂肪餐（约 800kcal，50％脂肪）进行比克恩丙诺片给药时，导致比克替拉韦 AUC 升高 24％，此变化不具有临床意义，比克恩丙诺片可随或不随食物给药。

在 HIV-1 感染成人随或不随食物接受比克恩丙诺片口服给药后，比克替拉韦多次给药药代动力学参数平均值（CV％）为：$C_{max}＝6.15\mu g/mL$（22.9％），$AUC_{tau}＝102\mu g\cdot h/mL$（26.9％），$C_{trough}＝2.61\mu g/mL$（35.2％）。

口服比克恩丙诺片后，恩曲他滨吸收迅速，在 1.5～2.0h 达到血浆药物浓度峰值。200mg 硬胶囊的恩曲他滨绝对生物利用度平均为 93％。随食物给药时，恩曲他滨的系统暴露量未受到影响，可随或不随食物给药。在 HIV-1 感染成人随或不随食物口服比克恩丙诺片后，恩曲他滨多次给药药代动力学参数平均值（CV％）为：$C_{max}＝2.13\mu g/mL$（34.7％），$AUC_{tau}＝12.3\mu g\cdot h/mL$（29.2％），$C_{trough}＝0.096\mu g/mL$（37.4％）。

口服比克恩丙诺片后，丙酚替诺福韦吸收迅速，在 0.5～2.0h 达到血浆药物浓度峰值。相对于空腹状态，随中度脂肪餐（600kcal，27％脂肪）和高脂肪餐（800kcal，50％脂肪）进行丙酚替诺福韦给药时，AUC_{last} 分别升高 48％和 63％，此变化不具有临床意义，可随或不随食物给药。在 HIV-1 感染成人随或不随食物接受比克恩丙诺片口服给药后，丙酚替诺福韦多次给药药代动力学参数平均值（CV％）为：C_{max} 为 $0.121\mu g/mL$（15.4％），AUC_{tau} 为 $0.142\mu g\cdot h/mL$（17.3％）。

分布　比克替拉韦与人血浆蛋白体外结合率＞99％（游离分数约 0.25％）。体外人血液与血浆比克替拉韦浓度比为 0.64。

恩曲他滨与人血浆蛋白的体外结合率＜4％，且在 0.02～200μg/mL 范围内，结合率不受药物浓度影响。处于血浆药物浓度峰值时，血浆与血液药物浓度比的平均值约 1.0，精液与血浆药物浓度比的平均值约 4.0。

替诺福韦与人血浆蛋白的体外结合率低于 0.7％，且在 0.01～25μg/mL

范围内与浓度无关。在临床研究采集的样品中，丙酚替诺福韦与人血浆蛋白的离体结合率约 80%。

生物转化　代谢是比克替拉韦在人体内的主要清除途径。体外表型分析研究显示，比克替拉韦主要通过 CYP3A 和 UGT1A1 进行代谢。[14C] 比克替拉韦单次口服给药后，约 60% 的剂量经粪便消除，包括无变化母体药物、去氟-羟基-比克替拉韦-半胱氨酸-结合物和其他次要氧化代谢产物。35% 的剂量从尿液中回收，主要包括比克替拉韦葡糖苷酸和其他次要氧化代谢产物及其 II 期结合物。无变化母体药物的肾清除率极小。

[14C] 恩曲他滨给药后，在尿（86%）和粪便（14%）中回收了恩曲他滨全部剂量。在尿中以 3 种推定代谢产物的形式回收了 13% 的剂量。恩曲他滨的生物转化包括硫醇部分氧化形成 3'-亚砜非对映异构体（9% 的剂量）以及与葡糖醛酸结合形成 2'-O-葡糖苷酸（4% 的剂量）。未鉴别出其他代谢产物。

代谢是人体内丙酚替诺福韦的主要消除途径，占口服剂量的比例＞80%。体外研究表明，丙酚替诺福韦通过 PBMC（包括淋巴细胞和其他 HIV 靶细胞）及巨噬细胞内的组织蛋白酶 A 以及肝细胞内的羧酸酯酶-1 代谢为替诺福韦（主要代谢产物）。在体内，丙酚替诺福韦在细胞内水解生成替诺福韦（主要代谢产物），后者经磷酸化形成活性代谢产物二磷酸替诺福韦。在人类临床研究中，与口服富马酸替诺福韦二吡呋酯 300mg 相比，口服丙酚替诺福韦 25mg 所产生的 PBMC 中二磷酸替诺福韦浓度是前者的 4 倍以上，且血浆中的替诺福韦浓度比前者低 90% 以上。

消除　比克替拉韦主要经由肝代谢来消除。完整比克替拉韦肾排泄是次要消除途径（1% 的剂量）。血浆比克替拉韦半衰期为 17.3h。恩曲他滨主要以肾脏通过肾小球滤过和肾小管主动分泌的方式排泄。血浆恩曲他滨半衰期约为 10h。

丙酚替诺福韦在代谢为替诺福韦后被清除。丙酚替诺福韦和替诺福韦的中位血浆半衰期分别为 0.51h 和 32.37h。替诺福韦主要由肾脏通过肾小球滤过和肾小管主动分泌的方式从体内消除。完整丙酚替诺福韦的肾排泄是次要途径，在尿中清除的剂量小于 1%。

线性　克替拉韦的多次给药药代动力学在 25～100mg 剂量范围内与剂量成比例。恩曲他滨的多次给药药代动力学在 25～200mg 的剂量范围内与剂量成比例。剂量范围 8～125mg 时，丙酚替诺福韦暴露量与剂量成比例。

其他特殊人群

（1）肾功能损害　在健康受试者和重度肾功能损害受试者（CL_{Cr} 估计值<30mL/min）中未观察到比克替拉韦、丙酚替诺福韦或替诺福韦药代动力学存在临床相关差异。尚无肌酐清除率小于 15mL/min 的患者的比克替拉韦或丙酚替诺福韦药代动力学数据。重度肾功能损害患者（CL_{Cr}<30mL/min）的恩曲他滨系统暴露量平均值（33.7μg・h/mL）大于肾功能正常的受试者（11.8μg・h/mL）。

（2）肝功能损害　未在中度肝功能损害受试者中观察到比克替拉韦药代动力学存在临床相关变化。目前尚未在肝功能损害受试者中进行恩曲他滨药代动力学研究；但由于恩曲他滨并非主要由肝酶代谢，因此肝功能损害的影响有限。未在轻度、中度或重度肝功能损害患者中观察到丙酚替诺福韦或其代谢产物替诺福韦的药代动力学发生临床相关变化。

年龄、性别和种族　未充分评估比克替拉韦、恩曲他滨和替诺福韦在老年（≥65 岁）患者中的药代动力学。使用成人试验汇总药代动力学数据进行的群体分析并未识别出在比克替拉韦、恩曲他滨或丙酚替诺福韦暴露量方面存在年龄、性别和种族产生的任何临床相关差异。

毒理研究

（1）比克替拉韦　Ames 试验、小鼠淋巴瘤或大鼠微核试验未发现比克替拉韦具有遗传毒性。

在暴露量为比克恩丙诺片人体推荐日剂量的暴露量 29 倍时，比克替拉韦对雄性和雌性大鼠生育力、生殖能力和胚胎活力无影响。比克替拉韦暴露量高达比克恩丙诺片推荐剂量下人体比克替拉韦暴露量的约 36 倍（大鼠）和 0.6 倍（兔）时，未见对胚胎-胎仔的不良影响。兔在母体毒性剂量下[1000mg/（kg・d），约是推荐剂量下人体暴露量的 1.4 倍]可见自然流产、临床体征（粪便改变、身体消瘦和触摸冰凉）增加及体重降低。在围产期发育毒性试验中，妊娠大鼠母体和幼仔从出生前至哺乳期间每日暴露于比克替拉韦（暴露量约是人体暴露量的 30 和 11 倍），在子代中未见明显的不良反应。在围产期发育毒性试验中，在哺乳大鼠幼仔中检测到比克替拉韦，可能乳汁中存在比克替拉韦。

在 6 个月的 RASH2 转基因小鼠研究中，雄性和雌性小鼠给药（暴露量分别约是推荐人体剂量下人体暴露量的 15 和 23 倍），未见比克替拉韦的致癌性。在一项 2 年的大鼠试验中，大鼠经口给药（暴露量约是比克恩丙诺片人体推荐暴露量的 31 倍），未见比克替拉韦的致癌性。

（2）恩曲他滨　在 Ames 试验、小鼠淋巴瘤或小鼠微核试验中，未发现其有遗传毒性。

在暴露量约为比克恩丙诺片人体推荐日剂量恩曲他滨暴露量的 140 倍时，对雄性大鼠生育力无影响；暴露量约为 60 倍时，对雄性和雌性小鼠的生育力无影响。小鼠从子代出生前（子宫中）至整个性成熟期每日暴露于恩曲他滨（每日暴露量约是比克恩丙诺片人体推荐日剂量恩曲他滨的暴露量的 60 倍），子代的生育力正常。妊娠小鼠和妊娠兔于器官形成期经口给予恩曲他滨，在小鼠和兔胚胎-胎仔发育毒性试验中（暴露量分别约是推荐剂量下人体暴露量的 60 和 108 倍）未见明显的毒性反应。在围产期发育毒性试验中，小鼠给药剂量高达 1000mg/（kg·d），子代从出生前（子宫中）至性成熟期间每天暴露于恩曲他滨（每日暴露量约是推荐日剂量下人体暴露量的 60 倍），未见药物直接相关的明显不良反应。

在长期致癌性研究中，小鼠（是比克恩丙诺片人体推荐剂量恩曲他滨系统暴露量的 25 倍）或大鼠（是比克恩丙诺片人体推荐剂量系统暴露量的 30 倍）时，未发现肿瘤发生率出现给药相关的增加。

（3）丙酚替诺福韦　Ames 试验、小鼠淋巴瘤或大鼠微核试验未发现其有遗传毒性。

雄性大鼠（按照体表面积折算，暴露量约是比克恩丙诺片人体剂量丙酚替诺福韦的 155 倍），生育力、交配行为或早期胚胎发育无影响。妊娠大鼠和妊娠兔于器官形成期经口给予丙酚替诺福韦，丙酚替诺福韦暴露量约是比克恩丙诺片中恩曲他滨每日推荐剂量下人体暴露量的 2 倍（大鼠）和 78 倍（兔）时，未见对胚胎-胎仔的不良影响。丙酚替诺福韦可迅速转化为替诺福韦，大鼠和兔中替诺福韦暴露量分别为推荐剂量下人体替诺福韦暴露量的 55 倍（大鼠）和 86 倍（兔）。因为丙酚替诺福韦在大鼠和小鼠体内迅速转化为替诺福韦，且大鼠和小鼠给予丙酚替诺福韦后的替诺福韦暴露量低于富马酸替诺福韦二吡呋酯给药后的暴露量，所以仅采用富马酸替诺福韦二吡呋酯进行了围产期发育毒性试验，哺乳期间给药剂量高达 600mg/（kg·d），妊娠第 7 天（哺乳期第 20 天）时替诺福韦暴露量约是比克恩丙诺片推荐剂量下人体暴露量的 12（19）倍，在子代中未见不良反应。在大鼠和猴中进行的研究证明替诺福韦可分泌到乳汁中。哺乳期大鼠经口给予富马酸替诺福韦二吡呋酯 [高达 600mg/（kg·d）]，替诺福韦可分泌进入乳汁中，最高约为高剂量组动物在哺乳期第 11 天时中位血浆药物浓度的 24%。哺乳期猴单次皮下注射给予替诺福韦（30mg/kg），替诺福韦可分泌进入乳汁中，乳汁中替诺福韦浓度最高约是血浆药物浓度的 4%，产生的暴露量约是血浆中暴露量的 20%。

因为丙酚替诺福韦在大鼠和小鼠体内迅速转化为替诺福韦，且大鼠和小鼠给予丙酚替诺福韦后的替诺福韦暴露量低于富马酸替诺福韦二吡呋酯给药后的暴露量，所以仅采用富马酸替诺福韦二吡呋酯进行了致癌性研究。在小鼠和大鼠中进行了富马酸替诺福韦二吡呋酯长期经口药致癌性研究，暴露量分别高达 300mg 富马酸替诺福韦二吡呋酯推荐剂量下人体暴露量的 10 倍（小鼠）和 4 倍（大鼠）。这些研究中的替诺福韦暴露量分别约是比克恩丙诺片日推荐剂量给药后人体中暴露量的 151 倍（小鼠）和 51 倍（大鼠）。在高剂量组的雌性小鼠中，替诺福韦暴露量约是在比克恩丙诺片推荐剂量人体暴露量的 151 倍时，肝腺瘤增加。大鼠致癌性研究结果为阴性。

在接受丙酚替诺福韦给药的 3 个月和 9 个月的犬中观察到相似严重程度的极微至轻微的眼后葡萄膜单核细胞浸润，经过 3 个月恢复期后可见可逆性。犬中未见眼毒性时的系统暴露量约是比克恩丙诺片每日推荐剂量下人体暴露量的 7 倍（丙酚替诺福韦）和 14 倍（替诺福韦）。

【不良反应】 基于比克恩丙诺片Ⅱ期和Ⅲ期研究的安全性数据。在针对接受 48 周比克恩丙诺片治疗的先前未接受过治疗的患者的临床研究中，常见的不良反应为头痛（5%）、腹泻（5%）、恶心（4%）、头晕、疲劳、抑郁、异常梦魇，偶见呕吐、腹痛、消化不良、胃肠胀气、血管性水肿、皮疹、瘙痒、贫血、自杀行为、焦虑、睡眠障碍、关节痛、高胆红素血症等。

【药物相互作用】 本品仅在成人中进行了相关研究。

比克恩丙诺片不应与用于 HBV 感染治疗的含丙酚替诺福韦、替诺福韦酯、拉米夫定或阿德福韦酯的药品伴随用药。

比克替拉韦是 CYP3A 和 UGT1A1 的底物。比克替拉韦与可强效诱导 CYP3A 和 UGT1A1 的药品（如利福平或圣约翰草）合用可能会显著降低比克替拉韦的血浆药物浓度，从而导致比克恩丙诺片失去疗效和产生耐药性，因此禁止合用。

比克替拉韦与可同时强效抑制 CYP3A 和 UGT1A1 的药品（如阿扎那韦）合用可能会显著增加比克替拉韦的血浆药物浓度，因此不建议合用。

比克替拉韦是 P-gp 和 BCRP 的底物。尚未确定此特点的临床相关性。

因此，建议谨慎联用比克替拉韦与已知可抑制 P-gp 和/或 BCRP 的药品（如大环内酯类、环孢素、维拉帕米、决奈达隆、Glecaprevir/Pibrentasvir）。

在体外，比克替拉韦可抑制有机阳离子转运体 2（OCT2）及多药物和毒素排出转运蛋白 1（MATE1）。比克恩丙诺片与 OCT2 和 MATE1 底物二甲双胍合用未导致二甲双胍暴露量出现具有临床意义的增加。比克恩丙诺片可与 OCT2 和 MATE1 的底物合用。在体内，比克替拉韦不是 CYP 的抑制剂或诱导剂。

恩曲他滨的体外和临床研究显示，它与其他药品间出现 CYP 介导的相互作用可能性较低。恩曲他滨与由肾小管主动分泌进行清除的药品合用可能会增加恩曲他滨和/或合用药品的浓度。降低肾功能的药品可能会升高恩曲他滨浓度。

丙酚替诺福韦由 P 糖蛋白（P-gp）和乳腺癌耐药蛋白（BCRP）转运。比克恩丙诺片与对 P-gp 和 BCRP 活性具有较强影响的药品合用可能会导致丙酚替诺福韦的吸收发生改变。预计可以诱导 P-gp 活性的药品（例如利福布汀、卡马西平、苯巴比妥）会降低丙酚替诺福韦的吸收，从而导致丙酚替诺福韦的血浆药物浓度下降，这可能导致比克恩丙诺片丧失疗效和产生耐药性。比克恩丙诺片与其他可抑制 P-gp 和 BCRP 的药品合用可能会增加丙酚替诺福韦的吸收量和血浆药物浓度。在体内，丙酚替诺福韦不是 CYP3A 的抑制剂或诱导剂。

基于已开展的药物相互作用研究，预计比克恩丙诺片与下列药物不存在具有临床意义的药物相互作用：氨氯地平、阿托伐他汀、丁丙诺啡、屈螺酮、泛昔洛韦、法莫替丁、氟替卡松、纳洛酮、去甲丁丙诺啡、奥美拉唑或瑞舒伐他汀。

【禁忌】 禁用于对本药中的活性成分或任一辅料有超敏反应的患者；禁止与利福平或圣约翰草合用。

【注意事项】 ① 虽然已经证明抗反转录病毒治疗的有效病毒抑制作用可显著降低通过性行为传播的风险，但是不能排除仍有残余风险。应该按照国家指导原则采取预防措施防止传播。

② HIV 和乙型肝炎或丙型肝炎病毒合并感染患者对于接受抗反转录病毒治疗的慢性乙型肝炎或丙型肝炎患者，出现严重且可能致命的肝脏不良反应的风险升高。比克恩丙诺片在 HIV-1 和丙型肝炎病毒（HCV）合并感染患者中的安全性和疗效的数据有限。比克恩丙诺片含有对乙型肝炎病毒有活

性的丙酚替诺福韦。

对于 HIV-1 患者，应在开始抗反转录病毒治疗之前或治疗时检测是否存在慢性乙型肝炎病毒（HBV）感染，HIV 和 HBV 合并感染患者停止比克恩丙诺片治疗可能会导致肝炎重度急性加重。

对于停止比克恩丙诺片治疗的 HIV 和 HBV 合并感染患者，应在停止治疗后通过至少数月的临床及实验室随访进行严密监测。

③ 肝病　尚未确定比克恩丙诺片在有重大基础肝病患者中的安全性和疗效。对于原先存在肝功能障碍（包括慢性活动性肝炎）的患者，联合抗反转录病毒治疗（CART）期间肝功能异常的频率增加，应根据标准实践进行监测。如果在这些患者中出现肝病加重的迹象，则必须考虑中断或停止治疗。

④ 乳酸酸中毒/重度肝肿大伴脂肪变性　已有报告指出，单独使用包括恩曲他滨（比克恩丙诺片的一种组分）和富马酸替诺福韦二吡呋酯（替诺福韦的另一种药物前体）在内的核苷类似物或与其他抗反转录病毒药物联合用药时出现乳酸酸中毒和重度肝肿大伴脂肪变性，包括出现致命病例。任何患者的临床或实验室结果如果提示有乳酸酸中毒或显著的肝毒性（可能包括肝肿大和脂肪变性，即便转氨酶没有明显升高），应当暂停比克恩丙诺片治疗。

⑤ 体重和代谢参数　治疗期间可能出现体重增加以及血脂和血糖水平升高，该变化可能在某种程度上与疾病控制和生活方式相关。在一些病例中有证据表明，血脂受到治疗影响，而尚无有力证据表明体重增加与任何特定治疗有关。血脂和血糖监测参考已确定的 HIV 治疗指导原则。应在临床适当管理血脂相关疾病。

⑥ 宫内暴露后线粒体功能障碍　核苷类似物可能对线粒体功能产生不同程度的影响，在使用司他夫定、去羟肌苷和齐多夫定时此情况最为明显。已在子宫内和/或产后暴露于核苷类似物的 HIV 阴性婴儿中报告了线粒体功能障碍：这些线粒体功能障碍报告主要与采用含齐多夫定的方案进行治疗相关。报告的主要不良反应为血液学疾病（贫血、中性粒细胞减少）和代谢疾病（高乳酸血症、高脂肪酸血症）。这些事件通常为短暂性事件。较为罕见地报告了一些迟发性神经系统疾病（张力亢进、痉挛、行为异常）。目前尚不了解此类神经系统疾病为短暂性事件还是永久性事件。对于子宫内暴露于核苷（酸）类似物且出现不明病因的严重临床检查异常（特别是神经学检查异常）的儿童，应考虑到这些结果。这些检查结果不会影响当前国家在妊娠

女性中使用抗反转录病毒治疗以预防 HIV 垂直传播的建议。免疫重建炎症综合征在 CART 开始时存在严重免疫缺陷的 HIV 感染患者中，可能会出现无症状或残余条件病原体引起的炎症反应，该反应可能会导致出现严重的临床状况或症状加重。通常，在开始 CART 后最初几周或几个月内观察到此类反应。相关实例包括巨细胞病毒性视网膜炎、全身性和/或局灶性分枝杆菌感染和肺孢子菌肺炎。应当评估任何炎症性症状，并在必要时开始治疗。

此外，曾报告在免疫再激活期间出现了自身免疫疾病（如 Graves 病、多肌炎、格林-巴利综合征以及自身免疫性肝炎）；然而，所报告的发病时间更多变，这些事件可能会在治疗开始后数月时发生。

⑦ 机会性感染　应告知患者比克恩丙诺片或任何其他抗反转录病毒治疗均不会治愈 HIV 感染，并且他们仍可能会出现机会性感染和其他 HIV 感染并发症。因此，应由具备 HIV 疾病治疗经验的医生对该类患者进行密切临床观察。

⑧ 骨坏死　虽然认为病因具有多因素性（包括使用皮质类固醇、饮酒、严重免疫抑制、身体质量指数较高），但是已报告了骨坏死病例（尤其常见于晚期 HIV 疾病和/或长期暴露于 CART 的患者）。

建议患者在出现关节疼痛、关节僵硬或活动困难时就医。

⑨ 肾毒性　不能排除丙酚替诺福韦治疗导致长期暴露于低水平替诺福韦引起肾毒性的潜在风险。

⑩ 与其他药品合用　比克恩丙诺片不应在空腹状态下与含有镁/铝的抗酸剂或铁补充剂同时合用。比克恩丙诺片应在含镁和/或铝的抗酸剂给药前至少 2h 服用或在给药后 2h 随食物服用。比克恩丙诺片应在铁补充剂给药前至少 2h 服用或随食物服用。

⑪ 不建议与比克恩丙诺片合用的药品　阿扎那韦、博赛泼维、卡马西平、环孢素（静脉使用或口服）、奥卡西平、苯巴比妥、苯妥英、利福布汀、利福喷丁或硫糖铝。比克恩丙诺片不应与其他抗反转录病毒药品合用。

【贮藏】　阴凉处。

艾诺韦林片（艾邦德）

【规格】　75mg/片，60 片/瓶

【成分】 艾诺韦林。

【性状】 白色或类白色片。

【适应证】 与核苷类抗逆转录病毒药物联合使用，治疗成人 HIV-1 感染初治患者。

【用法用量】 口服。每日 1 次，空腹服用，每次 150mg（2 片），须与核苷类抗逆转录病毒药物联合使用。

【药理毒理】

药理作用

艾诺韦林为 HIV-1 非核苷类逆转录酶抑制剂，通过非竞争性结合 HIV-1 逆转录酶抑制 HIV-1 的复制。

抗病毒活性 体外试验，在 PBMC 中检测艾诺韦林对 8 种 M 群 B 亚型 HIV-1 病毒株和 2 种 HIV-2 分离株的抗病毒活性，在 MT-2 和 MT-4 细胞中检测艾诺韦林对两种实验室适应的病毒分离株（HIV-1RF 和 HIV-1ⅢB）的抗病毒活性，IC_{50} 在低钠摩尔浓度。在 MT-2 细胞和在 PBMC 中，血清蛋白调整后艾诺韦林的 EC_{50} 值为 23nmol/L，与依非韦伦作用相当。PhenoSense HIV 表型药物敏感性试验，艾诺韦林对 20 株表型已定性的 HIV-1 病毒，显示与其他 NNRTI 药物有相似活性。

耐药性 体外耐药性研究，艾诺韦林对 N(t)RTI、PI 和 INSTI 耐药突变株具有抗病毒活性。与野生型相比，艾诺韦林对三种常见传播性 NNRTI 耐药突变株的敏感度低约 7～10 倍，对 L100I 的敏感度低 2.5 倍。PhenoSense HIV 表型药物敏感性试验显示，艾诺韦林总体的耐药敏感谱与依非韦伦相似。体外耐药选择性研究显示，艾诺韦林选择的病毒库相比于野生型 HIV-1 对艾诺韦林的敏感性的降低＞70 倍，且对依非韦伦、奈韦拉平和依曲韦林显示了交叉耐药。

药代动力学

成人药代动力学 已经对成年健康受试者和成年初治 HIV-1 感染的抗逆转录病毒初治受试者评价了艾诺韦林的药代动力学特性。

吸收 单次给药艾诺韦林片 150mg 后，受试者 C_{max} 约 300ng/mL，$AUC_{0\sim t}$ 约 8807h·ng/mL，$AUC_{0\sim\infty}$ 约为 9226h·ng/mL。

多次口服艾诺韦林片 150mg 后，受试者平均达峰时间 (1.95 ± 1.07)h，消除半衰期 $t_{1/2}$ 平均值 (25.99 ± 8.78)h，稳态下峰浓度 $C_{max,ss}$ 平均值约 526ng/mL；$AUC_{0\sim t,ss}$ 平均值约 12626h·ng/mL；$AUC_{0\sim\infty,ss}$ 平均值约

12919h·ng/mL；$AUC_{0\sim t,ss}$ 平均值为 6285h·ng/mL。本药人体绝对生物利用度尚不知。

食物影响 饮食可促进艾诺韦林吸收，与空腹给药相比 C_{max} 增加 86.6%，$AUC_{0\sim t}$ 增加 33.7%；但食物不影响艾诺韦林血浆达峰时间和血浆消除半衰期。

分布 ^{14}C 标记的艾诺韦林小鼠试验表明，给药 0.25h 后，广泛分布于所有组织中，主要分布于胃肠道、胆、肝、肾皮质、肾、哈德腺、肾髓质和肾上腺等组织，给药 24h 后大部分组织中尚有分布。其人血浆蛋白结合率约 76%。

代谢 艾诺韦林仅在 CYP2C19 中缓慢代谢，在 CYP1A2、CYP2B6、CYP2C9、CYP2D6 和 CYP3A4 大部分 CYP 酶中没有明显代谢，艾诺韦林对不同 CYP2C19 表达水平的肝微粒体都能稳定地缓慢代谢，CYP2C19 基因多变性、CYP2C19 抑制或诱导对艾诺韦林的清除影响都较小，因 CYP450 抑制或 CYP2C19 表达遗传药理学差异而导致的艾诺韦林药物相互作用的可能性很低。

清除与排泄 ^{14}C 艾诺韦林的健康志愿者临床试验显示，艾诺韦林主要通过胆/粪便（70.91%）和肾脏（23.32%）排泄。

特殊人群药代动力学 艾诺韦林联合拉米夫定和富马酸替诺福韦二吡呋酯治疗 HIV-1 感染的Ⅲ期临床试验纳入 18～65 岁受试者，并采样分析了群体药代动力学特点。对于 18 岁以下和 65 岁以上受试者，其药代动力学未知。

（1）肝功能损伤 尚不明确。尚未开展肝功能损害者的药代动力学研究。

（2）肾功能损伤 尚未开展肾功能损害者的药代动力学变化研究。

（3）合并感染 尚无 HIV-1 感染者合并感染 HCV、HBV、结核杆菌等的药代动力学研究。

（4）性别 在男性和女性间尚未观察到有临床意义的药代动力学差异。

毒理研究

遗传毒性 Ames 试验、体外人外周血淋巴细胞染色体畸变试验以及小鼠骨髓微核试验结果均为阴性。

生殖毒性 小鼠生育力与早期胚胎发育试验中，雄鼠从交配前 8 周至交配成功，雌鼠从交配前 2 周至妊娠第 6 天连续经口给药 100、500、1500mg/kg，各组雄鼠交配率下降或下降趋势，未获得雄性生殖功能无毒性反应剂量（NOAEL）。各组雌鼠生殖功能和早期胚胎发育未见明显不良影响，NOAEL 为 1500mg/kg。

小鼠胚胎-胚仔发育毒性试验，于妊娠第 6～15 天经口给药，每天 1 次，可见 30mg/kg 组胎仔第 5、6 胸骨节错位发生率升高，90mg/kg 组胎仔第 5 胸骨节骨化不全发生率升高、总胎鼠骨骼畸形率（第 5、6 胸骨节错位、胸骨节融合）升高，300mg/kg 组胎仔肋骨骨化数升高，总胎鼠骨骼变异率（肋骨 14 肋）升高、总胎鼠骨骼畸形率（第 5、6 胸骨节错位、胸骨节融合）升高。小鼠胚胎-胎仔发育 NOAEL 低于 30mg/kg，亲代孕鼠 NOAEL 为 300mg/kg。

兔胚胎-胎仔发育毒性试验，于妊娠第 6～18 天经口给药，可见 50、150mg/kg 组早期吸收胎数、吸收胎总数、着床后丢失率、吸收胎孕兔百分率升高。50mg/kg 组可见胎仔第 5、6 胸骨节未骨化发生率升高，150mg/kg 组可见胎仔总胎仔骨骼畸形率、骨骼窝畸形率升高。兔胚胎-胎仔发育 NOAEL 为 20mg/kg，亲代孕兔 NOAEL 为 150mg/kg。

小鼠围产期生殖毒性试验，于妊娠第 6 天至分娩第 21 天经口给药，其中 300mg/kg 组可见母鼠死亡，同时可见母鼠轻度活动减退，30、90mg/kg 组亲代母鼠一般状态、体重、摄食量、生殖功能及胚胎发育均未见明显异常改变。90、300mg/kg 组 F1 代雌鼠自发活动检测时中央潜伏时间延长，通过个数减少。30mg/kg 组 F1 代雌鼠及各组 F1 代雄鼠自发活动未见明显异常改变。各组子代小鼠生理发育、反射机能、学习行为及生殖功能亦未见明显异常改变。艾诺韦林对亲代母鼠的无毒性反应剂量（NOAEL）为 90mg/kg，胚胎发育 NOAEL 为 300mg/kg，F1 代小鼠发育 NOAEL 为 30mg/kg。艾诺韦林可透过血乳屏障进入乳汁。

致癌性 尚未开展致癌性研究。

【不良反应】 安全性评估根据其Ⅲ期临床试验为期 48 周的汇总数据分析得出。研究共有 630 例 HIV-1 感染的成年初治受试者进行了随机双盲对照试验，其中 315 例接受艾诺韦林的治疗方案。艾诺韦林组每天 1 次、每次服用艾诺韦林 150mg、富马酸替诺福韦二吡呋酯 300mg 和拉米夫定 300mg，共 46.88 周。依非韦伦组每天 1 次、每次服用依非韦伦 600mg、富马酸替诺福韦二吡呋酯 300mg 和拉米夫定 300mg，共 47.17 周。

常见的不良反应（＞2％）有恶心、乏力、头晕、嗜睡、睡眠质量差、异常做梦、失眠、高甘油血症、皮疹、药疹、窦性心律不齐以及丙氨酸氨基转移酶升高、血肌酸磷酸激酶 MB 升高、γ-谷氨酸转移酶升高、天门冬氨酸氨基转移酶升高、高密度脂蛋白降低、血甘油三酯升高、血胆固醇升高、尿胆红素升高等。

少见的不良反应（≤2%）有头痛、困倦、入睡困难、食欲减退、瘙痒症、腹泻、腹部不适、呕吐、窦性心动过缓、心悸、耳鸣、背痛、肌痛、肾脏囊肿、高血压、高脂血症、贫血、血小板减少症、肝功能异常、肝脂肪变性、体重减轻、血糖升高、血碱性磷酸酶升高、血尿酸升高、尿蛋白检出等。

严重的不良反应有药物诱导性的肝损伤、自身免疫性肝炎等。

【药物相互作用】 一项艾诺韦林与拉米夫定和富马酸替诺福韦二吡呋酯的药物相互作用研究表明，艾诺韦林与拉米夫定和富马酸替诺福韦二吡呋酯联合用药时暴露量略有降低，拉米夫定与艾诺韦林联合用药时暴露量略有增加，但药物相互作用不明显。

【禁忌】 禁用于艾诺韦林过敏的患者。

【注意事项】 ① 如果联合用药方案中任何抗逆转录病毒药因怀疑为不耐受而被中断，应慎重考虑停用所有抗逆转录病毒药。在不耐受症状消除的同时应重新开始抗逆转录病毒药联合治疗。抗逆转录病毒药间歇性单药治疗和序贯重新用药是不可取的，因为这样增加了产生选择耐药性突变病毒的可能性。

② 艾诺韦林片不应单独用于 HIV 治疗，或者以单药加入无效的治疗方案。

③ 艾诺韦林主要通过 CYP2C19 代谢，对 CYP2C19 有诱导或抑制作用的药品可能会影响艾诺韦林的暴露量。CYP2C19 诱导剂如阿司匹林、利福平、卡马西平、泼尼松、炔诺酮等可能加快艾诺韦林的代谢，从而降低艾诺韦林血药浓度。CYP2C19 抑制剂如氟西汀、氟伏沙明、帕罗西汀、西咪替丁、兰索拉唑、奥美拉唑、非尔氨酯、托吡酯、奥卡西平、雷贝拉唑、泮托拉唑、吲哚美辛、酮康唑、氯霉素、英达非尼、丙磺舒、噻氯匹定等可能减弱艾诺韦林的代谢从而增加艾诺韦林的血药浓度。

④ 体外研究表明，艾诺韦林存在与非核苷类逆转录酶抑制剂如依非韦伦、奈韦拉平等交叉耐药可能性。

⑤ 对于肾功能损害者，当估算的肌酐清除率下降至 30mL/min 以下时，

应停用艾诺韦林片。

⑥ 艾诺韦林 Ⅱ 期临床试验中有患者发生肝酶（ALT、AST 和 γ-GT）升高现象，对于肝功能损害者，应慎用艾诺韦林片。

⑦ 艾诺韦林 Ⅰ 期临床试验显示，食物增加艾诺韦林血药浓度和暴露量，建议空腹服用艾诺韦林片，以避免因暴露量增加而引起不良反应。未开展烟、酒等对艾诺韦林暴露影响的研究。

⑧ 在治疗过程中，患者应定期到医院检测血常规、肝功能、肾功能、脂代谢以及过敏现象，以及其他需要检查的项目，以便监测其疗效和不良反应。

【贮藏】 避光，不超过 30℃ 密闭保存。

拉米夫定多替拉韦片（多伟托）

【规格】 30 片/瓶

【成分】 复方制剂，每片含拉米夫定 300mg 和多替拉韦钠（以多替拉韦计）50mg。

【性状】 白色双面凸起的椭圆形薄膜衣片，一面刻有"SV 137"字样，除去包衣后显白色或类白色。

【适应证】 作为完整治疗方案用于无抗逆转录病毒治疗史且对本品复方成分无已知耐药相关突变的 1 型人类免疫缺陷病毒（HIV-1）感染的成人患者。

【用法用量】 本品应在具有 HIV 感染治疗经验的医师指导下处方。

在开始使用本品之前或期间，应对患者进行 HBV 感染检测，并在用药前对有生育能力的个体进行妊娠试验。

用量

成人的推荐剂量为每日 1 次，每次 1 片。

给药方法

口服。本品可与或不与食物同服。

剂量调整

与其他药物合用时，因药物相互作用〔如利福平、卡马西平、奥卡西平、苯妥英、苯巴比妥、圣约翰草、依曲韦林（不含增效性蛋白酶抑制剂）、依非韦伦、奈韦拉平或替拉那韦/利托那韦〕需要调整剂量时，应使用多替拉韦单方制剂。

漏服

如果患者漏服一次且离下次服药时间还有 4h 以上，应当尽快服用本品。如果离下次给药不到 4h，患者不得补服漏服剂量，按常规给药方案续用即可。

特殊人群

（1）老年患者　65 岁及以上患者的用药数据有限，无须调整剂量。

（2）肾损害　肌酐清除率小于 50mL/min 患者，不建议服用。轻度肾损害患者无须调整剂量。

（3）肝损害　轻度或中度肝损害（Child-Pugh A 或 B 级）患者无须调整剂量。尚无重度肝损害患者的数据，不推荐使用。

（4）儿童人群　尚无可用数据。

【药理毒理】

药理作用

作用机制

（1）多替拉韦　它通过与整合酶活性位点结合并阻碍 HIV 复制周期中关键的逆转录病毒脱氧核糖核酸（DNA）整合链转移步骤而抑制 HIV 整合酶。使用纯化 HIV-1 整合酶和预处理底物 DNA 的体外链转移生物化学分析得到其 IC_{50} 为 2.7nmol/L 和 12.6nmol/L。

（2）拉米夫定　合成的核苷类似物。在细胞内，拉米夫定被磷酸化为其活性 5-三磷酸代谢物拉米夫定三磷酸盐。后者主要作用机制是在掺入核苷酸类似物后通过 DNA 链终止来抑制逆转录酶 RT。

细胞培养物中的抗病毒活性

（1）多替拉韦　在感染野生型 HIV-1 病毒株的外周血单核细胞（PBMC）和 MT-4 细胞中，多替拉韦的抗病毒活性 EC_{50} 分别为 0.5nmol/L（0.21ng/mL）和 2.1nmol/L（0.85ng/mL）。

在一项病毒整合酶敏感性分析中，使用 13 种临床上不同 clade B 分离株的整合酶编码区，结果证实多替拉韦的抗病毒效力与实验室病毒株相似，平均 EC_{50} 为 0.52mol/L。多替拉韦对一组 HIV-1 临床分离株 M 组和 O 组，每类 3 种，其 EC_{50} 值范围为 0.02～2.14nmol/L。在 PBMC 中，对 3 种

HIV-2 临床分离株的 EC_{50} 值范围为 $0.09 \sim 0.61nmol/L$。

（2）拉米夫定　采用标准药敏试验，在包括 PBMC 在内的多种细胞系中，评估了拉米夫定对 HIV-1 的抗病毒活性。EC_{50} 值在 $3 \sim 15000nmol/L$（$15000nmol/L = 230ng/mL$）的范围内。在 PBMC 中，针对 HIV-1 进化枝 A-G 和 O 组病毒，拉米夫定 EC_{50} 值范围为 $1 \sim 120nm$，对 HIV-2 临床分离株，EC_{50} 值的范围为 $3 \sim 120nmol/L$。

与其他抗病毒药物联用的抗病毒活性　多替拉韦和拉米夫定对进行测试的其他抗 HIV 药物均无拮抗作用。

耐药性

（1）多替拉韦　从不同的 HIV-1 野生型毒株和分化株细胞培养物中选择多替拉韦耐药病毒株。耐药病毒株有不同的氨基酸突变形式，G118R 突变使多替拉韦敏感性降低至原来的 1/10，E92Q、S153F 或 Y、G193E、R263K 突变使多替拉韦敏感性降低超过至原来的 1/4 以下。

（2）拉米夫定　病毒逆转录酶活性区域毗邻的氨基酸发生 M184I 或 V 突变引起对拉米夫定耐药。在细胞培养和接受拉米夫定治疗的患者中，均筛选出了这类耐药突变体。M184I 或 V 突变可使拉米夫定高度耐药。

（3）临床患者　在 GEMINI-GEMINI-1 和-2 研究中截至第 48 周，符合病毒性退出标准的多替拉韦＋拉米夫定组 6 例受试者或多替拉韦替诺福韦酯/恩曲他滨组 4 例受试者均未在治疗期间出现对整合酶抑制剂类药物或核苷类逆转录酶抑制剂药物耐药。

交叉耐药性

（1）多替拉韦　在位点导向性诱变产生的 60 种对整合酶抑制剂耐药的 HIV-1 突变病毒株（28 个具有单突变，32 个具有 2 个或以上的突变中检测多替拉韦的敏感性。在 T66K、I151L 和 S153Y 单突变的整合酶抑制剂耐药突变病毒中，原来多替拉韦敏感性是它们的超过 2 倍（$2.3 \sim 3.6$ 倍）。T66K/L74M、E92Q/N155H、G140C/Q148R、G140S/Q148 H、R 或 K、Q148R/N155 H、T97A/G140 S/Q148 和 E138/G140/Q148 等多个突变组合可使多替拉韦敏感性降低至原来的 1/2 以下（$1/21 \sim 10/25$）。

（2）拉米夫定　逆转录酶 M184V 或突变可使核苷类逆转录病毒抑制剂产生交叉耐药性。M184V 或 I 合并 K65R、L74V 和 Y115F 可使恩曲他滨和阿巴卡韦耐药。齐多夫定对拉米夫定耐药株仍保持抗病毒活力。阿巴卡韦和替诺福韦对 M184V 或单突变的拉米夫定 HIV-1 耐药株仍保持抗病毒活力。

药代动力学

空腹给药后，本品和多替拉韦 50mg 与拉米夫定 300mg 联合给药相比，多替拉韦的 C_{max} 具有生物等效性。本品多替拉韦的 $AUC_{0\sim t}$ 比多替拉韦 50mg 与拉米夫定 300mg 联合给药时高 16%，该增加无临床意义。

空腹给药后，本品和拉米夫定 300mg 与多替拉韦 50mg 联合给药相比，拉米夫定的 AUC 具有生物等效性。本品拉米夫定的 C_{max} 比拉米夫定 300mg 与多替拉韦 50mg 联合给药时高 32%，但无临床意义。

吸收 多替拉韦和拉米夫定在口服给药后被迅速吸收尚未确定多替拉韦的绝对生物利用度。成人口服拉米夫定的绝对生物利用度为 80%～85%本品在空腹状态下给药时，多替拉韦和拉米夫定的至最大血浆药物浓度时间（t_{max}）的中位数分别为 2.5h 和 1.0h。

多替拉韦在健康受试者与 HIV-1 感染受试者中的暴露水平接近。群体药代动力学分析显示，感染 HIV-1 的成人受试者在多替拉韦 50mg 每天 1 次给药后的稳态药代动力学参数（几何均值 CV%）：$AUC_{0\sim 24}$ 为 53.6（27）$\mu g \cdot h/mL$，C_{max} 为 3.67（20）$\mu g/mL$，C_{min} 为 1.11（46）$\mu g/mL$。连续 7 天多次口服拉米夫定 300mg 每日 1 次后，平均稳态 C_{max} 为 2.04$\mu g/mL$（26%），平均 $AUC_{0\sim 24}$ 为 8.87g $\cdot$ h/mL（21%）。

本品一片与高脂餐联合给药，使多替拉韦 $AUC_{0\sim 24}$ 和 C_{max} 与空腹条件下相比分别增加了 33% 和 21%，并使拉米夫定 C_{max} 降低了 30%，拉米夫定 AUC 不受高脂餐的影响，该变化无临床意义，本品可与或不与食物同服。

分布 多替拉韦表观分布容积（V_d/F）估值为 17～20L。拉米夫定静脉给药研究显示，平均表观分布容积为 1.3L/kg。

体外研究数据显示，多替拉韦可与人血浆蛋白高度结合＞99%，多替拉韦与血浆蛋白的结合与多替拉韦浓度无关。血液与血浆药物相关总放射性浓度比值平均为 0.441～0.535，这表明放射性与血细胞成分的相关性极低。当人血白蛋白水平较低时（＜35g/L），血浆中多替拉韦的游离分数增加，这与中度肝损害受试者中的观察结果相似。在治疗剂量范围内，拉米夫定的药动学呈线性，体外血浆蛋白结合有限（与血清蛋白结合率为 16%～36%）。

在脑脊液（CSF）中观察到多替拉韦和拉米夫定。13 例未接受过治疗的受试者接受多替拉韦＋阿巴卡韦/拉米夫定稳定方案治疗，CSF 中的多替拉韦浓度均值为 18mg/mL（与游离药物血浆药物浓度相似，高于 IC_{50}）。口服给药后 24h，CSF/血清拉米夫定浓度的平均比值约 12%，拉米夫定实际 CNF 渗透程度及其与临床疗效的关系不确定。

多替拉韦存在于女性和男性的生殖道中宫颈阴道液、宫颈组织、阴道组织中的稳态 AUC 是相应血浆 AUC 的 6%～10%，精液和直肠组织中的稳态 AUC 分别是相应血浆 AUC 的 7% 和 17%。

生物转化 多替拉韦主要经 UGT1A1 和一种次要 CYP3A 组分（约 9.7%）代谢。多替拉韦是血浆中的主要化合物，原型药物肾脏消除率低（占剂量＜1%）。口服剂量的 53% 以原型形式经粪便排泄。但其余部分为活性成分未吸收产生还是由胆汁分泌的葡糖苷酸结合物在肠腔内进一步分解形成母体化合物产生尚未知。总口服剂量的 32% 经尿液排泄，表现为多替拉韦的乙醚葡糖苷酸（总剂量 18.9%）、N-脱烷基代谢物（总剂量 3.6%）和苄基碳氧化形成的代谢物形式（总剂量 3.0%）。

拉米夫定代谢为次要消除途径。拉米夫定主要通过肾脏排泄，以原型药形式清除。由于肝脏代谢的程度较小（5%～10%），故与拉米夫定发生代谢性药物相互作用的可能性较低。

药物相互作用 在体外试验中，多替拉韦对以下酶类无直接抑制作用或抑制作用较弱（$IC_{50}＞50\mu mol/L$）：细胞色素 P450（CYP）1A2、2A6、2B6、2C8、2C9、2C19、2D6 和 3A4；UG1A1 或 UGT2B7；转运蛋白 P-gp、BCRP、BSEP、OATP1B1、OATP1B3、OCT1、MATE2-K、MRP2 或 MRP4。多替拉韦在体外没有诱导 CYP1A2、2B6 或 3A4。基于上述数据，预计多替拉韦不会影响主要酶类或转运蛋白底物类药物的药代动力学。

在体外试验中，多替拉韦不是人 OATP1B1、OATP1B3 或 OCT1 的底物。

在体外试验，拉米夫定不抑制或诱导 CYP 酶（例如 CYP3A4、2C9 或 2D6），并且证明对 OATP1B1、OAT1B3、OCT3、BCRP、P-gp、MATE1、MATE2-K 无抑制或有微弱抑制作用。因此，预计拉米夫定不会影响这些酶或转运蛋白底物类药物的血浆药物浓度。拉米夫定不能通过 CYP 酶进行大量代谢。

消除 多替拉韦的终末半衰期约为 14h。根据一项群体药代动力学分析，在感染 HIV 的患者中，口服表观清除率（CL/F）大约为 1L/h。

拉米夫定的消除半衰期为18～19h。在接受拉米夫定300mg每日1次给药的患者中，拉米夫定的终末胞内半衰期为16～19h。拉米夫定的全身清除率平均值大约为0.32L/(kg·h)，主要是由肾脏（＞70%）通过有机阳离子转运系统清除。肾功能损害患者的研究表明，拉米夫定消除受到肾功能障碍的影响。肌酐清除率小于50mL/min的患者需要减量。

药代动力学/药效学关系　在一项随机剂量范围探索试验中，感染HIV-1的受试者接受多替拉韦单药治疗，结果证明多替拉韦可迅速产生具有剂量依赖性的抗病毒活性，使用50mg剂量给药，第11天时HIV-1 RNA平均下降2.5lg10。在50mg组中，末次给药后3～4天仍维持抗病毒应答。

特殊人群

（1）儿童　在10例接受过抗逆转录病毒治疗的HIV-1感染青少年（12～17岁）中，多替拉韦的药代动力学结果显示：多替拉韦50mg每天1次给药后，多替拉韦的暴露水平与在接受多替拉韦50mg每天1次给药的成人中观察到的结果相似。

在接受300mg拉米夫定每日1次给药的青少年中获得的数据有限。药代动力学参数与成人报告相当。

（2）老年患者　使用成年HIV-1感染者的数据开展了一项多替拉韦群体药代动力学分析，结果显示年龄对多替拉韦暴露水平的影响没有临床意义。在＞65岁受试者中，多替拉韦和拉米夫定的药代动力学数据有限。

（3）肾损害　分别获得了多替拉韦和拉米夫定的药代动力学数据。

活性成分以原型药形式经肾脏清除对于多替拉韦而言属于次要消除途径。在重度肾损害（$CL_{Cr}<30mL/min$）受试者中开展了一项多替拉韦药代动力学研究，其药代动力学与健康受试者之间不存在有临床意义的差异。尚未在接受透析治疗的患者中研究过多替拉韦，但预计暴露水平不会存在差异。

拉米夫定的研究显示，肾功能障碍患者的清除率降低，导致血药浓度、AUC增加。

根据拉米夫定数据，不建议肌酐清除率＜50/min的患者使用本品。

（4）肝损害　分别获得了多替拉韦和拉米夫定的药代动力学数据。

多替拉韦主要经肝脏代谢和消除。8例中度肝损害（Child-Pugh B级）受试者和8例健康成人受试者接受多替拉韦50mg单次给药，虽然血浆中多替拉韦的总浓度相似，但中度肝损害受试者中的游离多替拉韦暴露水平是健

康对照受试者的 $1.5\sim2$ 倍。轻到中等肝损害者无须调整剂量。没有研究重度肝损害对多替拉韦药代动力学的影响。

在中至重度肝损伤患者中获得的数据显示，肝功能障碍对拉米夫定的药代动力学没有显著影响。

药物代谢酶的多态性　没有证据表明常见的药物代谢酶多态性对多替拉韦药代动力学的改变程度有临床意义。通过在健康受试者临床研究中采集的药物基因组学样本分析，结果表明：在携带可引起多替拉韦代谢不良的 GT1A1 基因型的受试者（$N=7$）中，多替拉韦的清除率比携带可引起正常代谢的 UGT1A1 基因型的受试者（$N=41$）低 32%，而 AUC 高 46%。

性别　使用成人接受多替拉韦或拉米夫定联用其他抗逆转录病毒药的临床研究的汇总药代动力学数据进行群体 PK 分析，结果显示性别对多替拉韦或拉米夫定暴露水平的影响无临床意义。没有证据表明，需要根据性别对 PK 参数的影响而调整多替拉韦或拉米夫定的剂量。

人种　使用成人接受多替拉韦联用其他抗逆转录病毒药的临床研究的汇总药代动力学数据进行群体 PK 分析，结果显示人种对多替拉韦暴露水平的影响无临床意义。日本受试者单次口服多替拉韦后的药代动力学与美国受试者中观察到的参数相似。没有证据表明，需要根据人种对 PK 参数的影响而调整多替拉韦或拉米夫定的剂量。

慢性乙肝或丙肝合并感染　群体药代动力学分析显示，丙型肝炎病毒合并感染对多替拉韦暴露水平的影响没有临床意义。在乙型肝炎病毒合并感染的受试者中，药代动力学数据有限。

毒理研究

遗传毒性

（1）多替拉韦　其 Ames 试验、小鼠淋巴瘤试验和啮齿动物微核试验结果均阴性。

（2）拉米夫定　拉米夫定在 L5178Y 小鼠淋巴瘤试验中具有致突变性，在使用培养的人淋巴细胞进行的细胞遗传学试验中具有诱裂性。在 Ames 试验、体外细胞转化试验、大鼠微核试验、大鼠骨髓细胞遗传学试验和大鼠肝细胞程序外 DNA 合成试验中均不具致突变性。

生殖毒性

（1）多替拉韦　大鼠生育力与早期胚胎发育毒性试验，未见对交配和生育力的影响。

大鼠胚胎胎仔发育毒性试验中，未见母体毒性发育毒性或致畸作用。

兔胚胎胎仔发育毒性试验未见发育毒性或致畸作用。剂量为 1000mg/(kg·d) 时，兔中可见母体毒性（摄食量下降，缺乏/无粪便/尿，体重增量减少）。

大鼠围产期毒性试验，在母体毒性剂量［100mg/(kg·d)，暴露量约为推荐剂量下人体暴露量 50 倍］下哺乳的 F1 子代动物在生长发育期间可见体重下降。

（2）拉米夫定　大鼠生育力研究显示，对雄性或雌性动物的生育力未见影响。妊娠大鼠和妊娠兔器官生成期分别经口给予拉米夫定 4000 和 1000mg/(kg·d)，均未见明显致畸作用。当兔血药浓度与人推荐剂量的血药浓度相近时，早期胚胎死亡率升高。但大鼠血药浓度达到相当于人推荐剂量血药浓度的 35 倍时，未见此类现象发生。对妊娠大鼠的研究结果显示，拉米夫定可以穿过胎盘进入胎仔体内。围产期大鼠经口给予拉米夫定 4000mg/(kg·d)，子代的存活、生长、发育和生殖能力均未见明显影响。

致癌性

（1）多替拉韦　小鼠和大鼠 2 年致癌性试验中，最高剂量下小鼠和大鼠中均未见药物相关的肿瘤发生率增加。

（2）拉米夫定　小鼠和大鼠经口给药长期致癌性试验中，未见致癌性。

其他毒性　在大鼠（26 周）和猴（38 周）试验中，当多替拉韦经口给药，产生的全身暴露量 AUC 分别约为推荐剂量下人体暴露量的 8.5 和 1.1 倍时，主要影响为胃肠不耐受或胃肠刺激。以体重 50kg 受试者为例，在相当于人推荐剂量（按 mg/kg 计）30 倍时或（按 mg/m^2 计）相当于人体剂量 11 倍时，猴出现胃肠不耐受。

【**不良反应**】　使用多替拉韦所报告的最严重不良反应为超敏反应，包括皮疹和重度肝脏反应。最常见的不良反应是头痛（3%）、腹泻（2%）、头晕（2%）和失眠（2%）。常见抑郁、焦虑、异常做梦、呕吐、肠胃气胀、腹痛/腹部不适、皮疹、瘙痒、脱发、关节痛、肌肉痛、疲乏以及 CPK 升高、ALT/AST 升高。偶见中性粒细胞减少症、贫血、血小板减少症、免疫重建炎症综合征、自杀意念、自杀未遂、肝炎等。罕见胰腺炎、急性肝衰竭、横纹肌溶解、淀粉酶升高等。十分罕见单纯红细胞再生障碍性贫血、乳酸酸中毒、周围神经病、异常感觉等。

【**药物相互作用**】　尚未开展过本品的药物相互作用研究。

本品含有多替拉韦和拉米夫定，因此这些药物单独用药时发现的相互作用均与本品相关。多替拉韦和拉米夫定之间不存在有临床意义的药物相互作用。

其他药物对多替拉韦和拉米夫定药代动力学影响　多替拉韦主要通过尿苷二磷酸葡萄糖醛酸转移酶（UGT）1A1 代谢消除。多替拉韦也是 UGT1A3、UGT1A9、CP3A4、P-gp、BCRP 的底物。因此本品与其他可抑制 UGT1A1、UGT1A3、UG1A9、CYP3A4 和/或 P-gp 药物合用时，可能会增加多替拉韦血浆药物浓度。能诱导这些酶类或转运蛋白的药物可能会降低多替拉韦血浆药物浓度从而降低多替拉韦疗效。

某些含金属阳离子的抗酸剂和补充剂可减少多替拉韦的吸收。

拉米夫定由肾脏清除。肾脏将拉米夫定主动分泌到尿液中，是由有机阳离子转运蛋白（OCT2）以及多药和毒性化合物外排转运蛋白（MATE1 和 MATE2-K）介导。已证明甲氧苄啶（这些转运蛋白的抑制剂）可升高拉米夫定的血浆药物浓度，但其升高无临床意义。多替拉韦是一种 OCT2 和 MATE1 抑制剂，然而根据一项交叉研究分析，拉米夫定与或不与多替拉韦同时给药时的浓度相似，表明在体内，多替拉韦不影响拉米夫定的暴露水平。拉米夫定还是肝脏摄取转运蛋白 OCT1 的底物。由于肝脏消除在拉米夫定的清除中起着次要作用，因此抑制 OCT1 引起的药物相互作用不太可能具有临床意义。

虽然在体外拉米夫定是 BCRP 和 P-gp 的底物，但鉴于其绝对生物利用度较高，这些外排转运蛋白的抑制剂不太可能对拉米夫定浓度产生有临床意义的影响。

多替拉韦和拉米夫定对其他药物药代动力学的影响　多替拉韦在体外对咪达唑仑（一种 CYP3A4 针）无影响。根据体内/体外数据，预计多替拉韦对主要酶类或转运蛋白（如 CYP3A4、CYP2C9 和 P-gp）底物类药品的药代动力学均无影响。

在体外，多替拉韦能抑制肾脏转运蛋白 OCT2 和 MATE1。在体内，观察到患者肌酸酐清除率下降 10%～14%（排泄比例取决于 OCT2 和 MATE-1 转运）。在体内多替拉韦可能会增加依赖 OCT2 或 MATE-1 排泄药品（例如二甲双胍）的血浆药物浓度。

在体外，多替拉韦可抑制肾脏摄取有机阴离子转运蛋白 OAT1 和 OAT3。由于其在体内对 OAT 底物替诺福韦的药代动力学无影响，所以在体内不太可能抑制 OAT1。尚未在体内研究其对 OAT3 的抑制。多替拉韦可能增加依赖 OAT3 排泄的药品的血浆药物浓度。

在体外，拉米夫定是 OCT1 和 OCT2 的抑制剂，临床结果尚不清楚。

与特定抗逆转录病毒药物和非抗逆转录病毒药物之间已确证的和理论上的相互作用，详查阅其说明书中的相互作用列表。

【禁忌】 禁用于已知对多替拉韦或拉米夫定或任何辅料有超敏反应的患者；禁止与多非利特或吡西卡尼联合使用。

【注意事项】 （1）传播 HIV 虽然已经证明使用抗逆转录病毒治疗有效抑制病毒可显著降低性传播风险，但不能排除残余风险。应当根据国家指南采取预防措施防止传播。

（2）超敏反应 有报道多替拉韦引起了超敏反应，包括皮疹、全身性症状和偶发器官功能障碍（包括重度肝脏反应）。如果出现超敏反应的体征或症状（包括但不限于重度皮疹或皮疹伴肝酶升高、发热、全身不适、肌肉或关节疼痛、水疱、口腔病变、结膜炎、面部水肿、嗜酸性粒细胞血管性水肿）。请立即停用本药和可疑药品，并监测临床状态，包括肝功能、转氨酶和胆红素水平。

发生超敏反应后，若不及时停药，可能会危及生命。

（3）乳酸酸中毒/重度肝肿大伴脂肪变性 抗逆转录病毒核苷类似物单药治疗或联合治疗（包括拉米夫定）已报告乳酸酸中毒及重度肝肿大伴脂肪变性，包括死亡病例，多见于女性。提示出现乳酸酸中毒的临床特征包括全身无力、厌食、不明原因的体重突降、胃肠道症状以及呼吸系统症状（呼吸困难和呼吸急促）。

对于已知存在肝病风险因素的患者，接受本品给药时应特别注意。如出现提示乳酸酸中毒（伴或不伴肝炎，可能包括肝肿大和脂肪变性，即使不存在明显的转氨酶升高）的临床表现或实验室结果异常时，患者应暂停服用本品。

（4）体重和代谢参数 抗逆转录病毒治疗期间，可能发生体重增加以及血脂和血糖水平升高。这些变化可能部分与疾病控制和生活方式有关。在某些情况下，有证据显示治疗对血脂产生影响，但无明显证据表明体重增加与任何特定治疗相关。血脂和血糖的监测应参考既定的 HIV 治疗指南。应根据临床情况适当治疗血脂异常。

（5）肝脏疾病 接受抗逆转录病毒药物联合治疗的慢性乙肝或丙肝患者中，重度甚至可能致命的肝脏不良反应风险增加。如果同时对乙肝或丙肝实施抗病毒治疗，请参考这些药品的相关产品信息。

本品含拉米夫定，对乙肝有作用。多替拉韦无此作用。一般认为拉米夫定单药不能充分治疗乙肝，且发生乙肝病毒耐药的风险很高。因而，使用本品治疗合并感染乙肝的患者，一般需加用另一种抗病毒药物。

如果合并感染乙肝病毒的患者停用本品，建议定期监测肝功能糖 HBV 复标记物，因为停用拉米夫定可能导致肝炎急性加重。

原先存在肝功能障碍的患者，包括慢性活动性肝炎患者在抗逆转录病毒类药物联合治疗期间发生肝功能异常的频率增加，因而应当根据标准规范加以监测。如果有证据表明这些患者的肝病恶化，应当考虑暂停或终止治疗。

（6）免疫重建炎症综合征　在感染 HIV 重度免疫缺陷患者中，开始抗逆转录病毒药物联合治疗（CART）时，可能会对无症状或残余机会性致病菌发生炎症反应，导致严重的临床病症或症状加重。通常在开始 CART 治疗后最初几周或最初几个月内观察到此反应。相关例子包括巨细胞病毒性视网膜炎、全身性和/或局灶性分枝杆菌感染、肺孢子菌肺炎（常指 PCP）。应当评价炎症症状，必要时予以治疗。免疫重建时，还曾报告过自身免疫疾病（如格雷夫斯病和自身免疫性肝炎）；然而报告的发作时间不一致，可能在治疗开始后数月才发生。

在合并乙肝或丙肝病毒感染的患者中，开始多替拉韦治疗时，曾经观察到肝脏生化指标升高，与免疫重建炎症综合征相符。在合并乙肝和/或丙肝病毒感染的患者中，建议监测肝脏生化指标。

（7）宫内暴露后线粒体功能障碍　核苷及其类似物可能引起不同程度的线粒体功能损害，这在司他夫定、去羟肌苷和齐多夫定治疗中最为显著。有报告称，HIV 阴性的婴儿在子宫内和/或产后暴露于核苷类似物后出现线粒体功能障碍，这主要涉及含齐多夫定的治疗方案。报告的主要不良反应是血液系统疾病（贫血、中性粒细胞减少症）和代谢疾病（高乳酸血症、高脂血症）。这些反应通常是一过性的。一些迟发性神经系统疾病的报告罕见（张力亢进、惊厥、异常行为）此类神经系统疾病是短暂的还是永久性的，目前正在研究中。任何在宫内暴露于核苷类似物的儿童均应考虑这些结果，其表现为不知病因的严重临床结果，尤其是神经系统结果。这些结果不影响现行国家指南：在妊娠妇女中应用抗逆转录病毒预防 HIV 垂直传播。

（8）骨坏死　尽管认为骨坏死有多种原因（包括使用皮质类固醇、双联饮酒重度免疫抑制、体重指数较高），但曾报告过骨坏死病例，尤其是 HIV

疾病和/或长期暴露于 CART 的患者。如果患者出现关节疼痛、僵硬或运动困难，应当建议其就诊。

（9）机会性感染　应当告知患者，多替拉韦、拉米夫定或其他任何抗逆转录病毒治疗不能治愈 HIV 感染，仍然可能出现机会感染和 HIV 感染的其他并发症。因此，应由 HIV 相关疾病治疗经验丰富的医生对受试者进行密切的临床观察。

【贮藏】　不超过 30℃密闭保存。

重组细胞因子基因衍生蛋白注射液（乐复能）

【规格】　每 1mL ①10μg；②20μg

【成分】　本品活性成分为重组细胞因子基因衍生蛋白，系用含有重组细胞因子基因衍生蛋白基因的大肠埃希菌，经发酵、分离和高度纯化后制成。

【性状】　无色透明液体。

【适应证】　用于治疗 HBeAg 阳性的慢性乙型肝炎。

【用法用量】　肌内注射，一次 10μg，一日 1 次。连用 12 周后改为隔日 1次，一周 3 次，连用 24 周。

【药理毒理】

药理作用

本品是具有干扰素样活性的非天然重组蛋白质。体外细胞系研究以及在体移植肿瘤模型研究显示，本品具有一定的抗肿瘤活性。

药代动力学

来自 22 例慢性乙型肝炎患者数据，分为 10μg 单次给药组、10μg 连续给药组、10μg 隔日连续给药组及 20μg 隔日连续给药组，研究结果显示：10μg 单次给药后，$2',5'$-OAS 活性 24～48h 达峰，峰浓度平均值接近 300pmol/dL，证实重组细胞因子基因衍生蛋白注射液给药可以引起患者血清 $2',5'$-OAS 活性的反应性增高。

毒理研究

重复给药毒性试验

食蟹猴肌内注射给予本品连续 13 周，剂量为 0、12、48、180/120μg/kg，

48、180/120μg/kg 剂量组出现动物死亡。给药组动物第一次给药后 6h 内出现不同程度的发热；给药 2 周起出现体重下降、战栗和/或活动减少并伴有摄食量减少，恢复期未见明显的异常症状。给药组动物可见肝、肾脏病变，骨髓增生抑制、睾丸病变等。

生殖毒性 SD 大鼠皮下注射给予本品的生育力和早期胚胎发育毒性试验及胚胎胎仔发育毒性试验结果显示，亲代动物 NOAEL 为 600μg/(kg·d)，对于生育力和生殖参数、胚胎胎仔毒性的 NOAEL 为 600μg/(kg·d)。

本品具有干扰素样活性，可能也可引起妊娠灵长类动物发生流产。

【不良反应】 临床研究结果显示，使用本品常出现发热（88.33%）、头痛（81.67%）、乏力（75.00%）、肌肉酸痛（72.78%）、胃肠系统反应（如恶心、食欲下降、呕吐等，发生率为 68.33%）、轻度骨髓抑制（中性粒细胞下降和血小板降低分别为 62.78%、47.78%）、丙氨酸氨基转移酶（ALT）（17.22%）等。

其他不良反应包括：注射部位瘙痒、门冬氨酸转移酶升高、头晕、低钙血症、畏寒、注射部位硬结、胆红素升高、口干、嗜睡、牙龈出血、注射部位红肿、鼻衄、胸闷、眼痛、寒战、肌痛、甲状腺功能亢进、皮疹、失眠、血红蛋白减少、咽痛、眼干、腰痛。

偶见的不良反应包括血清游离三碘甲腺原氨酸升高、月经过多、γ-谷氨酰转肽酶增加、背痛、便秘、促甲状腺激素降低、耳鸣、烦躁不安、腹痛、肝区不适、肌酸激酶升高、口唇疱疹、皮肤粗糙、皮肤干燥、睡眠差、心绞痛、胸痛、荨麻疹、眼胀、眼肿、腰酸、瘀斑、脂溢性皮炎、瘙痒。

【药物相互作用】 尚未见研究资料。

【禁忌】 ① 对本品及其所含成分有过敏史者禁用。

② 患有严重心脏疾病。

③ 严重的肝、肾或骨髓功能异常者。

④ 癫痫及中枢神经系统功能损伤者。

⑤ 有其他严重疾病不能耐受本品者，不宜使用。

【注意事项】 患者常在用药初期发生不良反应，多为一过性和可逆性反应；如发生中等程度甚至严重的不良反应，可考虑调整患者的用药剂量或对某些病例停止使用本品。

本品为无色透明液体，如遇有浑浊、沉淀等异常现象，则不得使用。包装瓶有损坏、过期失效不能使用。

【贮藏】 2～8℃避光保存和运输。

盐酸阿比多尔颗粒（壮彤）

【规格】 每袋（按阿比多尔计）0.1g

【成分】 本品活性成分为盐酸阿比多尔。

【性状】 本品为白色或类白色带矫味剂的颗粒剂，微甜微苦。

【适应证】 治疗由 A、B 型流感病毒等引起的上呼吸道感染。

【用法用量】 口服。成人一次 0.2g，一日 3 次，服用 5 日。

【药理毒理】

药理作用

本品为预防/治疗流行性感冒药，通过抑制流感病毒脂膜与宿主细胞的融合而阻断病毒的复制。

体外细胞培养试验直接抑制 A、B 型流感病毒的复制，体内动物试验降低流感病毒感染小鼠的死亡率。

药代动力学

12 名健康受试者的药代研究表明：单次口服盐酸阿比多尔个体间吸收差异较大。单剂量口服盐酸阿比多尔 200mg、400mg、600mg，达峰时间分别为 (2.0±1.3)h、(1.5±1.3)h、(1.3±1.1)h，达峰浓度分别为 (614.1±342.5)ng/mL、(904.2±355.6)ng/mL、 (975.1±661.0)ng/mL，半衰期分别为 (11.9±3.7)h、(12.27±5.32)h、(13.4±6.9)h。

同剂量组间的 t_{max}、$t_{1/2}$、K_e 和 MRT 均相近，无显著性差异；在 200mg 组与 400mg 组间的 C_{max}、AUC 呈剂量倍比性增加趋势；600mg 组 C_{max}、AUC 虽高于 400mg 组，但无剂量倍比性增加趋势。

动物药代动力学，大鼠灌胃给药，绝对生物利用度为 35.6%。本药全身分布，肝脏中浓度最高，其次是胸腺、肾脏和脑。给药后 48h，40% 药物以原型排出体外，其中粪便中排出 38.9%，尿中排出不足 0.12%。

毒理研究

长期毒性 本品连续灌胃给药，大鼠 100～125mg/kg 6 个月、犬

25mg/kg 6 个月，未见明显毒性反应。

　　生殖毒性　本品对大鼠无致畸胎作用。

　　遗传毒性　本品经体内、外试验，未见致突变作用。

【**不良反应**】　不良事件发生率约为 6.2%，主要表现为恶心、腹泻、头昏和血清转氨酶增高。

　　上市后监测中发现以下不良反应。

　　（1）胃肠系统　腹泻、腹部不适、腹胀、恶心、呕吐、口腔感觉减退。

　　（2）肝胆系统　肝功能异常、黄疸、血胆红素升高、肝酶升高。

　　（3）皮肤及皮下组织　皮疹、瘙痒。

　　（4）神经系统和精神类反应　头晕、食欲减退。

　　（5）代谢和营养障碍　血尿酸升高、血脂异常。

　　（6）全身性异常　乏力、疼痛。

　　（7）心血管系统　心动过缓。

　　（8）免疫系统　过敏反应。

　　（9）其他　肌痛、血肌酐异常、白细胞计数降低。

【**药物相互作用**】　未进行该项试验，且无可靠参考文献。

【**禁忌**】　对本药过敏者禁用。

【**注意事项**】　妊娠妇女及哺乳期妇女、严重肾功能不全者、有窦房结病变或功能不全的患者慎用。

【**贮藏**】　密闭，阴凉处（不超过 20℃）保存。

法维拉韦片（海复康）

【**规格**】　0.2g/片

【**成分**】　本品主要成分为法维拉韦。

【**性状**】　本品为薄膜衣片，除去包衣后显白色至淡黄色。

【**适应证**】　用于治疗成人新型或再次流行的流感（仅限于其他抗流感病药物治疗无效或效果不佳时使用）。

【**用法用量**】　空腹口服给药。发现流感症状后开始快速给药，通常成人疗程为 5 天。第 1 天，每次 1600mg，每日 2 次；从第 2 天到第 5 天，每次

600mg，每日 2 次。

【药理毒理】

药理作用

法维拉韦在机体细胞内经酶代谢为活性形式法维拉韦核苷三磷酸。法维拉韦核苷三磷酸可竞争性抑制流感病毒 RNA 依赖的 RNA 聚合酶。法维拉韦核苷三磷酸在 1mmol/L 浓度下对人 RNA 聚合酶 α 无抑制作用，对人 RNA 聚合酶 β 和 γ 的抑制作用分别为 9.1%～13.5% 和 11.7%～41.2%。法维拉韦核苷三磷酸对 RNA 聚合酶 I 的 IC_{50} 值为 905mol/L。

抗病毒活性 法维拉韦对甲型流感病毒实验室株的 EC_{50} 为 0.014～0.55g/mL，对甲型 H1N1（$N=15$）、H3N2（$N=9$）临床分离株 EC_{50} 分别为 0.03～0.79g/mL 和 0.07～0.94g/mL，对乙型流感病毒临床分离株（$N=8$）的 EC_{50} 为 0.09～0.83g/mL，对 2009 年的新型流感病毒代表株 A（H1N1）、A（H2N2）及 A（H7N2）的 EC_{50} 为 0.06～3.53g/mL Ⅲ 期国际多中心临床试验中，法维拉韦对 332 株流感病毒临床分离株的 EC_{50} 为 0.045～3.8g/mL 细胞毒性试验显示，法维拉韦对 MDCK 细胞的半数毒性浓度（CC_{50}）大于 2000μg/mL。

耐药性 未见临床试验中流感病毒对法维拉韦耐药性的相关报道。

药代动力学

法维拉韦经口吸收良好，生物利用度高。在 100 名日本健康男性受试者中，法维拉韦口服 2400mg 单剂量给药，C_{max} 和 AUC 值的平均值分别为 92.17g/mL 和 1297.56g·h/mL，中位 t_{max} 和平均半衰期分别为 3h 和 4.5h。法维拉韦 400mg（bid）多次给药，第 8 天的 C_{max} 和 AUC 值的平均值分别为 43.83g/mL 和 244.31g·h/mL，中位 t_{max} 和平均半衰期值分别为 0.6h 和 5.2h。

吸收与分布 人体单次口服 400mg 生物利用度大于 90%。人血清蛋白结合率为 53.4%～54.4%，并迅速分布于包括呼吸系统在内的全身组织。动物多次给药毒性试验中发现法维拉韦的主要靶器官是造血组织、肝脏及睾丸。在人未见法维拉韦的血浆药物动态有明显性别差异。

代谢 法维拉韦在人肝微粒体内不被代谢，在人肝胞浆中被醛氧化酶代谢。法维拉韦浓度及时间依赖性地抑制醛氧化酶（AO）活性，显示其对 AO 不可逆性抑制的机制。法维拉韦也可以葡醛酸化为葡醛酸化物。

排泄 法维拉韦主要以 M1 的形式从肾脏中排泄，不能否定其通过乳汁被新生儿摄取的可能性。本品可以进入精液。

特殊人群

（1）肝功能低下患者　法维拉韦人体排泄是在肝脏代谢为 M1，以 M1 形式在肾排泄。肝功能低下时肝脏内的 AO 活性也降低，法维拉韦的血浆中浓度有可能上升。

（2）肾功能低下患者　肾功能低下时法维拉韦的血浆中浓度虽然难于受到影响，但 M1 从肾的排泄延迟，M1 的血浆中浓度有可能上升。

毒理研究

遗传毒性　法维拉韦 Ames 试验、大鼠肝细胞程序外 DNA 合成试验和小鼠体内微核试验结果均为阴性，哺乳动物细胞体外染色体畸变试验、小鼠淋巴瘤细胞试验和大鼠体内微核试验结果均为阳性。

生殖毒性　给予法维拉韦≥30mg/(kg·d)，雄性大鼠可见精子活力及运动精子数量减少，雌性大鼠可见胚胎着床丢失率增加，雌、雄大鼠生育力未见毒性反应剂量（NOAEL）为 10mg/(kg·d)。妊娠早期大鼠给予法维拉韦，可见胚胎发育延迟和致死。

在小鼠、大鼠、兔及猴胚胎胎仔发育毒性试验中，法维拉韦均可见致畸性。

其他毒性　8 周龄幼犬连续口服 1 个月法维拉韦，60mg/(kg·d) 以上剂量可见动物死亡，死亡前可见食欲降低、自主运动减少、体位异常、呼吸异常、对光反射异常、口腔黏膜、耳壳或结膜苍白、呕吐、低体温；组织病理学检查可见肝细胞出血性坏死、肺栓塞、血栓（肺或肝）、全身性水肿或血管扩张、局限性纤维素出血性肺炎、心乳头肌变性/坏死或矿物质沉着、骨骼肌纤维变性、淋巴组织萎缩或退缩。

6 日龄幼龄大鼠连续口服法维拉韦 1 个月，300mg/(kg·d) 剂量可见动物死亡，组织病理学检查可见肝细胞变性及凝固坏死和骨骼肌纤维萎缩及空泡化。100mg/(kg·d) 剂量下可见异常步态、血清肌酸激酶增加及骨骼肌纤维萎缩，睾丸可见多核巨细胞形成和支持细胞空泡化。

【不良反应】　目前批准的用法用量尚缺乏充分给药经验。

基于 501 例使用法维拉韦患者安全性评价，主要的不良反应有：血尿酸增加 24 例（发生率 4.79%），腹泻 24 例（发生率 4.79%），中性粒细胞减 9 例（发生率 1.80%），AST 升高 9 例（发生率 1.80%），ALT 升高 8 例（发生率 160%）等。

（1）发生严重不良反应时，应充分观察，发现有异常应立即中止给药，并采取相应的措施：

① 休克，过敏性反应；

② 肺炎；

③ 重症肝炎、肝功能障碍，黄疸；

④ 中毒性表皮坏死溶解症，Steven-Johnson 综合征；

⑤ 急性肾病；

⑥ 白细胞减少，中性粒细胞减少，血小板减少；

⑦ 精神神经症状如意识障碍、异常行为、谵妄、幻觉、幻想、痉挛等；

⑧ 出血性肠炎；

（2）其他不良反应详见说明书。

【药物相互作用】 ① 与茶碱合用时，法匹拉韦血药浓度升高，可能出现药物不良反应。

② 法匹拉韦与泛昔洛韦和舒林酸合用时有可能降低这些药物的疗效，可能是由于法匹拉韦抑制醛氧化酶，从而使这些药物活性体的血中浓度下降所致。

③ 法匹拉韦与瑞格列奈合用时，由于 CYP2C8 被抑制，使血中瑞格列奈血药浓度增高，有可能出现瑞格列奈的副作用。

④ 法匹拉韦与吡嗪酰胺合用时，促进肾小管对尿酸的重吸收，使尿酸增高；吡嗪酰胺 1.5g，qd，1200mg/400mg 法匹拉韦每天 2 次给药时，吡嗪酰胺单独给药和两药并用的尿酸值分别为 116 和 139mg/L。

⑤ 乙酰氨基酚合用 体外试验显示法匹拉韦抑制乙酰氨基酚的硫酸结合代谢，乙酰氨基酚与法匹拉韦的合用，乙酰氨基酚的血浆中药时曲线下面积（AUC）最大有可能上升到 1.79 倍。但因乙酰氨基酚发生肝损伤的血药浓度远高于正常剂量可能达到的血药浓度，因此认为即使与法匹拉韦合用，肝损伤的发生风险也极低。

⑥ 与奥司他韦合用 法匹拉韦对奥司他韦脱酯活化的抑制作用很弱。在临床药理试验中，法匹拉韦与磷酸奥司他韦合用，对两药的血浆中浓度均未见影响。

⑦ 与转运蛋白的底物合用 体外试验证明法匹拉韦及其代谢产物 M1 都不是 P-gp 的底物且对 P-gp 的抑制作用弱。

【禁忌】 ① 妊娠和准备妊娠的妇女禁用。动物实验显示法维拉韦具有生殖毒性（胚胎致死和致畸作用），所以妊娠妇女或可能妊娠的妇女禁用。当施用妇女可能妊娠时，应在给药开始前进行妊娠试验，只有在妊娠检查结果为阴性方可给药，同时，给予明确的风险提示，以确保患者在给药前及给药7天之内，采取有效避孕措施，如果在此期间内妊娠，应当通知患者立即停止给药，并联系相关专业的医生。

② 对本品成分有过敏史的患者禁用。

【注意事项】 ① 该药对用于治疗成人新型或再次流行的流感无使用经验。批准的用法和用量以及该药的有效性和安全性尚未得到临床试验确证。批准的用法及用量，根据流感病毒感染患者在安慰剂对照第Ⅰ/Ⅱ期试验结果及根据国内外药动学数据推测而来

② 法维拉韦会引起血尿酸升高，停药后可以恢复。有痛风或痛风既往史患者以及高尿酸血症患者慎用，使用法维拉韦可能使症状恶化。

③ 已经有服用含有本药品后出现异常行为或神经精神症状的报道。对于儿童和未成年人，如服用本品应该采取主动的预防措施，防止异常行为引起的坠落等事故，抗流感病毒药物治疗开始给药后，需对患者以及患者家属进行说明注意：

- 可能产生异常行为；
- 在家疗养至少2天，小儿、未成年人需有照护者。

④ 对于流感脑病等，一旦出现同样的症状也要进行以上说明。

⑤ 本品对细菌感染无效。流感病毒合并细菌感染的患者，有混合流感病毒症状。如果怀疑有合并细菌感染的情况，应给予合并抗菌药物治疗。

⑥ 因为该药可以进入精液，男性患者给药时，应给予明确的风险提示。给药中或给药后7天内，性交时要采取彻底的措施进行避孕（男性必须戴避孕套）。此外，在此期间不要与妊娠妇女进行性交。

⑦ 肝功能损伤患者血浆中法维拉韦的浓度可能上升。

⑧ 肾功能损伤患者血浆中法维拉韦和其代谢物的浓度可能上升。关于在肾功能障碍患者的安全性尚未获得充分的信息。

⑨ 法维拉韦对主要代谢酶AO呈不可逆抑制，不推荐与主要经AO代谢消除且安全范围窄的药剂合用。对高龄者、有基础疾病（包括糖尿病在内的代谢性疾病、慢性呼吸系统疾病、慢性心脏病）患者或免疫功能低下患者的使用经验不足。

【贮藏】 不超过30℃密闭保存。

玛巴洛沙韦片（速福达）

【规格】 ①20mg/片；②40mg/片

【成分】 玛巴洛沙韦。

【性状】 本品为白色至浅黄色的椭圆形薄膜衣片，除去包衣后显白色或浅黄色。

【适应证】 本品适用于 12 周岁及以上单纯性甲型和乙型流感患者，包括既往健康的患者以及存在流感并发症高风险的患者。

【用法用量】 在症状出现后 48h 内单次服用本品，可与或不与食物同服。应避免本品与乳制品、钙强化饮料、含高价阳离子的泻药、抗酸药或口服补充剂（如钙、铁、镁、硒或锌）同时服用。

本品适用于成人和青少年（≥12 岁），基于体重的给药方案如表 1 所示。

表 1　基于体重的给药方案

患者体重/kg	推荐单次口服剂量/mg
40～<80	40
≥80	80

剂量调整　不建议降低本品的剂量。

肾功能损害　尚未在肾功能损害患者中研究本品的安全性与有效性。

肝功能损害　无须调整轻度（Child-Pugh A 级）至中度（Child-Pugh B 级）肝功能损害患者的用药剂量。尚未在重度肝功能损害患者中对本品进行研究。

【药理毒理】

药理作用

玛巴洛沙韦是一种前药，通过水解转化为活性代谢产物巴洛沙韦，发挥抗流感病毒活性。巴洛沙韦抑制聚合酶酸性（PA）蛋白（病毒基因转录所需 RNA 聚合酶复合物中的一种流感病毒特异性酶）的核酸内切酶活性，从而抑制流感病毒复制。

抗病毒活性　在细胞抗病毒活性中确定了巴洛沙韦抗甲型和乙型流感病毒实验室病毒株和临床分离株的抗病毒活性，巴洛沙韦对甲型 H1N1 及甲型 H3N2 流感病毒、甲型 H5N1 及甲型 H7N9 禽流感病毒、乙型流感病毒的90% 有效浓度（EC_{90}）范围分别为 0.46～0.98nmol/L、0.80～3.16nmol/L、

$2.21\sim6.48\text{mol/L}$。与人体临床治疗反应之间的相关性尚未确定。

耐药性　在细胞培养中发现对巴洛沙韦药敏性降低的甲型流感病毒分离株。在病毒 RNA 聚合酶复合物的 PA 蛋白中发生的氨基酸置换 I38T（A/H1N1 和 A/H3N2）和 E199G（A/H3N2）导致甲型流感病毒对巴洛沙韦的敏感性降低。

交叉耐药性　由于病毒蛋白质靶点不同，预计巴洛沙韦与神经氨酸酶（NA）抑制剂或 M2 质子泵抑制剂（金刚烷胺类）不存在交叉耐药性。

药代动力学

口服给药后，主要通过芳基乙酰胺脱乙酰酶作用，在胃肠道、肠上皮细胞和肝脏中本品大量转化为其活性代谢物巴洛沙韦。本品血浆药物浓度极低或低于定量检测限（$<0.100\text{ng/mL}$）。

中国受试者的总体 PK 特征与之前Ⅰ期研究中亚裔健康受试者以及关键Ⅲ期研究（T0831 和 T0832）中亚裔患者观察到的结果相似。

吸收　单次口服 80mg 本品后，巴洛沙韦的血浆药物浓度达峰时间（$t_{\max}$）约为空腹服药后 4h。尚未确定本品的绝对生物利用度。

食物效应　健康志愿者进食状态下巴洛沙韦的 C 和 AUC 分别下降 48% 和 36%。在进食状态下 $t_{\max}$ 未发生变化。在流感患者的临床研究中，本品与或不与食物同服，没有观察到临床相关的疗效差异。

分布　体外研究中，巴洛沙韦与人血清蛋白（主要为白蛋白）的结合率为 $92.9\%\sim93.9\%$。单次口服 80mg 本品后，高加索患者中的巴洛沙韦表观分布容积约为 1180L，日本受试者中为 647L。

代谢　体外研究表明胃肠道、肠上皮和肝脏中本品至巴洛沙韦的转化主要基于芳基乙酰胺脱乙酰酶进行，而巴洛沙韦主要通过 UGT1A3 代谢，CYP3A4 的作用较小。

在人体质量平衡研究中，单次口服 40mg $[^{14}\text{C}]$ 标记的本品后，巴洛沙韦占总放射性血浆 AUC 的 82.2%。也在血浆中检出巴洛沙韦葡糖苷酸（总放射性血浆 AUC 的 16.4%）和（12aR、5R、11S）巴洛沙韦亚砜（总放射性血浆 AUC 的 1.5%），确认本品通过酯水解进行体内代谢以形成巴洛沙韦，巴洛沙韦随后代谢形成亚砜和一种葡糖苷酸。

排泄　本品和巴洛沙韦在人体中主要通过粪便途径排泄。

清除　本品单次口服给药后，高加索患者中巴洛沙韦的表观终末消除半衰期（$t_{1/2,z}$）为 79.1h，日本受试者中为 93.9h。

线性/非线性　空腹状态下单次口服本品后，在 6～80mg 剂量范围内显示出线性药代动力学特征。

特殊情况（人群）药代动力学

（1）体重　群体药代动力学分析表明体重是一个显著协变量，随着体重增加，巴洛沙韦暴露量下降，因此，成人和儿童患者均应根据体重调整剂量。成人和青少年中，体重 40～<80kg 患者的剂量为 40mg，体重≥80kg 患者为 80mg。按推荐的基于体重的方案给药时，在各体重组之间未观察到暴露量存在有临床意义的差异。

（2）性别　群体药代动力学分析显示性别对巴洛沙韦药代动力学无影响，无须根据性别进行剂量调整。

（3）人种　基于群体药代动力学分析，除体重之外，人种是巴洛沙韦表观清除率 CL/F 的显著协变量，非亚洲裔中巴洛沙韦暴露量比亚洲裔中暴露量降低约 35%。

（4）年龄　临床试验中的血浆巴洛沙韦浓度进行的群体药代动力学分析表明，对于巴洛沙韦药代动力学，年龄不是具有临床意义的协变量。

（5）儿童人群　在 1～12 岁（不包含 12 岁）患儿中收集的巴洛沙韦药代动力学数据表明，体重调整后的给药方案（体重<20kg 时，2mg/kg；≥20kg 时，40mg）与成人和青少年 40mg 剂量的巴洛沙韦药物暴露水平相似。尚未确定本品在<1 岁患儿中的药代动力学。

（6）老年人群　≥65 岁患者的药代动力学数据显示与年龄 12～64 岁患者的巴洛沙韦药物暴露量类似。

（7）肾功能损害　尚未在肾功能损害患者中研究本品的安全性与有效性。尚未评价重度肾损害对玛巴洛沙韦或其活性代谢物巴洛沙韦的药代动力学的影响。

透析不可能大量去除巴洛沙韦。

（8）肝功能损害　中度肝损害（Child-Pugh B 级）患者与正常肝功能健康对照受试者的巴洛沙韦药代动力学特征相比无临床显著性差异，因此轻度或中度肝损害患者无须进行剂量调整。尚未评价重度肝损害患者的药代动力学特征。

毒理研究

遗传毒性　玛巴洛沙韦及其活性代谢产物巴洛沙韦在体外和体内遗传毒性试验结果均为阴性。

生殖毒性　动物实验中，未见对大鼠生育力、交配行为或早期胚胎发育的影响；未见对大鼠胚胎-胎仔的不良影响；未见对兔产生母体毒性或胚胎-胎仔不良影响；大鼠围产期子代未见明显影响；巴洛沙韦及其相关代谢产物可分泌至泌乳大鼠乳汁中。

致癌性　尚未开展玛巴洛沙韦的致癌性研究。

【不良反应】　来自于临床试验中 2598 例接受本品治疗的受试者，常见不良反应为腹泻、支气管炎、恶心、鼻窦炎、头痛。

在本品上市后使用期间，发现以下不良反应。

（1）全身　面部、眼睑或舌头肿胀、发音困难、血管性水肿、速发过敏反应、速发过敏反应性休克、类速发过敏反应。

（2）皮肤及皮下组织类疾病　皮疹、荨麻疹、多形性红斑。

（3）胃肠系统疾病　呕吐、血性腹泻、黑粪症、结肠炎。

（4）精神病　谵妄、行为异常和幻觉。

【药物相互作用】　预期本品或其活性代谢物巴洛沙韦与细胞色素 P450（CYP 酶）底物、抑制剂或诱导剂，UDP-葡萄糖醛酸基转移酶（UGT）酶抑制剂或肠道、肾脏或肝脏转运剂之间无临床显著药物相互作用。

含多价阳离子制剂可降低巴洛沙韦的血浆药物浓度。本品不应与含多价阳离子泻药或抗酸药、或含有铁、锌、硒、钙、镁的口服补充剂一起使用。

体外研究中，在临床相关浓度水平下，本品或其活性代谢物巴洛沙韦并不会对以下任何 CYP 或 UGT 家族同工酶产生抑制作用：CYP1A2、CYP2B6、CYP2C8、CYP2C9、CYP2C19、CYP2D6、CYP3A4、UGT1A1、UGT1A3、UGT1A4、UGT1A6、UGT1A9、UGT2B7 和 UGT2B15 同工酶。本品不会对 CYP1A2、CYP2B6、和 CYP3A4 产生显著诱导作用；本品和巴洛沙韦均抑制外排转运蛋白（P-gp）；巴洛沙韦而非本品抑制 BCRP。

体外转运体研究表明，巴洛沙韦对转运体的抑制效力较弱，预期巴洛沙韦在体内对 OATP1B1、OATP1B3、OCT1、OCT2、OAT1、OAT3、MATE1、或 MATE2K 等转运体无明显的抑制作用，因此预期巴洛沙韦和作为这些转运体底物的药物之间无相关药代动力学相互作用。

本品或巴洛沙韦预期并不会影响以 CYP3A 作为底物的合并用药的药代动力学。

本品或巴洛沙韦预期并不会影响以 P-gp 作为底物的合并用药的药代动力学。

本品或巴洛沙韦预期并不会对以 BCRP 作为底物的合并用药的药代动力学产生影响。

尚未评价本品与疫苗的相互作用［鼻内流感减毒活疫苗（LAIV）］同时使用的情况。同时使用抗病毒药物可能会抑制 LAIV 的病毒复制，从而降低 LAIV 疫苗接种的有效性。尚未评价流感灭活疫苗与本品之间的相互作用。

【禁忌】 本品禁用于已知对本品或任何辅料过敏的患者。

【注意事项】

（1）超敏反应 在本品的上市后用药经验中报告了速发过敏反应、荨麻疹和血管性水肿病例。如果发生或疑似发生类似过敏的反应，应给予适当的治疗。本品禁用于已知对本品发生超敏反应的患者。

（2）细菌性感染的风险 处方医师应警惕潜在的继发性细菌性感染，并在合适时给予治疗。

（3）对驾驶和机械操作能力的影响 尚未开展对驾驶和机械操作能力影响的研究。

（4）其他 流感病毒会随着时间发生变化，在决定是否使用本品时，应考虑有关流行的流感病毒株药敏性的可用信息。

【贮藏】 密闭，不超过 25℃保存。

替雷利珠单抗注射液（百泽安）

【规格】 100mg：10mL

【成分】 替雷利珠单抗，针对程序性死亡受体-1（PD-1）的人源化单克隆抗体（IgG_4 变体）。

【性状】 本品为澄清至可带轻微乳光、无色或淡黄色液体。

【适应证】

（1）经典型霍奇金淋巴瘤 本品适用于至少经过二线系统化疗的复发或难治性经典型霍奇金淋巴瘤的治疗。

（2）尿路上皮癌 本品适用于 PD-L1 高表达的含铂化疗失败包括新辅助或辅助化疗 12 个月内进展的局部晚期或转移性尿路上皮癌的治疗。

（3）非小细胞肺癌 本品联合紫杉醇和卡铂用于不可手术切除的局部晚

期或转移性鳞状非小细胞肺癌的一线治疗。

本品联合培美曲塞和铂类化疗药物用于表皮生长因子受体（EGFR）基因突变阴性和间变性淋巴瘤激酶（ALK）阴性、不可手术切除的局部晚期或转移性非鳞状非小细胞肺癌的一线治疗。

（4）肝细胞癌　本品适用于至少经过一种全身治疗的肝细胞癌（HCC）的治疗。

【用法用量】　本品须在有肿瘤治疗经验的医生指导下用药。

推荐剂量

本品采用静脉输注的方式给药，推荐剂量为 200mg，每 3 周给药 1 次。用药直至疾病进展或出现不可耐受的毒性。

有可能观察到非典型疗效反应（例如最初几个月内肿瘤暂时增大或出现新的病灶，随后肿瘤缩小或新病灶消失）。如果患者临床症状稳定或持续减轻，即使有初步的疾病进展表现，基于总体临床获益判断，可考虑继续应用本品治疗，直至证实疾病进展。

根据个体患者的安全性和耐受性，可能需要暂停给药或永久停药，不建议增加或减少剂量（表 1）。

表 1　本品推荐的治疗调整

免疫相关不良反应	严重程度	治疗调整
肺炎	2 级	暂停给药,直至不良反应,恢复至 0～1 级
	3 级或 4 级或复发性 2 级	永久停药
腹泻及结肠炎	2 级或 3 级	暂停给药,直至不良反应,恢复至 0～1 级
	4 级	永久停药
肝炎	2 级,天冬氨酸氨基转移酶（AST）或丙氨酸氨基转移酶（ALT）为正常值上限（ULN）的 3～5 倍或/和总胆红素（TBIL）为 ULN 的 1.5～3 倍	暂停给药,直至不良反应,恢复至 0～1 级
	3 级,AST 或 ALT 为 ULN 的 5～20 倍或 TBIL 为 ULN 的 3～10 倍；4 级,AST 或 ALT＞ULN 的 20 倍或 TBIL＞ULN 的 10 倍	永久停药
肾炎	2 级或 3 级血肌酐升高	暂停给药,直至不良反应,恢复至 0～1 级
	4 级血肌酐升高	永久停药

免疫相关不良反应	严重程度	治疗调整
垂体炎	2 级或 3 级	暂停给药,直至不良反应,恢复至 0～1 级
	4 级	永久停药
甲状腺疾病	2 级或 3 级甲状腺功能减退; 2 级或 3 级甲状腺功能亢进	暂停给药,直至不良反应,恢复至 0～1 级
	4 级甲状腺功能减退; 4 级甲状腺功能亢进	永久停药
肾上腺功能不全	2 级	暂停给药,直至不良反应,恢复至 0～1 级
	3 级或 4 级	永久停药
高血糖或 1 型糖尿病	3 级	暂停给药,直至不良反应,恢复至 0～1 级
	4 级	永久停药
皮肤不良反应	3 级	暂停给药,直至不良反应,恢复至 0～1 级
	4 级,Stevens-Johnson 综合征(SJS)或中毒性表皮坏死松解症(TEN)	永久停药
血小板减少症	3 级	暂停给药,直至不良反应,恢复至 0～1 级
	4 级	永久停药
其他免疫 相关不良反应	3 级或 4 级血淀粉酶升高或脂肪酶升高; 2 级或 3 级胰腺炎; 2 级心肌炎[①]; 2 级脑炎; 2 级或 3 级首次发生的其他免疫相关性不良反应	暂停给药,直至不良反应恢复至 0～1 级
复发或持续的 不良反应	复发性 3 级或 4 级(除外内分泌疾病); 末次给药后 12 周内 2 级或 3 级不良反应未改善到 0～1 级(除外内分泌疾病); 末次给药后 12 周内皮质类固醇未能降至≤10mg/d 强的松等效剂量	永久停药
输液反应	2 级	降低滴速或暂停给药,当症状缓解后可考虑恢复用药并密切观察
	3 级或 4 级	永久停药

① 心肌炎经治疗改善到 0～1 级后重新开始本品治疗的安全性尚不明确。

注:按照美国国家癌症研究所常见不良事件通用术语评估标准 4.03 版确定严重程度分级。

特殊人群

（1）肝功能不全　中度或重度肝功能不全患者不推荐使用。轻度肝功能不全患者应在医生指导下慎用本品，如需使用，无须进行剂量调整。

（2）肾功能不全　重度肾功能不全患者不推荐使用。轻度或中度肾功能不全患者应在医生指导下慎用本品，如需使用，无须进行剂量调整。

（3）儿童人群　尚无本品在 18 岁以下儿童及青少年中的安全性和有效性数据。

（4）老年人群　本品目前在 ≥6 岁的老年患者中应用数据有限，建议在医生的指导下慎用，如需使用，无须进行剂量调整。

给药方法

本品仅供静脉输注使用。第一次输注时间应不短于 60min；如果耐受良好，则后续每一次输注时间应不短于 30min。输注时所采用的输液管须配有一个无菌、无热原、低蛋白结合率的输液管过滤器（0.2 或 0.22μm）。本品不得采用静脉推注或单次快速静脉注射给药的方式。将本品用注射用氯化钠溶液（9mg/mL，0.9％）稀释至 1～5mg/mL 之间的浓度后进行静脉输注。

给药前药品的稀释指导如下：

① 请勿摇晃药瓶。

② 药品从冰箱中取出后，稀释前可在室温下（25℃及以下），最长放置 2h。

③ 应目视检查注射用药是否存在悬浮颗粒和变色的情况。本品是一种澄清至微乳光、无色至淡黄色液体。如观察到可见颗粒或异常颜色，应弃用药物。

④ 抽取两瓶本品注射液（共 20mL，含本品 200mg），转移到含有注射用氯化钠溶液（9mg/mL，0.9％）的静脉输液袋中，制备终浓度范围为 1～5mg/mL。将稀释液缓慢翻转混匀。

⑤ 本品不含任何防腐剂。建议从冰箱取出后马上进行溶液制备，稀释后的溶液建议立即使用。如不能立即使用，稀释液可保存不超过 24h，该 24h 包括冷藏条件下（2～8℃）储存不超过 20h，以及恢复至室温（25℃及以下）且完成输液不超过 4h。

⑥ 本品不得冷冻。

⑦ 请勿使用同一输液管与其他药物同时给药。

⑧ 本品仅供一次性使用。必须丢弃药瓶中剩余的任何未使用的药物。

【药理毒理】

药理作用

本品为人源化重组抗 PD-1 单克隆抗体。T 细胞表达的 PD-1 受体与其配体 PD-L1 和 PD-2 结合，可以抑制 T 细胞增殖和细胞因子生成。部分肿瘤细胞的 PD-1 配体上调，通过这个通路信号转导可抑制激活的 T 细胞对肿瘤细胞的免疫监视。本品与人重组 PD-1 结合的 EC_{50} 为 12nmol/L，K 值为 1.45×10^{-10} mol/L（PD-1 低密度）、1.10×10^{-11} mol/L（PD-1 高密度），抑制 PD-1 与 PD-L1 结合的 IC_{50} 约为 0.5nmol/L，抑制 PD-1 与 PD-L2 结合的 IC_{50} 为 0.4～0.6nmol/L。

药代动力学

本品的药代动力学数据来自 798 例晚期恶性肿瘤患者的群体药代动力学分析，以及 128 例晚期恶性肿瘤患者的非房室模型药代动力学分析。上述患者每两周接受 0.5、2、5 或 10mg/kg，或每三周接受 25mg/kg，或每三周接受 200mg 的本品。单次静脉输注本品后，在 0.5mg/kg 至 10g/kg 剂量范围内，药物暴露量（C_{max} 和 $AUC_{0\sim14d}$）随剂量成比例增加。

吸收 本品采用静脉输注方式给药，因此生物利用迅速且完全。

分布 19 名中国晚期实体瘤患者单次静脉输注本品 200mg 后，本品的平均分布容积（±SD）为（4.41±1.04）L。基于群体药代动力学分析，本品稳态分布容积（V_{ss}）为 5.247L。

消除 20 例中国晚期实体瘤患者单次静脉输注本品 200mg 后，平均清除率（±SD）为（0.247±0.0918）L/d，平均半衰期（±SD）为（13.3±2.95）d。

基于群体药代动力学分析，本品清除率为 0.171L/d，个体间变异为 31.9%，终末半衰期约为 26d。

特殊人群药代动力学

（1）儿童与青少年 本品尚无儿童及青少年的临床试验数据。

（2）肾损害 本品尚未开展直接评价肾功能损害对药代动力学影响的临床试验。

基于群体药代动力学分析，轻度或中度肾损害未对本品药代动力学产生显著影响。本品在重度肾损害患者中尚无足够数据。

（3）肝损害 本品尚未开展直接评价肝功能损害对药代动力学影响的临

床试验。

基于群体药代动力学分析，轻度肝损害未对本品药代动力学产生显著影响。

本品在中度和重度肝损害患者中尚无足够数据。

毒理研究

遗传毒性 本品尚未进行遗传毒性试验。

生殖毒性 本品未进行生殖毒性试验。

本品在食蟹猴重复给药毒性试验中，雌、雄动物生殖器官均未见肉眼可见的病变或组织病理学改变。

通过保持母体对胎仔的免疫耐受来维持妊娠是 PD-L1 通路的主要功能之一，阻断妊娠啮齿类动物模型的 PD-L1 信号通路可破坏母体对胎仔的耐受性，导致胎仔丢失增加。妊娠期间给予本品有潜在的风险，包括流产或死胎的比例增加。基于本品的作用机制，胎仔暴露于本品可增加发生免疫介导紊乱或改变正常免疫应答的风险。

致癌性 本品尚未进行致癌性试验。

其他毒性 在动物模型中抑制 PD-1 信号可加重感染和炎症反应。结核分枝杆菌感染的 PD-1 基因敲除小鼠较野生型小鼠存活率明显下降，同时细菌增殖和炎症反应增加。PD-1 基因敲除小鼠感染淋巴细胞性脉络丛脑膜炎病毒后存活率下降。

【不良反应】 接受替雷利珠单抗治疗的 821 例患者中所有级别的不良反应发生率为 71.0%，发生率≥10% 的不良反应包括：疲乏，皮疹，甲状腺功能减退症，丙氨酸氨基转移酶升高和天门冬氨酸氨基转移酶升高。

3 级及以上不良反应发生率为 18.4%，发生率≥1% 的包括：γ-谷氨酰转移酶升高、肺部炎症、天门冬氨酸氨基转移酶升高、丙氨酸氨基转移酶升高、重度皮肤反应、贫血。

特定不良反应 本品的特定不良反应来自于三项临床研究中共 821 例受试者的安全性信息。

免疫相关性肺炎、免疫相关性腹泻及结肠炎、免疫相关性肝炎、免疫相关性肾炎、甲状腺功能减退、甲状腺功能亢进、其他甲状腺疾病、高血糖症及 1 型糖尿病、免疫相关性皮肤不良反应、免疫相关性胰腺炎、肾上腺皮质功能不全、输液反应。

【药物相互作用】 替雷利珠单抗是一种人源化单克隆抗体，尚未进行与其他药物药代动力学相互作用研究。因单克隆抗体不经细胞色素 P450（CYP）酶或其他药物代谢酶代谢，因此，合并使用的药物对这些酶的抑制或诱导作用预期不会影响本品的药代动力学。

因可能干扰本品药效学活性，应避免在开始本品治疗前使用全身性皮质类固醇及其他免疫抑制剂。但是如果为了治疗免疫相关性不良反应，可在开始本品治疗后使用全身性皮质类固醇及其他免疫抑制剂。

【禁忌】 对活性成分或所列的任何辅料存在超敏反应的患者。

【注意事项】

（1）免疫相关不良反应 接受本品治疗的患者可发生免疫相关不良反应，包括严重和致死病例。免疫相关不良反应可发生在本品治疗期间及停药以后，可能累及任何组织器官。对于疑似免疫相关不良反应，应进行充分的评估以排除其他病因。大多数免疫相关不良反应是可逆的，并且可通过中断本品治疗、皮质类固醇治疗和/或支持治疗来处理。整体而言，对于大部分2级以及某些特定的3级和4级免疫相关性不良反应需暂停给药。对于4级及某些特定的3级免疫相关性不良反应需永久停药。对于3级和4级及某些特定的2级免疫相关不良反应，根据临床指征，给予 $1\sim2mg/(kg \cdot d)$ 强的松等效剂量及其他治疗，直至改善到≤1级。皮质类固醇需至少一个月的时间逐渐减量直至停药，快速减量可能引起不良反应恶化或复发。如果不良反应在皮质类固醇治疗后继续恶化或无改善，则应增加非皮质类固醇类别的免疫抑制剂治疗。

本品给药后任何复发性3级免疫相关不良反应，末次给药后12周内2级或3级免疫相关不良反应未改善到0～1级（除外内分泌疾病），以及末次给药后12周内皮质类固醇未能降至≤10mg/d 强的松等效剂量，应永久停药。

（2）免疫相关性肺炎 已经在本品治疗中观察到了免疫相关性肺炎，包括致死病例。应监测患者是否有肺炎症状和体征，如呼吸困难、缺氧表现、咳嗽、胸痛等，以及放射学改变（例如局部毛玻璃样混浊、斑块样浸润）。疑似免疫相关性肺炎的病例应采用影像学、肺功能、动脉血氧饱和度等检查进行评估和确认，并排除感染、疾病相关等其他病因。对于2级免疫相关性肺炎的患者，应暂停本品治疗，出现3级或4级或复发性2级免疫相关性肺炎的应永久停止本品治疗。

（3）免疫相关性腹泻及结肠炎 在接受本品治疗的患者中有免疫相关性

腹泻及结肠炎的报告。应监测患者是否有免疫相关性结肠炎相关症状和体征，如腹痛、腹泻、黏液便或血样便，并排除感染和基础疾病相关性病因。2级或3级免疫相关性腹泻或结肠炎的患者，应暂停本品治疗。4级或复发性3级免疫相关性腹泻或结肠炎，应永久停止本品治疗。应考虑肠穿孔的潜在风险，必要时行影像学和/或内镜检查以确认。

（4）免疫相关性肝炎　在接受本品治疗的患者中有免疫相关性肝炎报告。应定期（每个月）监测患者肝功能的变化及肝炎相应的症状和体征，并排除感染及与基础疾病相关的病因。如发生免疫相关性肝炎，应增加肝功能检测频率。2级免疫相关性肝炎，应暂停本品治疗。3级或4级免疫相关性肝炎，应永久停止本品治疗。

（5）免疫相关性肾炎　在接受本品治疗的患者中有免疫相关性肾炎报告。应定期（每个月）监测患者肾功能的变化及肾炎相应的症状和体征。如发生免疫相关性肾炎，应增加肾功能检测频率。多数出现血清肌酐升高的患者无临床症状。应排除肾功能损伤的其他病因。2级或3级血肌酐升高应暂停本品治疗。4级血肌酐升高应永久停止本品治疗。

（6）甲状腺疾病　在接受本品治疗的患者中有甲状腺功能紊乱的报告，包括甲状腺功能亢进、甲状腺功能减退及甲状腺炎。应密切监测患者甲状腺功能的变化及相应的临床症状和体征。对于症状性2级或3级甲状腺功能减退者，应暂停本品治疗，并根据需要开始甲状腺激素替代治疗。对于症状性2级或3级甲状腺亢进，应暂停本品治疗，并根据需要给予抗甲状腺药物。如果怀疑有甲状腺急性炎症，可考虑暂停本品治疗并给予皮质类固醇治疗。当甲状腺功能减退或甲状腺功能亢进的症状改善及甲状腺功能检查恢复，可根据临床需要重新开始本品治疗。对于4级甲状腺功能亢进或甲状腺功能减退，须永久停止本品治疗。应继续监测甲状腺功能，确保给予恰当的激素替代治疗。

（7）垂体炎　应对垂体炎患者的体征和症状进行监测（包括垂体功能减退和继发性肾上腺功能不全），并排除其他病因。监测和评估垂体相关的激素水平，必要时行功能试验，考虑垂体 MRI 检查和自身免疫性抗体检查。发生症状性2级或3级垂体炎时应暂停本品治疗，并根据临床需要给予激素替代治疗。如果怀疑急性垂体炎，可给予皮质类固醇治疗。发生4级垂体炎时必须永久停止本品治疗。应继续监测垂体功能、肾上腺功能和激素水平，根据临床指征给予皮质类固醇和其他激素替代疗法。

（8）肾上腺功能不全　接受本品治疗的患者报告了肾上腺功能不全。应对肾上腺功能不全患者的体征和症状进行监测，并排除其他病因。监测和评估肾上腺功能相关的激素水平，必要时进行功能试验。发生症状性2级肾上腺功能不全时应暂停本品治疗，并根据临床需要给予皮质类固醇替代治疗。发生3～4级肾上腺功能不全时必须永久停止本品治疗。根据临床指征给予皮质类固醇和其他激素替代疗法。

（9）高血糖症及1型糖尿病　接受本品治疗的患者报告了1型糖尿病和高血糖症。应对患者的高血糖或其他糖尿病体征和症状进行监测。根据临床需要给予胰岛素替代治疗。患者高血糖症或1型糖尿病达到3级时应暂停本品治疗，高血糖症状或1型糖尿病达到4级时必须永久停止本品治疗，并继续监测血糖水平，确保适当的胰岛素替代治疗。

（10）免疫相关性皮肤不良反应　在接受本品治疗的患者中有免疫相关性皮肤不良反应报告。对1级或2级皮疹，可继续本品治疗，并对症治疗或进行局部皮质类固醇治疗。发生3级皮疹时应暂停本品治疗，并对症治疗或进行局部皮质类固醇治疗。发生4级皮疹、确诊SJS或TEN时应永久停止本品治疗。

（11）免疫相关性心肌炎　在接受本品治疗的患者中有免疫相关性心肌炎报告。应对心肌炎的临床体征和症状进行监测，对于疑似免疫相关性心肌炎，应进行充分的评估以确认病因或排除其他病因，并进行心肌酶谱等相关检查。发生2级心肌炎时，应暂停本品治疗，并给予皮质类固醇治疗。心肌炎恢复至0～1级后能否重新开始本品治疗的安全性尚不明确。发生3级或4级心肌炎时，应永久停止本品治疗，并给予皮质类固醇治疗，应密切监测心肌酶谱、心功能等。

（12）免疫相关性胰腺炎　在接受本品治疗的患者中有免疫相关性胰腺炎及免疫相关性脂肪酶升高的报告。应对血淀粉酶和脂肪酶（治疗开始时、治疗期间定期以及基于临床评估具有指征时）及胰腺炎相关的临床体征和症状进行监测。发生3级或4级血淀粉酶升高或脂肪酶升高、2级或3级胰腺炎时，应暂停本品治疗。发生4级胰腺炎或任何级别复发的胰腺炎时，应永久停止本品治疗。

（13）免疫相关性血小板减少症　应密切监测患者血小板水平及有无出血倾向的症状和体征，如牙龈出血、瘀斑、血尿等症状，并排除其他病因及合并用药因素。发生3级血小板减少时，应该暂停用药，给予对症支持治疗，直至改善至 0～1 级，根据临床判断是否给予皮质类固醇治疗及是否可重新开始本品治疗。发生 4 级血小板减少时，永久停药并积极对症处理，必要时给予皮质类固醇治疗。

（14）免疫相关性神经系统不良反应

① 外周神经毒性　发生 2 级外周神经毒性应暂停本品治疗，3 级或 4 级外周神经毒性必须永久停止本品治疗。

② 重症肌无力　发生 2 级重症肌无力应暂停本品治疗，给予口服溴吡斯的明治疗，可根据症状增加剂量，并考虑开始给予皮质类固醇治疗。3 级或 4 级重症肌无力必须永久停止本品治疗，开始皮质类固醇治疗，监测症状、肺功能和神经系统评估，根据临床指征可给予血浆置换或静脉用丙种球蛋白等治疗。

（15）其他免疫相关不良反应　小于 1% 接受替雷利珠单抗治疗的患者发生以下免疫相关性不良反应：肌炎、关节炎、免疫性眼疾。其他抗 PD-1/PD-L1 抗体也报告了未曾在本品治疗中观察到的其他免疫相关不良反应。

如果同时发生葡萄膜炎及其他免疫相关不良反应，应检测是否发生了福格特-小柳-原田综合征，需全身使用皮质类固醇治疗以防止永久失明。

对于其他疑似免疫相关性不良反应，应进行充分的评估以确认病因或排除其他病因。根据不良反应的严重程度，首次发生 2 级或 3 级免疫相关性不良反应，应暂停本品治疗。对于任何复发性 3 级免疫相关性不良反应（除外内分泌疾病）和任何 4 级免疫相关性不良反应，必须永久停止本品治疗，根据临床指征，给予皮质类固醇治疗。

（16）经典型霍奇金淋巴瘤患者异体造血干细胞移植并发症　在同类抗 PD-1 抗体产品中，在治疗开始前或终止后进行异体造血干细胞移植（HSCT），均有致命和严重并发症报道。移植相关并发症包括超急性移植物抗宿主病（GVHD）、急性 GVHD、慢性 GVHD、降低强度预处理后发生的肝静脉闭塞性疾病（VOD）和需要皮质类固醇治疗的发热综合征。需要密切监测患者的移植相关并发症，并及时进行干预。需要评估同种异体 HSCT 之前或之后使用抗 PD-1 抗体治疗的获益与风险。

（17）输液反应　在使用替雷利珠单抗治疗时可能会观察到输液反应，症状包括发热、寒战、恶心、瘙痒症、血管性水肿、低血压、头痛、支气管痉挛、荨麻疹、皮疹、呕吐、肌痛、头晕或高血压。可能发生罕见的危及生命的反应。因此在输液期间应密切监测患者是否出现这些症状和体征。出现

2 级输液反应时，应降低滴速或暂停给药，当症状缓解后可考虑恢复用药并密切观察。如果出现 3 级或 4 级输液反应，必须停止输液并永久停止本品治疗，给予适当的药物治疗。

（18）对驾驶和操作机器能力的影响　基于本品可能出现疲乏等不良反应，因此，建议患者在驾驶或操作机器期间慎用本品，直至确定本品不会对其产生不良影响。

【贮藏】　2～8℃避光保存和运输。请勿冷冻。

西妥昔单抗注射液（爱必妥）

【规格】　100mg：20mL

【成分】　本品活性成分为西妥昔单抗。

【性状】　本品为注射用无色、澄清、透明溶液。

【适应证】　① 本品用于治疗 RAS 基因野生型的转移性结直肠癌。

- 与 FOLFOX 或 FOLFIRI 方案联合用于一线治疗。
- 与伊立替康联合用于经由伊立替康治疗失败后的患者。

② 本品用于治疗头颈部鳞状细胞癌　与铂类和氟尿嘧啶化疗联合用于一线治疗复发和/或转移性疾病。

【用法用量】　本品必须在有使用抗癌药物经验的医师指导下使用。在用药过程中及用药结束后 1h 内，需密切监测患者的状况，并必须配备复苏设备。

剂量

在第一次滴注本品之前至少 1h，患者必须接受抗组胺药物和皮质固醇类药物的预防用药。建议在后续治疗中，每次使用本品前都给予患者上述预防用药。所有适应证，本品每周给药 1 次。初始剂量按体表面积计算，为 $400mg/m^2$；之后每周给药剂量按体表面积计算，为 $250mg/m^2$。

（1）结直肠癌　野生型 RAS（KRAS 和 NRAS）的基因状态且 KRAS（外显子 23 和 4）和 NRAS（外显子 2、3 和 4）基因状态是本品进行初始治疗先决条件。

联合使用的化疗药物必须在本品滴注结束 1h 之后开始。建议本品的疗程持续至患者的疾病进展为止。

（2）头颈部鳞状细胞癌　本品与铂类化合物为基础的化疗药物联合应用于复发和/或转移头颈部鳞状细胞癌的治疗，随后继续使用本品进行维持治疗，直至疾病进展。化疗药物的使用必须在本品滴注结束 1h 之后开始。

用法

本品可使用输液泵、重力滴注或注射泵进行静脉给药。首次给药应缓慢，滴注速率不得超过 5mg/min。建议滴注时间为 120min，随后每周给药的滴注时间为 60min，滴注速率不得超过 10mg/min。

剂量调整

输液过程中的剂量调整见表 1 及表 2。

表 1　输液相关反应包括过敏反应的剂量调整

严重程度	西妥昔单抗注射液剂量调整
首次输注 15min 内	
任何级别	停止输注；在后续输注前应进行风险获益评估，包括考虑患者是否已有 IgE 抗体生成
首次输注 15min 后及后续输注	
1 级	密切监测下持续缓慢滴注
2 级	持续缓慢滴注且立即给予对症治疗
3 级或 4 级	立即停止滴注，积极对症治疗同时停止西妥昔单抗注射液的进一步治疗

注：严重基本基于美国国家癌症研究所常见不良事件术语标准（NCI CTCAE2.0）。

表 2　严重皮肤反应的剂量调整

严重程度	西妥昔单抗注射液剂量调整
首次发生：3 或 4 级	中断治疗 ①如反应缓解至 2 级或 2 级以下，以 250mg/m² 的剂量重新开始治疗 ②如无改善，停止治疗
第 2 次发生：3 或 4 级	中断治疗 ①如反应缓解至 2 级或 2 级以下，以 200mg/m² 的剂量重新开始治疗 ②如无改善，停止治疗
第 3 次发生：3 或 4 级	中断治疗 ①如反应缓解至 2 级或 2 级以下，以 200mg/m² 的剂量重新开始治疗 ②如无改善，停止治疗
第 4 次发生：3 或 4 级	停止治疗

注：严重基本基于美国国家癌症中心常见不良事件术语标准（NCI CTCAE2.0）。

操作指南

本品可通过输液泵、重力滴注或注射器泵给药，必须使用单独的输液管。滴注结束时必须使用 9mg/mL（0.9%）的无菌氯化钠溶液冲洗输液管。

本品可使用以下物品进行制备：

① 聚乙烯、乙酸乙烯乙酯或聚氯乙烯塑料输液袋。

② 聚乙烯、乙酸乙烯乙酯、聚氯乙烯、聚丁二烯或聚氨基甲酸酯输注装置。

③ 注射泵用聚丙烯注射器。

本品不含任何防腐剂或抑菌剂，制备输液过程中必须确保无菌操作，本品开启后建议马上使用。

必须按照以下要求准备本品：

（1）使用输液泵或重力滴注（经 0.9%无菌氯化钠溶液稀释） 取适当包装的 0.9%无菌氯化钠溶液输液袋。计算所需本品体积。选用合适的无菌注射器及相应针头，从输液袋中移取适量氯化钠溶液。另取适合的无菌注射器及相应的针头，从药瓶中抽取所需体积的西妥昔单抗注射液。将西妥昔单抗注射液转移至准备好的输液袋中，并重复上述步骤直至达到所需体积。连接输液管并在开始滴注前使稀释后的西妥昔单抗注射液充满输液管，通过重力滴注或者使用输液泵。滴注速率的设定和控制如前所述。

（2）使用输液泵或重力滴注（未经稀释） 计算西妥昔单抗注射液所需体积。选用适当的无菌注射器（最小体积 50mL）并装上匹配的针头从药瓶中抽取所需体积的西妥昔单抗注射液，将其移入无菌真空容器或者真空袋中。重复上述步骤直至达到所需体积并在开始滴注前使西妥昔单抗注射液充满输液管。使用输液泵或通过重力滴注。滴注速率的设定和控制如前所述。

（3）使用注射泵 计算西妥昔单抗注射液所需体积。选用适当的无菌注射器并装上匹配的针头，从药瓶中抽取所需体积的西妥昔单抗注射液，除去针头后将注射器连接到注射器泵，并在开始滴注前用本品或者 0.9%的无菌氯化钠溶液充满输液管。滴注速率的设定和控制如前所述。重复上述操作直至达到所需体积。

（4）不相容性 不得将本品与"操作指南"中未提到的其他静脉医用制剂混合，必须使用单独的输液管。

特殊人群

迄今为止，本品只在肝肾功能正常的患者中进行了研究。

尚未对有血液疾病的患者进行本品的研究。

老年患者无须调整剂量。75 岁及以上患者的用药经验有限。

已批准的适应证不包括将本品用于儿童患者。

【药理毒理】

药理作用

表皮生长因子受体（EGFR，HERc-erbB-1）是一种跨膜糖蛋白，属于 1 型酪氨酸激酶受体（包括EGFR、HER2、HER3 和 HER4）的亚型。EGFR 组成性表达于皮肤和毛囊等多种正常上皮组织中。EGFR 也在头颈癌和结直肠癌等多种人类癌症中表达。

西妥昔单抗在正常细胞和肿瘤细胞中与 EGFR 特异性结合，竞争性抑制 EGF 和其他配体（如 TNF-α）与 EGFR 结合。体内外研究显示，西妥昔单抗和 EGFR 结合后，可以阻断磷酸化和受体相关激酶的激活，从而抑制细胞生长，诱导细胞凋亡，减少基质金属蛋白酶和血管内皮生长因子的产生。EGFR 通过信号转导使得野生型 RAS 蛋白激活，但对于 RAS 基因突变的细胞导致 RAS 蛋白不断激活，不受 EGFR 的调控。

在体外，西妥昔单抗可以通过抗体依赖细胞介导的细胞毒性（ADCC）对某些人类肿瘤产生抗肿瘤作用。体内外研究显示，西妥昔单抗可以抑制 EGFR 表达的肿瘤细胞的生长和存活，而对缺乏 EGFR 表达的异种移植人类肿瘤不具有抗肿瘤作用。相比单独放疗或化疗，西妥昔单抗联合放射治疗或伊立替康在小鼠人类肿瘤异种移植瘤模型中可以增强抗肿瘤作用。

药代动力学

当静脉滴注剂量按体表面积为 5～500mg/（m² · 周）时，本品表现出剂量依赖的药代动力学特性。

当本品的初始剂量按体表面积 400mg/m² 时，平均分布容积大致与血管容积（2.9/m²：1.5～6.2L/m²）相同，平均 C_{max}（±标准偏差）为（185±55）μg/mL，平均清除率为 0.022L/m² 体表面积。本品在目标剂量时具有较长的消除半衰期，为 70～100h。

本品的血清浓度在单药治疗 3 周后达到稳态水平。第 3 周时平均峰浓度为 155.8μg/mL，第 8 周 151.6μg/mL，相应的平均谷浓度分别为 41.3 和 55.4μg/mL。本品与伊立替康联合用药时，第 12 周时平均谷浓度为 50.0μg/mL，第 36 周时平均谷浓度为 49.4μg/mL。

抗体的代谢可能受多种途径的影响，这些途径可以将抗体降解为小分子，如短肽和氨基酸等。

（1）特殊人群的药代动力学　本品的药代动力学性质不会受到种族、年龄、性别、肝肾状况的影响。到目前为止，仅对肝肾功能正常的患者（血清肌酐不大于正常值上限的 1.5 倍，氨基转移酶不大于正常值上限 5 倍，胆红素不大于正常值上限的 1.5 倍）进行过本品的相关研究。

（2）儿童药代动力学　本品联合伊立替康治疗难治性实体瘤的期研究中，其药代动力学的结果与成年人相当。

毒理研究

遗传毒性　在 Ames 试验和大鼠微核试验中，未发现西妥昔单抗具有致突变和染色体畸变的作用。

生殖毒性　在器官形成期（GD20-48）妊娠恒河猴每周 1 次静脉给予本品，剂量水平为推荐剂量的 0.4 倍（基于体表面积），GD49 在羊水和胎仔血浆中可检测到的西妥昔单抗在约为推荐剂量的 1.1～4 倍（基于体表面积）时可见胚胎死亡和流产的发生率增加，但在子代中未发现西妥昔单抗致畸作用。

西妥昔单抗对雌性恒河猴月经周期具有影响，从给药开始到 6 周恢复期结束，雌性给药组月经不调和绝经的发生率高于对照组。

西妥昔单抗对雄性生育力指标，如血清睾酮水平、精子数量存活率和运动能力均未见明显影响。西妥昔单抗对于人生育力的影响不明。

致癌性　尚未进行正式的西妥昔单抗致癌性的动物实验研究。

其他毒性　给予恒河猴 39 周重复给药，剂量约为人用药周暴露量的 0.44 倍（基于体表面积）时，可见注射部位炎症和表皮脱落等皮肤毒性。在最高剂量下，鼻腔、食道和舌上皮黏膜也同样受影响。

尚无抗 EGFR 抗体对伤口愈合的非临床数据。非临床伤口愈合模型显示 EGFR 选择性酪氨酸激酶抑制剂能延迟伤口愈合

【不良反应】　主要不良反应有皮肤反应，发生率约 8% 以上，约超过 10% 的患者发生低镁血症，10% 以上患者发生轻到中度的输液反应，1% 以上的患者会发生重度输液反应。重度输液反应在极罕见的情况下会导致致命的结果。一般发生在首次滴注期间或者滴注后 1h 内，但也有可能发生在输液结束以后的几个小时或者后续的输液治疗中。一发生重度输液反应时，应立即并永久停用本品，并进行紧急处理。

（1）神经系统不良反应　①常见：头痛。②发生频率未知：无菌性脑

膜炎。

（2）眼器官疾病　①常见：结膜炎。②偶见：眼睑炎、角膜炎。

（3）呼吸系统、胸及纵隔疾病　偶见：肺栓塞，间质性肺疾病。

（4）胃肠系统疾病　常见：腹泻、恶心、呕吐。

（5）代谢及营养类疾病　①十分常见：低镁血症。②常见：脱水，特别是腹泻及黏膜炎导致的脱水；低钙血症；食欲减退，以及可能由此导致的体重降低。

（6）血管及淋巴管类疾病　偶见：深静脉血栓。

（7）肝胆系统疾病　十分常见：肝酶水平升高（ASAT、ALAT、AP）。

（8）皮肤及皮下组织类疾病

① 十分常见：皮肤反应。80％以上的患者可能发生皮肤反应，主要表现为疮样皮疹和/或较少出现的例如瘙痒、皮肤干燥皮肤脱屑、多毛症或者指甲异常（如甲沟炎）。其中约15％的皮肤反应是重度的，包括个别皮肤坏死的病例。大多皮肤反应发生在治疗的前周内。如按照【注意事项】中推荐的剂量调整方案及治疗指南进行处理，通常在中断治疗后皮肤症状可以自行消退，并无后遗症发生。

② 十分罕见：史蒂文斯-约翰逊综合征/中毒性表皮坏死溶解。

③ 发生频率未知：皮肤损伤的双重感染。西妥昔单抗导致的皮肤损伤可能引发患者的双重感染（例如金黄色葡萄球菌），从而导致一些并发症，例如蜂窝织炎、丹毒，或可能致命的葡萄球菌性烫伤样皮肤综合征、坏死性筋膜炎或败血症。

（9）全身性疾病及给药部位各种反应

① 十分常见：轻度至中度的输液反应；有些情况下会发生黏膜炎。黏膜炎可能导致鼻衄。

② 常见：重度输液反应，在某些情况中有致命结果。

总体来说，临床上未观察到本品的性别差异。

【药物相互作用】　本品联合输注5-氟尿嘧啶会增加心肌缺血，包括心肌梗死及充血性心力衰竭的发生，还会增加手足综合征的发生（掌跖红肿疼痛综合征）。伊立替康不会影响西妥昔单抗的安全性，反之亦然。

【禁忌】　① 已知对本品有严重超敏反应（3级或4级）的患者禁用本品。

② RAS基因突变型或RAS基因状态未知的转移性结直肠癌（mCRC）

患者禁用本品。

③ 在开始联合治疗前，应考虑联合的化疗药物的有关禁忌。

【注意事项】

（1）输液相关反应，包括过敏反应 重度输液相关反应，包括过敏反应，可能会经常发生，在某些情况下甚至是致命的。一旦发生重度输液反应，应立即并永久停用本品，并进行紧急处理。其中部分反应可能是过敏或有过敏反应的性质或表现为细胞因子释放综合征（CRS）。

症状可能发生在首次滴注期间及滴注结束后数小时或后续滴注中。建议医生告知患者这种反应延迟发生的可能性，并要求患者出现反应症状时立即联系医生。可能的症状包括支气管痉挛、荨麻疹、血压升高或降低、意识丧失或休克。罕见心绞痛、心肌梗死或心搏骤停。

过敏反应可能发生在首次输注的数分钟内，例如，由与西妥昔单抗有交叉反应的 IgE 抗体引起的这些反应通常伴有支气管痉挛和荨麻疹。尽管事先已使用预防用药，这些反应仍可能发生。

对蜱虫叮咬过敏或抗西妥昔单抗 IgE 抗体（α-1,3-半乳糖）反应呈阳性的患者发生过敏反应的风险要大大增加。在这些患者中，使用西妥昔单抗之前应仔细评估包括替代疗法在内的风险获益，且只有在配备有复苏设备的训练有素的专业人员的密切监督下才能使用。

首次给药应缓慢，滴注速率不得超过 5mg/min，且所有生命体征都应密切监测至少两个小时。如果在首次给药的 15min 内发生相关输液反应，那么应该停止滴注。在后续输注前应进行仔细的风险获益评估，包括考虑患者是否有 IgE 抗体。

如果相关输液反应发生滴注晚期或后续滴注中，相应的处理则取决于反应的严重程度：

① 1 级：密切监督下持续缓慢滴注。

② 2 级：持续缓慢滴注及立即采取对症措施治疗。

③ 3 级和 4 级：立即停止滴注，积极对症治疗同时停止西妥昔单抗的进一步治疗。

细胞因子释放综合征（CRS）通常发生在滴注西妥昔单抗后的一个小时内，一般不伴有支气管痉挛和荨麻疹。CRS 通常是首次滴注西妥昔单抗最严重的不良反应。

轻度或中度输液反应十分常见，包括发热、寒战、头晕或者呼吸困难等症状，主要发生在首次滴注期间。如患者出现轻中度输液相关反应，应减慢西妥昔单抗的滴注速率，建议在此后的所有滴注过程均采用该调整后的速率。应密切监测患者，特别是在首次给药期间。建议体能状况低下或伴有心肺疾病的患者应特别注意。

（2）呼吸系统疾病　若诊断为间质性肺疾病，应立即停用西妥昔单抗并对患者进行适当的治疗。

（3）皮肤反应　本品的主要不良反应是皮肤反应，可能发生重度皮肤反应，特别是结合化疗时更易发生。继发感染（主要是细菌）的风险增加会导致一些并发症，例如葡萄球菌性烫伤样皮肤综合征、坏死性筋膜炎和败血症，据报道某些情况下甚至会有致命结果。

皮肤反应发生时应中断或停止西妥昔单抗的治疗。推荐使用口服四环素（6～8 周）和含保湿剂的 1%氢化可的松外用乳膏进行预防性治疗。中高效力类固醇皮质激素或口服四环素类抗生素已经用于皮肤反应的治疗。

患者发生重度（≥3 级）皮肤反应，必须中断西妥昔单抗的治疗。只有当反应缓解到 2 级，才能重新进行治疗。如重度皮肤反应属首次发生，无须调整本品的剂量。

重度皮肤反应为第 2 次或第 3 次出现，必须再次中断使用本品。只有当反应缓解到 2 级，才能以较低的剂量重新开始治疗（第 2 次发生时，按体表面积 $200mg/m^2$；第 3 次发生时，按体表面积 $150mg/m^2$）。

重度皮肤反应为第 4 次发生，或停药后皮肤反应无法缓解 2 级，则须永久停止应用本品进行治疗。

（4）电解质紊乱　血清镁水平的进行性降低较常发生，并可能由此导致严重的低镁血症。停止西妥昔单抗治疗后低镁血症是可逆的。

低钾血症可能是腹泻的继发症。还可能发生低钙血症。在西妥昔单抗的治疗过程中，建议在开始治疗前以及治疗过程中周期性地监测血清电解质水平。也建议在适当情况下进行电解质的补充治疗。

（5）心血管疾病　使用西妥昔单抗前，应评估患者的心血管系统功能、体能状况及合并使用的心脏毒性药物（如 5-氟尿嘧啶）。

（6）眼部疾病　患者出现提示角膜炎的症状和体征，如急性或恶化的眼炎症、流泪、光敏感、视力模糊、眼睛疼痛和/或眼红应该及时找眼科专家诊断。

如果诊断为溃疡性角膜炎，应中断或停止西妥昔单抗治疗。如果诊断为角膜炎，应仔细考虑继续治疗的风险与收益。

有角膜炎、溃疡性角膜炎和严重干眼病史的患者应谨慎使用西妥昔单抗。隐形眼镜的使用也是导致角膜炎和溃疡的一个危险因素。

（7）RAS 突变型结直肠癌患者　本品不用于 RAS 突变型或 RAS 肿瘤状态不详的结直肠癌患者的治疗。临床研究结果显示，RAS 突变型肿瘤患者使用本品风险获益评估不佳。

（8）特殊人群　尚无本品对以下一项或多项实验室指标异常的患者的用药经验：

① 血红蛋白<9g/dL。

② 白细胞计数<3000/mm^3。

③ 绝对嗜中性粒细胞计数<1500/mm^3。

④ 血小板计数<100000/mm^3。

西妥昔单抗与放疗联合应用治疗结直肠癌的经验有限。

【贮藏】　遮光，密闭，在 25℃ 以下保存。

尼妥珠单抗注射液（泰欣生）

【规格】　50mg：10mL

【成分】　尼妥珠单抗。

【性状】　本品为无色澄明液体。

【适应证】　适用于与放疗联合治疗表皮生长因子受体（EGFR）表达阳性的 Ⅲ/Ⅳ 期鼻咽癌。

【用法用量】　将两瓶（100mg）尼妥珠单抗注射液稀释到 250mL 生理盐水中，静脉输液给药，给药过程应持续 60min 以上。在给药过程中及给药结束后 1h 内，需密切监测患者的状况。第一次给药应在放射治疗的第一天，并在放射治疗开始前完成。之后每周给药 1 次，共 8 周，患者同时接受标准的放射治疗。

【药理毒理】

药理作用

EGFR 是一种跨膜糖蛋白，分子质量为 170kDa，其胞内区具有特殊的酪氨酸激酶活性。体内和体外研究显示，尼妥珠单抗可阻断 EGFR 与其配体的结合，并对 EGFR 过度表达的肿瘤具有抗血管生成、抗细胞增殖和促凋亡作用。

药代动力学

数据来自 12 例古巴晚期恶性肿瘤患者，静脉注射 50、100、200 和 400mg 尼妥珠单抗，其对应的清除半衰期分别为 62.92、82.60、302.95 和 304.52h。用药后 24h 内，不同剂量尼妥珠单抗排出量占注射剂量（ID）的比例分别为：50mg 排出 21.08%，100mg 排出 28.20%，200mg 排出 27.36%，400mg 排出 33.57%。

本品在人体内生物学分布的主要器官为肝脏、脾脏、心脏、肾脏和胆囊，其中肝脏摄取量最多。

毒理研究

急性毒性试验 对小鼠和绿猴进行尼妥珠单抗的单次给药未见毒性反应，单剂量重复给药试验未见毒性。

长期毒性试验 绿猴体内 6 个月的长期毒性试验，血生化、心电图、体重、各器官病理组织血检查均未见异常。

局部刺激性试验 小鼠和家兔注射局部未见静脉刺激反应。

交叉反应试验 用成人不同组织的冰冻切片进行显示尼妥珠单抗和人体组织（如心脏、血管、肾脏和肺）无交叉反应。

尚未进行致癌、致突变和生殖损害的特殊毒性研究。

【不良反应】 基于使用尼妥珠单抗的 137 例中国晚期鼻咽癌患者的安全性特征，主要存在轻度发热、血压下降、头晕、皮疹。

在古巴等国进行的临床试验中与使用本品相关的常见不良反应：发热、寒战、恶心或呕吐、发冷、血压降低、虚弱、头痛、贫血、肢端青紫。罕见不良反应：吞咽困难、口干、潮红、心前区痛、嗜睡、定向障碍、肌痛、血尿、转氨酶升高、肌苷升高。

【药物相互作用】 尚缺乏本品与其他药物相互作用的数据。

【禁忌】 对本品或其任一组分过敏者禁用。

【注意事项】 本品应在具有同类药品使用经验的临床医师指导下使用，并具备相应抢救措施。

① 冻融后抗体的大部分活性丧失，故本品在储存和运输过程中严禁冷冻。本品稀释于生理盐水后，在 2～8℃可保持稳定 12h，在室温下可保持稳

定 8h。如稀释后储存超过上述时间，不宜使用。

② 应由熟练掌握 EGFR 检测技术的专职人员进行 EGFR 表达水平的检验。检验中若出现组织样本质量较差、操作不规范、对照使用不当等情况，均可导致结果偏差。

【贮藏】 本品在 2～8℃储存和运输，不得冷冻。

注射用伊尼妥单抗（赛普汀）

【规格】 50mg/支

【成分】 本品活性成分为伊尼妥单抗，是重组抗人表皮生长因子受体-2 人源化单克隆抗体，由悬浮培养于无菌培养基中的哺乳动物细胞［中国仓鼠卵巢细胞（CHO）］生产，为 IgG_1/k 型免疫球蛋白分子。

【性状】 本品为白色或淡黄色疏松体，溶解后为无色或微黄色，澄明或微带乳光溶液。

【适应证】 适用 HER2 阳性的转移性乳腺癌：与长春瑞滨联合治疗已接受过 1 个或多个化疗方案的转移性乳腺癌患者。

【用法用量】 伊尼妥单抗的推荐初始负荷剂量为 4mg/kg，静脉滴注 90min 以上；维持剂量为 2mg/kg，每周 1 次，如果在第一次滴注时患者耐受性良好，后续滴注可改为 30min。严禁静脉推注或快速静脉注射。

长春瑞滨的推荐剂量为 $25mg/m^2$，第 1、8、15 天静脉滴注，在伊尼妥单抗输注后当天应用，每 28 天为 1 个周期。

取本品每支加入 2.5mL 灭菌注射用水，轻轻旋转溶解；根据患者体重计算给药剂量后抽取所需体积的溶液，缓慢注入 250mL 0.9％氯化钠注射液（不可使用 5％葡萄糖注射液），轻轻翻转混匀，供静脉滴注。严禁剧烈振摇！配制成的溶液为无色至微黄色透明溶液。为防止微生物污染，药品溶解后的药液应马上使用。溶液滴注前应目测有无颗粒产生和/或变色。

【药理毒理】

药理作用

伊尼妥单抗是一种重组人源化单克隆抗体，特异作用于人表皮生长因子受体 2（HER2）的细胞外部位。并且伊尼妥单抗可介导抗体依赖的细胞介导的细胞毒反应（ADCC）。伊尼妥单抗在体外及动物实验中均显示可抑制HER2 阳性肿瘤细胞的增殖。

HER2 原癌基因或 C-erbB2 编码一个单一的受体样跨膜蛋白，分子质量为 185kDa，其结构上与其他表皮生长因子受体类似。在原发性乳腺癌患者中观察到有 25%～30% 的患者 HER2 阳性。HER2 基因扩增可导致肿瘤细胞表面 HER2 蛋白表达增加，导致 HER2 蛋白活化。

药代动力学

单次给药药代动力学　19 例转移性乳腺癌患者单次静脉滴注本品，药代动力学过程符合静脉滴注二房室模型，具有非线性药代动力学特点。曲线下面积不呈剂量倍比增加，随着剂量的增加有消除半衰期增加而清除率降低的趋势。

稳态药代动力学（多次给药）　6 例转移性乳腺癌患者连续静脉滴注本品 12 周（负荷剂量 4mg/kg，维持剂量 2mg/kg，每周 1 次），血清药物浓度不断增加，到第 12 周时基本接近稳态，第 12 周血清药物浓度维持在75.7～116.5mg/mL，在最低起效浓度 20mg/mL 之上。药代动力学过程符合静脉滴注二房室模型，曲线下面积为 $23603\mu g \cdot h/mL$，消除相半衰期为181h，表观清除率为 0.045mL/h，表观分布容积为 12.1mL/kg。

毒理研究

遗传毒性　伊尼妥单抗未开展遗传毒性研究。

生殖毒性　伊尼妥单抗未开展生殖毒性研究。

致癌性　未检测伊尼妥单抗的致癌潜能。

【不良反应】

输注相关反应

本品为蛋白质类制品，输注可能发生不良反应如发热、寒战，还偶见恶心、呕吐、疼痛（有时发生于肿瘤部位）、头痛、眩晕、呼吸困难、低血压、皮疹和乏力等症状。

心脏毒性

本品具有心脏毒性。开始本品治疗前应检测左室射血分数（LVEF），治疗期间也应常规监测 LVEF。出现 LVEF 较治疗前绝对数值下降＞10%且 LVEF 绝对数值下降至 50% 以下时，应暂停本品治疗至少 3 周。3 周内LVEF 回升至≥50% 或较治疗前绝对数值下降≤10%，可恢复使用本品；若LVEF 无改善或进一步下降，或出现有临床意义的充血性心力衰竭，应停止本品用药。

【药物相互作用】 尚未在人体中进行过本品的药物相互作用研究。同类抗HER2药物曲妥珠单抗的临床试验显示，与其他药物合并用药后，未发现有临床意义的相互作用。

【禁忌】 禁用于已知对本品任一组分或中国仓鼠卵巢细胞表达蛋白过敏的患者。

【注意事项】

（1）心脏毒性 使用本品治疗的患者，特别是曾使用过蒽环类抗生素和环磷酰胺的患者，均应进行基线心脏功能评估，包括病史、体检、心电图、超声心动图或放射性心血管造影（MUGA）等，并记录基线LVEF。治疗期间所有患者应定期监测心脏功能，一般情况下每3个月测量一次LVEF。

若LVEF值相对基线下降＞10％，并且下降至50％以下，则应暂停使用伊尼妥单抗，并在约3周内重复评估LVEF。若LVEF无改善，或进一步下降，或出现有临床意义的充血性心力衰竭，则强烈建议终止伊尼妥单抗用药，除非认为患者的获益大于风险。对于发生无症状心功能不全的患者，应频繁监测（如每6～8周1次）。若患者的左心室功能持续减退，但仍保持无症状，医师应考虑终止治疗，除非对个体患者的获益大于风险。

不推荐合并有以下疾病的患者使用本品：

① 充血性心力衰竭；

② 高危、未控制心律失常；

③ 需要药物治疗的心绞痛；

④ 有临床意义的心瓣膜疾病；

⑤ 心电图提示透壁性心肌梗死；

⑥ 控制不佳的高血压。

（2）输注相关反应 本品为蛋白质类制品，使用过程中可能会发生输注相关反应。输注相关反应包括一系列症状，一般表现为发热、寒战，还偶见恶心、呕吐、疼痛（有时发生于肿瘤部位）、头痛、眩晕、呼吸困难、低血压、皮疹和乏力等。

所有发生呼吸困难或临床严重低血压的患者均应停止输注本品，同时给予相应药物治疗，治疗药物包括肾上腺素、糖皮质激素、苯海拉明、支气管扩张剂和氧气等。应密切监护患者并进行仔细评估，直至所有症状与体征得到完全缓解。强烈建议所有发生严重输注相关反应的患者永久停止使用本品。

（3）肺部反应 同类抗HER2药物曲妥珠单抗临床应用中有报告严重

肺部反应事件，偶尔可导致死亡。已报告的事件有间质性肺病（包括肺浸润）、急性呼吸窘迫综合征、肺炎、非感染性肺炎、胸腔积液、呼吸窘迫、急性肺水肿和呼吸功能不全等。这些肺部反应可以是输注相关反应的一部分，也可能延迟发生。

导致间质性肺病的危险因素包括之前或正在合并使用其他已知可导致间质性肺病的抗肿瘤治疗，如紫杉烷类、吉西他滨、长春瑞滨和放疗等。因肿瘤进展或合并疾病导致静息状态呼吸困难的患者发生肺部反应的风险更高，此类患者不应接受本品治疗。

（4）化疗诱导的中性粒细胞减少症加重　本品联合长春瑞滨治疗转移性乳腺癌，患者中性粒细胞减少的发生率较高。

【贮藏】　本品应置于 2～8℃，避光干燥保存和运输。

帕妥珠单抗注射液（帕捷特）

【规格】　420mg：14mL

【成分】　本品活性成分为帕妥珠单抗，帕妥珠单抗是重组人源化单克隆抗体，与表皮生长因子受体 2（HER2）的细胞外二聚化结构域（亚结构域Ⅱ）发生特异性结合。

【性状】　本品是一种无菌、澄清至微浊、无色至浅棕色溶液，供静脉输注用。

【适应证】

（1）早期乳腺癌　本品与曲妥珠单抗和化疗联合用于 HER2 阳性、局部晚期、炎性或早期乳腺癌患者（直径＞2cm 或淋巴结阳性）的新辅助治疗，作为早期乳腺癌整体治疗方案的一部分。用于具有高复发风险 HER2 阳性早期乳腺癌患者的辅助治疗。

（2）转移性乳腺癌　本品与曲妥珠单抗和多西他赛联合，适用于 HER2 阳性、转移性或不可切除的局部复发性乳腺癌患者。针对转移性疾病，患者既往未接受过抗 HER2 治疗或者化疗。

【用法用量】

（1）使用前注意　在接受帕妥珠单抗治疗前，应进行 HER2 检测，本品只能用于 HER2 阳性的乳腺癌患者。HER2 阳性定义为经已验证的检测方法评估，免疫组织化学法（IHC）得分为 3^+ 或原位杂交法（ISH）比值 $\geqslant 2.0$。

本品必须由专业医疗人员配制、给药，不得采用静脉内推注或快速注射。

（2）转移性乳腺癌和早期乳腺癌的推荐剂量/给药方案　推荐起始剂量为 840mg，静脉输注 60min，每 3 周给药一次，给药剂量为 420mg，输注时间 30~60min。在每次完成帕妥珠单抗输液后，建议观察 30~60min。观察结束后可继续曲妥珠单抗或化疗治疗。

帕妥珠单抗和曲妥珠单抗必须序贯给药，但两者可按任意顺序给药。曲妥珠单抗与帕妥珠单抗联合使用时，建议遵循 3 周疗程，即曲妥珠单抗的起始剂量为按体重计 8mg/kg，静脉输注 90min；此后每 3 周一次，剂量为按体重计 6mg/kg，静脉输注 30~90min。

对于接受紫杉类药物治疗的患者，帕妥珠单抗和曲妥珠单抗给药应先于紫杉类药物。多西他赛与帕妥珠单抗联合使用时推荐起始剂量为 $75mg/m^2$，根据所选择的方案以及对于起始剂量的耐受性，可将多西他赛剂量升高至 $100mg/m^2$。如果与卡铂为基础的化疗方案联合，多西他赛的剂量应维持 $75mg/m^2$（无剂量升高）。当辅助治疗为紫杉醇与帕妥珠单抗联合时，推荐紫杉醇为 $80mg/m^2$ 周疗，总计 12 周。

对于接受蒽环类药物治疗的患者，帕妥珠单抗和曲妥珠单抗应在完成完整蒽环类药物治疗方案后给予。

（3）转移性乳腺癌　帕妥珠单抗与曲妥珠单抗和多西他赛联合使用，直至出现疾病进展或不可耐受的毒性。即使终止多西他赛治疗，帕妥珠单抗与曲妥珠单抗的治疗仍可继续。

（4）早期乳腺癌　用于术前新辅助治疗时，建议患者接受 3~6 个周期的帕妥珠单抗治疗，具体取决于曲妥珠单抗和化疗联合治疗所选的方案。

用于术后辅助治疗时，本品应联合曲妥珠单抗每 3 周一次治疗，持续用药 1 年（最多 18 个周期）或至疾病复发或发生无法耐受的毒性（以先发生者为准），与含蒽环类和/或紫杉烷类标准化疗构成早期乳腺癌的完整治疗方案。

本品联合曲妥珠单抗治疗应在含紫杉类药物治疗的第 1 个周期第 1 天开始使用，即使停止化疗，仍应继续完成为期 1 年的曲妥珠单抗和帕妥珠单治疗。在新辅助治疗时开始帕妥珠单抗和曲妥珠单抗治疗的患者在辅助治疗时应继续接受帕妥珠单抗和曲妥珠单抗以完成 1 年的治疗。

（5）给药延迟或漏服　治疗过程中出现给药延迟或漏服时的建议见表 1。

表 1　关于延迟或漏服的建议

两次连续输注的时间间隔	帕妥珠单抗	曲妥珠单抗
<6 周	应尽早静脉输注 420mg 帕妥珠单抗，请勿等到下一次计划用药的时间点	应尽早静脉输注 6mg/kg 曲妥珠单抗，请勿等到下一次计划用药的时间点
≥6 周	应重新给予 840mg 负荷剂量的帕妥珠单抗，静脉输注 60min，此后每 3 周一次给予维持剂量 420mg，30～60min 静脉输注	应重新给予 8mg/kg 符合剂量的曲妥珠单抗，输注时间约 90min，此后每 3 周一次给予维持剂量 6mg/kg，30 或 90min 静脉输注

（6）剂量调整　如果停止曲妥珠单抗治疗，则帕妥珠单抗亦应停用。不建议对帕妥珠单抗和曲妥珠单抗减量给药。患者可在因化疗导致的可逆性骨髓抑制期间继续接受靶向治疗，但在此期间应仔细监测中性粒细胞减少的并发症。

（7）输液反应　如果患者出现输液反应，可减慢帕妥珠单抗的输注速率或中断给药。

如果患者出现严重的超敏反应（如速发过敏反应），应马上停止输注，且永久停药。

（8）左心室功能不全　启用本品前以及在治疗期间定期评估左心室射血分数（LVEF），剂量推荐见表 2。

表 2　左心室功能不全的剂量推荐

类型	治疗前的 LVEF	LVEF 监测间隔	当 LVEF 下降至以下水平，帕妥珠单抗和曲妥珠单抗至少暂停 3 周		当 LVEF 缓解至以下水平，则在 3 周后重新使用帕妥珠单抗和曲妥珠单抗	
转移性乳腺癌	≥50%	约 12 周	<40%	40%～45%，且与治疗前绝对数值下降≥10%	>45%	40%～45%，且与治疗前绝对数值相比降低<10%
早期乳腺癌	≥55%[①]	约 12 周（在新辅助治疗期间监测一次）	<50%，且与治疗前绝对数值相比降低了≥10%		≥50%	治疗前绝对数值相比降低<10%

① 对于接受蒽环类药物化疗的患者，在完成蒽环类药物化疗后和在首次帕妥珠单抗和曲妥珠单抗之前，LVEF 值需≥50%。

（9）特殊人群剂量说明

① 儿童用药　帕妥珠单抗用于 18 岁以下儿童和青少年的安全性和有效性尚未确定。

② 老年用药　大于 65 岁老年患者无须剂量调整。

③ 肾功能不全患者　轻度或中度肾功能不全患者无须剂量调整。因为药代动力学数据有限，尚无针对重度肾功能不全患者的推荐剂量。

④ 肝功能不全患者　帕妥珠单抗在肝功能不全患者中的安全性和有效性尚未研究。

（10）使用、处理和处置的特殊说明

① 稀释说明　为避免用药错误，务必检查药瓶标签以确保所制备和使用的药品是帕妥珠单抗。帕妥珠单抗仅供单次使用，静脉输注，应由专业医疗人员采用无菌技术制备静脉输注溶液：从西林瓶中抽出 14mL 帕妥珠单抗浓缩液，注入 250mL 0.9％氯化钠 PVC 或非 PVC 聚烯烃输液袋中稀释。请勿将生理盐水从输液袋中抽出。应轻轻倒置输液袋以混匀溶液，请勿振摇，避免起泡。注射用药物在给药前应进行目视检查，以查看有无颗粒和变色。一旦制备好输液，应立即输注。

起始剂量需要使用两瓶帕妥珠单抗，稀释后溶液浓度约为 3.0mg/mL，后续剂量使用一瓶帕妥珠单抗，稀释后溶液浓度约为 1.6mg/mL。

② 配伍禁忌　不得使用 5％葡萄糖溶液稀释帕妥珠单抗，因其在 5％葡萄糖溶液中的化学和物理性质不稳定。未观察到帕妥珠单抗与聚氯乙烯、聚乙烯或非 PVC 聚烯烃袋之间存在不相容性。帕妥珠单抗不得与其他药物混合或使用其他药物稀释。

③ 未使用/过期药品的处置　尽量避免药品在环境中的释放。不应将药品丢弃于废水或生活垃圾中。应根据当地相关规定处置未使用的药品或废料。

【药理毒理】

药理作用

帕妥珠单抗靶向人表皮生长因子受体 2（HER2）的细胞外二聚化结构域（子域Ⅱ），从而阻断 HER2 与其他 HER 家族成员（包括 EGFR、HER3 和 HER4）生成配体依赖型异源二聚体。帕妥珠单抗通过两种主要信号通路，即促分裂原活化蛋白（MAP）激酶和磷脂酰肌醇 3 激酶（PI3K）来抑制配体启动的细胞内信号转导，抑制这些信号通路可导致细胞生长停滞和细胞凋亡。帕妥珠单抗还可介导抗体依赖细胞介导的细胞毒作用（ADCC）。

帕妥珠单抗单药可抑制人肿瘤细胞增殖。在 HER2 过表达的异种移植模型中，帕妥珠单抗和曲妥珠单抗联用可增加抗肿瘤作用。

药代动力学

吸收　帕妥珠单抗以静脉输注方式给药。

分布　在临床研究中典型患者的中央（V_c）和外周（V_p）隔室的分布体积分别为 3.11L 和 2.46L。

代谢　尚未直接研究帕妥珠单抗的代谢。抗体主要通过分解代谢来清除。

消除　剂量为 2～25mg/kg 的帕妥珠单抗的清除率均无变化。481 例患者的群体药代动力学分析，帕妥珠单抗的中位清除率（CL）为 0.235L/d，中位半衰期为 18 天。

基于年龄、性别和种族未见药代动力学差异。基线白蛋白和瘦体重指数是影响 CL 的最显著协变量。基线白蛋白浓度较高的患者的清除率下降，瘦体重指数增加则清除率提高。然而以帕妥珠单抗的推荐剂量和时间表进行的灵敏度分析显示，在这两个协变量的极值下，其对达到在非临床肿瘤异种移植模型中确定的目标稳态浓度的能力没有显著影响。因此对于这些协变量，无须调整帕妥珠单抗的剂量。

早期乳腺癌患者中未观察到帕妥珠单抗的药代动力学差异。

特殊人群中的药代动力学

① 老年患者　尚未在老年患者中单独研究帕妥珠单抗的药代动力学特征。

② 肾功能损害　尚未在肾功能损害患者中进行药代动力学研究。

③ 肝功能损害　尚未在临床研究中评价肝功能损害对帕妥珠单抗药代动力学的影响。

④ 中国患者的药代动力学　15 例中国早期乳腺癌患者的帕妥珠单抗药代动力学。基于非房室模型分析，在稳态药物浓度下，帕妥珠单抗的中位清除率（CL）为 0.116L/d，中位分布体积（V_{ss}）为 3.2L，中位半衰期约为 20 天。

毒理作用

遗传毒性　尚未进行帕妥珠单抗遗传毒性研究。

生殖毒性 尚未进行帕妥珠单抗对生育力影响的研究。未观察到帕妥珠单抗对食蟹猴雄性和雌性生殖器官的不良影响。帕妥珠单抗可造成妊娠猴胚胎毒性，可出现剂量依赖性的胚胎-胎仔死亡增加。

致癌性 尚未进行帕妥珠单抗的动物长期致癌性研究。

【不良反应】 ① 根据临床试验最常见的不良反应（≥30％）为腹泻、脱发、恶心、疲劳、中性粒细胞减少症和呕吐。最常见的 3～4 级不良反应（≥10％）为中性粒细胞减少症和发热性中性粒细胞减少症。

② 特别关注的不良反应

● 左心室功能不全 本品可导致亚临床和临床心力衰竭，表现为 LVEF 下降和 CHF。治疗前和治疗期间需要评估患者的心脏功能。如果确认发生具有临床意义的左心室功能下降，应停止本品治疗。

● 输液反应 帕妥珠单抗治疗组中最常见的输液反应（≥1.0％）有疲劳、味觉障碍、超敏反应、肌痛和呕吐。

● 超敏反应/速发过敏反应 在试验 CLEOPATRA 中，安慰剂治疗患者中超敏反应/速发过敏反应报告事件的总发生率为 9.3％，帕妥珠单抗治疗患者中的总发生率为 11.3％，其中分别有 2.5％ 和 2.0％ 为 3～4 级（NCI-CTCAE v.3）。大多数超敏反应为轻度或中度，经治疗后可完全恢复。基于对研究治疗的调整，大多数反应被评估为继发于多西他赛输注的事件。

● 发热性中性粒细胞减少症 在多项研究中，帕妥珠单抗治疗组和安慰剂治疗组患者发生发热性中性粒细胞减少症。在亚洲患者中，帕妥珠单抗治疗组发热性中性粒细胞减少症的发生率高于安慰剂治疗组。

● 腹泻 在多项研究中，帕妥珠单抗治疗患者发生腹泻，大多数事件的严重程度为轻度至中度，并且发生在前几个周期中。采用抗腹泻药物主动管理腹泻事件具有较好的效果。

● 皮疹 接受帕妥珠单抗治疗的患者中出现皮疹，大多数事件的严重程度为 1 级或 2 级，发生在前两个周期，标准疗法有效，例如局部或口服治疗痤疮。

● 实验室异常 治疗组中 3～4 级中性粒细胞计数降低。

● 免疫原性 免疫原性检测结果高度依赖于检测敏感性和特异性、测定方法、样品处理、样品采集时间、伴随药物及潜在疾病等因素。因此比较帕妥珠单抗抗体与抗其他药物抗体的发生率可能会引起误导。

● 上市后报告的不良反应 肿瘤溶解综合征。

【药物相互作用】 尚无证据表明帕妥珠单抗对同时给药的细胞毒性药物、多西他赛、紫杉醇、吉西他滨、卡培他滨、卡铂和厄洛替尼存在任何药代动力学相互作用；尚无证据表明帕妥珠单抗和曲妥珠单抗以及帕妥珠单抗与紫杉醇之间存在药物相互作用。

【禁忌】 已知对帕妥珠单抗或其任何赋形剂有超敏反应的患者禁用帕妥珠单抗。

【注意事项】

（1）左心室功能不全 已有报告，阻断 HER2 活性的药物（包括帕妥珠单抗）可降低 LVEF。与接受曲妥珠单抗＋化疗治疗的患者相比，接受帕妥珠单抗＋曲妥珠单抗＋化疗治疗的患者中，有症状的左心室收缩功能不全［LVD（充血性心力衰竭）］的发生率更高。

既往接受蒽环类药物治疗或胸部放疗患者发生 LVEF 降低的风险可能更高。大多数在辅助治疗中出现症状性心力衰竭的病例为接受蒽环类药物化疗的患者。

尚未在以下患者中研究帕妥珠单抗：治疗前 LVEF 值＜50%；有充血性心力衰竭（CHF）病史；在既往曲妥珠单抗辅助治疗中 LVEF 值降低至＜50%；可能有左心室功能损害病史，如高血压未控制、近期心肌梗死、需要治疗的严重心律失常或既往蒽环类药物（阿霉素或其他等效剂量的蒽环类药物）累积暴露量＞360mg/m^2。

在首次接受帕妥珠单抗治疗之前评估 LVEF，并在治疗期间予以定期评估，以确保 LVEF 在正常范围内。如果 LVEF 下降并未改善，或者在后续评估中进一步下降，应考虑停用帕妥珠单抗及曲妥珠单抗，除非医生认为个别患者获益大于风险。

（2）输液反应 帕妥珠单抗与输液反应有关，包括有致命后果的事件。建议在帕妥珠单抗首次输注期间及之后 60min 内、后续输注期间及之后 30min 内对患者进行密切观察。如果发生显著的输液反应，应减慢或中断输注，并进行适当的药物治疗。在症状和体征完全消退之前，应仔细对患者进行评估并予以监测。对于有重度输液反应的患者应考虑永久停药。该临床评估应基于既往反应的严重程度，以及患者对不良反应治疗的应答。

（3）超敏反应/速发过敏反应 应密切观察患者的超敏反应。在接受帕妥珠单抗治疗的患者中已观察到重度超敏反应，包括速发过敏反应和有致命后果的事件。应配备有治疗这些反应的药物和应急设备。已知对帕妥珠单抗或其任何赋形剂产生超敏反应的患者禁用帕妥珠单抗。

（4）驾驶和使用机器的能力　帕妥珠单抗对驾驶和使用机器的能力影响很小，治疗期间可能会出现头晕。

【贮藏】　2～8℃避光保存。如果超出包装上显示的有效期（EXP），不得使用。请勿冷冻，请勿摇动。

信迪利单抗注射液（达伯舒）

【规格】　100mg：10mL

【成分】　信迪利单抗（重组全人源抗程序性死亡受体1单克隆抗体）。

【性状】　本品为澄明至微乳光，无色至淡黄色液体，无异物。

【适应证】　① 本品适用于至少经过二线系统化疗的复发或难治性经典型霍奇金淋巴瘤的治疗。

② 本品联合培美曲塞和铂类化疗，可用于表皮生长因子受体（EGFR）基因突变阴性和间变性淋巴瘤激酶（ALK）阴性的非鳞状非小细胞肺癌的一线治疗；不可手术切除的局部晚期或转移性非鳞状非小细胞肺癌的一线治疗。

③ 本品联合吉西他滨和铂类化疗用于不可手术切除的晚期或转移性鳞状非小细胞肺癌的一线治疗。

④ 本品联合贝伐珠单抗注射液，用于既往未接受过系统治疗的不可切除或转移性肝细胞癌的一线治疗。

⑤ 本品联合紫杉醇和顺铂或氟尿嘧啶和顺铂用于不可切除的局部晚期、复发或转移性食管鳞癌的一线治疗。

⑥ 本品联合含氟尿嘧啶类和铂类药物化疗用于不可切除的局部晚期、复发或转移性胃及食管交界处腺癌的一线治疗。

【用法用量】　① 本品采用静脉输注的方式给药，不得通过静脉推注或单次快速静脉注射给药；静脉输注时间应在30～60min内。

② 溶液制备和输液　请勿摇晃药瓶；使用前将药瓶恢复至室温（25℃或以下）；先将稀释用100mL氯化钠注射液（0.9%）抽出20mL并弃去，再抽取2瓶本品注射液（200mg），一次性转移到上述氯化钠注射液的静脉

输液袋中。将稀释液轻轻翻转混匀。本品是一种澄明至微乳光、无色至淡黄色的液体，无异物。如观察到可见颗粒，应丢弃药瓶。

本品一经稀释必须马上使用，不得冷冻。2～8℃避光可保存 24h，该 24h 包括 20～25℃室内光照下最多保存 6h（6h 包括给药时间）。冷藏后，药瓶和/或静脉输液袋必须在使用前恢复至室温。输注时所采用的输液管必须配有一个无菌、无热原、低蛋白结合率的输液管过滤器（孔径 0.2～5μm）。请勿使用同一输液管与其他药物同时给药。本品仅供一次性使用，必须丢弃药瓶中剩余的任何未使用药物。

③ 经典型霍奇金淋巴瘤、非小细胞肺癌、肝细胞癌　本品静脉输注的推荐剂量为 200mg，每 3 周给药 1 次，直至出现疾病进展或产生不可耐受的毒性。

④ 食管鳞癌、胃及胃食管交界处腺癌　对于体重＜60kg 的患者，推荐剂量为 3mg/kg，每 3 周给药 1 次，直至出现疾病进展或产生不可耐受的毒性。对于体重≥60kg 的患者，静脉输注的推荐剂量为 200mg，每 3 周给药 1 次，直至出现疾病进展或产生不可耐受的毒性。

⑤ 信迪利单抗联合化疗给药时，应首先给予信迪利单抗。

⑥ 信迪利单抗联合贝伐珠单抗给药时，应首先给予信迪利单抗，间隔至少 5min，建议当天给予贝伐珠单抗。

【药理毒理】

药理作用

信迪利单抗是一种人类免疫球蛋白 G_4（IgG_4）单克隆抗体（HuM-Ab），可与 PD-1 受体结合，阻断其与 PD-L1 和 PD-L2 之间相互作用介导的免疫抑制反应，增强抗肿瘤免疫效应。

药代动力学

信迪利单抗的药代动力学数据来自于 7 项临床研究，每 3 周 1 次给药，在连续用药后约 15 周达到稳态，并产生约 2 倍的蓄积。在 1～10mg/kg 的剂量范围内信迪利单抗的体内暴露随剂量增加而近比例地增加。

吸收　采用静脉输注给药方式，血清药物浓度自输注开始逐渐上升，输注结束后达峰，之后缓慢降低。

分布　在治疗晚期或复发性非鳞状细胞非小细胞肺癌患者，复发或难治性经典型霍奇金淋巴瘤患者，晚期肝细胞癌患者，晚期、复发性或转移性食管鳞癌患者，不可切除的局部晚期、复发性或转移性胃及胃食管交界处腺癌患者中，本品稳态分布容积（V_{ss}）的均值（变异系数）分别为 4.71L（10％）、4.70L（22％）、6.2L（65％）、6.02L（27.5％）和 6.03L（13.7％）。

消除 在晚期或复发性非鳞状细胞非小细胞肺癌患者、复发或难治性经典型霍奇金淋巴瘤患者、晚期肝细胞癌患者和晚期、复发性或转移性食管鳞癌患者、不可切除的局部晚期、复发性或转移性胃及胃食管交界处腺癌治疗中，本品基线清除率均值（变异系数）分别为 0.29L/d（43％）、0.32L/d（59％）、0.25L/d（28.9％）、0.24L/d（25.9％）和 0.29L/d（34.7％）；稳态清除率均值（变异系数）分别为 0.19L/d（44％）、0.21L/d（72％）、0.24L/d（28.8％）、0.20L/d（31.4％）和 0.24L/d（23.2％），较基线清除率分别下降约 34％、34％、5.4％、17.8％和 15.2％，该清除率随时间的变化无临床意义；稳态末端消除半衰期均值（变异系数）分别为 20.3d（37％）、20.9d（46％）、21.5d（76.3％）、23.4d（33.2％）和 19.8d（26.0％）。

特殊人群药代动力学

（1）儿童与青少年 本品尚无独立的儿童与青少年的临床试验数据。

（2）肾损害 本品尚无独立的肾功能损害患者的临床试验数据。

（3）肝损害 本品尚无肝功能损害患者的临床试验数据。

毒理研究

遗传毒性 尚未开展信迪利单抗遗传毒性试验。

生殖毒性 PD-1/PD-L1 通路主要功能是维持妊娠母体对胎儿的免疫耐受。动物妊娠期间给予信迪利单抗，流产或死胎的比例增加。

尚未开展信迪利单抗生育力试验。食蟹猴 4 周和 26 周重复给药毒性试验中，信迪利单抗对雄性和雌性生殖器官未见明显影响，对形态学上性成熟的雄性动物睾丸的正常精子生成、正常曲细精管相关细胞、精子生成各阶段的比例均未见明显影响。但研究中的部分动物尚未性成熟。

致癌性 尚未开展信迪利单抗致癌性试验。

其他毒性 在动物模型中本品抑制 PD-1 信号通路，可增加一些感染的严重程度和增强炎症反应。

【不良反应】 （1）520 例接受信迪利单抗单药治疗的患者中，不良反应发生率为 90.0％。

① 发生率≥10％的不良反应包括：贫血、发热、甲状腺功能检查异常、

天门冬氨酸氨基转移酶升高、丙氨酸氨基转移酶升高、蛋白尿、皮疹、低白蛋白血症、食欲下降、高血糖症、γ-谷氨酰转移酶升高、血胆红素升高、肺部感染、低钾血症、中性粒细胞减少症。

② 3 级及以上不良反应发生率为 28.7％，发生率≥1％的包括：肺部感染、贫血、胰腺炎、低钾血症、高血压、肺部炎症、γ-谷氨酰转移酶升高、食欲下降、血小板减少症、中性粒细胞减少症、天门冬氨酸氨基转移酶升高、丙氨酸氨基转移酶升高、淀粉酶升高、皮疹、肝功能异常、发热。

（2）924 例接受信迪利单抗联合治疗的患者中，不良反应发生率为 97.6％。

① 发生率≥10％的不良反应包括：贫血、血小板减少症、中性粒细胞减少症、天门冬氨酸氨基转移酶升高、食欲下降、蛋白尿、丙氨酸氨基转移酶升高、恶心、低白蛋白血症、发热、高血压、皮疹、血胆红素升高、甲状腺功能检查异常、腹泻、腹痛、γ-谷氨酰转移酶升高、低钾血症。

② 3 级及以上不良反应发生率为 56.7％，发生率≥1％的为中性粒细胞减少症、血小板减少症、贫血、高血压、肺部感染、γ-谷氨酰转移酶升高、蛋白尿、肝功能异常、血胆红素升高、低钾血症、淀粉酶升高、腹泻、结合胆红素升高、恶心、皮疹、高血糖症、天门冬氨酸氨基转移酶升高。

（3）特定不良反应 免疫相关性肺炎、免疫相关性腹泻及结肠炎、免疫相关性肝炎、免疫相关性肾炎、免疫相关性内分泌疾病（甲状腺和甲状旁腺疾病、甲状腺功能减退、甲状腺功能亢进、其他甲状腺疾病）、垂体炎、肾上腺功能不全、高血糖症及 1 型糖尿病、免疫相关性淀粉酶、脂肪酶升高和胰腺炎、免疫性相关血小板减少症、免疫相关性心脏毒性、免疫相关性皮肤不良反应、免疫相关性神经系统不良反应

【药物相互作用】 本品是一种人源化单克隆抗体，尚未进行与其他药物药代动力学相互作用研究。因单克隆抗体不经细胞色素 P450（CYP）酶或其他药物代谢酶代谢，合并使用的药物对这些酶的抑制或诱导作用预期不会影响本品的药代动力学。

开始本品治疗前避免使用全身性皮质类固醇及其他免疫抑制剂。但是如果为了治疗免疫相关性不良反应，可在开始本品治疗后使用全身性皮质类固醇及其他免疫抑制剂。

【禁忌】 在没有进行配伍性研究的情况下，本品不得与其他医药产品混合。本品不应与其他医药产品经相同的静脉通道合并输注。

对本品的活性成分或辅料过敏者禁用。

【注意事项】

（1）免疫相关不良反应　包括严重和致死病例。免疫相关不良反应可发生在本品治疗期间及停药以后，可能累及任何组织器官。本品给药后任何复发性 3 级免疫相关不良反应（内分泌疾病除外），末次给药后 12 周内 2 级或 3 级免疫相关不良反应未改善到 0～1 级（除外内分泌疾病），以及末次给药后 12 周内皮质类固醇未能降至≤10mg/d 强的松等效剂量，应永久停药。

（2）免疫相关性肺炎　已经在本品治疗中观察到了免疫相关性肺炎，包括致死病例。治疗中应监测患者是否有肺炎症状和体征，如呼吸困难、缺氧表现、咳嗽、胸痛等，以及放射学改变（例如局部毛玻璃样混浊、斑块样浸润）。疑似免疫相关性肺炎的病例应采用影像学、肺功能、动脉血压饱和度等检查进行评估和确认，并排除感染、疾病相关等其他病因。对于 2 级免疫相关性肺炎的患者，应暂停本品治疗，出现 3 级或 4 级或复发性 2 级免疫相关性肺炎的应永久停止本品治疗。

（3）免疫相关性腹泻及结肠炎　接受本品治疗的患者中有免疫相关性腹泻的报告。应监测患者是否有免疫相关性结肠炎相关症状和体征，如腹痛、腹泻、黏液便或血样便，并排除感染和疾病相关性病因。2 级或 3 级免疫相关性腹泻或结肠炎的患者，应暂停本品治疗。4 级或复发性 3 级免疫相关性腹泻或结肠炎，应永久停止本品治疗。应考虑肠穿孔的潜在风险，必要时应通过影像学和/或内镜检查以确认。

（4）免疫相关性肝炎　接受本品治疗的患者中有免疫相关性肝炎报告。应定期（每个月）监测患者肝功能的变化及肝炎相应的症状和体征，并排除感染及与基础疾病相关的病因。如发生免疫相关性肝炎，应增加肝功能检测频率。2 级免疫相关性肝炎，应暂停本品治疗。3 级或 4 级免疫相关性肝炎，应永久停止本品治疗。

（5）免疫相关性肾炎　接受本品治疗的患者中有免疫相关性肾炎报告。应定期（每个月）监测患者肾功能的变化及肾炎相应的症状和体征。如发生免疫相关性肾炎，应增加肾功能检测频率。多数出现血清肌酐升高的患者无临床症状。应排除肾功能损伤的其他病因。2 级或 3 级血肌酐升高应暂停本品治疗。4 级血肌酐升高应永久停止本品治疗。

（6）免疫相关性内分泌疾病

① 甲状腺疾病　已有接受本品治疗的患者中有甲状腺、甲状旁腺功能紊乱的报告，包括甲状腺功能亢进、甲状腺功能减退、甲状腺炎、甲状腺肿块、甲状腺肿、甲状旁腺功能减退症和甲状旁腺功能亢进症。应密切监测患者甲状腺功能的变化及相应的临床症状和体征。

对于症状性 2 级或 3 级甲状腺功能减退，应暂停本品治疗，并根据需要开始甲状腺激素替代治疗。

对于症状性 2 级或 3 级甲状腺功能亢进，应暂停本品治疗，并根据需要给予抗甲状腺药物。如果怀疑有甲状腺急性炎症，可考虑暂停本品治疗并给予皮质类固醇治疗。当甲状腺功能减退或甲状腺功能亢进的症状改善及甲状腺功能检查恢复，可根据临床需要重新开始本品治疗。

对于 4 级甲状腺功能亢进或甲状腺功能减退，须永久停止本品治疗。应继续监测甲状腺功能，确保恰当的激素替代治疗。发生其他甲状腺疾病时应对患者甲状腺功能的变化进行监测。

② 垂体炎　接受本品治疗的患者有垂体炎的报告。应对垂体炎患者的体征和症状进行监测（包括垂体功能减退和继发性肾上腺功能不全），并排除其他病因。监测和评估垂体相关的激素水平，必要时应进行功能试验，考虑垂体 MRI 检查和自身免疫性抗体检查。

发生症状性 2 级或 3 级垂体炎时应暂停本品治疗，并根据临床需要给予激素替代治疗。如果怀疑急性垂体炎，可给予皮质类固醇治疗。

发生 4 级垂体炎时必须永久停止本品治疗。应继续监测垂体功能、肾上腺功能和激素水平，根据临床指征给予皮质类固醇和其他激素替代疗法。

（7）肾上腺功能不全　应监测接受本品治疗患者的肾上腺功能，并排除其他病因。监测和评估肾上腺功能相关的激素水平，必要时进行功能试验。发生症状性 2 级肾上腺功能不全时应暂停本品治疗，并根据临床需要给予皮质类固醇替代治疗。发生 3～4 级肾上腺功能不全时必须永久停止本品治疗。根据临床指征给予皮质类固醇和其他激素替代疗法。

（8）高血糖症及 1 型糖尿病　3 级高血糖症或 1 型糖尿病患者应暂停本品治疗，4 级高血糖症或 1 型糖尿病患者必须永久停止本品治疗，应继续监测血糖水平，确保适当的胰岛素替代治疗。

（9）免疫相关性皮肤不良反应　对 1 级或 2 级皮疹，可继续本品治疗，并对症治疗或进行局部皮质类固醇治疗。发生 3 级皮疹时应暂停本品治疗，并对症治疗或进行局部皮质类固醇治疗。发生 4 级皮疹、确诊 SJS 或 TEN 时应永久停止本品治疗。

（10）免疫相关性淀粉酶、脂肪酶升高和胰腺炎　应监测接受本品治疗患者的淀粉酶、脂肪酶和胰腺炎情况。应对血淀粉酶和脂肪酶（治疗开始时、治疗期间定期以及基于临床评估具有指征时）及胰腺炎相关的临床体征和症状进行监测。发生 3 级或 4 级血淀粉酶升高或脂肪酶升高、2 级或 3 级胰腺炎时，应暂停本品治疗。发生 4 级胰腺炎或任何级别复发的胰腺炎时，应永久停止本品治疗。

（11）免疫性相关血小板减少症　应监测接受本品治疗患者的血小板水平。应密切监测患者血小板水平及有无出血倾向的症状和体征，如牙龈出血、瘀斑、血尿等症状，并排除其他病因及合并用药因素。发生 3 级血小板减少时，应该暂停用药，给予对症支持治疗，直至改善至 0～1 级，根据临床判断是否给予皮质类固醇治疗及是否可重新开始本品治疗。发生 4 级血小板减少时，永久停药并积极对症处理，必要时给予皮质类固醇治疗。

（12）免疫相关性心脏毒性　应监测接受本品治疗患者的心肌情况。应对心肌炎的临床体征和症状进行监测，对于疑似免疫相关性心肌炎，应进行充分的评估以确认病因或排除其他病因，并进行心肌酶谱等相关检查。发生 2 级心肌炎时，应暂停本品治疗，并给予皮质类固醇治疗，心肌炎恢复至 0～1 级后能否重新开始本品治疗的安全性尚不明确。发生 3 级或 4 级心肌炎时，应永久停止本品治疗，并给予皮质类固醇治疗，应密切监测心肌酶谱、心功能等。

（13）免疫相关性神经系统不良反应　应监测接受本品治疗患者的神经系统反应。在接受本品治疗的患者中有重症肌无力、脑炎致死病例报告。发生 2 级外周神经毒性应暂停本品治疗，3 级或 4 级外周神经毒性必须永久停止本品治疗。

发生 2 级重症肌无力应暂停本品治疗，给予口服吡啶斯的明治疗，可根据症状增加剂量，并考虑开始给予皮质类固醇治疗。3 级或 4 级重症肌无力患者必须永久停止本品治疗，开始皮质类固醇治疗，监测症状、肺功能和神经系统评估，根据临床指征可给予血浆置换或静脉用丙种球蛋白等治疗。

应对脑炎的临床体征和症状进行监测，对于疑似免疫相关性脑炎进行充分的评估以确认病因或排除其他病因，并进行头颅 MRI、腰椎穿刺、自身抗体等相关检查。发生 2 级脑炎时，应暂停本品治疗，并给予皮质类固醇治疗。发生 3 级或 4 级脑炎时，应永久停止本品治疗，并给予皮质类固醇治疗，应密切监测头颅 MRI、自身抗体等。

（14）其他免疫相关性不良反应　偶见关节痛、肢体疼痛、肌炎、口腔溃疡、外周肿胀、淋巴结炎、淋巴结病、脓毒症、角膜炎。

对于其他疑似免疫相关性不良反应，根据不良反应的严重程度，首次发生 2 级或 3 级免疫相关性不良反应，应暂停本品治疗。对于任何复发性 3 级免疫相关性不良反应（除外内分泌疾病）和任何 4 级免疫相关性不良反应，必须永久停止本品治疗，根据临床指征，给予皮质类固醇治疗。

（15）经典型霍奇金淋巴瘤患者异体造血干细胞移植并发症　在同类抗 PD-1 抗体产品中，在治疗开始前或终止后进行异体造血干细胞移植（HSCT），均有致命和严重并发症报道。移植相关并发症包括超急性移植物抗宿主病（GVHD）、急性 GVHD、慢性 GVHD、降低强度预处理后发生的肝静脉闭塞性疾病（VOD）和需要皮质类固醇治疗的发热综合征。需要密切监测患者的移植相关并发症，并及时进行干预。需要评估同种异体 HSCT 之前或之后使用抗 PD-1 抗体治疗的获益与风险。

（16）输液反应　出现 2 级输液反应时，应降低滴速或暂停给药，当症状缓解后可考虑恢复用药并密切观察。出现 3 级或 4 级输液反应，必须停止输液并永久停止本品治疗，给予适当的药物治疗。

（17）对驾驶和操作机器能力的影响　建议患者在驾驶或操作机器期间慎用本品，直至确定本品不会对其产生不良影响。

【贮藏】　将药瓶于 2～8℃ 的冷藏环境下保存在原包装中，避光、避免冷冻、避免震荡。

富马酸伏诺拉生片（沃克）

【规格】　每片按 $C_{17}H_{16}FN_3O_2S$ 计：①10mg；②20mg。

【成分】　本品主要成分为富马酸伏诺拉生。

【性状】　本品为浅红色薄膜衣片，除去包衣后显白色。

【适应证】　反流性食管炎（reflux esophagitis，简称 RE）。

【用法用量】　口服。成人每日 1 次，每次 20mg。大部分患者通常 4 周可获益，如果疗效不佳，疗程最多可延长至 8 周。在反复复发的 RE 的维持治疗时，每天 1 次口服 10mg，效果不佳，可增加至每日 1 次口服 20mg。

【药理毒理】

药理作用

伏诺拉生不需要酸激活，以钾离子竞争性方式可逆性抑制 H^+、K^+-ATP 酶活性，能长时间停留于胃壁细胞部位而抑制胃酸的分泌，从而有效抑制胃肠道上部黏膜损伤的发生。

药代动力学

单次给药条件下的药代动力学详述如下。

健康成年男性受试者每日 1 次接受伏诺拉生 10mg 或 20mg，连续给药 7 天，$AUC_{\tau,ss}$ 和 $C_{max,ss}$ 随着剂量的增加而成比例地增加，并在给药第 5 天达到稳态。

日本人群在给药后第 3 天达到稳态。伏诺拉生的药代动力学不具有时间依赖性。

（1）蛋白结合率　将 $0.1\sim10\mu g/mL$ 范围内的 $[^{14}C]$ 伏诺拉生加入人血浆中（体外），测得的蛋白结合率为 $85.2\%\sim88.0\%$。

（2）代谢

① 伏诺拉生主要通过肝脏药物代谢酶 CYP3A4 进行代谢，部分通过 CYP2B6、CYP2C19 和 CYP2D6 进行代谢。伏诺拉生还通过磺基转移酶 SULT2A1 进行代谢（体外）。

② 伏诺拉生在体外表现出针对 CYP2B6、CYP2C19 和 CYP3A4/5 的时间依赖性抑制作用。

此外，伏诺拉生针对 CYP1A2 显示出了轻微的浓度依赖性诱导效应，而对 CYP2B6 和 CYP3A4/5 则几乎无任何诱导作用（体外）。

（3）排泄　非日本人健康成年男性受试者接受放射性标记药物（伏诺拉生 15mg）口服给药后 168h，98.5% 的放射性药物排泄至尿液和粪便中：67.4% 药物排泄至尿液，31.1% 药物排泄至粪便。

（4）肝功能障碍患者的药代动力学　比较肝功能正常受试者与轻度、中度和重度肝功能障碍患者的伏诺拉生药代动力学作用的国外临床试验显示，受试者接受伏诺拉生 20mg 后，轻度、中度和重度肝功能障碍患者的 AUC_∞ 和 C_{max} 分别为肝功能正常受试者的 $1.2\sim2.6$ 倍以及 $1.2\sim1.8$ 倍。

（5）肾病患者的药代动力学　比较肾功能正常受试者与轻度、中度和重度肾功能障碍患者以及终末期肾病（ESRD）患者的伏诺拉生药代动力学作用的国外临床试验显示，受试者接受 20mg 给药后，轻度、中度和重度肾功能障碍患者的 AUC_∞ 和 C_{max} 分别为肾功能正常受试者的 $1.3\sim2.4$ 倍以及 $1.2\sim1.8$ 倍，显示伏诺拉生的暴露量随着肾功能的降低而升高。ESRD 患者的 AUC_∞ 和 C_{max} 分别为肾功能正常患者的 1.3 倍和 1.2 倍。

（6）药物相互作用

① 伏诺拉生和克拉霉素合并用药的药代动力学　在非日本人健康成年男性受试者中进行的药物相互作用研究中结果显示，与克拉霉素合并用药的伏诺拉生的 AUC_∞ 和 C_{max} 分别为单独给药时的 1.6 倍和 1.4 倍。

② 伏诺拉生、阿莫西林水合物和克拉霉素合并用药的药代动力学　此项药物相互作用研究中，研究显示原型阿莫西林的药代动力学并未受到影响，但伏诺拉生的 $AUC_{0\sim12}$ 和 C_{max} 分别增高了 1.8 倍和 1.9 倍，原型克拉霉素的 $AUC_{0\sim12}$ 和 C_{max} 分别增高了 1.5 倍和 1.6 倍。

③ 伏诺拉生、低剂量阿司匹林或伏诺拉生、NSAID 合并用药的药代动力学　在健康成年男性受试者中进行的药物相互作用研究中结果显示，低剂量阿司匹林或 NSAID 对伏诺拉生的药代动力学并无明确影响，伏诺拉生对低剂量阿司匹林或 NSAID 的药代动力学亦无明显影响。

毒理研究

遗传毒性　伏诺拉生 Ames 试验、中国仓鼠肺成纤维细胞染色体畸变试验、大鼠微核试验结果均为阴性。

生殖毒性　伏诺拉生剂量在 30、100、300mg/(kg・d) 时，对雄性或雌性大鼠生育力及早期胚胎发育未见影响。≥100mg/(kg・d) 剂量下亲代动物可见母体毒性，包括 300mg/(kg・d) 剂量下 4/20 只雄性动物死亡、瞳孔散大、颤抖、俯卧位、外阴被毛脏污、活动减少、流涎及血泪、体重减轻及摄食量减少；100mg/(kg・d) 剂量下瞳孔散大。对雄性和雌性动物母体毒性的 NOAEL 为 30mg/(kg・d)，对生殖功能和早期胚胎发育的 NOAEL 为 ≥300mg/(kg・d)。

大鼠胚胎-胎仔发育毒性试验中，伏诺拉生剂量达 100mg/(kg・d) 未见发育毒性，300mg/(kg・d) 剂量下可见发育毒性，包括胎仔体重降低及尾椎数减少、尾畸形、肛门狭窄、膜部室间隔缺损及锁骨下动脉起源异常等外表及内脏异常发生率增加。≥100mg/(kg・d) 剂量下可见母体毒性，包括 300mg/(kg・d) 剂量下 1/20 只动物死亡、瞳孔散大、颤抖、俯卧位、粪量减少、被毛污秽和流涎；母体体重增长减慢、摄食量偏低。兔胚胎-胎仔发育毒性试验中，伏诺拉生剂量在 3、10、30mg/(kg·d) 时，对胚胎-胎仔未见影响。≥10mg/(kg·d) 剂量下可见母体毒性，包括粪便减少、体重或体重增加减少、摄食量减少；30mg/(kg·d) 剂量下可见 2 只雌兔流产，1 只母兔整窝胎仔死亡。

大鼠围产期毒性试验中，剂量达 10mg/(kg·d) 未见对母体和 F1 子代发育的明显影响。

100mg/(kg·d) 剂量下可见母体和胎仔毒性，对胎仔的影响包括体重降低、出生后第 4 天肝脏有尾状叶变色（白色和黑色）。≤100mg/(kg·d) 剂量对 F2 代幼仔中的生存期、发育或生长均未见异常影响。伏诺拉生及其代谢产物可通过乳汁分泌，并可通过胎盘屏障。

致癌性 小鼠 2 年致癌性试验中，灌胃给予伏诺拉生 0.6、20、60、200mg/(kg·d)。在伏诺拉生 200mg/(kg·d) 剂量下存活率下降，雄性存活动物数不足 20 只时（第 88 周）开始停药，不足 15 只时（第 90 周）对所有存活动物实施提前剖检。在≥6mg/(kg·d) 剂量下雄性动物及≥60mg/(kg·d) 剂量下雌性动物中，可见胃神经内分泌细胞肿瘤，200mg/(kg·d) 剂量下可见胃腺瘤；≥20mg/(kg·d) 剂量下雄性动物及≥60mg/(kg·d) 剂量下雌性动物可见肝细胞腺瘤；≥60mg/(kg·d) 剂量下雄性动物及 200mg/(kg·d) 剂量下雌性动物可见肝细胞癌。

大鼠 2 年致癌性试验中，灌胃给予伏诺拉生 5、15、50、150mg/(kg·d)，≥5mg/(kg·d) 剂量下可见胃神经内分泌细胞肿瘤，≥50mg/(kg·d) 剂量下可见肝细胞肿瘤，50 和 150mg/(kg·d) 剂量下分别可见 1 只雄性动物肝胆管细胞腺瘤和 3 只雄性动物肝胆管细胞癌。

胃相关肿瘤的发生认为与抑制胃酸分泌引起的高胃泌素血症有关。肝细胞肿瘤可能是啮齿类动物特异的结果，与肝药酶的诱导有关。

【不良反应】

（1）常见不良反应

① 血液 全血细胞减少症、粒细胞缺乏症、白细胞减少症、血小板减少症、嗜酸性粒细胞增多。

② 消化系统 血便、大肠炎、腹痛、腹泻。

（2）严重不良反应（上市后观察到的不良反应，频率未知）

① 免疫系统疾病 药物超敏反应（包括过敏性休克）、药物性皮炎、荨

麻疹。

② 肝胆系统疾病　肝功能障碍（肝毒性、黄疸）。

③ 皮肤和皮下组织疾病　中毒性表皮坏死松解症（TEN）、Stevens-Johnson 综合征、多形性红斑。

【禁忌】 ① 对本品中任何成分过敏的患者禁用。

② 正在接受阿扎那韦或利匹韦林治疗的患者禁用。

【注意事项】 ① 肝毒性　使用本品时应进行密切观察，如有肝功能异常证据或出现提示肝功能不全的体征或症状，应采取包括停药在内的适当措施。

② 本品主要通过肝脏药物代谢酶 CYP3A4 进行代谢，部分通过 CYP2B6、CYP2C19 和 CYP2D6 代谢，可能会促进或抑制合用药物的吸收。而且本品会导致胃内 pH 升高，影响依赖于胃内 pH 值吸收的药物的生物利用度，因此不建议与吸收依赖于胃内 pH 的药物同服。

③ 服用本品有可能掩盖胃恶性肿瘤的症状，开始使用本品前应先排除恶性肿瘤的可能，以免因症状被掩盖而延误诊断。

④ 多项观察性研究报告在接受质子泵抑制剂治疗的患者中，艰难梭菌所引起的胃肠道感染风险增加。假膜性结肠炎可能是根除幽门螺杆菌时合并使用了抗生素。如果出现异常疼痛或频繁腹泻，应采取包括停药在内的适当措施。

⑤ 据报道质子泵抑制剂治疗期间骨质疏松相关性髋关节、腕关节或脊柱骨折的风险增加，接受高剂量或长期（≥1 年）治疗的患者骨折风险增加更为明显。

⑥ 治疗时应密切观察疾病进程，并根据疾病情况使用最低必要治疗剂量。

⑦ 特殊人群用药　除非认为预期的治疗获益超过任何可能的风险，否则不建议妊娠或可能妊娠的患者服用伏诺拉生；建议哺乳期妇女避免使用本品，如需使用，暂停哺乳；肝肾功能不全患者，代谢和排泄可能延迟，会导致血药浓度升高，慎用本品；老年患者，肝肾等生理机能下降，慎用本品。

⑧ 长期给予本品期间曾观察到良性胃息肉，因此应定期进行内镜检查。

【贮藏】 30℃ 以下密闭保存。

甘草酸单铵半胱氨酸氯化钠注射液（回能）

【规格】 ①100mL；②250mL

【成分】 本品为复方制剂，其组分为甘草酸单铵，盐酸半胱氨酸。每 1mL 含甘草酸单铵（$C_{42}H_{65}NO_{16} \cdot 2H_2O$）0.6mg，盐酸半胱氨酸（$C_3H_7NO_2S \cdot HCl \cdot H_2O$）0.3mg。

辅料为氯化钠、无水亚硫酸钠、依地酸二钠、注射用水。

【性状】 本品为无色澄明液体。

【适应证】 本品具有抗肝中毒、降低谷丙转氨酶、恢复肝细胞功能的作用，主要用于慢性迁延性肝炎、慢性活动性肝炎、急性肝炎、肝中毒、初期肝硬化，亦可用于过敏性疾病。

【用法用量】 静脉滴注，缓慢滴注，一次 100～250mL，一日 1 次。

【药理毒理】

药理作用

（1）保护肝细胞膜作用 甘草酸可直接与花生四烯酸代谢途径的启动酶-磷脂酶 A2 结合，抑制膜磷脂分解，起到保护肝细胞膜的作用。

（2）解毒、抗氧化作用 自由基产生和清除失衡可产生自由基损伤，体内的巯基氧化还原可维持细胞的氧化还原稳态从而抗过氧化损伤。半胱氨酸药理作用是通过巯基的直接抗过氧化。并且半胱氨酸是组成谷胱甘肽的重要成分，能够使体内谷胱甘肽含量提高，从而具有解毒、抗氧化等多种重要功能。

（3）抗炎作用

① 类糖皮质激素作用 甘草酸因糖皮质激素结构类似，能通过与靶细胞的糖皮质激素受体结合的方式，减缓糖皮质激素的代谢，产生皮质激素样作用且半胱氨酸可以部分抵消甘草酸潜在的醛固酮样副作用。

② 对花生四烯酸代谢酶的阻碍作用 通过与磷脂酶 A2 结合以及与作用于花生四烯酸使其产生炎性介质的脂氧化酶结合，选择性地阻碍这些酶的磷酸化而抑制其活化。

（4）免疫调节作用 甘草酸在体内试验有以下免疫调节作用：

① 对 T 细胞活化的调节作用；

② 对 γ-干扰素的诱导作用；

③ 活化 NK 细胞作用；

④ 促进胸腺外 T 淋巴细胞分化作用。

（5）抗肝纤维化　甘草酸可以显著抑制 Ⅰ、Ⅱ 型前胶 mRNA 的表达，减轻肝细胞的炎症反应，同时甘草酸的糖皮质激素样作用可以降低谷氨酸羟化酶活性，促进胶原降解，从而缓解肝纤维化。

（6）抑制病毒增殖和对病毒的灭活作用　甘草酸能够抑制乙肝病毒感染细胞的外分泌，抑制肝细胞内的病毒，保护肝细胞的进一步损伤，且可抑制疱疹病毒等增殖及灭活病毒。

（7）中毒性肝炎治疗和保护肝功能作用　盐酸半胱氨酸可在体内转化为蛋氨酸，为人体必需氨基酸，可合成胆碱和肌酸，对由砷剂、巴比妥类药物等引起的中毒性肝炎有治疗和保护肝功能的作用。

毒理研究

急性毒性研究表明：小鼠静脉注射该受试药 LD_{50} 大于 80mL/kg，小鼠最大耐受倍数为 16 倍。安全性试验表明：本品对家兔静脉血管无明显刺激作用；过敏试验表明本品对豚鼠无致敏作用；体外溶血试验表明本品各浓度在 4h 内对家兔红细胞均无溶血或凝聚作用。

【不良反应】　个别患者可见消化系统纳差、恶心、呕吐、腹胀，免疫系统皮肤瘙痒、荨麻疹、口干、浮肿，以及心血管系统头痛、头晕、心悸及血压增高等不良反应，但以上症状一般较轻，不影响治疗。

【药物相互作用】　甘草酸具有排钾作用，某些利尿剂可增强该作用，因此，本品与排钾类利尿剂合用时，可能出现低血钾症（乏力感、肌力低下），需观测血清钾含量。

【禁忌】　① 严重低钾血症、高钠血症患者禁用。

② 高血压、心力衰竭患者禁用。

③ 肾功能衰竭患者禁用。

④ 对本品过敏者禁用。

【注意事项】　① 治疗过程中应定期检测血压、血清钾及钠浓度，如出现高血压、水钠潴留、低血钾等情况应停药或适当减量。

② 若发现溶液混浊、颜色异常或有沉淀异物、瓶身细微破裂、瓶口松动或漏气，不得使用。

③ 特殊人群用药　妊娠妇女及哺乳期妇女用药安全性资料暂缺，哺乳

期如用药，应暂停哺乳；老年患者和儿童患者可按推荐剂量使用，疗效及安全性与普通人群比较无显著差异。

【贮藏】 密闭，阴凉暗处保存。

甲磺酸多拉司琼注射液（立必复）

【规格】 ①1mL：12.5mg；②5mL：100mg

【成分】 主要成分为甲磺酸多拉司琼，辅料为甘露醇、盐酸。

【性状】 本品为无色澄明液体。

【适应证】 本品适用于预防初次和重复使用肿瘤治疗药物（包括高剂量顺铂）引起的恶心或呕吐，也可用于预防和治疗手术后的恶心或呕吐（对术后几乎不可能出现恶心或呕吐的患者不推荐使用本品作为常规预防药物，但对必须避免术后恶心或呕吐的患者，即使发生率低，也推荐使用本品）。

【用法用量】

本品可以100mg/30s的速率快速静注；或用相容的注射溶剂（如0.9%氯化钠注射液、5%葡萄糖注射液）稀释至50mL输注15min以上。稀释后的溶液在正常光照条件下室温24h或冷藏48h内稳定。本品不能与其他药物混合使用，输注前后要冲洗输液通道。

推荐剂量

（1）预防肿瘤化疗引起的恶心和呕吐

① 成人　化疗前30min，静注单剂量1.8mg/kg本品；或者大多数患者可以使用固定剂量100mg，静注30s以上。

② 儿童患者　2～16岁儿童患者建议在化疗前30min，静注单剂量1.8mg/kg本品，最大量不超过100mg；2岁以下儿童用药的安全性和疗效尚未确立。本品与苹果汁或苹果、葡萄汁混合后可用于儿童患者口服，2～16岁儿童患者推荐口服剂量是1.8mg/kg，最大量不超过100mg，在化疗前1h内口服。稀释后室温下可以保存2h。

③ 老年患者、肾功能衰竭患者或肝功能障碍患者　无须调整剂量。

（2）预防或治疗手术后恶心和/或呕吐

① 成人　外科手术麻醉停止前约15min（预防）或刚出现恶心、呕吐

时（治疗）静注单剂量本品 12.5mg。

② 儿童患者　外科手术麻醉停止 15min 或刚出现恶心、呕吐时，2～16 岁儿童静注单剂量本品 0.35mg/kg，最大量不超过 12.5mg；2 岁以下儿童用药的安全性和疗效尚未确立。本品与苹果汁或苹果、葡萄汁混合后可用于儿童患者口服，2～16 岁儿童患者推荐口服剂量是 1.2mg/kg，最大量不超过 100mg，在术前 2h 内口服。稀释后室温下可以保存 2h。

③ 老年患者、肾功能衰竭患者或肝功能障碍患者　无须调整剂量。

提示，使用本品前必须纠正低镁血症和低钾血症。

【药理毒理】

药理作用

本品及其活性代谢物氢化多拉司琼是选择性的 5-HT$_3$ 受体拮抗剂，而对其他已知的 5-HT 受体没有作用，与多巴胺受体亲和性低。一般认为化疗药物引起小肠嗜铬细胞释放 5-羟色胺，5-羟色胺激活位于迷走传出神经上的 5-HT$_3$ 受体引起呕吐反射，从而产生恶心和呕吐。本品作用机制是通过拮抗外周迷走神经末梢和中枢催吐化学感受区 5-HT$_3$ 受体，从而抑制恶心、呕吐的发生。

在健康受试者和对照临床试验中观察到本品可引起急性的、通常是可逆的心电图改变，多拉司琼的活性代谢物可阻断钠离子通道，与阻断 5-HT$_3$ 受体无关。QTc 延长主要是由于 QRS 波增宽，多拉司琼可同时延长去极化和复极化时间（后者程度更轻）。ECG 改变的频率和幅度随剂量增加而增加。ECG 间期延长通常在 6～8h 回到基线，但有些患者可持续 24h。多拉司琼对血压影响轻微或无影响。

在健康受试者中（$N=64$），本品单次静脉注射达 5mg/kg 不会影响瞳孔大小或产生有意义的脑电图改变。精神神经系统检查显示本品也不会改变情绪或注意力。每日多次给药对结肠转运无影响。对血浆催乳素浓度也无影响。

药代动力学

吸收　本品静注后，迅速被消除，并在碳酰还原酶介导下完全代谢为多拉司琼氢。细胞色素 P450（CYP）2D6 介导多拉司琼氢羟基化作用，而 CYP3A 和黄素单加氧酶两者介导多拉司琼氢的 N-氧化作用。在 30 位成人中，多拉司琼氢在血浆中迅速出现，给药后 1h 出现最大浓度，平均半衰期为 8.1h，表观清除率为 13.4L/(min·kg)。静脉注射多拉司琼和口服多拉司琼片剂是生物等效的。食物不会影响口服多拉司琼的生物利用度。

分布 多拉司琼氢平均表观分布容积为 5.8L/kg，血浆蛋白结合率为 69%～77%，大约 50% 的多拉司琼氢结合到 α1-酸糖蛋白。在男性和女性中，药代动力学都是线性且相似的。

代谢与排泄 多拉司琼氢排泄在尿中，其他尿液代谢物包括羟基葡萄糖醛酸和 N-氧化物。给药剂量的 2/3 在尿液中，1/3 在粪便中。

毒理作用

致癌性、致突变性、生殖毒性 24 个月小鼠致癌性研究，雄性小鼠≥150mg/(kg·d)，肝细胞腺瘤合并肝癌的发生率显著增高（$P < 0.001$）。小鼠口服甲磺酸多拉司琼 75、150 或 300mg/(kg·d)［225、450 或 900mg/(m^2·d)］，是体重 50kg，体表面积 1.46m^2 的成人临床推荐剂量（iv 66.6mg/m^2）的 3.4、6.8 和 13.5 倍。

雄性小鼠 75mg/(kg·d) 和雌性小鼠≤300mg/(kg·d) 剂量，没有观察到肝肿瘤增加。24 个月大鼠致癌性研究，雄性大鼠口服甲磺酸多拉司琼≤150mg/(kg·d)［900mg/(m^2·d)，成人推荐剂量的 13.5 倍］和雌性大鼠口服 300mg/(kg·d)［1800mg/(m^2·d)，成人推荐剂量的 24 倍］，均没有产生肿瘤。甲磺酸多拉司琼在 Ames 试验、大鼠淋巴细胞染色体畸变试验、中国仓鼠卵巢细胞正向突变试验、大鼠肝细胞非常规 DNA 合成试验和小鼠微核试验中没有出现遗传毒性。

雌性大鼠口服甲磺酸多拉司琼≤100mg/(kg·d)［600mg/(m^2·d)，成人推荐剂量的 9 倍］和雄性大鼠≤400mg/(kg·d)［2400mg/(m^2·d)，成人推荐剂量的 36 倍］，对生育力和生殖能力没有影响。

致畸作用 妊娠大鼠静注≤60mg/(kg·d)（成人推荐剂量的 5.4 倍）和妊娠兔静注≤20mg/(kg·d)（成人推荐剂量的 3.2 倍）的致畸研究，未发现本品对大鼠生育力或胎儿有损伤的迹象。然而对妊娠妇女尚没有充分、良好的对照研究。因为动物的生殖研究不能完全准确预测人类的反应，故妊娠妇女应在确实需要时才使用本品。

【不良反应】

（1）心血管 低血压，偶有水肿、外周性水肿。

（2）皮肤 皮疹，多汗。

（3）胃肠道系统 便秘，消化不良，腹痛，厌食，罕见胰腺炎。

（4）听觉、味觉和视觉 味觉反常，视觉异常，罕见耳鸣、畏光。

（5）血液学　罕见血尿，鼻衄，凝血酶原时间延长，PTT 延长，贫血，紫癜/血肿，血小板减少。

（6）过敏　罕见过敏性反应，颜面浮肿，荨麻疹。

（7）肝胆系统　出现 AST（SGOT）和/或 ALT（SGPT）值暂时性升高，未伴随肝病症状。罕见高胆红素血 GGT 增高。

（8）代谢与营养　罕见碱性磷酸酶升高。

（9）肌肉与骨骼　罕见肌痛、关节痛。

（10）神经系统　脸红，眩晕，感觉异常，震颤，罕见共济失调、抽搐。

（11）精神病学　激动，睡眠障碍，人格解体（一种综合征）；罕见精神错乱、焦虑、异常做梦。

【药物相互作用】 ① 多拉司琼与西咪替丁（细胞色素 P450 非选择性抑制剂）合用 7 天时，氢化多拉司琼的血浓度升高 24%，而与利福平（细胞色素 P450 有效诱导剂）合用 7 天时，氢化多拉司琼的血浓度则降低 28%。

② 因为多拉司琼可通过多种途径消除，所以本品与化疗和外科使用的药物合用是安全的。与其他延长心电图间期的药物一样，患者应用延长心电图间期尤其是 QTc 间期的药物应谨慎。

③ 服用呋塞米、硝苯地平、地尔硫草、ACE 抑制剂、维拉帕米、格列本脲、普萘洛尔和各种化疗药物的患者，不影响多拉司琼的清除率。当本品与阿替洛尔一起静注时，多拉司琼的清除率降低约 27%。本品不影响患者的麻醉恢复时间。本品不抑制化疗药物顺铂、5-氟尿嘧啶、阿霉素和环磷酰胺在鼠模型的抗肿瘤活性。

【禁忌】 已知对本品及辅料过敏的患者禁用。

【注意事项】 ① 已经或可能发展为心脏传导间期尤其是 QTc 间期延长的患者应慎用：包括低血钾或低血镁患者、服用后可能引起电解质异常的利尿药患者、先天性 QT 综合征患者、服用抗心律失常药物或可导致 QT 延长的其他药物的患者和高剂量蒽环类抗生素治疗累积的患者。

② 本品可能引起心电图间期的变化（PR、QTC、JT 延长，QRS 波增宽），变化的幅度和频率与活性代谢物的血中浓度有关，这些变化随血药浓度降低而有自限性。有些患者的间期延长达 24h 或更长，间期延长可导致包括心脏传导阻滞或心律失常的心血管后果（罕见报道）。

③ 有报道，1 例接受本品 200mg 预防术后恶心和呕吐的 61 岁女性患者，术中心律监护发现心脏传导异常（完全性心脏传导阻滞），该患者同时

还服用了维拉帕米；1 例接受安慰剂的患者也出现完全性心脏传导阻滞类似事件；1 例 66 岁 Ⅳ 期非霍奇金淋巴瘤男性患者，接受本品 1.8mg/kg（119mg）静注后 6h 突然死亡，该患者存在其他潜在危险因素包括大量接触阿霉素和环磷酰胺接受过其他选择性 5-HT 受体拮抗剂的患者有交叉过敏反应的报道，但应用甲磺酸多拉司琼没有发现此类反应。

④ 妊娠妇女及哺乳期妇女用药

● 尚缺乏在妊娠妇女中的充分的良好对照的研究，因为动物生殖研究并不总能预测人体反应，因此妊娠期只有在确实需要时才能使用本品。

● 本品是否在人乳汁中排泄尚不清楚，由于许多药物能在人乳中排泄，所以哺乳期妇女使用本品应谨慎。

⑤ 儿童用药　国外在 108 例 2～17 岁接受催吐性化疗或全身麻醉手术患儿中进行了 4 项开放非对照药代动力学研究，静脉注射甲磺酸多拉司琼注射液 0.6、1.2、1.8 和 2.4mg/kg，口服剂量 0.6、1.2 和 1.8mg/kg。所有患儿对本品有很好的耐受性，接受肿瘤化疗患儿的效果与成人一致。没有用于儿童术后恶心和呕吐的有效性研究资料尚无 2 岁以下患儿使用本品的经验。

⑥ 老年用药　65 岁以上的患者不需要调整剂量，但用药应谨慎。

⑦ 药物过量

● 过量表现　过量会出现严重低血压和眩晕；急毒症状为震颤、抑郁和惊厥。

● 超剂量处理　本品暂无特异性解毒药，可疑过量的患者应用支持治疗法处理（包括输注血浆增容药、多巴胺和阿托品等），心电图出现 2 级或更高级房室传导阻滞的患者，应接受心脏遥测监护。

⑧ 本品是否可以通过血液透析或腹膜透析消除尚未清楚。

【贮藏】　遮光，密闭保存。

精氨酸谷氨酸注射液（思瑞雪）

【规格】　200mL：20g

【成分】　活性成分：精氨酸谷氨酸。

【性状】 本品为无色或几乎无色的澄明液体。

【适应证】 用于慢性肝病（如肝硬化、病毒性肝炎、自身免疫性肝病）引起的血氨升高的辅助治疗。

【用法用量】 成人每日推荐剂量为20g（以精氨酸谷氨酸计），缓慢静脉滴注，注意200mL本品滴注时间在2h以上。可根据患者年龄、症状等酌情调整剂量。

【药理毒理】

药理作用

本品静脉给药后可在体内解离为精氨酸和谷氨酸，精氨酸在人体内参与鸟氨酸循环，促进尿素的形成，使人体内产生的氨经鸟氨酸循环转变成无毒的尿素，由尿中排出；谷氨酸能与血中过多的氨结合成无毒的谷氨酰胺，后者在肾脏经谷氨酰胺酶作用将氨解离，由尿排出。精氨酸和谷氨酸两者作用结合，可迅速有效地解除高氨血状态，避免产生严重器官损害，并且还具有增加肝脏精氨酸酶活性的作用。

毒理研究

大鼠经口给药 $1g/(kg \cdot d)$，在长达50天的研究中未发现动物死亡，且体重变化、肝功能和肝脏病理组织学检查与对照组相比并未有显著差异。

【不良反应】 本品不良反应的发生率尚不清楚。

（1）精神神经系统 感觉麻木、面部紧绷、发热、头晕、头痛等。

（2）消化系统 恶心、呕吐等。

（3）循环系统 心悸、胸部不适、气短等。

（4）其他不良反应 潮红、四肢关节疼痛或不适。

【药物相互作用】 本品与某些药物联用会产生氨或者抑制氨的代谢、排泄，如：

① 与全身麻醉剂巴比妥类联用：抑制氨在肝脏的代谢；

② 与异烟肼联用：增加血氨浓度；

③ 与离子交换树脂联用：可能增强氨中毒，具体机制尚不清楚；

④ 与噻嗪类利尿剂联用：血钾水平降低导致氨代偿性增加。

【禁忌】 ① 对本品中任何成分过敏者禁用。

② 爆发性肝衰竭患者，因体内缺乏精氨酸酶不宜使用本品。

【注意事项】 ① 严重肾功能障碍患者慎用，含氮化合物可能引起原有症状的恶化。

② 使用前检查,不完全澄明的注射液不得使用;开封后应尽快使用,残留液不得再用。

③ 本品需缓慢静脉滴注,建议 200mL 本品滴注时间在 2h 以上。

④ 特殊人群用药　妊娠妇女及哺乳期妇女用药应权衡利弊,用药安全性尚不明确,哺乳期使用本品时暂停哺乳;老年患者生理机能低下,应酌情减量;儿童无用药经验,安全性和有效性未知。

【贮藏】　遮光,密闭,不超过 25℃保存。

利那洛肽胶囊(令泽舒)

【规格】　290μg

【成分】　本品活性成分为利那洛肽。

【性状】　本品囊体为白色或类白色,囊帽为橙色,囊帽上印有灰色"290"字样,内容物为白色或类白色微丸。

【适应证】　治疗成人便秘型肠易激综合征(IBS-C)。

【用法用量】　成人推荐每日 1 粒(含 290μg 利那洛肽),至少首餐前30min 服用,且期间禁饮食。建议将胶囊整颗或与水混合吞下,也可使用胃管或鼻胃管。如有漏服,建议跳过错误的剂量,恢复正常剂量疗程。

医生应定期评估患者是否需要继续治疗,若治疗 4 周后症状未改善,患者应重新检查,并重新评估继续治疗的风险。

【药理毒理】

药理作用

本品作为一种鸟苷酸环化酶 C(GC-C)激动剂,具有内脏镇痛作用和促分泌作用。

机制　① 本品及其活性代谢产物都可与小肠上皮管腔表面的 GC-C 受体结合。GC-C 活化可使细胞内外环鸟苷酸(cGMP)浓度升高。细胞外cGMP 通过降低疼痛神经纤维的活性,从而减轻模型动物的内脏疼痛。

② 本品通过激活囊性纤维化跨膜转导调节因子(CFTR),细胞内cGMP 可增加小肠腔内氯化物和碳酸氢盐的分泌量,使小肠液分泌增多和结

肠转运速率增快。

药学动力学

本品口服吸收量少，无法计算标准药代动力学参数，血浆药物浓度无法测量，其在胃肠道通过失去末端酪氨酸部分而代谢成其主要的活性代谢产物（去酪氨酸），在肠腔内经酶降解为小分子肽和天然氨基酸。

毒理研究

遗传毒性　利那洛肽 Ames 试验、人外周血淋巴细胞染色体畸变试验结果均为阴性。

生殖毒性　利那洛肽给药剂量达 $100mg/(kg \cdot d)$，对雌雄大鼠生育力或生殖功能未见影响。在大鼠、兔、小鼠胚胎-胎仔发育毒性试验中，利那洛肽给药剂量分别达 $100mg/(kg \cdot d)$、$40mg/(kg \cdot d)$、$5mg/(kg \cdot d)$ 未见母体毒性和胚胎-胎仔发育毒性。当给药剂量达 $40mg/(kg \cdot d)$，妊娠小鼠可产生重度母体毒性，包括死亡、妊娠子宫和胎仔重量减少，以及对胎仔形态产生影响。在大鼠围产期发育毒性试验中，利那洛肽给药剂量达 $100mg/(kg \cdot d)$，未见发育异常或对子代成长、学习和记忆，或生育能力未见影响。

按体重 60kg 计算，人体最大推荐用药剂量约为 $0.005mg/(kg \cdot d)$。利那洛肽在动物体内全身暴露量有限（在最高剂量水平下，大鼠、家兔和小鼠的 AUC＝40、640 和 $25ng \cdot h/mL$），而在人体血浆中未检测到利那洛肽及其活性代谢产物。因此，在评价相对暴露量时，不宜直接比较动物和人体剂量。

致癌性　在小鼠和大鼠 2 年致癌性试验中，小鼠给药剂量达 $6mg/(kg \cdot d)$，大鼠给药剂量达 $3.5mg/(kg \cdot d)$，利那洛肽未见致癌性。

其他毒性　利那洛肽日给药剂量达 $0.01mg/(kg \cdot d)$，可导致新生小鼠死亡。原因与 GC-C 激动剂引起大量体液进入肠腔，导致新生小鼠严重脱水有关。利那洛肽给药后，对新生小鼠皮下注射补液可阻止发生死亡。进一步的幼年动物研究显示，利那洛肽耐受性与动物年龄有关，随着年龄增长对其耐受性增强。利那洛肽在成年小鼠、大鼠、家兔和猴中给药剂量达 $5mg/(kg \cdot d)$ 未见动物死亡。

【**不良反应**】　推荐剂量下（290µg，每日 1 次），在对照临床试验中观察到表 1 中不良反应。

表1　利那洛肽对照临床试验中的不良反应

发生部位	频率				
	十分常见	常见	偶见	罕见	未知
传染与感染		病毒性胃肠炎			
代谢疾病和营养不良			低钾血症、脱水和食欲异常		
神经系统疾病		头晕、头痛			
心血管系统			体位性低血压		
胃肠道疾病	腹泻	腹痛、腹胀、胃肠胀气	大便失禁、排便急迫		
皮肤和皮下组织疾病					皮疹
检查				低血碳酸氢盐水平	

特定不良反应说明

腹泻是利那洛肽最常见的不良反应，与活性成分的药理学作用一致。患者的腹泻症状在中止治疗后数天内减轻，与临床研究纳入的总体 IBS-C 人群相比，腹泻在老年患者（＞65 岁）、高血压或糖尿病患者，或同时接受质子泵抑制剂治疗的患者中更常见。

上市后经验（此类反应为使用者自发报告，不能准确评估或建立明确的因果关系）

（1）过敏反应　血管性水肿、过敏反应、皮疹（风疹或荨麻疹）。

（2）胃肠道反应　便血、恶心、直肠出血。

【药物相互作用】　尚未实施体内药物相互作用研究。

推荐剂量下，在血浆中几乎检测不到利那洛肽浓度。体外研究显示，利那洛肽不是细胞色素 P450 酶系统的底物和抑制剂/诱导剂，与一系列常见的外排性和摄取性转运蛋白无相互作用。

如合并服用质子泵抑制剂、泻药或非甾体抗炎药（NSAID 类药物），腹泻风险可能增加。

发生重度或持续腹泻时，可能会影响其他口服药物的吸收。与治疗窗窄的口服药物（如左甲状腺素）合用时需谨慎，因为胃肠道吸收下降，可能会降低药物疗效；口服避孕药的疗效可能会降低；建议使用其他避孕方法，以防止口服避孕药可能失效。

【禁忌】　① 对利那洛肽或任何辅料过敏者禁用。

② 已知或疑似有机械性肠梗阻的患者禁用。

③ 6 岁以下儿童禁用。

【注意事项】 ① 使用利那洛肽前应排除器质性疾病。尚未在慢性炎症性肠病（如克罗恩病或溃疡性结肠炎）患者中研究利那洛肽。因此，不建议上述患者使用利那洛肽。

② 应提醒患者，治疗期间可能发生腹泻并伴有头晕、晕厥、低血压和电解质异常（低钾血症和低钠血症），需住院治疗或静脉输液。如发生持续或重度腹泻，应考虑暂停本品并为患者补液。

③ 特殊用药人群：本品在妊娠妇女中使用数据有限，不建议妊娠妇女使用；治疗剂量本品对母乳喂养的婴幼儿无影响，但不建议哺乳期间服用。儿童患者：6 岁以下禁用本品，6～18 岁的患者不建议使用；电解质紊乱倾向和耐受性差的患者（如老年患者、心血管疾病患者、糖尿病患者和高血压患者）慎用。

④ 一旦开封，请在 18 周内使用完毕。

【贮藏】 不超过 25℃，在原始包装中密闭保存。原始包装中有一个或多个干燥剂包，请在原始包装内保留干燥剂包。

麦格司他胶囊（泽维可）

【规格】 100mg

【成分】 本品主要成分：麦格司他。

【性状】 本品内容物为白色或类白色粉末。

【适应证】 本品用于成人及儿童 C 型尼曼-匹克病患者的进行性神经症状的治疗。

【用法用量】 本品应在具有 C 型尼曼-匹克病治疗经验的医师指导下用药。

给药方法

本品可与食物同服或单独服用。

剂量

成人及青少年患者（12 岁以上），每次 0.2g、每日 3 次。如果出现漏服，应在下一个预定时间服用正常剂量的麦格司他胶囊。

12 岁以下儿童患者，根据体表面积调整剂量，剂量调整如表 1 所述：

表 1　体表面积与剂量调整

体表面积/m²	推荐剂量	体表面积/m²	推荐剂量
＞1.25	每次 0.2g、每日 3 次	＞0.47～0.73	每次 0.1g、每日 2 次
＞0.88～1.25	每次 0.2g、每日 2 次	≤0.47	每次 0.1g、每日 1 次
＞0.73～0.88	每次 0.1g、每日 3 次		

在某些患者中，出现震颤或腹泻的不良反应的患者必须暂时性地降低剂量，调整至每日 1 次或 2 次，将剂量降低至 100mg。

使用泽维可进行治疗的患者应定期评估其治疗的益处。

取出胶囊的方法

胶囊取出方法如图 1 所示。

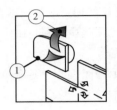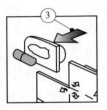

图 1　胶囊取出方法

① 在齿孔处分开。

② 按箭头方向剥离包装纸。

③ 从透明泡罩中推出胶囊。

【药理毒理】

药理作用

本品是大多数鞘糖脂类合成的一系列反应的起始酶（葡萄糖神经酰胺合成酶）的抑制剂。

C 型尼曼-匹克病是一种神经退行性疾病，以细胞内脂质运输受损为特征，其神经症状继发于糖鞘脂类在神经元细胞和神经胶质细胞内的异常蓄积。

药代动力学

据国外文献报道：

① 本品的动力学显示出具有剂量线性及时间非依赖性。

② 本品在健康受试者中，可被迅速吸收，与食物同服会降低其吸收率。

③ 本品不与血浆蛋白结合，可透过血脑屏障。

④ 本品主要经肾脏排泄，70%～80%以原型药形式排出。

毒理研究

重复给药毒性　大鼠连续 4 周经口给予麦格司他 180、840、4200mg/（kg·d），在给药剂量＞180mg/（kg·d）（以体表面积计，为人体治疗暴露量的 6 倍）的动物中观察到脑白质的空泡样病变。空泡样表现有时候可能是由于样本处理过程的人为因素而导致的。

大鼠连续 52 周经口给予麦格司他 180、420、840、1680mg/（kg·d），在给药剂量＞180mg/（kg·d）（以 AUC 计，为人体治疗暴露量的 4 倍）的大鼠中出现白内障。

犬连续 2 周经口给予麦格司他 85、165、495、825mg/（kg·d），在给药剂量＞495mg/（kg·d）（以体表面积计，为人体治疗暴露量的 50 倍）时出现共济失调，瞳孔反射、眼睑反射及髌骨反射减弱或消失。

犬连续 4 周经口给予麦格司他 35、70、105、140mg/（kg·d），在 105mg/（kg·d）组（以体表面积计，为人体治疗暴露量的 10 倍）出现震颤以及角膜反射消失。

猴连续 52 周经口给予麦格司他 750、2000mg/（kg·d），给药剂量＞750mg/（kg·d）（以 AUC 计，为人体治疗暴露量的 4 倍）时中枢神经组织标本（脑、脊髓）中发现了血管钙化、脑白质钙化及坏死。

犬连续 2 周经口给予麦格司他 85、165、495、825mg/（kg·d），在给药剂量≥85mg/（kg·d）时出现胃肠道坏死、炎症及出血的症状。大鼠连续 26 周经口给予麦格司他 300、600、1200mg/（kg·d），在 1200mg/（kg·d）组（以 AUC 计，为人体治疗暴露量的 7 倍）动物中同样出现了类似胃肠道毒性症状。

猴连续 52 周经口给予麦格司他 750、200mg/（kg·d），在给药剂量≥750mg/（kg·d）组（以 AUC 计，为人体治疗暴露量的 6 倍）动物中也同样出现了类似胃肠道毒性症状。

遗传毒性　麦格司他 Ames 试验、人淋巴细胞染色体畸变、中国仓鼠卵巢哺乳动物细胞基因突变及小鼠微核试验结果均为阴性。

生殖毒性

（1）生育力和早期胚胎发育毒性试验　雌性大鼠从交配前 14 天直到妊娠期经口给予麦格司他 20、60、180mg/（kg·d），20mg/（kg·d）（以体表面积计，暴露量低于人体治疗暴露量）剂量下可见黄体减少，着床后丢失增加，活产数减少。

雄性大鼠从交配前 14 天开始经口给予麦格司他 20mg/（kg·d）（以体

表面积 mg/m^2 计，暴露量低于人体治疗暴露量），可见生精功能减弱，精子形态及运动改变，生育力下降。在停药后 6 周，睾丸生精功能恢复。在 60mg/(kg·d)（以体表面积计，暴露量为人体治疗暴露量的 2 倍）时可见精曲小管和睾丸萎缩与退行性病变。

（2）胚胎胎仔发育毒性试验　雌性大鼠从交配前 14 天直到妊娠 17 天经口给予麦格司他 20、60、180mg/(kg·d)，中、高剂量组可见活产数减少，包括整窝丢失和胎仔体重降低（以体表面积计，高剂量时的暴露量＞2 倍人体治疗暴露量）。

妊娠兔在妊娠期第 6～18 天经口给予麦格司他 15、30、45mg/(kg·d)。15mg/(kg·d) 组（以体表面积计，暴露量低于人体治疗暴露量）可见孕兔死亡以及体重增量减少。

（3）围产期发育试验　妊娠大鼠从妊娠第 6 天到哺乳期（产后第 20 天），经口给予麦格司他 20、60、180mg/(kg·d)，可见中剂量和高剂量组（以体表面积计，暴露量≥2 倍人体治疗暴露量）大鼠出现难产和分娩延迟。此外＞20mg/(kg·d)（以体表面积计，暴露量低于人体治疗暴露量）时可见活产数降低以及幼鼠体重降低。

致癌性　CD-1 小鼠连续 104 周经口给予麦格司他 210、420、500mg/(kg·d)（以体表面积计，分别相当于人体推荐剂量的 3、6 与 7 倍）。各剂量组雄性小鼠和中高剂量组雌性小鼠可见大肠黏液腺癌。CD-1 小鼠中罕见腺癌发生，是在雌雄小鼠出现大肠炎症与增生性病变的同时出现的。

SD 大鼠连续 100 周经口给予麦格司他 30、60、180mg/(kg·d)（以体表面积计，分别为人体推荐剂量的 1、2 与 5 倍），可见睾丸间质细胞瘤发生率增加。

【不良反应】

常见不良反应

（1）神经系统疾病　震颤、头痛、头晕、腿抽筋、感觉异样、偏头痛、视觉障碍、记忆异常。

（2）消化系统疾病　腹泻、体重减轻、胃肠胀气、腹痛、恶心、呕吐、厌食、消化不良、口干。

（3）生殖系统疾病　月经失调。

严重不良反应

（1）神经系统疾病　周围神经病变。

（2）血液循环系统疾病　血小板减少症。

【药物相互作用】　麦格司他不抑制或诱导细胞色素 P450 酶的各种底物，本品不会与细胞色素 P450 酶的底物发生显著的相互作用。

【禁忌】　对麦格司他和泽维可所含任一辅料过敏者禁用。

【注意事项】

（1）震颤　某些患者在接受治疗后有震颤或震颤加剧，表现为手部夸张的生理性震颤。震颤通常于治疗的第一个月出现，许多病例在给药后第 1～3 个月震颤消失。降低剂量可能于几日内震颤，或减药后数日未缓解时可能需要终止治疗。

（2）胃肠道功能紊乱（腹泻和体重减轻）　腹泻发生的机制很可能为麦格司他对胃肠道内的蔗糖酶异麦芽糖酶产生抑制，导致膳食中双糖的吸收减少，从而导致渗透性腹泻。可通过个体化的饮食调整（如减少蔗糖、乳糖以及其他碳水化合物的摄入）、在两餐之间服用麦格司他或合用抗腹泻药物如洛哌丁胺缓解。某些患者有必要暂时性降低剂量。在接受本品治疗时如出现慢性腹泻或其他持续性胃肠道事件，且通过常规干预措施（如饮食调整）不能缓解的患者，应先排除是否存在重大的潜在胃肠道疾病。尚未再有明显胃肠道疾病史，包括炎性肠病的患者对使用麦格司他治疗进行评估风险和益处，才应继续对这些患者进行麦格司他治疗。

（3）周围神经病变（疼痛、虚弱、麻木和刺痛）　部分患者报告了周围神经病变，接受本品治疗的患者均应接受基础治疗，每隔 6 个月重复进行神经系统评估。如出现周围神经病变，评估本品治疗的风险和益处，并考虑停止治疗。

（4）对精子生成的影响　男性患者在服用本品过程中应采取可靠的避孕方法，应在备孕前停用本品并在停药后 3 个月内采取可靠的避孕措施。

（5）血小板计数减少　本品治疗过程中，可监测血象。

（6）特殊人群用药　本品有致畸性，禁止用于妊娠或即将妊娠的患者；哺乳期妇女应评估风险，考虑治疗对母亲的重要性，考虑停止母乳喂养或者停止用药；儿童患者中 12 岁以上按照成人推荐剂量，12 岁以下按照体表面积调整剂量，对于年龄小于 4 岁的 C 型尼曼匹克病患者泽维可的使用经验有限；老年患者剂量选择应谨慎，通常从给药范围的低端开始；本品经肾排泄，轻度肾功能不全患者从每日两次 100mg 开始，中度肾功能不全患者从每日 100mg 开始；不建议严重肾功能不全患者使用。

【贮藏】 密闭，存放在 20~25℃ 环境中。允许温度在 15~30℃ 之间波动。

门冬氨酸鸟氨酸颗粒（瑞甘）

【规格】 3g

【成分】 活性成分：门冬氨酸鸟氨酸。

【性状】 本品为白色或类白色颗粒，味酸甜。

【适应证】 治疗因急、慢性肝病如肝硬化、脂肪肝、肝炎所致的高氨血症，特别适合治疗早期的意识失调或神经系统并发症。

【用法用量】 推荐剂量为每天 1~3 次，每次 3g，可将每包内容物溶于足够的溶液中（如水、茶或果汁），餐后服用。如果需要，可增加剂量，或隔周与注射用门冬氨酸鸟氨酸交替使用。

【药理毒理】

药理作用

本品可增强肝脏的排毒功能，迅速降低血氨，改善肝功能。

机制 ① 由于本品可提供尿素和谷氨酰胺合成的底物，故可用于氨中毒。谷氨酰胺是氨的解毒产物，同时也是氨的储存及运输形式；在生理和病理条件下，尿素的合成及谷氨酰胺的合成会受到鸟氨酸、门冬氨酸和其他二羧基化合物的影响。

② 鸟氨酸可作为鸟氨酸氨甲酰转移酶的激活剂，代谢产物以谷氨酸形式与氨结合。鸟氨酸几乎涉及尿素循环的活化和氨解毒的全过程。在此过程中形成精氨酸，继而分裂出尿素形成鸟氨酸。

③ 门冬氨酸与谷氨酸一样为酸性氨基酸，与氨结合，促进氨的无毒排泄形式。门冬氨酸参与肝细胞内核酸的合成，以利于修复被损坏的肝细胞。门冬氨酸对肝细胞内三羧酸循环代谢过程的间接促进作用，促进了肝细胞内的能量生成，使得被损伤的肝细胞的各项功能得以恢复。

药代动力学

口服门冬氨酸鸟氨酸在上消化道几乎完全分解为鸟氨酸和门冬氨酸，其主要代谢产物从尿中排泄，消除半衰期短，为 0.3~0.4h，生物利用度约为 82%。

毒理学研究

遗传、生殖毒性　当按照说明使用时，基于安全药理学、重复剂量毒性和致突变性研究的临床前数据未显示对人类有任何特殊危害。

致癌性　尚未进行潜在致癌性研究。

【不良反应】　本品口服无明显的不良反应。其中罕见不良反应有消化系统：恶心、呕吐、胃痛、胀气、腹泻；停药后自动消失。十分罕见的不良反应包括骨骼肌肉系统四肢疼痛，免疫系统过敏反应，肝胆功能黄疸。

【药物相互作用】　与离子交换树脂联用：可能增强氨中毒，具体机制尚不清楚。

【禁忌】　对氨基酸类药物过敏者及严重的肾功能衰竭（血清肌酐＞3mg/100mL）患者禁用。

【注意事项】　① 在大量使用本品时，注意检测血及尿中的尿素指标。

② 本品含有果糖，有果糖不耐受遗传问题的患者及糖尿病患者应考虑此点。

③ 连续使用本品可能对牙齿有损害。

④ 使用本品治疗时，避免从事驾驶和机械操作工作。

⑤ 特殊人群用药　妊娠及哺乳期妇女使用本品前应权衡利弊，使用本品时应暂停哺乳；老年患者和儿童患者可酌情减量，或遵医嘱。

⑥ 请置于儿童接触不到处。

【贮藏】　遮光，密闭，在干燥处保存。

盐酸乙酰左卡尼汀片（斯考特）

【规格】　①0.25g；②0.5g

【成分】　本品主要成分为盐酸乙酰左卡尼汀。

【性状】　本品为白色或类白色片。

【适应证】　用于缓解糖尿病周围神经病变引起的感觉异常。

【用法用量】　通常，成人每次饭后口服250～500mg，每日2～3次，或遵医嘱服用。

【药理毒理】

药理作用

氯乙酰左卡尼汀是乙酰左卡尼汀的盐酸盐，乙酰左卡尼汀（ALC）是三甲基氨基酸，经由乙酰左卡尼汀转移酶在人体的脑、肝脏及肾脏合成，它能够促进线粒体在脂肪酸氧化过程中对乙酰辅酶 A 的摄取合成，ALC 结构上与乙酰胆碱类似，发挥拟胆碱作用。ALC 的药理作用可能与 ALC 的胆碱能神经传递活性和增强神经元线粒体代谢有关。人体研究显示 ALC 通过调节鞘磷脂水平，稳定细胞膜的流动性，并为细胞产能提供底物储存，从而阻止神经细胞过度死亡。因其可促进肝脏脂肪酸 β-氧化，防止运动神经转导速率的减缓，有助于神经细胞修复和再生，是一个缓解糖尿病周围神经病变很有前景的药物。预防和治疗糖尿病周围神经病变的全新药物。

毒理研究

遗传毒性　氯乙酰左卡尼汀 Ames 试验，小鼠微核试验结果阴性。

生殖毒性　氯乙酰左卡尼汀小鼠精子畸形试验，小鼠睾丸染色体畸变分析，大鼠致畸试验未见致畸作用。

【不良反应】　① 偶有轻微兴奋的报道，但是减少剂量，症状可消除。

　　② 其他不良反应表现为消化道症状，包括打嗝、恶心、腹胀、头晕、肝功能异常、体重下降等，缓解后无后遗症。

【药物相互作用】　如与其他药物同时服用可能会发生药物相互作用，详情请咨询医师或药师。

【禁忌】　对本品中活性成分或任一赋形剂过敏者禁用。

【注意事项】　① 本品为酸性药物，不能与碱性药物配伍使用。

　　② 没有产生成瘾性或依赖性的风险。

　　③ 特殊人群用药　动物研究中未发现本品对胎儿的明显影响，但在妊娠期前三个月和哺乳期确需使用本品时，在医师指导下服用；儿童及老年患者用药注意事项暂无相关数据。

【贮藏】　不超过 25℃ 密闭保存。

注射用艾普拉唑钠（壹丽安）

【规格】　10mg（按 $C_{19}H_{17}N_4NaO_2S$ 计）

【成分】　本品活性成分为艾普拉唑钠。

【性状】　本品为白色或类白色疏松块状物或粉末。

【适应证】 消化性溃疡出血。

【用法用量】 静脉滴注：起始剂量 20mg，后续每次 10mg，每日 1 次，连续 3 天。疗程结束后，可视情况改为口服治疗（每日晨起空腹吞服，不可咀嚼）。

使用时注意

① 对于高危人群（如有喷血、渗血、血管裸露等情况），应先进行内镜止血。

② 本品仅可溶于 0.9%氯化钠注射液中供静脉使用。静脉滴注时：需将本品 10mg 完全溶解于 100mL 0.9%氯化钠注射液中，用带过滤装置的输液器静脉滴注，30min 滴完。当使用起始剂量 20mg 时，应用 200mL 0.9%氯化钠注射液完全溶解。配制好的溶液须在 3h 内使用完毕且不应与其他药物混合或在同一输液装置中合用。

【药理毒理】

药理作用

艾普拉唑属苯并咪唑类，是不可逆型质子泵抑制剂。艾普拉唑经口服后选择性地进入胃壁细胞，可转化为次磺酰胺活性代谢物，与 H^+/K^+-ATP 酶上的巯基作用，共价结合成二硫键，不可逆地抑制 H^+/K^+-ATP 酶，从而产生抑制胃酸分泌的作用。

药学动力学

在健康受试者中，单次静脉输注 20mg 本品，其表观分布容积约为 13.6L，血浆蛋白结合率约为 97%，消除相半衰期约为 3.3h，血浆清除率约为 3.0L/h。本品剂量范围为 5～20mg 时，在体内代谢的过程符合线性药代动力学特征。

研究显示，静脉输注艾普拉唑钠 10mg，每天 1 次，连续给药 5 天，艾普拉唑体内无蓄积。

单次给药后受试者尿液艾普拉唑累计排泄量仅占给药剂量 0.006%～0.008%，说明尿液排泄不是本品原药的消除途径。

十二指肠溃疡患者单次静脉输注艾普拉唑钠 20mg 后，血浆清除率约为 4.1L/h，十二指肠溃疡患者体内暴露量（以 AUC 计）略低于健康受试者。

毒理研究

遗传毒性 艾普拉唑 Ames 试验、CHL 细胞染色体畸变试验结果为阳性，小鼠微核试验结果为阴性。

生殖毒性 大鼠在妊娠第 6 天到第 17 天经口给予本品 20、80、160、320mg/kg，动物着床前丢失略有增加，其他未见异常。雄性大鼠交配前 63 天、交配期间及交配期结束后 2 周，雌性大鼠在交配前 14 天、交配期间直至妊娠第 17 天时经口给予本品，当剂量达到 320mg/kg 时，动物胎仔出现外形和内脏异常发生率升高，包括：小眼球、亚蛛网膜间隙膨大、腹裂畸形、外生殖器畸形、体形短小、全身水肿、无隙肛门以及上肢和下肢异常等，枕骨、一个或更多个胸中心骨化不完全，第五掌骨未能骨化等。大鼠在妊娠第 6 至产后第 21 天，经口给予本品，1000mg/kg 组 F1 代大鼠出现体毛粗糙和脱毛现象，并出现骨化延迟现象。200 和 1000mg/kg 组 F1 代大鼠肝脏重量显著减轻。F1 代雌性大鼠妊娠后检查，发现黄体数、着床数和活胎数均下降。

致癌性 P53（+/－）小鼠连续 26 周经口给予本品，在 16 和 64mg/(kg·d) 剂量下动物出现胃重量增加，病理检查可见基底黏膜增生。F344 大鼠连续 24 个月经口给予本品，在 43 和 138mg/(kg·d) 剂量下，动物胃腺体出现良性和恶性神经内分泌瘤。此结果与其他质子泵抑制剂相似。

【不良反应】 在本品的 III 期临床试验中，355 例受试者使用过本品，静脉滴注，每日 1 次，起始剂量 20mg，后续每次 10mg，疗程 3 天，共计发生 18 例不良反应。

（1）常见不良反应（发生率 1/100～＜1/10） 有血清转氨酶（谷丙转氨酶 ALT、谷草转氨酶 AST）升高，发生率为 2.82％、血白细胞减少发生率为 1.97％。

（2）少见不良反应（发生率 1/1000～＜1/100） 有碱性磷酸酶（ALP）升高、γ-谷氨酰转肽酶（γ-GT）升高、总胆红素升高，发生率均为 0.28％。上述不良反应常为轻中度，可自行恢复。

【药物相互作用】 ① 由于本品可抑制胃酸分泌，影响依赖于胃内 pH 值吸收的药物（如酮康唑、伊曲康唑等）的生物利用度，故合用时应注意调整剂量或避免合用。

② 体外试验和代谢研究的结果提示：肝脏 CYP3A4 酶参与本品的代谢，但目前尚不能确定 CYP3A4 酶为本品的主要代谢酶。国外研究结果显示，24 例健康受试者口服艾普拉唑 40mg/次，每天 1 次，用药 5 天，使 CYP3A4 酶的特异性底物咪达唑仑的血浆药物浓度升高 31％～41％，提示艾普拉唑属于 CYP3A4 酶的弱抑制剂，推测其对经 CYP2C19 酶代谢的药物

（如地西泮、西酞普兰、丙米嗪、苯妥英钠、氯米帕明等）的代谢影响不大。目前尚无确切数据说明本品是否经肝脏 CYP2C19 酶代谢，但现有的临床试验数据提示，人体中 CYP2C19 酶的基因多态性不影响本品的疗效。

③ 艾普拉唑（5mg/次，每天 2 次）、克拉霉素（500mg/次，每天 2 次）和阿莫西林（1g/次，每天 2 次）联合用药药代动力学参数与单用比较，艾普拉唑 $AUC_{0\sim\infty}$ 降低约 8.2% （90% CI：70.7%～100.1%）， C_{max} 降低约 29.4% （90% CI：58.3%～80.5%）；而克拉霉素 $AUC_{0\sim\infty}$ 未变 （90% CI：80.1%～120.9%）， C_{max} 升高约 24.4% （90%CI：100.7%～149.2%）。

④ 不建议将本品和阿扎那韦或奈非那韦联合使用，文献表明：将阿扎那韦或奈非那韦与质子泵抑制剂合用，可能将大幅降低阿扎那韦或奈非那韦的血药浓度，使其疗效降低，且产生耐药性。

【禁忌】 ① 对本品及其他苯并咪唑类化合物过敏者禁用。

② 对本品中任何其他成分过敏者禁用。

【注意事项】 ① 本品仅供静脉滴注，禁止肌内注射。

② 本品抑制胃酸分泌作用强、时间长，故对于一般消化性溃疡等疾病，不宜长期大剂量使用，且应用本品时不宜同时再使用其他抗酸剂或抑酸剂。

③ 因本品能显著升高胃内 pH，可能影响某些药物的吸收（如酮康唑、伊曲康唑等）。

④ 特殊人群用药时：一般而言，老年患者的胃酸分泌功能及其他生理机能均有所减弱，应慎重用药；目前无儿童、妊娠妇女及哺乳期妇女使用本品的试验资料，不建议妊娠妇女及哺乳期妇女使用，如哺乳期妇女需使用时，暂停哺乳；婴幼儿禁用；因缺乏肝肾功能不全患者的临床研究数据，肝、肾功能不全者慎用。

⑤ 使用本品前应先排除胃与食道的恶性病变，以免因症状缓解而延误诊断。本品治疗时应密切观察病情，治疗无效时应改用其他疗法。

⑥ 长期使用质子泵抑制剂的患者应注意可能的骨折风险，尤其是老年患者，要定期监测血镁水平，防止低镁血症的出现。

⑦ 为确保用药安全，正在使用氯吡格雷类药品的患者应注意与本品的药物相互作用，在治疗前与医生就用药安全性问题进行交流。

⑧ 本品目前尚无超过 3 天的用药经验，目前尚未获得更长时间用药的安全性数据。

【贮藏】 遮光，密闭，在 25℃以下保存。

注射用维得利珠单抗（安吉优）

【规格】 300mg/瓶

【成分】 活性成分：注射用维得利珠单抗（Vedolizumab）是一种抗人 $\alpha4\beta7$ 整合素的人源化单克隆抗体（$IgG_1\kappa$ 亚类）。辅料：L-组氨酸、L-组氨酸盐酸盐、L-精氨酸盐酸盐、蔗糖和聚山梨酯 80。本品不含防腐剂和抗生素。

【性状】 白色至类白色粉饼或粉末。

【适应证】

（1）溃疡性结肠炎 本品适用于治疗对传统治疗或肿瘤坏死因子 α（TNF-α）抑制剂应答不充分、失应答或不耐受的中度至重度活动性溃疡性结肠炎的成年患者。

（2）克罗恩病 本品适用于治疗对传统治疗或 TNF-α 抑制剂应答不充分、失应答或不耐受的中度至重度活动性克罗恩病的成年患者。

【用法用量】 本品治疗的启动和监控应由具有溃疡性结肠炎或克罗恩病诊断和治疗经验的专业医护人员进行，且需在配备可管理急性过敏反应（包括速发型过敏反应）的医疗环境中给药。

用量

在溃疡性结肠炎和克罗恩病的治疗中，本品的建议剂量为 300mg，静脉输注给药，在第 0、2 和 6 周以及随后每 8 周给药 1 次。如果第 14 周仍未观察到治疗获益，则应停止治疗。对于对本品治疗有应答的患者，可以按照标准治疗，考虑逐步减少糖皮质激素用量或停止使用糖皮质激素。

给药方法

本品仅用于静脉输注，不可通过静脉推注。静脉给药前需要对其进行复溶，并进一步稀释。本品冻干粉必须用无菌注射用水复溶，并在给药前使用 250mL 无菌 0.9%氯化钠溶液或 250mL 无菌乳酸林格液稀释。本品通过静脉输注给药并持续 30min 以上。输注完成后，用 30mL 无菌 0.9%氯化钠溶液或 30mL 无菌乳酸林格液冲洗。在每次输注期间，应持续观察患者，对前 2 次输注，应在输注完成后 2h 内，观察急性过敏反应体征和症状。对于后续输注，应在 1h 后对患者进行持续观察。

复溶和输注说明

① 制备本品静脉输注溶液时应使用无菌技术。

② 取下药瓶的易掀盖，并用酒精棉擦拭。在室温（20～25℃）下，使用配有 21～25 号针头的注射器，将本品用 4.8mL 无菌注射用水复溶。

③ 将注射针头插入药瓶瓶塞中心，使无菌注射用水沿瓶壁注入，以避免产生过多的泡沫。

④ 轻轻旋转药瓶至少 15s。不得剧烈摇晃或倒置。

⑤ 将药瓶置于室温（20～25℃）下静置 20min，使药粉溶解、泡沫消散；此时可旋转药瓶，观察溶解情况。如果 20min 后未完全溶解，再静置 10min，待其完全溶解。如果制剂在 30min 内未溶解，请勿使用。

⑥ 稀释前，目视检查复溶溶液，观察是否存在不溶性颗粒物和出现变色。溶液应透明或乳白色，无色至淡黄色，无可见颗粒物。若混合溶液中出现异常颜色或颗粒物，请勿使用。

⑦ 一旦溶解，则轻轻倒转小瓶 3 次。

⑧ 立即使用配有 21～25 号针头的注射器抽取 5mL（300mg）复溶后本品。

⑨ 将 5mL（300mg）复溶后本品加入 250mL 无菌 0.9％氯化钠溶液或 250mL 乳酸林格液中，轻轻混合输液袋（加入本品之前，无须从输注袋中抽取 5mL 溶液）。制备完成的输注液或静脉输注装置中不得添加其他药品。静脉输注需持续 30min 以上。

【药理毒理】

药理作用

维得利珠单抗是一种人源化单克隆抗体，可与 α4β7 整合素特异性结合，阻断其与黏膜地址素细胞黏附分子-1（MAdCAM-1）相互作用，抑制记忆 T 淋巴细胞穿过内皮迁移至胃肠道的炎症组织。维得利珠单抗不能结合或抑制 α4β1 和 αEβ7 整合素的功能，也不能拮抗 α4 整合素与血管细胞黏附分子-1（VCAM-1）的相互作用。

α4β7 整合素表达在优先迁移至胃肠道的记忆 T 淋巴细胞亚群表面。MAdCAM-1 主要在肠道内皮细胞上表达，在 T 淋巴细胞归巢至肠道淋巴组织中起关键作用。α4β7 整合素与 MAdCAM-1 的相互作用是溃疡性结肠炎和克罗恩病慢性炎症形成的重要因素。

药代动力学

本品为治疗抗单体克隆药物，预计不与血浆蛋白结合；静脉输注后脑脊液中未检出本品，故本品不能通过血脑屏障；本品总体清除率约为 0.157L/d，既往接受过 TNF 药物治疗者，体内存在抗本品抗体可增加本品清除率，但可能不具临床相关性。

毒理研究

遗传毒性　尚未开展维得利珠单抗的遗传毒性试验。

生殖毒性　尚未进行维得利珠单抗的生育力试验。在一项生殖毒性试验中，孕兔在妊娠第 7 天单次静脉注射剂量达 100mg/kg（约为人用推荐剂量的 20 倍），未见对母体生育力或胎仔发育有影响。在一项围产期毒性试验中，猴静脉注射剂量达 100mg/kg（约为人用推荐剂量的 20 倍），未见对围产期发育的不良影响。

维得利珠单抗可通过乳汁分泌。

致癌性　尚未进行维得利珠单抗的致癌性试验。

【不良反应】

常见不良反应

（1）呼吸系统　支气管痉挛、鼻咽炎、上呼吸道感染、结核病、咳嗽、支气管炎、流行性感冒、鼻窦炎、口咽痛。

（2）皮肤　荨麻疹、脸红、皮疹、瘙痒。

（3）心血管系统　血压心率升高。

（4）血液系统　败血症、沙门菌败血症。

（5）消化系统　贾第虫病和巨细胞病毒性结肠炎、肛门脓肿、肝损伤、恶心、呕吐、转氨酶升高、胆红素升高、腹痛、厌食。

（6）中枢神经系统　李斯特菌脑膜炎、进行性多灶性白质脑病、头痛、发热、乏力、头痛、头晕。

（7）肌肉骨骼　关节痛、背痛、四肢痛。

（8）泌尿生殖系统　尿路感染。

（9）免疫系统　过敏反应。

严重不良反应

（1）呼吸系统　呼吸困难。

（2）免疫系统　过敏性休克、严重的输液相关超敏反应。

（3）感染　严重感染，包括肛门脓肿（克罗恩病患者最常见的严重不良反应）、败血症、肺结核、沙门菌败血症、李斯特菌脑膜炎、贾第虫病和巨细胞病毒性结肠炎。

（4）其他　恶性肿瘤、进行性多灶性白质脑病、严重肝损。

【药物相互作用】　① 本品与糖皮质激素、免疫调节剂（硫唑嘌呤、6-巯基嘌呤、甲氨蝶呤）和氨基水杨酸盐的合并用药研究表明，合并使用此类药物对本品药代动力学并未造成具有临床意义的影响。尚未针对本品对常规合并用药的药代动力学影响进行研究。

② 那他利珠单抗　由于可能增加进行性多灶性白质脑病（PML）和其他感染风险，应避免本品与那他利珠单抗合并使用。

③ 肿瘤坏死因子（TNF）抑制剂　由于可能增加感染风险，应避免本品与 TNF 抑制剂合并使用。

④ 疫苗接种　接受本品治疗时，应慎用活疫苗，尤其是口服活疫苗。

【禁忌】　① 对本品中任何成分严重过敏反应（如呼吸困难、支气管痉挛、荨麻疹、潮红、皮疹和心搏加快）的患者禁用。

② 活动性重度感染（例如结核病、败血症、巨细胞病毒、李斯特菌）和机会性感染（如 PML）。

【注意事项】　① 本品可发生输注相关反应（IRR）和过敏反应，应在输注时持续观察患者，如发生重度反应，应立即停止输注本品，并启动适当治疗（如，肾上腺素和抗组胺药物）；如发生轻度和中度反应可降低输注速率或暂停输注，给予适当治疗，反应缓解后可继续输注；对本品有轻中度 IRR 和过敏反应史的患者，医师在下次治疗时可考虑预先给抗组胺药物等，以减少该类不良反应的风险。

② 应用本品治疗时可使患者感染风险增加，医师应意识到机会性感染或感染潜在风险的增加。活动性重度感染和机会性感染患者，不得接受本品治疗，除非感染得到控制；长期接受本品治疗发生重度感染的患者，应立即停止本品治疗。慢性重度感染得到控制和有复发性重度感染病史的患者，慎用本品。使用本品需严密监测患者的感染状况，包括治疗前、治疗期间和治疗后。

③ 活动性结核病患者禁用本品，定期评估患者是否存在活动或潜伏性感染，警惕肺外结核和播散性结核，如判定为潜在性结核感染，应先接受适当的抗结核药物治疗；如在接受本品治疗过程确诊为结核病，应暂停本品治疗直至感染得到控制。

④ 在接受本品治疗时，应对接受本品治疗的患者进行监测，如怀疑发生进行性多灶性白质脑病（PML）这种罕见、致死性机会性感染，须立即暂停本品治疗；如确诊，治疗应永久性终止。

⑤ 本品可增加诱发恶性肿瘤的风险，且接受本品治疗的患者可产生肝损伤。有黄疸和其他显著肝损伤迹象的患者应停用本品。

⑥ 本品可能对驾驶和操作机器能力有轻微影响，避免在使用本品期间从事该类活动。

【贮藏】 2～8℃避光贮存和运输。

请勿冷冻药瓶中的复溶溶液或输液袋中的稀释溶液。本品复溶溶液和稀释溶液的保存时间见表1。

表1 本品复溶溶液和稀释溶液的保存时间

类别	贮存条件	
	2～8℃	20～25℃
药瓶中的复溶溶液	8h	请勿保存
本品0.9%氯化钠溶液稀释液	24h[①②]	12h[①]
本品乳酸林格溶液稀释液	8h[②]	请勿保存

① 此时假定复溶溶液立即在0.9%氯化钠溶液中稀释，且仅保存在输液袋中。稀释溶液可在输液袋中保存的时间需要减去复溶溶液在药瓶中保存的时间。

② 此时间可包括最长在20～25℃条件下保存12h。

阿利西尤单抗注射液

【规格】 单剂量预填充式注射笔，每支为1mL溶液，含75mg或150mg阿利西尤单抗

【成分】 本品活性成分为阿利西尤单抗。阿利西尤单抗是一种全人源单克隆抗体（IgG_1同种型），作用靶点为前蛋白转化酶溶菌素9（PCSK9）。阿利西尤单抗是采用中国仓鼠卵巢细胞悬浮培养和重组DNA技术生产的。

阿利西尤单抗有两个二硫键连接的人重链，这两个重链分别通过二硫键与人κ轻链共价连接。单个N-糖基化位点位于重链Fc恒定区的C_H2结构域内。重链和轻链的可变区结合，形成抗体内的PCSK9结合位点。阿利西尤单抗的分子质量约为146kDa。

【性状】 单剂量预填充式注射笔，皮下注射液。澄清，无色至淡黄色溶液，pH 值为 6.0 左右。

【适应证】 （1）心血管事件预防 在确诊为动脉粥样硬化性心血管疾病的成人患者中，降低心肌梗死、卒中、需要住院的不稳定型心绞痛的风险。通过与最大耐受剂量的他汀类药物联合用药，伴随或不伴随其他降脂疗法，或者在他汀类药物不耐受或禁忌使用的患者中，单独用药或与其他降脂疗法联合用药。

（2）原发性高胆固醇血症（包括杂合子型家族性和非家族性）和混合型血脂异常 本品可作为饮食的辅助疗法，用于成人原发性高胆固醇血症（杂合子型家族性和非家族性）或混合型血脂异常患者的治疗，以降低低密度脂蛋白胆固醇（LDL-C）水平；在接受最大耐受剂量的他汀类药物治疗仍无法达到 LDL-C 目标的患者中，与他汀类药物或者与他汀类药物及其他降脂疗法联合用药，或者在他汀类药物不耐受或禁忌使用的患者中，单独用药或与其他降脂疗法联合用药。

【用法用量】 开始本品治疗前，应排除高脂血症或混合性血脂异常（例如肾病综合征、甲状腺功能减退症）的继发性病因。

本品的常规起始剂量为 75mg，皮下注射，每 2 周 1 次（Q2W）。若患者需要更大幅度降低 LDL-C，可以 150mg 起始给药，皮下注射，每 2 周 1 次。

可根据患者特点（例如基线 LDL-C 水平、治疗目标和对治疗的反应）个体化调整本品的剂量。治疗开始或调量后 4～8 周可评估血脂水平，并相应调整剂量。如果患者在接受 75mg 每 2 周 1 次治疗后需要进一步降低 LDL-C，则可调整至最大剂量，即 150mg 每 2 周 1 次。

如果漏给剂量，患者应尽快注射，然后按照原计划重新开始治疗。

【药理毒理】

药理作用

阿利西尤单抗是一种针对人前蛋白转化酶枯草溶菌素 9（PCSK9）的全人源单克隆 IgG_1。阿利西尤单抗与 PCSK9 结合，抑制循环中的 PCSK9 与低密度脂蛋白受体（LDLR）的结合，从而阻止 PCSK9 介导的 LDLR 降解，使得 LDLR 可重新循环至肝细胞表面。阿利西尤单抗通过抑制 PCSK9 与 LDLR 结合，导致能够清除血液中低密度脂蛋白的 LDLR 的数量增加，从而降低 LDL-C 水平。

毒理研究

生殖毒性 性成熟猴连续 6 个月皮下注射阿利西尤单抗 5、15、75mg/kg（每周给药 1 次），暴露量（基于血清 AUC）相当于临床剂量（150mg，每两周给药 1 次）时的 103 倍时，未见对生育力替代标记物（如发情周期、睾丸体积、射精量、精子活力或每次射精的精子计数）的影响。大鼠或猴的 6 个月重复给药毒性试验中，系统暴露量分别相当于临床（150mg，每两周给药 1 次）系统暴露量（基于血清 AUC）的 11 倍和 103 倍时，生殖系统未见给药相关的解剖学或组织病理学病变。妊娠大鼠器官形成期（妊娠第 6、12 天）皮下注射阿利西尤单抗 75mg/kg 每次，暴露量（基于血清 AUC）相当于人最大推荐剂量（150mg，每两周给药 1 次）的 12 倍，未见对胚胎-胎仔发育的影响。

妊娠食蟹猴器官形成期到分娩时皮下注射阿利西尤单抗 15、75mg/(kg·周)，暴露量（基于血清 AUC）相当于人最大推荐剂量（150mg，每两周给药 1 次）时的 13、81 倍，4～6 月龄的新生猴可见体液免疫受到抑制。未见其他对妊娠母体、胚胎-胎仔或新生猴发育的影响。

阿利西尤单抗可透过胎盘屏障。

致癌性 阿利西尤单抗尚未进行致癌性试验，不认为单抗会影响 DNA 或染色体，未评估致突变性。证据权重分析显示，阿利西尤单抗的重复给药毒性试验未见肿瘤发生或组织增生等癌前病变相关证据，对免疫细胞的活性和胆汁酸负荷相关终点未见影响。阿利西尤单抗对 Pcsk9hum/humLdlr＋/－小鼠肝细胞表面 CD81 水平未见影响，认为不会增加 CD81 依赖的 HCV 感染导致肿瘤发生的风险。

其他毒性 成年猴连续 13 周联用阿利西尤单抗 75mg/kg（每周给药 1 次）和阿托伐他汀 40mg/kg（每天给药 1 次），暴露量（基于血清 AUC）相当于人最大推荐剂量（150mg，每两周给药 1 次）的 100 倍时，给药的第 1～2 个月未见阿利西尤单抗对体液免疫的影响。

【不良反应】 采用以下 CIOMS 频率分级标准（若适用）：

十分常见≥10%；常见 1%～＜10%；偶见 0.1%～＜1%；罕见 0.01%～＜0.1%；十分罕见＜0.01%；未知（无法根据现有数据估计频率）。

下文描述的安全性数据反映了 3340 例患者（3451 患者年暴露）的阿利西尤单抗暴露量，多数为心血管高危或极高危患者，患者接受 75 和/或

150mg 阿利西尤单抗皮下注射给药，每 2 周 1 次（Q2W），治疗持续时间最长为 18 个月（包括 2408 例使用阿利西尤单抗至少 52 周的患者以及 639 例使用阿利西尤单抗至少 76 周的患者）。安全性数据是基于 9 项安慰剂对照研究（4 项 II 期研究和 5 项 III 期研究，所有患者均接受他汀类药物背景治疗）和 5 项依折麦布对照 III 期研究（3 项研究中的患者接受了他汀类药物背景治疗）的汇总结果。

在 10 项涉及原发性高胆固醇血症和混合性异常血脂患者的 III 期对照研究中，最常见的不良反应（有 ≥1% 阿利西尤单抗治疗组患者）为局部注射部位各种反应、上呼吸道症状和体征，以及瘙痒。

在接受阿利西尤单抗治疗的患者中，最常见的导致治疗中止的不良反应为局部注射部位反应。

心血管结局研究（ODYSSEY OUTCOMES）中的安全性特征与 III 期对照研究中描述的总体安全性特征一致。

在 III 期项目所用的 2 种剂量（75mg Q2W 和 150mg Q2W）间未观察到安全性特征差异。

在原发性高胆固醇血症和混合性血脂异常的 III 期对照研究中，1158 例（34.7%）阿利西尤单抗治疗组患者的年龄 ≥65 岁，241 例（7.2%）≥75 岁。在心血管结局研究中，2505 例阿利西尤单抗治疗组患者的年龄 ≥65 岁，493 例 ≥75 岁。随着年龄的增长，在安全性和疗效方面未观察到显著差异。

在最近完成的包含阿利西尤单抗实际暴露 406 例亚洲患者（其中中国患者 302 例）的 EAST 研究中，阿利西尤单抗耐受良好，安全特征与在此前的 III 期研究中观察到的一致。未观察到暴露于阿利西尤单抗的患者有新的安全性信号。阿利西尤单抗组在治疗期间发生的不良事件（TEAE）的患者比例略高于依折麦布对照组。值得注意的是，治疗期间发生的严重不良事件和不良事件导致的停药情况，在两个治疗组间是均衡的。

不良反应列表

表 1 列出了在临床研究中报告的不良反应。基于合并 III 期临床研究中的不良事件发生率，计算所有事件的频率。ODYSSEY OUTCOMES 研究仅注射部位反应被确认为不良反应，其发生频率与 III 期临床研究的相似。

表1 在阿利西尤单抗汇总Ⅲ期对照研究和 ODYSSEY OUTCOMES 中报告的不良反应

系统器官分类	十分常见	常见	不常见	罕见	十分罕见
各类免疫系统疾病				超敏反应 过敏性血管炎	
呼吸系统、胸及纵隔疾病		上呼吸道体征和症状①			
皮肤及皮下组织类疾病		瘙痒		荨麻疹 钱币状湿疹	
全身性疾病及给药部位各种反应		注射部位反应②			

① 主要包括咽痛、流涕、喷嚏。

② 包括红斑/发红、发痒、肿胀、疼痛/压痛。

选定不良反应描述

局部注射部位反应 阿利西尤单抗治疗组和对照组分别有 6.1% 和 4.1% 的患者报告了局部注射部位反应，包括红斑/发红、瘙痒、肿胀和疼痛/触痛。多数注射部位反应为一过性，且强度为轻度。两组由局部注射部位反应所致的停药率相当（阿利西尤单抗组和对照组分别为 0.2% 和 0.3%）。在心血管结局研究（ODYSSEY OUTCOMES）中，阿利西尤单抗治疗组患者发生注射部位反应的频率高于安慰剂治疗组患者（分别为 3.8% 和 2.1%）。

一般过敏反应 阿利西尤单抗组报告一般过敏反应的频率高于对照组，这主要是由瘙痒发生率的差异所致。观察到的瘙痒病例通常为一过性且强度为轻度。此外，对照临床研究中罕见和偶尔报告了严重过敏反应，如超敏反应、钱币状湿疹、荨麻疹和过敏性血管炎。在心血管结局研究（ODYSSEY OUTCOMES）中，阿利西尤单抗治疗组和安慰剂治疗患者报告一般过敏反应的频率相似（分别为 7.9% 和 7.8%）。在瘙痒发生率方面未见差异。

低 LDL-C 值 尽管在阿利西尤单抗研究中未发现极低 LDL-C 的不良结果，但尚不清楚极低 LDL-C 水平的长期影响。在已发表的遗传学研究以及降脂疗效的随机对照临床和观察性研究中，新发糖尿病风险的增加与 LDL-C 水平较低相关。

心血管（CV）事件 在预定的Ⅲ期研究汇总分析中，阿利西尤单抗组和对照（安慰剂或活性对照）组分别有 110 例（3.5%）和 53 例（3.0%）

患者报告了经判定证实的治疗期间出现的 CV 事件，包括冠心病（CHD）死亡、心肌梗死、缺血性卒中、需要住院的不稳定型心绞痛、充血性心力衰竭住院和血运重建，风险比（HR）＝1.08（95% CI，0.78～1.50）。阿利西尤单抗组和对照（安慰剂或活性对照）组分别有 52/3182 例（1.6%）和 33/1792 例（1.8%）患者报告了经判定证实的主要不良心血管事件（MACE）；HR＝0.81（95% CI，0.52～1.25）。在 LONG TERM 研究的预设最终分析中，阿利西尤单抗组和安慰剂组分别有 72/1550 例（4.6%）和 40/788 例（5.1%）患者发生了经判定证实的治疗期间出现的 CV 事件；两组分别有 27/1550 例（1.7%）和 26/788 例（3.3%）患者报告了经判定证实的 MACE。事后分析了风险比；所有 CV 事件和 MACE 的 HR 分别为 0.91（95% CI，0.6～1.34）和 0.52（95% CI，0.31～0.90）。

全因死亡　在Ⅲ期研究中，阿利西尤单抗组和对照组的全因死亡率分别为 0.6%（20/3182 例患者）和 0.9%（17/1792 例患者）。多数患者的主要死因为 CV 事件。

免疫原性/抗药抗体（ADA）　与所有治疗性蛋白质一样，阿利西尤单抗可能具有免疫原性。在 ODYSSEY OUTCOMES 研究中，阿利西尤单抗 75mg 和/或 150mg 每 2 周 1 次（Q2W）治疗组以及安慰剂治疗组分别有 5.5% 和 1.6% 的患者在开始治疗后检出抗药抗体（ADA），其中多数为一过性应答。阿利西尤单抗治疗组和安慰剂治疗组分别有 0.7% 和 0.4% 的患者出现持续性 ADA 应答。在 0.5% 的阿利西尤单抗治疗组患者和<0.1% 的安慰剂治疗组患者中观察到中和抗体（NAb）应答。

抗药抗体应答（包括 NAb）的滴度较低，不会对阿利西尤单抗的疗效或安全性产生具有临床意义的影响，但在治疗期间出现 ADA 的患者中，注射部位反应的发生率高于 ADA 阴性患者（7.5% 比 3.6%）。在存在 ADA 的条件下，尚不清楚继续长期接受阿利西尤单抗治疗的结局。

在汇总 10 项安慰剂对照和活性对照研究（患者接受阿利西尤单抗 75mg 和/或 150mg Q2W 治疗）以及一项单独的临床研究（患者接受阿利西尤单抗 75mg Q2W 或 300mg Q4W，包括剂量调整至 150mg Q2W 的部分患者）中，检出 ADA 和 NAb 的发生率与上述 ODYSSEY OUTCOMES 研究的结果相似。

免疫原性数据高度依赖于研究方法的灵敏度和特异性以及其他因素。此外，在研究中观察到的抗体阳性发生率可能受到多种因素的影响，包括样本处理、采样时间、合并用药和基础疾病。因此，将阿利西尤单抗的抗体发生率与其他药品的抗体发生率进行比较可能具有误导性。

上市后经验

在本品上市后使用期间曾报告了以下不良反应。不良反应来自自发报告，故频率为"未知"（无法根据现有数据估算）。

全身性疾病及给药部位各种反应　流感样疾病；过敏反应；血管性水肿。

【**药物相互作用**】　① 阿利西尤单抗对其他药品的影响　由于阿利西尤单抗是一种生物药品，预期对其他药品无药代动力学影响，对细胞色素 P450 酶也无影响。在阿利西尤单抗与阿托伐他汀或瑞舒伐他汀联合给药的临床研究中，阿利西尤单抗重复给药后未观察到他汀类药物浓度的相关变化，表明细胞色素 P450 酶（主要是 CYP3A4 和 CYP2C9）和转运蛋白（如 P-gp 和 OATP）不受阿利西尤单抗的影响。

② 其他药品对阿利西尤单抗的影响　已知他汀类和其他调脂治疗可增加 PCSK9 蛋白（即阿利西尤单抗的靶点）的产生。这导致靶点介导的清除率增加以及阿利西尤单抗的全身暴露量减少。与阿利西尤单抗单药治疗相比，与他汀类、依折麦布和非诺贝特联合用药时，阿利西尤单抗的暴露量分别降低 40％、15％和 35％左右。然而，如果阿利西尤单抗以每两周 1 次给药，那么在给药间隔期间 LDL-C 降低情况可维持。

【**禁忌**】　已知对本品活性成分或其中的任何辅料成分过敏者禁用。

对于与伴随他汀类药物或其他调脂治疗（LMT）相关的禁忌证，请参阅其目前各自现行的处方信息。

【**注意事项**】　在临床研究中报告了一般过敏反应（包括瘙痒症），以及罕见且有时严重的过敏反应（例如，超敏反应、钱币状湿疹、荨麻疹和过敏性血管炎）。在上市后的报告中出现了血管性水肿。如果发生严重过敏反应的体征或症状，则必须停止阿利西尤单抗治疗，并开始适当的对症治疗。

【**贮藏**】　贮藏于 2～8℃冰箱中。请勿冷冻。置于外包装盒中，避光保存。避免极热环境。如果需要，例如外出旅行时，本品可在室温下 25℃贮藏最多 30 天。贮藏温度不要超过 25℃。从冰箱中取出后，必须在 30 天内用完，否则应丢弃。

阿齐沙坦片

【规格】 每粒①20mg；②40mg

【成分】 阿齐沙坦。

【性状】 本品为薄膜衣片，除去包衣后显白色或类白色。

【适应证】 高血压。

【用法用量】 口服。成人推荐剂量为每次 20mg，每日 1 次。根据年龄、症状适当增减给药量，每日最大给药剂量为 40mg。

本品为降压药物，应在慎重判断本品是否适用的同时，从低剂量 20mg 开始给药。

【药理毒理】

药理作用

血管紧张素Ⅱ是肾素-血管紧张素系统中的主要升压剂，其作用包括血管收缩、刺激醛固酮合成和释放、心脏刺激和肾脏钠重吸收。阿齐沙坦通过选择性阻断血管紧张素Ⅱ与血管平滑肌和肾上腺等许多组织中的 AT1 受体结合，从而阻断血管紧张素Ⅱ的收缩血管和促醛固酮分泌作用，发挥降压作用。阻断血管紧张素Ⅱ受体可抑制血管紧张素Ⅱ对肾素分泌的负反馈调节，但是由此产生的血浆肾素活性和血管紧张素Ⅱ循环水平的增加并不会抵消阿齐沙坦对血压的作用。

药代动力学

血药浓度

（1）单次给药　健康成人单次给阿齐沙坦 20mg（9 例）及 40mg（9 例）时，原型药物的血药浓度变化情况及药代动力学参数如图1。

（2）多次给药　健康成人 1 日 1 次给予阿齐沙坦 20mg（12 例）及 40mg（12 例）、连续给药 7 天时，药物的血药浓度在给药 4 日后达到稳态，均无蓄积性。

（3）饮食的影响　健康成人（12 例）餐后给予阿齐沙坦 40mg 时，与禁食状态下给药相比，原型药物的 C_{max}、AUC 分别减少了 3.0%、8.4%。

蛋白结合率　向人血浆中添加以 ^{14}C 标记的阿齐沙坦，浓度分别为

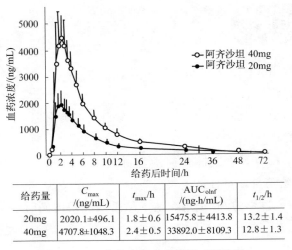

给药量	C_{max} /(ng/mL)	t_{max}/h	AUC_{olnf} /(ng·h/mL)	$t_{1/2}$/h
20mg	2020.1±496.1	1.8±0.6	15475.8±4413.8	13.2±1.4
40mg	4707.8±1048.3	2.4±0.5	33892.0±8109.3	12.8±1.3

图1 原型药物浓度变化及药动学参数

$0.3\mu g/mL$、$3\mu g/mL$、$30\mu g/mL$，蛋白结合率均为99.5%（体外研究）。

代谢 阿齐沙坦经脱羧形成代谢产物 M-Ⅰ，又经 CYP2C9 催化，代谢成为代谢产物 M-Ⅱ。M-Ⅰ 及 M-Ⅱ 对 AT1 受体的抑制作用约为原型药物的 1/1000（体外研究）。

阿齐沙坦不抑制 CYP1A2、CYP2B6、CYP2C8、CTY2C9、CYP2C19、CYP2D6、CYP2E1 及 CYP3A4，不诱导 CYP3A（体外研究）。

尿排泄 健康成人 1 日 1 次给予阿齐沙坦 20mg（12 例）及 40mg（12 例），连续用药 7 日，至给药 168h，原型药物的累积尿排泄率分别为 15.1%、14.6%。

特殊人群

（1）**肾功能损害** 有不同程度肾功能损害的高血压患者（eGFR❶ 在 15～30 的重度肾功能损害患者 4 例，eGFR❶ 在 30～60 的中度肾功能损害患者 10 例，eGFR❶ 在 60 以上的正常-轻度肾功能损害患者 8 例）给阿齐沙坦 20mg、1 日 1 次、连续 7 日多次给药时，与正常-轻度肾功能损害患者相比，中度肾功能损害患者的 C_{max}、AUC 分别增加 17.3%、16.7%，重度肾功能

❶ 男性的 eGFR（mL/min/1.73m²）$=194\times CL_{Cr}-1.094\times$ 年龄-0.287；
女性的 eGFR（mL/min/1.73m²）$=194\times CL_{Cr}-1.094\times$ 年龄-0.287×0.739。

损害患者的 C_{max}、AUC 分别增加 8.9%、39.3%。

在以有肝功能损害的高血压患者为对象进行的临床试验中，与中度肾功能损害患者相比，重度肾功能损害患者的波谷血药浓度增加了 35.1%～61.3%，严重肾功能损害患者的波谷血药浓度增加了 51.0%～91.9%。

（2）肝功能损害　轻度-中度肝功能损害患者（Child-Pugh 评分为 5～6 的轻度肝功能损害患者 8 例、Child-Pugh 评分为 7～9 的中度肝功能损害患者 8 例、共计 16 例）及健康成人（16 例）给阿齐沙坦酯 40mg、连续 5 日多次给药时，与健康成人相比，轻度肝功能损害患者的 C_{max} 减少了 7.7%，AUC 增加了 27.9%，中度肝功能损害患者的 C_{max}、AUC 分别增加了 17.9%、64.4%。

（3）老年患者　健康老年人（65 岁以上 85 岁以下、24 例）及非老年人（18 岁以上 45 岁以下、24 例）均给予阿齐沙坦 40mg 每日 1 次，连续用药 5 日，与非老年人相比，老年人的 C_{max}、AUC（第 8 日）分别减少 15.6%、9.0%。

药物相互作用　健康成人（18 例）1 日 1 次、连续 7 日多次给氟康唑（CYP2C9 抑制剂）200mg，同时联合单次给阿齐沙坦 40mg（在氟康唑给药第 7 日开始给药），结果表明，与单独给药相比，阿齐沙坦的 C_{max}、AUC 分别增加了 14.1%、42.1%。

毒理研究

遗传毒性　阿齐沙坦和其人体主要代谢物 M-Ⅱ 的 Ames 试验、中国仓鼠卵巢细胞正向突变试验、小鼠淋巴瘤（tk）基因突变试验，体内非程序 DNA 合成试验和体内小鼠/大鼠微核试验结果均为阴性。阿齐沙坦 CHO 细胞基因突变试验、小鼠淋巴瘤细胞试验、CHL 细胞染色体畸变，无论是否代谢活化条件，结果均为阳性；无代谢活化条件下，人体主要代谢物 M-Ⅱ 在 24h 内也呈阳性。

生殖毒性　雄性大鼠从交配前 9 周连续 12 周经口给予阿齐沙坦 10、30 及 100mg/(kg·d)，结果中、高剂量组动物体重增加抑制、摄食量减少。雌性大鼠从交配前 2 周至妊娠 12 天或至分娩后 21 天给药，结果 3mg/(kg·d) 组动物可见分娩障碍；大于 10mg/(kg·d) 组动物体重增加抑制及摄食量减少，10mg/(kg·d) 组动物黄体数量减少、着床后胚胎死亡率增加。

大鼠妊娠第 6～17 天经口给予阿齐沙坦 3、10、30 及 100mg/(kg·d)，结果大于 10mg/(kg·d) 组亲代大鼠体重增加抑制、摄食量减少、胃黏膜部位呈红色，大于 30mg/(kg·d) 组胎仔骨化骶椎数量偏低，100mg/(kg·d)

组动物体重偏低。兔妊娠第6～18天经口给予阿齐沙坦20、100及500mg/（kg·d），结果可见高剂量组亲代大鼠体重减轻、流产、排粪量减少，胚胎着床后死亡率增加。

大鼠妊娠（授乳）第15～21日经口给予阿齐沙坦，结果可见亲代大鼠大于1mg/（kg·d）组胃黏膜层呈红色、大于10mg/（kg·d）组动物体重偏低、摄食量偏低；0.3mg/（kg·d）组可见幼仔肾盂扩张及输尿管扩张、大于1mg/（kg·d）组死产幼仔数量增加、出生后4天存活率偏低、肾盂扩张、大10mg/（kg·d）组动物体重偏低、断奶率偏低、幼仔数量减少、肾表面粗糙化，大于30mg/（kg·d）组动物妊娠期缩短、着床数量减少、F2代性别比例异常、分娩障碍。

致癌性 小鼠经口给予阿齐沙坦10、30和100mg/（kg·d），连续给药2年，结果未见致癌性；可见红细胞计数偏低、肾脏球旁细胞肥大、慢性进行性肾病、乳头部微小结石、肾小管嗜酸性化/局部玻璃样变/坏死/扩张。大鼠经口给予阿齐沙坦10、30、100及300mg/（kg·d），连续给药2年，结果未见致癌性；可见肾脏球旁细胞肥大、肾小叶间动脉内膜增厚及肾上腺球状细胞萎缩。Tg.rasH2小鼠经口给予阿齐沙坦50、150及450mg/（kg·d），连续给药26周，结果未见致癌性；可见心脏、胸腺重量偏低，肾小管再生、球旁细胞过度增殖。

【不良反应】 在日本的临床试验中，930例受试者中有97例（10.4％）发生了包括临床检查异常在内的不良反应。

重大不良反应（发生率不明）

（1）血管神经性水肿 发生过面部、口唇、舌、咽-喉头肿胀等症状，因此，用药期间应进行充分观察，发生异常情况时中止给药，进行适当治疗。

（2）休克、昏厥、意识丧失 发生过休克、伴有低血压的昏厥及意识丧失，因此应进行充分观察，发生厥冷、呕吐、意识丧失等症状时，应立即进行适当治疗。特别是对于接受血液透析的患者、严格进行低盐疗法的患者或服用利尿降压药的患者，应从低剂量开始用药，在充分观察患者状态的同时慎重给药。

（3）急性肾功能衰竭 发生过急性肾功能衰竭，因此应进行充分观察，发生异常时应立即进行适当治疗。

（4）高钾血症 可能引起重症高钾血症，因此需对患者进行密切观察，如若发现异常，立刻采取相应措施。

（5）肝功能损害 可能引起AST（GOT）、ALT（GPT）、γ-GTP升高

等的肝功能损害，因此应密切观察患者的状态，发现异常时立刻中止给药并采取相应的处理措施。

（6）横纹肌溶解症　有可能发生横纹肌溶解症，因此需对患者进行密切观察，当患者出现肌痛、乏力、肌酸激酶升高、血中及尿中肌红蛋白升高等情况时，应该立即中止给药并采取适当措施。此外，应该时刻注意横纹肌溶解征所引起的急性肾功能衰竭。

其他不良反应

其他不良反应见表1。

表 1　不良反应及表现

种类	发生率 0.1％～5％	发生率未知
过敏①		皮疹、湿疹、皮肤瘙痒
循环系统	眩晕	
精神神经系统	头痛	
代谢异常	血钾升高、血中尿酸水平升高	
消化系统	腹泻	
肝脏	ALT(GPT)、AST(GOT)水平升高	
肾脏	BUN、肌酐水平升高	
其他	血中 CK(CPK)水平升高	

① 在这种情况下应中止给药。

【药物相互作用】　联用中的注意事项见表2。

表 2　药物联用中的注意事项

药物名称	临床症状及处理方法	机制及危险因素
醛固酮拮抗剂/保钾利尿药 　螺内酯 　氨苯蝶啶 　依普利酮等 **补钾药** 　氯化钾等	可能导致血清钾值升高，因此应加以注意	本品的醛固酮分泌抑制作用可增强钾的潴留作用。 　危险因素:特别是对于肾功能损害患者
利尿降压药 　呋塞米 　三氯噻嗪等	对于接受利尿降压药治疗的患者,首次给予本品时可能导致降压作用增强,应加以注意	接受利尿降压药治疗的患者多数肾素活性亢进,本品易发挥作用
富马酸阿利吉仑	因本品与该药联用时可引起肾功能损害、高钾血症及低血压,因此需密切观察患者的肾功能、血钾水平及血压。对于 eGFR 低于 60mL/min/1.73m² 的肾功能损害患者避免联合使用,确定不得不采用该联合治疗的情况除外	联用时可加强对肾素-血管紧张素系统的抑制作用

续表

药物名称	临床症状及处理方法	机制及危险因素
血管紧张素转换酶抑制剂	本品与该药物联用时可引起肾功能损害、高钾血症及低血压，因此需密切观察患者的肾功能、血钾水平及血压	联用时可加强对肾素-血管紧张素系统的抑制作用
锂	可能引起锂中毒，因此与锂联用时，应注意血锂浓度	可促进肾小管对锂的重吸收
非甾体抗炎药（NSAID）/选择性 COX-2 抑制剂 吲哚美辛等	可能减弱降压作用	非甾体抗炎药/选择性COX-2抑制剂能够抑制具有扩血管作用的前列腺素的合成，因此认为其可能会减弱降压作用
	对于肾功能损害患者，可能会导致肾功能进一步恶化	非甾体抗炎药/选择性COX-2抑制剂能够抑制前列腺素的合成，导致肾血流量降低

【禁忌】 ① 对本品活性成分或任何辅料过敏者禁用。

② 妊娠妇女或有可能妊娠的妇女禁用。

③ 正在服用富马酸阿利吉仑的糖尿病患者禁用（但是，其他降压疗法不能很好控制血压的患者除外），有报告显示本品与该药联合可增加非致死性脑卒中、肾功能损害、高钾血症和低血压的风险（见【注意事项】）。

【注意事项】 ① 对于双侧肾动脉狭窄或单侧肾动脉狭窄患者，肾血流量的减少或肾小球滤过压的降低可能导致肾功能的迅速恶化，因此除非判定必须使用本品进行治疗，否则应避免使用本品。

② 对于高钾血症患者，因为可能导致高钾血症恶化，因此除非判定必须使用本品进行治疗，否则应避免使用本品。并且，对于肾功能损害、糖尿病控制不佳等易引起血清钾值升高的患者，由于可能导致发生高钾血症，应密切监测血钾情况。

③ 本品与富马酸阿利吉仑合用时，可能引起肾功能损害、高钾血症及低血压，因此应密切观察患者状态慎重用药。估算的肾小球滤过率（eGFR）低于 $60mL/min/1.73m^2$ 的肾功能损害患者，应避免同时使用富马酸阿利吉仑，除非不得不采用该联合用药方案。

④ 本品给药可能导致肾功能恶化，严重的肾功能损害患者慎用。对 eGFR 在 $15m/min/1.73m^2$ 以下患者的用药经验较少，因此对于这类患者，应从低剂量开始给药，如需增量，应在充分观察患者状态的同时缓慢增量，

谨慎给药。

⑤ 有报告称，外国中度肝功能损害患者的阿齐沙坦血药浓度（AUC）较健康成人增加 64%，无重度肝功能损害患者的用药经验。

⑥ 过度的降压作用可引起脑供血不足，可能导致症状恶化。

⑦ 本品给药可能引起血压迅速降低，因此，下列患者应从低剂量开始给药，在充分观察患者状态的同时慎重给药：

- 接受血液透析的患者；
- 接受严格低盐疗法的患者；
- 正在服用利尿降压药的患者。

⑧ 降压作用可能引起眩晕、胸闷等事件，因此，在进行高空作业、机动车驾驶等伴有危险性的机械操作时应注意。

⑨ 对于应用血管紧张素 II 受体拮抗剂的患者，由于肾素-血管紧张素系统受抑制，在麻醉及手术中可能出现重度的血压降低。最好不要在手术前 24h 内给药。

【贮藏】 密闭，30℃ 以下保存。

本维莫德乳膏

【规格】 10g：0.1g（1%）

【成分】 本品活性成分为本维莫德。

【性状】 本品为类白色乳膏。

【适应证】 本品用于适合局部治疗的成人轻至中度稳定性寻常型银屑病。

【用法用量】 皮肤局部外用，每日 2 次，早晚各 1 次，均匀涂抹于患处，形成一薄层即可。每日最大使用量不超过 6g，治疗面积不应超过体表面积的 10%。患处皮肤涂布本品后严禁日光照射，在自然光照下也需注意采取避光措施。

本品连续使用超过 12 周的安全有效性尚未确立。临床用药总时间最长不得超过 12 周。本品停药后重复使用的安全有效性尚未确立，不推荐重复使用。

本品不可用于头面部、口周及眼睑部、腹股沟、肛门生殖器等部位。用药后请立即洗手。

【药理毒理】

药理作用

本维莫德治疗银屑病的具体作用机制尚不清楚。药理研究显示，本维莫德可抑制淋巴细胞蛋白质酪氨酸激酶活性；对与银屑病相关的炎症性细胞因子的释放、炎症细胞迁移和浸润、角质形成细胞的非正常分化和增生、新生血管形成和血管扩张均有抑制作用。

药代动力学

12 例轻至中度银屑病患者使用本维莫德乳膏 $1.8mg/cm^2$（每天使用 $0.7\sim3g$），每天 2 次，持续 42 天，全身吸收有限。

体外试验结果显示，本维莫德血浆蛋白结合率可高达 90.5％。

大鼠皮下注射本维莫德 9mg/kg 后，脏器肝、肾、脾、胃、甲状腺、卵巢、胰腺、皮肤中均有分布。给药后 120h，尿液和粪便中原型药物累积排泄量为 20.2％，代谢产物主要通过粪便、胆汁和尿液排出，大部分药物以结合形式存在。

毒理研究

遗传毒性 本维莫德 Ames 试验、中国仓鼠肺细胞（CHL）染色体畸变试验和小鼠体内微核试验结果均为阴性。

生殖毒性 雄性大鼠从交配前 28 天至交配成功，雌性大鼠从交配前 14 天至妊娠后第 6 天，每日皮下注射本维莫德 3、10 和 30mg/kg。30mg/kg 剂量下雄性大鼠生育力未见明显不良影响，但该剂量下可导致母鼠体重、胎盘重量降低，胎仔活胎数减少和吸收胎数增加；雌性大鼠生育力和早期胚胎发育的未见明显毒性反应剂量（NOAEL）为 10mg/kg。

大鼠于妊娠第 6～15 天联系皮下注射本维莫德 3、10、30mg/kg。各组母鼠给药期间均可见注射部位皮肤局部红肿和轻度溃疡；10mg/kg 以上剂量组母鼠可见体重增长减缓；30mg/kg 组胎仔可见活胎数明显减少，平均身长明显降低，第 2、5、6 胸骨骨化不全或缺失；大鼠胚胎-胎仔发育的 NOAEL 为 10mg/kg。

兔于妊娠第 6～18 天连续皮下注射本维莫德 6 和 20mg/kg。6mg/kg 以上剂量组母兔可见体重减轻和摄食量减少，胎仔可见活胎率降低、骨骼发育延迟；20mg/kg 可导致母兔流产率增加、胎仔全部死亡；兔胚胎-胎仔发育的 NOAEL 为 2mg/kg。

大鼠于妊娠第 6 天至分娩后第 21 天连续皮下注射本维莫德 3、10、30mg/kg。10mg/kg 以上剂量组母鼠可见剂量相关的哺乳期摄食量降低，30mg/kg 组可导致母鼠体重增长减慢，孕鼠可见难产死亡；10mg/kg 以上剂量可导致 F1 代出生死亡率增加、外观畸形率增加、体重增长降低、发育期摄食量减少及雌雄生殖器官重量降低，3mg/kg 以上剂量可导致 F1 代雄鼠生育率和雌鼠妊娠率降低，30mg/kg 剂量下还可见吸收胎率和着床后丢失率增加、活胎（F2 代）率降低。

本维莫德可通过母鼠乳汁分泌。

致癌性 本维莫德尚未进行致癌性试验，其长期使用的致癌性风险尚不明确。

光毒性 在豚鼠皮肤光毒性试验中，2%本维莫德乳膏未见明显光毒性。

【不良反应】 因临床试验条件各异，故在一项药物临床试验中观察到的药物不良反应发生率不能与其他药物临床试验的不良反应发生率相比较，临床实际应用中不良反应发生率与药物临床试验中不良反应发生率也可能会有一定差异。

目前，1093 例成人轻至中度稳定性寻常型银屑病患者的临床试验中，其中 615 例患者应用了本维莫德乳膏治疗，345 例应用了 12 周治疗，59 例应用了 52 周治疗，结果显示，约 38.7%的患者出现了与药物相关的不良反应。本维莫德乳膏常见不良反应为用药部位的瘙痒、毛囊炎、接触性皮炎、丘疹、过敏性皮炎、疼痛、红斑、皮肤水肿、皮疹、色素异常、皮炎、皮肤干燥等，多为一过性并呈轻中度，多发于用药后 14 天之内，多数皮肤局部不良反应不需要用药可自行好转。其他组织器官和系统性不良反应少见。观察到的系统不良事件包括感染及浸染类疾病（流感、尿路感染、上呼吸道感染、鼻咽炎、发热、皮肤感染、毛囊炎等）、转氨酶升高、腹泻、上腹痛、胸闷、哮喘、频发室早、频发房早等。无死亡发生，试验过程中出现 4 例（0.5%）严重不良反应，分别为 2 例接触性皮炎、1 例接触性皮炎合并药疹、1 例多形性红斑。

基于多个临床试验的合并分析不良反应发生率（十分常见≥10%；常见 1%～<10%；少见 0.1%～<1%）如表 1 所示（单个反应按照发生频率从高到低的降序排列。每个频率组中，不良反应按照严重程度降序排列）。

表 1　不良反应列表

系统组织器官	发生频率	不良反应
皮肤及皮下组织类疾病	十分常见	瘙痒
	常见	毛囊炎、接触性皮炎、过敏性皮炎、丘疹、疼痛、皮疹、红斑、皮肤水肿、色素异常、皮炎、皮肤干燥
	少见	皮肤刺激、皮肤灼烧感、荨麻疹、毛囊及毛囊旁角化过度、皮肤剥脱、脓疱疹、潮红、毛发生长异常、湿疹、痤疮、水疱、苔藓样变、掌跖红肿疼痛综合征、皮肤乳头状瘤
感染及侵染类疾病	少见	脓疱疹、毛囊炎
全身性疾病	少见	胸部不适
胃肠系统	少见	上腹痛
实验室检查	少见	白细胞计数升高、嗜酸性粒细胞计数升高

【药物相互作用】　尚不明确。未进行该项试验且无可靠参考文献。

【禁忌】　① 对本维莫德或乳膏中其他成分过敏者禁用。

② 妊娠、计划妊娠及哺乳期妇女禁用。

③ 点滴状、红皮病型、关节病型和脓疱型银屑病患者禁用。

【注意事项】　① 本品仅供皮肤局部外用，不可用于头面部、口周及眼睑部、腹股沟、肛门生殖器等部位。用药后请立即洗手。

② 每日使用最大剂量不能超过 6g。治疗皮损面积不应超过体表面积的 10%。

③ 本品不能用于损伤皮肤，不能封闭敷裹，不能用于伴有溃疡的黏膜或者用于皮肤褶皱处。

④ 使用本品治疗时，医生应该建议患者涂布本品后避免暴露于自然光或人工光下，或应采用避光措施。

⑤ 本品连续使用超过 12 周的安全有效性尚未确立。临床用药不应超过 12 周。

⑥ 使用后请拧紧瓶盖，以防污染。

⑦ 本品性状发生改变时请勿使用。

⑧ 有接触性皮炎史者慎用。

⑨ 请在医生指导下使用本品，如出现严重不良反应请立即停止使用并及时咨询医生。

⑩ 部分患者使用本品后可能会产生一过性皮肤刺激反应，多在用药后两周内发生，大多数无须处理，随用药时间延长可逐渐消失，如果皮肤刺激反应程度较重或用药两周后仍未消退，建议停用本品并咨询医生。

⑪ 酒精依赖者、经常使用中草药或镇静剂、安眠药、安定剂及其他成瘾性药物者慎用。

⑫ 肝肾功能损害的患者　没有对产品治疗伴有严重肾功能不全或重度肝脏病患者的安全性和有效性进行评估。

⑬ 请将本品放在儿童不能接触的地方。

⑭ 局部使用本品治疗银屑病，在治疗停止后可能会发生银屑病复发，复发后使用本品再治疗的安全有效性尚未确立。

【贮藏】　避光，密闭，阴凉处（不超过20℃）保存。请置于儿童不易触及之处。

度普利尤单抗注射液（达必妥）

【规格】　① 预充式注射器装：300mg（2.0mL）/支（预充式注射器）；② 预充式注射器装：200mg（1.14mL）/支（预充式注射器）

【成分】　本品活性成分为度普利尤单抗。度普利尤单抗系采用中国仓鼠卵巢细胞（CHO-K1）表达制备的靶向白细胞介素-4受体亚基α（IL-4R-α）的全人单克隆抗体（IgG$_4$型），能够抑制IL-4/IL-13信号转导。

【性状】　透明至略带乳白色、无色至淡黄色溶液，无可见颗粒。

【适应证】　本品用于治疗外用药控制不佳或不建议使用外用药的6岁及以上青少年和成人中重度特应性皮炎。本品可与或不与外用皮质类固醇联合使用。

【用法用量】　本品应由具有适应证诊断和治疗经验的医疗卫生专业人员处方。

剂量

（1）成人　推荐成人患者使用本品的初始剂量为600mg（300mg注射2次），继以每两周1次给予300mg，皮下注射给药。

（2）儿童　6至17岁儿童患者的推荐剂量详见表1。

表1　6至17岁特应性皮炎青少年患者的度普利尤单抗注射液皮下给药剂量

患者体重/kg	初始剂量/mg	后续给药/mg
15～<30	600（两剂300mg注射液）	300（每四周一次）
30～<60	400（两剂200mg注射液）	200（每两周一次）
≥60	600（两剂300mg注射液）	300（每两周一次）

本品可与或不与外用皮质类固醇联合使用。可使用外用钙调神经磷酸酶抑制剂，但应仅限于问题部位，如面部、颈部、褶皱区域和生殖器部位。

本品治疗特应性皮炎 16 周后无效的患者应考虑停止治疗。一些在初始治疗中部分应答的患者可能会在 16 周后的继续治疗中获得病情改善。若本品治疗必须中止，患者仍能成功接受重新治疗。

给药方法

皮下使用。本品通过皮下注射至大腿或腹部，肚脐周围 5cm 以内的区域除外。如果由他人进行注射，也可注射于上臂。

对于 400mg 初始剂量，应在不同的注射部位接连注射 2 次 200mg 本品。

对于 600mg 初始剂量，应在不同的注射部位接连注射 2 次 300mg 本品。

建议每次注射时轮换注射部位。本品不应注射至脆弱、受损或有瘀伤、瘢痕的皮肤上。

在医疗卫生专业人员认可的情况下，患者可以自行注射本品，或者由患者的看护人员进行给药。12 岁及以上青少年使用度普利尤单抗时，建议由成人实施或在成人监督下用药。在 12 岁以下儿童中，应由看护人员给药。在使用前，应根据包装说明书中的使用说明（见度普利尤单抗注射液使用说明），对患者和/或看护人员，提供适当的准备和使用本品的培训。

漏用

如果错过一次用药，应尽快给药。此后，恢复在规定时间内的定期给药。

特殊人群

① 老年患者（≥65 岁）　对于老年患者，不建议调整剂量。

② 肾功能不全　轻度或中度肾损害患者不需要调整剂量。本品在严重肾损害患者中的数据极其有限。

③ 肝损伤　尚无本品在肝功能损害患者中的数据。

④ 体重　不建议对特应性皮炎成人患者根据体重调整剂量。

⑤ 6 至 17 岁特应性皮炎患者推荐剂量为 300mg Q4w（15～<30kg），200mg Q2w（30～<60kg）和 300mg Q2w（≥60kg）（表 1）。

【药理毒理】

药理作用

度普利尤单抗是一种全人单克隆抗体（IgG_4 型），可通过与白介素-4

（IL-4）和白介素-13（IL-13）受体复合物共享的 IL-4Rα 亚单位特异性结合而抑制 IL-4 和 IL-13 的信号转导。度普利尤单抗通过Ⅰ型受体抑制 IL-4 信号转导，并通过Ⅱ型受体抑制 IL-4 和 IL-13 信号转导。

炎症是哮喘和特应性皮炎发病机制的重要组成部分。炎症涉及可表达 IL-4Rα 的多种细胞类型（如肥大细胞、嗜酸粒细胞、巨噬细胞、淋巴细胞、上皮细胞、杯状细胞）和炎性介质（如组胺、类花生酸、白三烯、细胞因子、趋化因子）。利用度普利尤单抗阻断 IL-4Rα，可抑制 IL-4 和 IL-13 细胞因子诱导的炎性反应，包括：促炎细胞因子、趋化因子、一氧化氮和 IgE 的释放；但度普利尤单抗对哮喘的作用机制尚未明确。

药代动力学

吸收　单次皮下（sc）注射 75～600mg 剂量的本品后，达到血清峰浓度的中位时间为 3～7 天。通过群体药代动力学（PK）分析确定，皮下注射给药后，估计本品的绝对生物利用度为 64%。

起始给药剂量 600mg，随后每两周给药 300mg，第 16 周达到稳态浓度。在所有临床试验中，每两周给予 300mg 剂量，稳态谷浓度平均值±SD 范围为（73.3±40.0)μg/mL 至（79.9±41.4)μg/mL。

分布　通过群体 PK 分析估计本品的分布容积大约为 4.6L，表明本品主要分布在血管系统中。

生物转化　未进行特定的代谢研究，因为本品是一种蛋白质。预期本品会降解为小肽和单个氨基酸。

消除　本品可通过平行线性和非线性途径消除。在较高浓度下，本品主要通过非饱和的蛋白质水解途径进行消除，而在较低浓度时，非线性饱和 IL-4Rα 靶点介导的消除占优势。在末次稳态剂量给药后，通过群体 PK 分析估计，300mg Q2W 方案度普利尤单抗浓度降至低于检测下限的中位时间为 10 周，300mg QW 方案为 13 周。

线性/非线性　由于非线性清除，以浓度-时间曲线下面积测量的本品暴露随着单次皮下注射剂量的增加（75～600mg）以高于剂量增加比例的方式增加。

特殊人群

（1）性别　通过群体 PK 分析确定，未发现性别对本品全身暴露有任何临床有意义的影响。

（2）老年患者　在Ⅱ期剂量范围研究或Ⅲ期安慰剂对照研究中，共有

1472 例特应性皮炎患者接受本品治疗，其中共有 67 例患者年龄在 65 岁或以上。虽然老年患者和年轻特应性皮炎成人患者之间的安全性或有效性没有差异，65 岁及以上的患者人数不足以确定是否与年轻患者的反应不同。

通过群体 PK 分析确定，未发现年龄对本品全身暴露有任何临床有意义的影响。然而，本分析中仅有 61 例 65 岁以上的患者。

（3）种族　　通过群体 PK 分析确定，未发现种族对本品全身暴露有任何临床有意义的影响。

（4）肝损害　　作为单克隆抗体，本品预期不会发生显著的肝脏消除。未进行临床研究评估肝损害对本品药代动力学的影响。

（5）肾损害　　作为单克隆抗体，本品预期不会发生显著的肾脏消除。未进行临床研究评估肾损害对本品药代动力学的影响。群体 PK 分析未发现轻度或中度肾损害对本品全身暴露有临床意义的影响。本品在严重肾损害患者中的资料非常有限。

（6）体重　　在体重较高的受试者中本品谷浓度较低，对疗效未产生有意义的影响。

（7）免疫原性　　度普利尤单抗高滴度抗体的产生伴有血清度普利尤单抗浓度降低。少数具有高抗体滴度的受试者未检测到血清度普利尤单抗浓度。

（8）儿科人群　　当 12 至 17 岁特应性皮炎青少年患者接受 200mg（小于 60kg）或 300mg（≥60kg）每两周 1 次给药（Q2W）时，度普利尤单抗稳态谷浓度均值±SD 为（54.5±27.0)μg/mL。

中国药代动力学数据　　在中国健康成人受试者中单次皮下注射本品 200mg、300mg 和 600mg 后，达到血清峰浓度的中位时间为 7～8.5 天。血清中功能性度普利尤单抗的平均最大浓度（C_{max}）分别为 25.4、37.2 和 77.3μg/mL，随剂量近似成比例增加。AUC 和 AUC_{last} 以大于剂量比例的方式增加，AUC 的平均值分别为 425807 和 2150μg·d/mL，AUC_{last} 的平均值分别为 402792 和 2110μg·d/mL。

毒理研究

遗传毒性　　尚未开展动物实验评价度普利尤单抗的致突变性。

生殖毒性　　性成熟小鼠皮下注射剂量高达 200mg/kg 每周的抗 IL-4Rα 同源抗体，未见对生殖器官、月经周期或精子分析等生育力指标的影响。

妊娠食蟹猴从器官生成期开始至分娩，每周皮下注射抗 IL-4Rα 同源抗体 100mg/kg（以 mg/kg 计，为最大推荐人用剂量 MRHD 的 10 倍）。在出生至 6 月龄胎仔中未见与给药相关胚胎-胎仔毒性或畸形及对形态学、功能或免疫学发育的不良影响。

致癌性 尚未开展动物实验评价度普利尤单抗的致癌性。

【不良反应】

特应性皮炎成人患者

全球 Ⅲ 期临床研究的不良反应

（1）安全性特征概要 最常见的不良反应是注射部位反应、结膜炎、睑缘炎和口腔疱疹。特应性皮炎开发项目中报告的血清病/血清病样反应病例十分罕见。

在单药治疗研究中，因不良事件中止治疗的患者比例：安慰剂组为 1.9%，度普利尤单抗 300mg 每两周 1 次（Q2W）组为 1.9%，度普利尤单抗 300mg 每周 1 次（QW）组为 1.5%。在联用外用皮质类固醇（TCS）的研究中，因不良事件中止治疗的患者比例：安慰剂＋TCS 组为 7.6%，度普利尤单抗 300mg Q2W＋TCS 组为 1.8%，度普利尤单抗 300mg QW＋TCS 组为 2.9%。

（2）不良反应列表 在四项随机、双盲、安慰剂对照研究（分别为 SOLO1，SOLO2，CHRONOS 和 CAFÉ 研究）和一项剂量范围研究（R668-AD-1021 研究）中，评估本品对中度至重度特应性皮炎患者的安全性。在这 5 项试验中，1689 例受试者接受本品皮下注射治疗，联合或不联合外用皮质类固醇（TCS）。共有 305 例患者接受本品治疗至少 1 年。

在一项 Ⅲ 期、多中心、开放性延长（OLE）研究（AD-1225）中，在 2677 名中度至重度 AD 成人中评估了度普利尤单抗重复给药的长期安全性，这些成人暴露于 300mg 每周给药（99.7%），其中 347 名成人完成了至少 148 周的研究。本研究中观察到的 3 年的长期安全性特征与对照研究中观察到的度普利尤单抗安全性特征基本一致。

表 2 中列出了按系统器官分类和频率划分的在特应性皮炎临床试验中观察到的不良反应，使用以下类别：十分常见（≥1/10）、常见（1/100～<1/10）、偶见（1/1000～<1/100）、罕见（1/10000～<1/1000）、十分罕见（<1/10000）。在每个频率分组中，不良反应以严重程度递减的顺序呈现。

表 2 特应性皮炎治疗中的不良反应列表

MedDRA 系统器官分类	频率	不良反应
感染及侵染类疾病	常见	结膜炎 口腔疱疹
血液及淋巴系统疾病	常见	嗜酸性粒细胞增多症

续表

MedDRA 系统器官分类	频率	不良反应
免疫系统疾病	十分罕见	血清病/血清病样反应 速发过敏反应 血管性水肿
各类神经系统疾病	常见	头痛
眼器官疾病	常见	过敏性结膜炎 眼部瘙痒 睑缘炎
	不常见	角膜炎 溃疡性角膜炎
各种肌肉骨骼及结缔组织疾病	不详	关节痛①
全身性疾病及给药部位各种反应	十分常见	注射部位反应

① 来自上市后报告。

中国成人Ⅲ期临床研究的不良反应 EFC15116 是一项 16 周治疗期、12 周随访期、随机化、双盲、安慰剂对照临床研究，旨在评估治疗中国 165 例中度至重度特应性皮炎成年患者的疗效和安全性。在本临床研究观察到的中国成人度普利尤单抗安全性特征与全球成人相似。不良反应包括注射部位反应（发生率 8.5%）、结膜炎（9.8%）、超敏反应（4.9%）、头痛（2.4%）、过敏性结膜炎（8.5%）、干眼（2.4%）、关节痛（3.7%）。

特应性皮炎青少年患者（12~17 岁）

在 250 例 12 至 17 岁中度至重度特应性皮炎患者研究（AD-1526）中，对度普利尤单抗的安全性进行评估。随访至第 16 周的安全性特征与特应性皮炎成人患者研究中的安全性特征相似。

特应性皮炎儿童患者（6~11 岁）

研究 AD-1652 纳入了 367 例 6~11 岁重度特应性皮炎患者，对度普利尤单抗的安全性进行了评估。度普利尤单抗＋TCS 直至第 16 周的安全性特征与特应性皮炎成人及青少年患者研究中的安全性特征相似。在儿童和青少年中观察到的度普利尤单抗的长期安全性特征与在特应性皮炎成人患者中观察到的特征一致。

特定不良反应描述

（1）超敏反应 罕见本品给药后的血清病/血清病样反应和速发过敏反应的病例报告。

（2）结膜炎和相关事件 在特应性皮炎研究中，与安慰剂相比，接受本品治疗的特应性皮炎患者出现结膜炎的频率升高。大部分患者的结膜炎在治疗期间痊愈或好转。

（3）**疱疹性湿疹**　在 16 周特应性皮炎的单药治疗研究中，度普利尤单抗组疱疹性湿疹报告比例＜1％，安慰剂组报告比例＜1％。在 52 周特应性皮炎的度普利尤单抗＋TCS 研究中，度普利尤单抗＋TCS 组疱疹性湿疹报告比例为 0.2％，安慰剂＋TCS 组报告比例为 1.9％。

（4）**嗜酸性粒细胞增多症**　本品治疗患者和安慰剂治疗患者相比，嗜酸粒细胞计数较基线的平均初始增长更高。在研究治疗期，嗜酸粒细胞计数下降到接近基线水平。

据报告，度普利尤单抗治疗患者治疗中出现的嗜酸粒细胞增多症（≥5000 细胞/μL）的比例＜1％，安慰剂治疗患者无报告。

（5）**感染**　在 16 周特应性皮炎的单药治疗研究中，安慰剂组有 1.0％的患者报告严重感染，度普利尤单抗组有 0.5％的患者报告严重感染。在 52 周特应性皮炎的 CHRONOS 研究中，安慰剂组有 0.6％的患者报告严重感染，度普利尤单抗组有 0.2％的患者报告严重感染。

（6）**免疫原性**　与所有治疗性蛋白质一致，本品也可能具有免疫原性。

抗药抗体（ADA）反应通常不会影响本品的暴露、安全性或有效性。

在为期 52 周的成人研究中，安慰剂组中约 3％的患者、本品组中 2％的患者的抗药抗体（ADA）反应持续超过 12 周。在这些患者中，安慰剂组有0.7％的患者，本品治疗组有 0.2％的患者还具有中和抗体反应，这些反应通常不伴有疗效丧失。

特应性皮炎青少年受试者接受度普利尤单抗 300mg 或 200mg Q2W 给药方案，持续 16 周，约 16％产生度普利尤单抗抗体；约 3％显示持续 ADA反应，大约 5％有中和抗体。

度普利尤单抗和安慰剂受试者检测到的抗体滴度大多偏低。在接受度普利尤单抗治疗的受试者中，度普利尤单抗高滴度抗体的产生伴有血清度普利尤单抗浓度降低。

在总体暴露汇总中，少于 0.1％的患者表现出高滴度的 ADA 反应，伴有暴露和疗效降低。此外，有 1 例血清病患者和 1 例血清病样反应（＜0.1％）患者伴有高滴度 ADA。

（7）**儿科人群**　特应性皮炎临床试验中，在 6 岁 11 岁儿童患者以及12 至 17 岁青少年中观察到的安全性特征与成人相似。

【药物相互作用】　在使用本品 300mg 每周治疗 1 次，共 16 周的方案治疗特应性皮炎患者的研究中，评估了疫苗的免疫应答。经 12 周本品给药后，患者接种 Tdap 疫苗（T 细胞依赖性）和脑膜炎球菌多糖疫苗（T 细胞非依赖性），并在 4 周后评估免疫应答。本品治疗组和安慰剂组患者对破伤风疫苗和脑膜炎球菌多糖疫苗的抗体反应相似。在研究中未观察到非活疫苗和本品之间的不良相互作用。

因此，接受本品治疗的患者可同时接种灭活或非活疫苗。关于活疫苗的信息，见【注意事项】。

在一项特应性皮炎患者的临床研究中，评估了本品对 CYP 底物药代动力学（PK）的影响。该研究收集的数据并未显示本品对 CYP1A2、CYP3A、CYP2C19、CYP2D6 或 CYP2C9 活性具有临床相关的影响。

【禁忌】 对本品活性成分或者其他任何辅料有超敏反应者禁用。

【注意事项】

（1）超敏反应 如果发生全身性超敏反应（速发型或迟发型），应立即停用本品并开始适当的治疗。本品给药后，特应性皮炎开发项目中报告的血清病/血清病样反应病例十分罕见。

（2）蠕虫感染 已知蠕虫感染的患者被排除参加临床研究。本品通过抑制 IL-4/IL-13 信号转导，可能会影响针对蠕虫感染的免疫应答。原先存在蠕虫感染的患者应在开始使用本品前进行治疗。如果患者在接受本品治疗期间感染蠕虫，并且对抗蠕虫治疗无反应，则应停止本品治疗，直至感染消除。

（3）结膜炎相关事件 接受本品治疗的患者，如果发生结膜炎且经标准治疗不能缓解，则应接受眼科检查。

（4）合并哮喘的特应性皮炎患者 在未咨询医生的情况下，接受本品治疗中度至重度特应性皮炎合并哮喘的患者不应调整或停止哮喘治疗方案。停用本品后，应仔细监测合并哮喘患者。

（5）疫苗接种 本品给药时，不得同时给予活疫苗和减毒活疫苗，因为尚未确定此类操作的临床安全性和疗效。已评估了对 Tdap 疫苗（破伤风、白喉和百日咳三联疫苗）和脑膜炎球菌多糖疫苗的免疫应答（见【药物相互作用】）。建议在本品治疗前，患者应已根据当前免疫指南完成活疫苗和减毒活疫苗接种。

（6）钠含量 本品每 200mg 或 300mg 剂量含钠均低于 1mmol（23mg），即基本"不含钠"。

（7）对驾驶和操作机器能力的影响 本品对驾驶或操作机器能力无影响或可以忽略不计。

（8）配伍禁忌 在无配伍禁忌研究的情况下，本品不得与其他药品混合。

【贮藏】 于 2～8℃ 避光、密闭贮藏，避免冷冻。

运输过程中：冷藏储存（2～8℃），注射器应保存在包装盒内，不能进行冷冻。

患者使用时：通常情况下需冷藏储存（2～8℃）。如有特殊需要，可在常温（<25℃）条件下储存 14 天，须避光保存，且不可再返回冷藏储存（2～8℃）。如果在 14 天内没有使用或储存温度超过 25℃ 应丢弃。

附：度普利尤单抗注射液使用说明

本品为带有针头防护装置的预充式注射器见图 1，使用本品之前请仔细阅读该说明书的全部内容，因为该说明书中包含重要的用药信息。

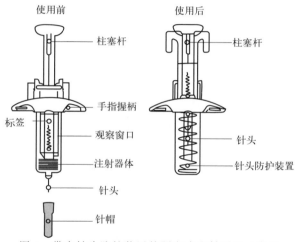

图 1　带有针头防护装置的预充式注射器的示意图

【重要信息】 ① 该装置为一次性使用的预充式注射器，含有 200mg 或 300mg 用于注射至皮肤下的度普利尤单抗（皮下注射）。除非经医疗卫生专业人员培训，否则患者不得尝试自行或给他人注射本品。12 岁及以上青少年使用本品时，建议由成人实施给药或在成人监督下用药。12 岁以下儿童使用时，应由看护人员给药。使用注射器之前，请仔细阅读所有使用说明。

② 咨询医疗卫生专业人员需要多长时间注射一次药物。

③ 要求医疗卫生专业人员在首次注射前向患者展示正确使用注射器的方法。

④ 每次注射更换注射部位。

⑤ 如果注射器掉落在坚硬的表面上或损坏，请勿使用注射器。

⑥ 如果针帽缺失或未牢固连接，请勿使用注射器。

⑦ 在准备好注射之前，请勿触碰柱塞杆。

⑧ 请勿透过衣服注射。

⑨ 请勿去除注射器中的气泡。

⑩ 为防止意外的针头损伤，每个预充式注射器都有一个针头防护装置，注射后，针头防护装置会自动启动以覆盖针头。

⑪ 请勿回拉柱塞杆。

⑫ 请勿重复使用注射器。

【如何存储】 ① 将注射器置于儿童无法接触到的地方。

② 将未使用的注射器存放于原包装盒内，并在 2～8℃ 条件下存放于冰箱中。

③ 请勿将度普利尤单抗于室温（<25℃）下保存超过 14 天。如果需要从冰箱中永久取出包装盒，请在外包装盒上的空白处记录取出日期，并在 14 天内使用度普利尤单抗。

④ 任何时候请勿振摇注射器。

⑤ 请勿加热注射器。

⑥ 请勿冷冻注射器。

⑦ 请勿将注射器置于阳光直射的地方。

【使用方法】 第 1 步：取出注射器。

握住注射器主体中部，从包装盒中取出注射器，如图 2。

⚠ 在准备好注射之前，请勿拔下针帽。

⚠ 如果注射器掉落到坚硬的表面或损坏，请勿使用。

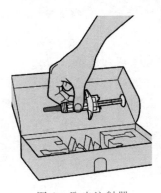

图 2　取出注射器

第 2 步：准备。确保有以下几件物品：

① 度普利尤单抗预充式注射器；

② 1 块酒精擦拭片❶；

③ 1 个棉球或纱布❶；

④ 防刺穿容器❶（请参阅第 12 步）。

看标签，检查是否在有效期限内，如图 3。检查是否为正确的产品和剂量。

⚠️如果有效期限已过，请勿使用注射器。

⚠️请勿将本品于室温下放置超过 14 天。

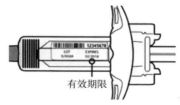

图 3　检查有效期限

第 3 步：检查。

通过注射器的观察窗观察药物：检查液体是否为透明无色至浅黄色，如图 4。注意：可能会看到气泡，此为正常现象。

⚠️如果液体变色或浑浊，或含有块状物或颗粒，请勿使用注射器。

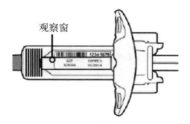

图 4　观察窗示意

第 4 步：等待 30 分钟（200mg 规格）或 45 分钟（300mg 规格）。

将本品 200mg 注射器置于平坦表面上至少 30 分钟，使其自然达到室

---

❶　不包含在包装盒内。

温。将本品 300mg 注射器置于平坦表面上至少 45 分钟，使其自然达到室温，见图 5。

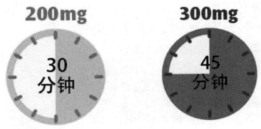

图 5   等待时间图示

⚠️请勿在微波炉、热水中或阳光直射下加热注射器。

⚠️请勿将注射器置于阳光直射的地方。

⚠️请勿将度普利尤单抗于室温下放置超过 14 天。

第 5 步：选择注射部位。

① 可以注射至大腿或腹部（肚子），肚脐周围 5 厘米之内的区域除外。

② 若非自行注射，也可以注射至上臂。

③ 每次注射更换部位，注射部位如图 6 所示。

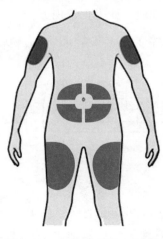

■ —自行注射或由看护人员注射
■ —仅由看护人员注射

图 6   注射部位示意

⚠请勿注射至脆弱、损伤或有瘀伤或瘢痕的皮肤上。

第 6 步：清洁注射部位。

用酒精擦拭片清洁注射部位，如图 7。注射前让皮肤干燥。

⚠注射前请勿再次触摸注射部位或吹干注射部位。

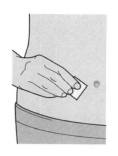

图 7　清洁注射部位

第 7 步：拉。

手持注射器体中部，针头置于背离您的方向，并拔下针帽，如图 8。请勿将针帽重新盖上。

⚠请勿触碰针头。

⚠取下针帽后立即注射药物。

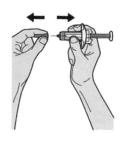

图 8　拔下针帽

第 8 步：捏。

如图 9 所示，在注射部位捏起一道皮肤。

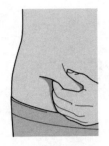

图 9　捏起皮肤

第 9 步：插入。

将针头以大约 45°的角度完全插入捏起的皮肤处，如图 10。

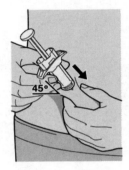

图 10　呈 45°插入针头

第 10 步：推。

放松捏起的部位。将柱塞杆缓慢且匀速地向下推，直至将注射器排空，如图 11。

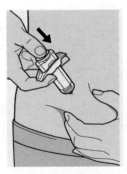

图 11　推柱塞杆

注意：您会感觉到一些阻力，此为正常现象。

第 11 步：释放和拔出。

松开拇指并释放柱塞杆，直至针头防护装置包裹针头，然后从注射部位取下注射器，如图 12。

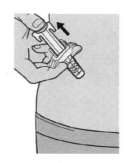

图 12　松开拇指

若出血，可以用棉球或纱布轻轻按住注射部位。

⚠请勿将针帽重新盖上。

⚠注射后，请勿摩擦注射部位皮肤。

第 12 步：处置。

将注射器和针帽置于防刺穿容器中，如图 13。

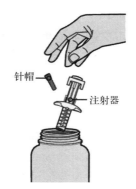

图 13　妥善处置注射器和针帽

⚠请勿将针帽重新盖上。

始终将容器置于儿童不易接触的地方。

海博麦布片

【规格】 ①10mg；②20mg

【成分】 本品主要成分为海博麦布。

【性状】 本品为白色或类白色片。

【适应证】 本品用作饮食控制以外的辅助治疗，可单独或与 HMG-CoA 还原酶抑制剂（他汀类）联合用于治疗原发性高胆固醇血症（杂合子家族性或非家族性），可降低总胆固醇（IC）、低密度脂蛋白胆固醇（LDL-C）、载脂蛋白 B（ApoB）水平。

【用法用量】 口服，本品单独服用时推荐剂量为每次 10mg 或 20mg，每天 1 次；与他汀类联合应用时每次 10mg 或 20mg。空腹或与食物同时服用。老年患者不需要调整剂量，鉴于本品对儿童、肝肾功能受损患者的影响尚未明确，故不推荐此类患者应用本品。

【药理毒理】

药理作用

本品可抑制甾醇载体依赖的胆固醇吸收，从而减少小肠中胆固醇向肝脏转运，降低胆固醇水平，降低肝脏胆固醇贮量。

药代动力学

吸收 本品口服后被迅速吸收，并广泛结合成具药理活性的酚化葡萄糖醛酸。海博麦布-葡萄糖醛酸结合物在服药后 1.5h 出现平均血浆峰浓度，而海博麦布在服药后 2～5h 出现平均血浆峰浓度。

分布 海博麦布和海博麦布-葡萄糖醛酸结合物与血浆蛋白结合率分别为 96.9％及 94.5％。

代谢 本品主要在小肠和肝脏与葡萄糖醛酸结合，并随后由胆汁及肾脏排出。海博麦布和海博麦布-葡萄糖醛酸结合物占血浆中总药物浓度的 86％～95％。海博麦布血药浓度-时间曲线多为双峰相或三峰，提示有明显的肠肝循环，海博麦布和海博麦布-葡萄糖醛酸结合物的平均消除半衰期分别为 15h 和 14h，健康受试者每日 1 次连续服药 7 日后可达稳态浓度。

排泄 男性健康受试者口服 [14]C-海博麦布（20mg）后，海博麦布和海博麦布-葡萄糖醛酸结合物约占血浆总放射性的 93％，在给药后 8 天的收集期内，从粪便和尿液中分别约可回收服用放射性的 77％ 和 16％。24h 后，血浆中检测不到放射性。

毒理研究

遗传毒性 海博麦布 Ames 试验、中国仓鼠肺成纤维细胞染色体畸变试验及小鼠体内微核试验结果均为阴性。

生殖毒性 大鼠或兔经口给予海博麦布 500mg/(kg·d)，进行生育力、胚胎及加强的围产期生殖毒性试验，未见对生育力、胚胎或子代的影响。

致癌性 大鼠经口给予海博麦布 500mg/(kg·d)，雌性给药 94 周，雄性给药 99 周，可见雄性大鼠肠系膜淋巴结血管瘤/血管肉瘤发病率增加，与人相关性不明确。Rash2 小鼠经口给予海博麦布 1500mg/(kg·d)，连续给药 6 个月，未见肿瘤发生率增加。

【**不良反应**】 目前已完成的研究结果显示 1503 例原发性高胆固醇血症患者（用药 1488 例），合并动脉粥样硬化性心血管疾病及危症的高胆固醇血症患者 255 例（用药 253 例）。其中包括中国受试者共 1600 例，美国受试者共 158 例。

中国 Ⅲ 期单药临床试验（HS-25-Ⅲ-01）

该项研究 242 例高胆固醇血症患者接受了海博麦布 20mg 为期 12 周治疗，发生的所有不良反应有：腹痛、便秘、恶心、腹泻、乏力、胸部不适、高尿酸血症、头晕头痛等，未发生导致停药的不良反应。

【**药物相互作用**】 本品与阿托伐他汀钙联合用药，不存在有临床意义的药代动力学相互作用；与其他药物的人体相互作用研究尚无。

【**禁忌**】 对本品任何成分过敏者禁用。活动性肝病或原因不明的肝酶（ALT/AST/GGT）持续升高的患者禁用。

所有 HMG-CoA 还原酶抑制剂被限制用于妊娠及哺乳期妇女，当本品与此类药物联用于有潜在分娩可能性的妇女时，应参考 HMG-CoA 还原酶抑制剂产品说明书。

【**注意事项**】 本品对轻、中度或重度肝功能不全患者的影响尚不明确，故不推荐此类患者应用本品。

本品与他汀类联合应用时，可能发生肝酶升高情况，建议治疗前进行肝功能检查。与贝特类联合应用的安全性及有效性尚不明确，暂不推荐此两种药物联合应用；与环孢素联合应用的安全性及有效性尚不明确，使用时应监测环孢素浓度；与抗凝剂联合应用的安全性及有效性尚不明确，应适当监测国际标准化比值（INR）。

【**贮藏**】 遮光，密闭，不超过 25℃保存。

克立硼罗软膏（舒坦明）

【规格】 每克本品含 20mg 克立硼罗（2%）

【成分】 本品主要成分为克立硼罗。

【性状】 本品为白色或类白色的软膏。

【适应证】 适用于 2 岁及以上轻度至中度特应性皮炎患者的局部外用治疗。

【用法用量】 将一薄层本品涂于患处，每日 2 次。本品仅外用，不宜口服、眼内或阴道内给药。

【药理毒理】

药理作用

克立硼罗是一种磷酸二酯酶 4（PDE-4）抑制剂。PDE-4 受抑制可导致细胞内环腺苷酸（cAMP）水平升高。克立硼罗治疗特应性皮炎的具体作用机制尚不明确。

药代动力学

吸收 在 33 例 2 至 17 岁患有轻度至中度特应性皮炎且累及 BSA［平均值±标准差（SD）］为 49%±20%（范围为 27% 至 92%）的儿童受试者中，研究了舒坦明软膏的 PK。在该研究中，给受试者涂抹约 $3mg/cm^2$ 的舒坦明软膏（剂量范围为每次使用 6g 至 30g），每日 2 次，连续 8 天。

在所有受试者中血药浓度均可定量。第 8 天，克立硼罗的最大血浆药物浓度（C_{max}）和给药后 0 至 12 小时的浓度-时间曲线下面积（$AUC_{0\sim12}$）（平均值±SD）分别为（127±196）ng/mL 和（949±1240）ng·h/mL。到第 8 天，克立硼罗的全身浓度达到稳态。基于第 8 天和第 1 天之间 $AUC_{0\sim12}$ 的比值，克立硼罗的平均累积因子为 1.9。

分布 基于体外研究的结果，97% 的克立硼罗与人血红蛋白结合。

消除

（1）代谢 克立硼罗基本上代谢为无活性代谢物。主要代谢物 5-(4-氰基苯氧基)-2-羟基苄醇（代谢物 1）通过水解形成；该代谢物进一步代谢为下游代谢物，其中通过氧化形成的 5-(4-氰基苯氧基)2-羟基苯甲酸（代谢物 2）也是主要代谢物。

在上述 PK 研究中对代谢物 1 和 2 的 PK 进行评估，而且全身浓度到第 8 天达到稳态或接近稳态。基于第 8 天和第 1 天之间 $AUC_{0\sim12}$ 的比值，代谢物 1 和 2 的平均蓄积因子分别为 1.7 和 6.3。

（2）排泄　代谢物主要经肾脏排泄消除。

毒理研究

遗传毒性　克立硼罗在 Ames 试验、人淋巴细胞体外染色体畸变试验和大鼠体内微核试验中结果均为阴性。

生殖毒性　在大鼠生育力和早期胚胎发育性试验中，经口给予克立硼罗达 600mg/(kg·d)〔以 AUC 计，约为临床最大推荐剂量（MRHD）的 13 倍〕，未见对雌、雄大鼠生育力的影响。

在大鼠胚胎-胎仔发育毒性试验中，妊娠大鼠于器官生成期经口给予克立硼罗 300mg/(kg·d)（以 AUC 计，约为 MRHD 的 3 倍），未见对胎仔的不良影响；经口给予克立硼罗 600mg/(kg·d)（以 AUC 计，约为 MRHD 的 13 倍），可见与母体毒性相关的胎仔体重下降和骨骼骨化延迟，未见与克立硼罗给药相关的胎仔畸形。妊娠兔于器官生成期经口给予克立硼罗达 100mg/(kg·d)（以 AUC 计，约为 MRHD 的 2 倍），未见对胎仔的不良影响。

在围产期毒性试验中，大鼠自妊娠第 7 天至哺乳期第 20 天经口给予克立硼罗 150、300 和 600mg/(kg·d)，在 ≤300mg/(kg·d)（以 AUC 计，约为 MRHD 的 3 倍）剂量下，对胎仔发育未见明显影响；在 600mg/(kg·d) 剂量下，可见与母体毒性相关的死胎、幼仔死亡和幼仔体重下降。

致癌性　在一项 SD 大鼠经口给药致癌性试验中，大鼠每天 1 次经口给予克立硼罗 30、100 和 300mg/(kg·d)，在 300mg/(kg·d)（以 AUC 计，约为 MRHD 的 2 倍）剂量组雌性大鼠中，可见与克立硼罗给药相关的子宫（包括子宫颈）和阴道（合并）良性颗粒细胞肿瘤发生率增加。尚不清楚该研究结果的临床相关性。

在 CD-1 小鼠皮肤给药致癌性试验中，每天 1 次局部涂抹 2%、5% 和 7% 的克立硼罗软膏（以 AUC 计，最高剂量约为 MRHD 的 1 倍），未见给药相关的肿瘤。

【不良反应】

临床试验经验

由于临床试验在不同的条件下完成，在一种药物的临床试验中观察到的不良反应率不能直接和其他药物的临床试验中的不良反应率相比较，且不一定反映实际应用中的不良反应率。

在两项双盲、赋形剂对照临床试验（试验 1 和试验 2）中，1012 名 2 至 79 岁患有轻度至中度特应性皮炎的受试者接受本品治疗，每天 2 次，为期 4 周。≥1%接受本品治疗的受试者报告的不良反应列于表 1 中。

表 1　在 4 周特应性皮炎试验中，≥1%的受试者出现了不良反应

不良反应	舒坦明 （N=1012） n/%	赋形剂 （N=499） n/%
给药部位疼痛①	45(4)	6(1)

① 指皮肤感觉，如灼烧感或刺痛感。

在接受本品治疗的受试者中，较不常见（<1%）的不良反应包括接触性荨麻疹。

上市后经验

在本品批准后使用期间，发现会发生过敏性接触性皮炎的不良反应。由于这种不良反应由未知规模的人群自愿报告，因此无法可靠地估算这种不良反应的频率，也无法建立其与药物暴露之间的因果关系。

【药物相互作用】　使用人肝微粒体进行的体外研究表明，在临床使用条件下，预计克立硼罗和代谢物 1 不抑制细胞色素 P450（CYP）1A2、2B6、2C8、2C9、2C19、2D6 和 3A4。

代谢物 2 的体外人肝微粒体研究显示，其未抑制 CYP2C19、2D6 和 3A4 的活性；是 CYP1A2 和 2B6 的一种弱抑制剂；以及 CYP2C8 和 2C9 的一种中等抑制剂。最敏感的酶是 CYP2C9，在临床试验中使用华法林作为 CYP2C9 的底物，对其进行了进一步研究。这项研究的结果没有显示药物间相互作用的潜在可能性。

在人肝细胞中进行的体外研究显示，在临床使用条件下，预计克立硼罗及代谢物 1 和 2 不会诱导 CYP 酶。

体外研究表明，克立硼罗与代谢物 1 并未抑制尿苷二磷酸（UDP）葡糖醛酸基转移酶（UGT）1A1、1A4、1A6、1A9、2B7 和 2B15 的活性。代谢物 2 不抑制 UGT1A4、1A6、2B7 和 2B15。代谢物 2 对 UGT1A1 存在弱抑制，但是，预计治疗浓度下的克立硼罗（及其代谢产物）与 UGT1A1 底

物之间不会出现临床显著的药物间相互作用。代谢物 2 对 UGT1A9 存在中等抑制，可能造成 UGT1A9 敏感底物的浓度出现中等增加。

体外研究表明，在临床使用条件下，预计克立硼罗及其代谢物 1 和 2 与 P 糖蛋白以及有机阴离子或阳离子转运蛋白之间，不产生临床显著的药物间相互作用。预计克立硼罗与代谢物 1 不抑制乳腺癌耐药蛋白（BCRP）；预计治疗浓度下代谢物 2 抑制 BCRP。

【禁忌】 禁用于已知对克立硼罗或该制剂任何成分过敏的患者。

【注意事项】

（1）过敏反应 曾有患者在接受本品治疗后出现过敏反应，包括接触性荨麻疹。当给药部位或远处出现严重瘙痒、肿胀和红斑时，应怀疑过敏。如果出现过敏反应的体征和症状，应立即停用本品并进行适当的治疗。

（2）妊娠妇女及哺乳期妇女用药 目前没有关于妊娠妇女使用本品的相关数据，缺乏哺乳期的临床数据，故无法提供与药物相关的主要出生缺陷和流产风险的信息，也无法确定本品对母乳喂养婴儿的风险。因此，应考虑母乳喂养的发育和健康益处，以及母亲对本品的临床需求和本品或母体基础疾病对母乳喂养婴儿的潜在不良影响。

（3）儿童用药 已在国外 2 岁及以上儿童患者中证明本品用于局部治疗轻至中度特应性皮炎的安全性和有效性。来自两项 28 天赋形剂对照的安全性和有效性试验（包括 1313 例 2 岁至 17 岁儿童受试者，其中接受本品治疗的 874 例）的数据支持在该年龄组使用。在 2 岁及以上受试者中最常报告的不良反应是给药部位疼痛。

（4）老年用药 本品的临床研究未纳入足够数量的老年患者（满 65 岁），尚不能确定他们与年轻患者对本品的反应是否不同。

【贮藏】 密闭，25℃以下保存，不可冷冻。

克霉唑阴道膨胀栓

【规格】 0.15g

【成分】 本品每粒含克霉唑 0.15g。

【性状】 本品为乳白色至微黄色的栓。

【适应证】 用于念珠菌性外阴阴道病。

【用法用量】 阴道给药，洗净后将栓剂置于阴道深处。每晚 1 次，一次 1 粒。连续 7 日为一疗程。

【药理毒理】 该品系广谱抗真菌药，对多种真菌，尤其是白念珠菌有抗菌作用。其作用机制是抑制真菌细胞膜的合成，以及影响其代谢过程。

【不良反应】 偶见局部刺激，如瘙痒或烧灼感。

【药物相互作用】 如与其他药物同时使用可能会发生药物相互作用，详情请咨询医师或药师。

【禁忌】 尚不明确。

【注意事项】 ① 妊娠妇女、哺乳期妇女及无性生活史的女性应在医师指导下使用。

② 使用本品时应避开月经期。

③ 用药部位如有烧灼感、红肿等情况应停药，并将局部药物洗净，必要时向医师咨询。

④ 用药期间注意个人卫生，防止重复感染，使用避孕套或避免房事。

⑤ 给药时应洗净双手或戴指套或手套。

⑥ 对本品过敏者禁用，过敏体质者慎用。

⑦ 本品性状发生改变时禁止使用。

⑧ 请将本品放在儿童不能接触的地方。

⑨ 如正在使用其他药品，使用本品前请咨询医师或药师。

【贮藏】 避光，密闭，置阴凉（不超过 20℃）干燥处。

米拉贝隆缓释片

【规格】 ①25mg；②50mg

【成分】 本品活性成分为米拉贝隆。

【性状】 本品为棕色薄膜衣片（25mg 规格）或黄色薄膜衣片（50mg 规格）除去包衣后显白色或类白色。

【适应证】 成年膀胱过度活动症（OAB）患者尿急、尿频和/或急迫性尿失禁的对症治疗。

【用法用量】

（1）成年患者（包括老年患者） 推荐剂量为 50mg，每日 1 次，餐后服用。用水送服。由于本品是缓释片，应整片吞服，不得咀嚼、掰开或压碎。

（2）特殊人群

① 肾和肝损伤 在终末期肾病（eGFR＜15mL/min/1.73m^2 或需要进行血液透析的患者）或重度肝损伤（Child-Pugh C 级）患者中未进行过本品研究，因此不推荐上述患者使用本品。

肾或肝损伤患者，在使用或不使用强细胞色素 P450 3A（CYP3A）抑制剂的情况下，日推荐剂量参见表 1。

表 1 米拉贝隆日推荐剂量表

损害类型	损害程度	强 CYP3A 抑制剂[③]	
		不使用	使用
肾损害[①]	轻度	50mg	25mg
	中度	50mg	25mg
	重度	25mg	不推荐使用本品
肝损害[②]	轻度	50mg	25mg
	中度	25mg	不推荐使用本品

① 轻度：eGFR 60～89mL/min/1.73m^2。中度：eGFR 30～59mL/min/1.73m^2。重度：eGFR 15～29mL/min/1.73m^2。

② 轻度：Child-Pugh A 级。中度：Child-Pugh B 级。

③ 强 CYP3A 抑制剂如伊曲康唑、酮康唑、利托那韦和克拉霉素等，详细参见【药物相互作用】项。

② 性别 不需要依据性别调整剂量。

③ 儿童患者 18 岁以下儿童使用本品的安全性和有效性尚未明确。目前尚无相关数据。

【药理毒理】

药理作用

米拉贝隆为选择性 β$_3$ 肾上腺素受体激动剂，通过作用于膀胱组织，使膀胱平滑肌松弛。

药代动力学

吸收 健康志愿者口服米拉贝隆后，米拉贝隆被吸收，血药浓度于 3～4h 达峰值。绝对生物利用度由剂量 25mg 时的 29% 升高至剂量为 50mg 时的 35%。在剂量范围内，C_{max} 和 AUC 均值的增加超过相应的剂量升高比例。在所有男性和女性受试者中，米拉贝隆剂量从 50mg 升高至 100mg（升高 2 倍）时，C_{max} 和 AUC_{24h} 分别升高 2.9 和 2.6 倍，而当米拉贝隆剂量从 50mg 升高至 200mg（升高 4 倍）时，C_{max} 和 AUC_{24h} 分别升高 8.4 和 6.5 倍。米拉贝隆每日一次给药，7 天内达到稳态浓度。稳态血浆暴露量约为单次用药后的 2 倍。

食物对吸收的影响：将本品与高脂饮食同时服用，可使米拉贝隆 C_{max} 和 AUC 分别降低 45％和 17％。与低脂饮食同时服用时，可使米拉贝隆 C_{max} 和 AUC 分别降低 75％和 51％。主要Ⅲ期临床试验中在进食或不进食状态下服用米拉贝隆，结果证实均安全有效。在亚洲患者（包括中国患者）中进行的Ⅲ期临床试验，餐后给予本品，结果证实其安全有效。因此建议餐后服用推荐剂量的米拉贝隆。

分布　米拉贝隆在体内分布广泛。稳态分布容积（V_{ss}）约为 1670L。米拉贝隆与人血浆蛋白结合（约 71％），并对白蛋白和 α1 酸性糖蛋白呈中度亲和。米拉贝隆可分布于红细胞内。体外试验中，红细胞内 ^{14}C-米拉贝隆浓度比血浆高约 2 倍。

生物转化　米拉贝隆经多种途径代谢，包括脱烷基化、氧化、（直接）葡萄糖醛酸化和酰胺水解。^{14}C-米拉贝隆单剂量给药后血液中存在的主要形式为米拉贝隆。人血浆中存在两种主要代谢物，均为二相代谢的葡萄糖醛酸苷，分别占总暴露量的 16％和 11％。这些代谢物无药理学活性。

依据体外试验结果，临床相关浓度的米拉贝隆不会抑制 CYP1A2、CYP2B6、CYP2C8、CYP2C9、CYP2C19 和 CYP2E1 等细胞色素 P450 酶的活性，因此米拉贝隆与经上述酶代谢的药物联用时不大可能抑制后者代谢。米拉贝隆对 CYP1A2 或 CYP3A 没有诱导作用。预计米拉贝隆在临床上不会抑制 OCT 介导的药物转运。

虽然体外试验提示 CYP2D6 和 CYP3A4 参与米拉贝隆的氧化代谢过程，体内试验结果却显示上述同工酶在整个消除过程中所起的作用有限。体外和离体试验显示除 CYP3A4 和 CYP2D6 以外，尚有丁酰胆碱酯酶和 UGT 参与米拉贝隆代谢，乙醇脱氢酶也可能参与该代谢过程。

CYP2D6 多态性：对于由基因型决定的对 CYP2D6 底物（用以代替 CYP2D6 抑制）代谢不良的健康受试者，米拉贝隆速释片 160mg 单剂用药后平均 C_{max} 和 AUC_{inf} 分别比代谢良好的受试者高 14％和 19％，表明 CYP2D6 的遗传多态性对米拉贝隆平均血浆暴露量的影响很小。米拉贝隆预期不会与已知的 CYP2D6 抑制剂发生相互作用，因此未进行过此方面研究。米拉贝隆与 CYP2D6 抑制剂合用时或用于 CYP2D6 代谢不良患者时不需要调整剂量。

消除 总体血浆清除率（CL_{tot}）约为 57L/h。终末消除半衰期（$t_{1/2}$）约为 50h。肾清除率（CL_R）约为 13L/h，约占 CL_{tot} 的 25%。肾清除米拉贝隆主要是通过肾小管主动分泌和肾小球滤过。米拉贝隆原型药经尿液的排泄呈剂量依赖性，变化范围从约 6%（每天 25mg）到 12.2%（每天 100mg）。健康志愿者服用 160mg ^{14}C-米拉贝隆后，约 55% 放射活性从尿液中回收，而 34% 从粪便中回收。米拉贝隆原型药占尿液放射活性的 45%，说明存在代谢物。粪便放射活性大部分为米拉贝隆原型药。

特殊人群

（1）年龄 老年志愿者（≥65 岁）多次口服给药后，米拉贝隆及其代谢物的 C_{max} 和 AUC 与年轻的志愿者（18～45 岁）相似。因此不需要依据年龄调整剂量。

（2）性别 女性受试者的 C_{max} 和 AUC 比男性受试者高 40%～50%。C_{max} 和 AUC 的性别差异是由于体重和生物利用度差异造成的，因此不需要依据性别调整剂量。

（3）种族 米拉贝隆的药代动力学不受种族影响。

（4）肾损伤 轻度肾损害（eGFR-MDRD 60～89mL/min/1.73m^2）的志愿者单次服用米拉贝隆 100mg 后，平均 C_{max} 和 AUC 与肾功能正常的志愿者相比分别升高 6% 和 31%。中度肾损害（eGFR-MDRD 30～59mL/min/1.73m^2）的志愿者 C_{max} 和 AUC 分别升高 23% 和 66%。重度肾损害（eGFR-MDRD 15～29mL/min/1.73m^2）的志愿者平均 C_{max} 和 AUC 分别升高 92% 和 118%。在终末期肾病（eGFR<15mL/min/1.73m^2 或需要进行血液透析）患者中未进行过米拉贝隆研究。

（5）肝损害 轻度肝损害（Child-Pugh A 级）的志愿者单次服用米拉贝隆 100mg 之后，平均 C_{max} 和 AUC 与肝功能正常的志愿者相比分别升高 9% 和 19%。

中度肝损伤（Child-Pugh B 级）的志愿者平均 C_{max} 和 AUC 分别升高 175% 和 65%。在重度肝损伤（Child-Pugh C 级）患者中未进行过米拉贝隆研究。

中国人群的药代动力学 米拉贝隆缓释片 25mg 或 50mg 在中国健康志愿者中单剂量和多剂量口服给药。

（1）单剂量 空腹状态下单剂量口服米拉贝隆缓释片 25mg 后，米拉贝隆被迅速吸收，给药后约 4h 达峰浓度，$C_{\max}$ 均值为 9.701ng/mL，AUC_{24h} 均值为 64.093ng·h/mL，$t_{1/2}$ 均值为 40.39h。

空腹状态下单剂量口服米拉贝隆缓释片 50mg 后，米拉贝隆被迅速吸收，给药后约 4h 达峰浓度，$C_{\max}$ 均值为 37.125ng/mL，AUC_{24h} 均值为 208.489ng·h/mL，$t_{1/2}$ 均值为 41.3h。

（2）多剂量 进食条件下多剂量口服米拉贝隆缓释片 25mg，米拉贝隆被迅速吸收，在给药后 8 天内达到稳态。稳态时 $C_{\max}$ 均值是 8.236ng/mL，AUC_{24h} 均值是 98.964ng·h/mL。米拉贝隆达稳态时 $C_{\max}$ 和 AUC_{24h} 分别是多剂量给药第 1 天 $C_{\max}$ 和 AUC_{24h} 的约 1.8 和 2.9 倍。

进食条件下多剂量口服米拉贝隆缓释片 50mg，米拉贝隆被迅速吸收，给药后 7 天内达到稳态。稳态时 $C_{\max}$ 均值是 32.590ng/mL，AUC_{24h} 均值是 320.987ng·h/mL。米拉贝隆达稳态时 $C_{\max}$ 和 AUC_{24h} 分别是多剂量给药第 1 天 $C_{\max}$ 和 AUC_{24h} 的约 2.3 和 3.1 倍。

毒理研究

遗传毒性 米拉贝隆 Ames 试验、人外周血淋巴细胞染色体畸变试验、大鼠微核试验结果均为阴性。

生殖毒性 米拉贝隆在亚致死剂量水平［相应的人体等效剂量比最大推荐人体剂量（MRHD）高 19 倍］未见对生育力有明显影响，300mg/kg 剂量可见母体毒性（包括死亡、活动能力降低、皮毛污染、流泪、震颤、体重与摄食量降低）以及动情间期延长、黄体数量、着床数量及存活胎仔数量降低。

雌性大鼠在器官形成期内给予米拉贝隆，100mg/kg 以上剂量可见跗骨骨化数量较低，波状肋骨的发生率较高。300mg/kg 剂量可见存活胎仔的体重、胸骨节、骶骨与尾椎骨骨化的数量较低，骨骼异常、主肩胛骨弯曲及尺骨与桡骨弯曲的发生率较高。妊娠兔经口给予米拉贝隆，全身暴露量达 MRHD 的 36 倍时，主要可见心脏畸形（主动脉扩张、心脏肥大）。此外，兔全身暴露量达到 MRHD 的 14 倍时可见肺畸形（肺副叶缺损）和胚胎植入后丢失率增加。

大鼠全身暴露量达 MRHD 的 22 倍时，可见可逆的对骨化作用的影响（波状肋骨，骨化延迟，胸骨、掌骨和跗骨骨化数减少）。在母体毒性剂量时可见胚胎毒性。兔中观察到的心血管畸形是通过 β_1-肾上腺素受体活化介导的。大鼠给药后 4h，母体化合物和/或其代谢物可分泌至乳汁，其浓度约为血浆的 1.7 倍。

致癌性　米拉贝隆在大鼠和小鼠中进行了两年的经口给药致癌性试验。雄性大鼠给药剂量为 0、12.5、25 或 50mg/(kg·d)，雌性大鼠和两种性别的小鼠给药剂量为 0、25、50 或 100mg/(kg·d)。大鼠和小鼠米拉贝隆全身暴露量分别高于人 50mg 剂量的 38～45 倍和 21～38 倍，未见潜在的致癌性。

【不良反应】　全球安全性总结如下。

在 Ⅱ/Ⅲ 期临床试验中对 8433 例 OAB 患者进行了米拉贝隆的安全性评价，其中 5648 例患者至少服用一次米拉贝隆，622 例患者接受米拉贝隆治疗至少 1 年（365 天）。大多数不良反应为轻到中度。

在三项为期 12 周的双盲、安慰剂对照的 Ⅲ 期临床试验中，88% 的患者完成了米拉贝隆治疗，4% 的患者由于不良事件停药。用米拉贝隆 50mg 治疗的患者最常见的不良反应为尿路感染和心动过速；尿路感染发生率为 2.9%，没有患者因尿路感染而停药；心动过速发生率为 1.2%，0.1% 的患者由于心动过速停药。严重不良反应包括房颤（0.2%）。

在为期 1 年的长期阳性对照（毒蕈碱受体拮抗剂）临床试验期间发生的不良反应类型和严重程度与三项为期 12 周的双盲、安慰剂对照 Ⅲ 期临床试验相似。

三项为期 12 周的双盲、安慰剂对照 Ⅲ 期临床试验期间观察到的米拉贝隆不良反应见表 1。不良反应发生率定义如下：十分常见（≥1/10）；常见（1/100～<1/10）；偶见（1/1000～<1/100）；罕见（1/10000～<1/1000）；十分罕见（<1/10000）。各发生率组内，不良反应按严重性降序排列见表 2。

表 2　米拉贝隆不良反应列表

MedDRA 系统器官分类	常见	偶见	罕见	十分罕见	未知（从目前可获得数据无法估计）
感染及侵染类疾病	尿路感染	阴道感染、膀胱炎			
精神类疾病					失眠[①]
眼器官疾病			眼睑水肿		
心脏器官疾病	心动过速	心悸、房颤			

续表

MedDRA 系统器官分类	常见	偶见	罕见	十分罕见	未知(从目前可获得数据无法估计)
血管与淋巴管类疾病				高血压危象①	
胃肠系统疾病	恶心①、便秘①、腹泻①	消化不良、胃炎	唇部水肿		
皮肤及皮下组织类疾病		荨麻疹皮疹、斑状皮疹、丘疹样皮疹、瘙痒	白细胞细胞破裂性血管炎、紫癜、血管性水肿①		
各种肌肉骨骼及结缔组织疾病		关节肿胀			
生殖系统及乳腺疾病		外阴阴道瘙痒			
各类检查		血压升高、谷氨酰转移酶增加、天门冬氨酸转氨酶增加、丙氨酸氨基转移酶增加			
肾脏及泌尿系统疾病			尿潴留①		
神经系统疾病	头痛①头晕①				

① 上市后用药观察到的不良反应。

【药物相互作用】

体外数据

米拉贝隆经多种途径转运和代谢。米拉贝隆为 CYP3A4、CYP2D6、丁酰胆碱酯酶、尿苷二磷酸葡糖醛酸基转移酶（UGT）、外向转运体 P 糖蛋白（P-gp）、内向有机阳离子转运体（OCT）OCT1、OCT2 和 OCT3 的底物。采用人肝微粒体和重组人 CYP 酶进行的研究显示，米拉贝隆是时间依赖的 CYP2D6 的中度抑制剂，是 CYP3A 的弱抑制剂。高浓度的米拉贝隆可抑制 P-gp 介导的药物转运。

体内数据

（1）CYP2D6 多态性 CYP2D6 遗传多态性对米拉贝隆平均血浆暴露的

影响较小（参见【药代动力学】项下）。预期米拉贝隆与已知 CYP2D6 抑制剂不会发生相互作用，因此未进行该方面研究。本品与 CYP2D6 抑制剂同时使用或在 CYP2D6 代谢能力较差的患者中使用时，无须调整剂量。

（2）药物相互作用　在单次和多次给药试验中，进行了合并用药对米拉贝隆药代动力学以及米拉贝隆对其他药物药代动力学的影响的研究。大多数药物相互作用研究采用米拉贝隆缓释片，剂量为 100mg。米拉贝隆与美托洛尔和二甲双胍相互作用的研究采用米拉贝隆速释片（IR）160mg。

除米拉贝隆对 CYP2D6 底物的代谢具有抑制作用外，米拉贝隆有抑制或诱导 CYP 同工酶或转运体的药物，以及作为 CYP 同工酶或转运体底物的药物之间预期不会发生有临床意义的相互作用。

（3）酶抑制剂的影响　健康志愿者同时使用 CYP3A/P-gp 强抑制剂酮康唑时，米拉贝隆暴露量（AUC）升高 1.8 倍。本品与 CYP3A 和/或 P-gp 抑制剂合用时无须调整剂量。但轻到中度肾损伤（eGFR 为 $30\sim 89\mathrm{mL/min/1.73m^2}$）或轻度肝损伤（Child-Pugh A 级）患者合用如伊曲康唑、酮康唑、利托那韦和克拉霉素 CYP3A 强抑制剂时，推荐剂量为 25mg，每日 1 次，餐后服用。（参见【用法用量】项）。重度肾损伤（eGFR 为 $15\sim 29\mathrm{mL/min/1.73m^2}$）或中度肝损伤（Child-Pugh B 级）同时使用 CYP3A 强抑制剂的患者，不推荐使用本品（参见【用法用量】和【注意事项】项）。

（4）酶诱导剂的影响　CYP3A 或 P-gp 诱导剂可降低米拉贝隆血药浓度。与治疗剂量的利福平或其他 CYP3A 或 P-gp 诱导剂合用时，不需调整剂量。

（5）米拉贝隆对 CYP2D6 底物的影响　健康志愿者中，米拉贝隆对 CYP2D6 呈中度抑制，停用米拉贝隆后 15 天内 CYP2D6 活性可恢复。米拉贝隆速释片（IR）每日 1 次、多次给药使美托洛尔单次用药之后的 $C_{\max}$ 和 AUC 分别升高 90% 和 229%。米拉贝隆每日 1 次、多次给药使地昔帕明单次用药之后的 $C_{\max}$ 和 AUC 分别升高 79% 和 241%。

米拉贝隆与治疗指数较窄并且大量经 CYP2D6 代谢的药物，如硫利达嗪、ⅠC 型抗心律失常药物（如氟卡尼、普罗帕酮）和三环类抗抑郁药（如丙咪嗪、地昔帕明）合用时应谨慎。同时米拉贝隆与进行个体剂量递增的 CYP2D6 底物联用时应谨慎。

（6）米拉贝隆对转运体的影响　米拉贝隆是 P-gp 的弱抑制剂。在健康志愿者体内，米拉贝隆可使 P-gp 底物地高辛的 C_{max} 和 AUC 分别升高 29％ 和 27％。对于开始联用本品和地高辛的患者，地高辛初始剂量应取最低剂量。应对血清地高辛浓度进行监测，并用于地高辛剂量调整，以获得理想的临床效果。本品与敏感的 P-gp 底物如达比加群联用时，应考虑米拉贝隆对 P-gp 潜在的抑制作用。

（7）其他相互作用　米拉贝隆与治疗剂量的索利那新、坦索罗辛、华法林、二甲双胍或含炔雌醇和左炔诺孕酮的复方口服避孕药等联用时未见临床相关的相互作用。无须调整剂量。

由于药物相互作用造成的米拉贝隆暴露量增加可能与脉率增加有关。

【禁忌】　米拉贝隆禁用于以下患者：对米拉贝隆或本品的任何辅料过敏者；控制不佳的重度高血压（收缩压≥180mmHg 和/或舒张压≥110mmHg）患者。

【注意事项】

（1）肾损伤患者　在终末期肾病（eGFR＜15mL/min/1.73m² 或需要进行血液透析）患者中未进行过本品研究，因此不推荐上述患者使用本品。重度肾损伤（eGFR 15～29mL/min/1.73m²）患者用药数据有限；基于一项药代动力学研究结果，建议该类患者剂量降至 25mg。重度肾损伤（eGFR 15～29mL/min/1.73m²）患者如正在使用强 CYP3A 抑制剂，则不推荐使用本品。

（2）肝损伤患者　在重度肝损伤（Child-Pugh C 级）患者中未进行过本品研究，因此不推荐该类患者使用本品。中度肝损伤（Child-Pugh B 级）患者如正在使用强 CYP3A 抑制剂，则不推荐使用本品。

（3）高血压患者　米拉贝隆可能升高血压，故应在基线及治疗期间定期监测血压，特别是对于高血压患者。中度高血压（收缩压≥160mmHg 或舒张压≥100mmHg）用药患者的数据有限。

（4）先天性或后天性 QT 间期延长患者　临床试验中，治疗剂量的本品没有引起临床相关的 QT 间期延长（参见【药理毒理】项）。但是由于上述试验排除了已知有 QT 间期延长病史的患者或正在接受已知可延长 QT 间期药物治疗的患者，因此尚不清楚本品对上述患者的影响，故使用本品时应谨慎。

（5）膀胱出口梗阻患者和服用抗毒蕈碱药物治疗 OAB 患者　米拉贝隆上市后用药经验中有膀胱出口梗阻患者（BOO）和服用抗毒蕈碱药物治疗

的 OAB 患者发生尿潴留的报道。一项对照、安全性临床研究中，未显示出膀胱出口梗阻患者服用米拉贝隆会增加尿潴留的风险，对于临床上显著的膀胱出口梗阻患者，建议谨慎使用米拉贝隆。服用抗毒蕈碱药物治疗 OAB 的患者也应谨慎使用米拉贝隆。

（6）血管性水肿　有报告显示，服用米拉贝隆后出现脸、唇、舌和/或喉血管性水肿。有一些患者首剂量服用后出现，也有个例报告显示首剂量服用后几小时或多剂量服用后出现血管性水肿。血管性水肿相关的上呼吸道肿胀可能是致命的。如果舌、下咽部、喉发生血管性水肿，应立即停用米拉贝隆，采取适当治疗措施以确保患者呼吸道通畅。

（7）接受 CYP2D6 代谢药物治疗的患者　由于米拉贝隆是 CYP2D6 的中度抑制剂，美托洛尔和地昔帕明等 CYP2D6 底物与米拉贝隆联用时全身暴露增加，因此有必要进行适当监测并调整剂量，特别是与硫利达嗪、氟卡尼和普罗帕酮等经 CYP2D6 代谢的治疗指数窄的药物联用时。

【贮藏】　密闭，10～30℃保存。

沙库巴曲缬沙坦钠片

【规格】　以沙库巴曲缬沙坦计：①50mg（沙库巴曲 24mg/缬沙坦 26mg）；②100mg（沙库巴曲 49mg/缬沙坦 51mg）；③200mg（沙库巴曲 97mg/缬沙坦 103mg）

【成分】　本品活性成分：沙库巴曲缬沙坦钠。

【性状】　本品为紫白色椭圆形薄膜衣片，一面凹刻有"LZ"字样，另一面凹刻有"NVR"字样（50mg 规格）；或淡黄色椭圆形薄膜衣片，一面凹刻有"L1"字样，另一面凹刻有"NVR"字样（100mg 规格）；或淡粉色椭圆形薄膜衣片，一面凹刻有"L11"字样，另一面凹刻有"NVR"字样（200mg 规格）。

【适应证】

（1）以沙库巴曲缬沙坦计 50mg、100mg、200mg　用于射血分数降低的慢性心力衰竭（NYHA Ⅱ～Ⅳ级，LVEF≤40%）成人患者，降低心血管死亡和心力衰竭住院的风险。

沙库巴曲缬沙坦钠片可代替血管紧张素转化酶抑制剂（ACEI）或血管紧张素Ⅱ受体拮抗剂（ARB），与其他心力衰竭治疗药物合用。

（2）以沙库巴曲缬沙坦计100mg、200mg　用于治疗原发性高血压。

【用法用量】　本品可以与食物同服，或空腹服用。

由于与ACEI合用时存在血管性水肿的潜在风险，禁止本品与ACEI合用。如果从ACEI转换成本品，必须在停止ACEI治疗至少36h之后才能开始应用本品。

本品具有拮抗血管紧张素Ⅱ受体的活性，故不建议与ARB合用。

（1）射血分数降低的慢性心力衰竭　推荐本品起始剂量为每次100mg，每天2次。在目前未服用ACEI或ARB的患者或服用低剂量上述药物的患者中，推荐本品的起始剂量为50mg，每天2次。根据患者耐受情况，本品剂量应该每2至4周倍增一次，直至达到每次200mg，每天2次的目标维持剂量。

血钾水平＞5.4mmol/L的患者不可开始给予本品治疗。SBP＜100mmHg的患者，开始给予本品治疗时需慎重，注意监测血压变化。对于100mmHg≤SBP≤110mmHg的患者，应考虑起始剂量为50mg，每天2次。

如果患者出现不耐受本品的情况（收缩压≤95mmHg、症状性低血压、高钾血症、肾功能损害），建议调整合并用药，暂时降低本品剂量或停用本品。

（2）原发性高血压　推荐本品起始剂量为每次200mg，每天1次。在应用本品200mg每天1次无法充分控制血压的患者中，剂量可增加至400mg，每天1次。本品可单独使用，或与除ACEI（见【禁忌】）和ARB（见【注意事项】）以外的其他降压药物合用。

（3）特殊人群

① 肾功能损害患者　轻度肾功能损害（eGFR为60～90mL/min/1.73m^2）的射血分数降低的慢性心力衰竭患者不需要调整剂量。

中度肾功能损害（eGFR为30～60mL/min/1.73m^2）的射血分数降低的慢性心力衰竭患者中推荐起始剂量为每次50mg，每天2次。由于在重度肾功能损害患者（eGFR＜30mL/min/1.73m^2）中的用药经验非常有限，因此这类患者应慎用本品，推荐起始剂量为每次50mg，每天2次。

患有轻度或中度肾功能损害（eGFR为30～90mL/min/1.73m^2）的原

发性高血压患者无须调整剂量。本品在原发性高血压伴随严重肾功能损害（eGFR＜30mL/min/1.73m²）患者中的安全性和有效性尚未确定。在终末期肾病合并射血分数降低的慢性心力衰竭或合并原发性高血压患者中没有使用经验，因此不建议此类患者使用本品。

② 肝功能损害　轻度肝功能损害（Child-Pugh A 级）患者不需要调整起始剂量。

中度肝功能损害（Child-Pugh B 级）的射血分数降低的慢性心力衰竭患者的推荐起始剂量为每次 50mg，每天 2 次。在患者能够耐受的情况下，可以每 2～4 周倍增一次本品剂量，直至达到目标维持剂量每次 200mg，每天 2 次。

中度肝功能损害（Child-Pugh B 级）的原发性高血压患者的推荐起始剂量为每次 100mg，每天 1 次。

不推荐重度肝功能损害（Child-Pugh C 级）患者应用本品。

③ 老年患者（65 岁以上）　65 岁以上患者无须进行剂量调整。

【药理毒理】

药理作用

沙库巴曲缬沙坦钠含有脑啡肽酶抑制剂沙库巴曲和血管紧张素受体拮抗剂缬沙坦。沙库巴曲缬沙坦钠通过 LBQ657（前药沙库巴曲的活性代谢产物）抑制脑啡肽酶（中性肽链内切酶，NEP），同时通过缬沙坦阻断血管紧张素Ⅱ的 1 型受体（AT1）。通过 LBQ657 增加脑啡肽酶所降解的肽类水平（例如利钠肽），同时通过缬沙坦抑制血管紧张素Ⅱ作用，在心力衰竭患者中沙库巴曲缬沙坦钠可产生心血管和肾脏作用。缬沙坦可通过选择性阻断 AT1 受体抑制血管紧张素Ⅱ作用，还可抑制血管紧张素Ⅱ依赖性醛固酮释放。

药代动力学

吸收　口服给药后，本品分解为沙库巴曲（随后进一步代谢为 LBQ657）和缬沙坦，这三种物质分别在 0.5h、2h 和 1.5h 达到血浆峰浓度。沙库巴曲和缬沙坦的口服绝对生物利用度分别约为≥60％ 和 23％ 左右。与其他已上市片剂中的缬沙坦相比，本品中缬沙坦的生物利用度更高。连续给药 3 天后，沙库巴曲、LBQ657 和缬沙坦达到稳态水平。本品每日 2 次和每日 1 次给药时，在稳态下，沙库巴曲和缬沙坦均没有显著蓄积，而 LBQ657 蓄积分别约 1.6 倍和 1.2 倍。本品与食物同服对沙库巴曲、

LBQ657 和缬沙坦全身暴露量的影响无临床意义。虽然本品与食物同服时缬沙坦暴露量降低，但这一暴露量降低未导致有临床意义的疗效减弱。因此，本品可以与食物同服，或空腹服用。

分布　本品与血浆蛋白的结合率高（94%～97%）。根据血浆暴露量与脑脊液暴露量的比较，LBQ657 透过血脑屏障程度有限（0.28%）。缬沙坦和沙库巴曲的平均表观分布容积范围分别为 75L 和 103L。

代谢　沙库巴曲迅速通过酯酶转化为 LBQ657；LBQ657 没有明显的进一步代谢。缬沙坦代谢极少，因为以代谢产物形式的回收率仅占给药剂量约 20%。在血浆中观察到低浓度羟基代谢产物（<10%）。由于 CYP450 酶极少介导沙库巴曲和缬沙坦代谢，预期在与影响 CYP450 酶的药物合用时不会对本品药代动力学产生影响。

排泄　口服给药后，52%～68% 的沙库巴曲（主要以 LBQ657 形式）、约 13% 的缬沙坦及其代谢产物经尿液排泄；37%～48% 的沙库巴曲（主要以 LBQ657 形式）、86% 的缬沙坦及其代谢产物经粪便排泄。

沙库巴曲、LBQ657 和缬沙坦的平均血浆消除半衰期（$t_{1/2}$）分别约为 1.43h、11.48h 和 9.90h。

药代动力学线性　在所考察的剂量范围内（本品 50～400mg）沙库巴曲、LBQ657 和缬沙坦的药代动力学呈线性。

特殊人群

（1）老年患者　与年轻受试者相比较，年龄大于 65 岁的受试者中 LBQ657 和缬沙坦暴露量分别增加了 42% 和 30%。然而，这与临床相关效应无关，因此无须调整剂量。

（2）儿童患者（18 岁以下）　尚未在儿童患者中进行本品的药代动力学研究。

（3）肾功能损害　在轻度到重度肾功能损害患者中，观察到了肾功能与 LBQ657 全身暴露量之间存在相关性。与轻度肾功能损害（$60mL/min/1.73m^2 \leq eGFR < 90mL/min/1.73m^2$）患者（研究 PARADIGM-HF 中入组的患者人数最多的组）相比，中度（$30mL/min/1.73m^2 \leq eGFR < 60mL/min/1.73m^2$）和重度（$15mL/min/1.73m^2 \leq eGFR < 30mL/min/1.73m^2$）肾功能损害患者中的 LBQ657 暴露量分别为 1.4 倍和 2.2 倍。与轻度肾功能损害患者相比，中度和重度肾功能损害患者中缬沙坦的暴露量是相似的。

尚未在接受血液透析患者中进行研究。但 LBQ657 和缬沙坦的血浆蛋白结合率高，因此不太可能通过血液透析有效清除。

（4）肝功能损害　与相匹配的健康受试者相比较，在轻度至中度肝功能损害的患者中沙库巴曲暴露量分别增加至 1.5 倍和 3.4 倍，LBQ657 暴露量增加至 1.5 倍和 1.9 倍，缬沙坦暴露量增加至 1.2 倍和 2.1 倍。但是，与相匹配的健康受试者相比较，在轻度至中度肝功能损害的患者中，游离 LBQ657 暴露量分别增加至 1.47 倍和 3.08 倍，游离缬沙坦暴露量分别增加至 1.09 倍和 2.20 倍。

尚无本品在重度肝损伤、胆汁性肝硬化或胆汁淤积患者中的药代动力学研究数据。

（5）种族　在不同人种之间（高加索人、黑种人、亚洲人）本品的药代动力学特征相似。

（6）性别的影响　在男性或女性受试者中，本品（沙库巴曲、LBQ657 和缬沙坦）的药代动力学特征相似。

毒理研究

遗传毒性　沙库巴曲缬沙坦钠和沙库巴曲的 Ames 试验、体外染色体畸变试验、大鼠体内微核试验结果均为阴性。LBQ657 的体外染色体畸变试验结果为阴性。

生殖毒性　大鼠经口给予沙库巴曲缬沙坦钠，剂量达 150mg/（kg·d）[以缬沙坦和 LBQ657 的 AUC 计，分别≤1.0 倍和≤0.18 倍的最大推荐人体剂量（MRHD）]，未见对生育力或早期胚胎发育的明显影响。

妊娠大鼠经口给予沙库巴曲缬沙坦钠≥100mg/（kg·d）（以缬沙坦和 LBQ657 的 AUC 计，分别为 MRHD 的 0.72 倍和 0.06 倍）时可见着床后丢失增加；妊娠兔经口给予沙库巴曲缬沙坦钠≥10mg/（kg·d）（以缬沙坦和 LBQ657 的 AUC 计，分别为 MRHD 的 2 倍和 0.03 倍）时可见吸收胎增加、着床后丢失增加、存活胎仔减少、胎仔脑积水发生率增加；根据兔给药剂量≥10mg/（kg·d）时，观察到低发生率的与母体毒性剂量相关的胎仔脑积水，认为沙库巴曲缬沙坦钠具有影响胎仔生长发育的作用。沙库巴曲缬沙坦钠的胚胎-胎仔不良影响是其血管紧张素受体拮抗活性所致。

大鼠围产期毒性试验中，沙库巴曲给药剂量达 750mg/（kg·d）（以 LBQ657 的 AUC 计，为 MRHD 的 2.2 倍）和缬沙坦剂量达 600mg/（kg·d）（以 AUC 计，为 MRHD 的 0.86 倍），在器官发生期、妊娠期和哺乳期可见对胎仔/幼仔发育和存活的影响。

致癌性 小鼠经口给予沙库巴曲剂量达 1200mg/(kg·d)（以 LBQ657 的 AUC 计，雄性动物、雌性动物暴露量分别为 MRHD 的 2.50 倍和 1.68 倍），大鼠经口给予沙库巴曲剂量达 400mg/(kg·d)（以 LBQ657 的 AUC 计，雄性动物、雌性动物暴露量分别为 MRHD 的 0.88 倍和 0.71 倍），未见致癌性。小鼠和大鼠给予缬沙坦的最高剂量分别为 160 和 200mg/(kg·d)（以 mg/m^2 计，分别约为 MRHD 的 4 倍和 10 倍），未见致癌性。

一般毒性 幼龄（2～4 岁）食蟹猴连续 2 周经口给予沙库巴曲缬沙坦钠 50mg/(kg·d)，评估了对脑脊液和脑组织中 β 淀粉样蛋白浓度的影响，可见脑脊液中 Aβ1-40、1-42 和 1-38 水平升高；脑中 Aβ 水平未出现相应升高。在一项为期 2 周的健康志愿者人体研究中未见脑脊液 Aβ1-40 和 1-42 升高。食蟹猴连续 39 周经口给予沙库巴曲缬沙坦钠剂量达 300mg/(kg·d)，未见脑中 β 淀粉样蛋白蓄积。

【不良反应】 由于临床试验是在不同条件下开展的，一种药物在临床试验中观察到的不良反应发生率不能与另一种药物在其他临床试验中观察到的不良反应发生率进行直接比较，并且在临床试验中观察到的这种药物的不良反应发生率可能无法反映实际应用中不良反应的发生率。

射血分数降低的慢性心力衰竭

本品可导致以下具有临床意义的不良反应：血管性水肿、低血压、肾功能损害、高钾血症。

临床试验经验 PARADIGM-HF 试验中，在进入比较沙库巴曲缬沙坦钠片和依那普利的随机双盲阶段之前，要求受试者完成分别为期 15 天和 29 天（中位值）序贯的依那普利导入期和本品导入期。依那普利导入期有 1102 名患者（10.5%）永久终止研究，5.6% 是由于不良事件，最常见的不良反应是肾功能损害（1.7%）、高钾血症（1.7%）和低血压（1.4%）。本品导入期，另外 10.4% 的患者永久终止治疗，5.9% 是由于不良事件，最常见的是肾功能损害（1.8%）、低血压（1.7%）和高钾血症（1.3%）。由于这一导入期设计，下面描述的不良反应发生率低于预期的实际应用中的发生率。

双盲阶段评价了 4203 名本品治疗患者、4229 名依那普利治疗患者的安全性。PARADIGM-HF 研究中，本品组的患者接受长达 4.3 年的治疗，中位暴露持续时间为 24 个月；3271 名患者接受了一年以上的治疗。450 名（10.7%）本品治疗患者、516 名（12.2%）依那普利治疗患者在双盲阶段因不良事件终止治疗。

双盲阶段≥5%本品治疗患者发生的不良反应如表 1 所示。

表 1　双盲阶段≥5%本品治疗患者报告的不良反应

不良反应类型	诺欣妥® （$N=4203$）/%	依那普利 （$N=4229$）/%
低血压	18	12
高钾血症	12	14
咳嗽	9	13
头晕	6	5
肾功能衰竭/急性肾功能衰竭	5	5

PARADIGM-HF 试验中，依那普利导入期和本品导入期的血管性水肿发生率均为 0.1%。双盲阶段，本品治疗患者血管性水肿发生率高于依那普利治疗患者（分别为 0.5%和 0.2%）。本品治疗的黑种人患者和依那普利治疗的黑种人患者中血管性水肿发生率分别为 2.4%和 0.5%。

在 PARADIGM-HF 研究的双盲阶段，依那普利组、本品组的体位性低血压发生率分别为 1.1%、2.1%。与依那普利治疗患者相比（1.3%），有 1.9%的本品治疗患者报告了跌倒。

实验室异常

（1）血红蛋白和红细胞压积　在 PARADIGM-HF 研究的双盲阶段，本品组和依那普利组均有大约 5%的治疗患者观察到血红蛋白/红细胞压积降低>20%。

（2）血清肌酐　依那普利导入期 1.4%的患者、本品导入期 2.2%的患者观察到血清肌酐升高>50%。双盲治疗阶段，本品组和依那普利组均有大约 16%的患者血清肌酐升高>50%。

（3）血清钾　依那普利和本品导入期，均观察到大约 4%患者的钾浓度>5.5mEq/L。双盲治疗阶段，本品组和依那普利组均有大约 16%的患者钾浓度>5.5mEq/L。

原发性高血压

临床试验经验　在包括 7000 多名高血压患者的多个临床试验中（3500 多名接受本品治疗），评价了本品的安全性。

在研究 A2315 中，各治疗组中导致永久终止治疗的不良事件发生率较低且相似：本品治疗组为 0.9%（9/952 名患者），奥美沙坦治疗组为 1.2%（6/486 例患者）。0.2%的本品治疗患者（2/950 名患者）和 0.2%的奥美沙坦治疗患者（1/484 名患者）报告了导致治疗终止的低血压。

本品治疗组 1％以上的患者发生且发生率高于奥美沙坦治疗患者的唯一不良反应是头晕，分别为 1.5％（49/3272 名患者）和 0.9％（12/1352 名患者）。

实验室异常 在研究 A2315 中，没有证据表明任一治疗对血钾水平产生任何有临床意义的影响，也没有证据表明存在任何重大的药物性肝损害或肾损害。其他大多数实验室检查结果总体无显著意义，且所有组间的数据均相当。

（1）血红蛋白和红细胞压积 研究 A2315 中，在 0.1％（1/921 名）本品治疗患者和 0.2％（1/474 名）奥美沙坦治疗患者中观察到血红蛋白比基线下降＞20％。

研究 A2315 中，在 0.1％（1/920 名）本品治疗患者和 0.4％（2/474 名）奥美沙坦治疗患者中观察到红细胞压积比基线下降＞20％。

（2）血清肌酐 研究 A2315 中，在 0.5％（5/938 名）本品治疗患者和 0.4％（2/479 名）奥美沙坦治疗患者中观察到血清肌酐比基线升高＞50％。

（3）血清钾 研究 A2315 中，在约 0.1％（1/938）本品治疗患者和 0.2％（1/479）奥美沙坦治疗患者中观察到钾浓度＞5.5mEq/L。

上市后经验

超敏反应（包括皮疹、瘙痒和过敏反应）来自于本品上市后的自发报告病例和文献病例。由于该不良反应由规模大小不确定的人群自发报告，因此无法准确估算其发生频率。

【药物相互作用】

（1）禁忌合用

① ACEI 本品禁忌合用 ACEI，因为在抑制脑啡肽酶（NEP）的同时应用 ACEI 可能会增加发生血管性水肿的风险。必须在应用最后一剂 ACEI 36h 之后才能开始应用本品。必须在应用最后一剂本品 36h 之后才能开始应用 ACEI（参见【禁忌】和【用法用量】）。

② 阿利吉仑 在 2 型糖尿病患者中，本品禁忌合用阿利吉仑。肾功能损害（eGFR＜60mL/min/1.73m^2）患者应用本品时避免合用阿利吉仑。

（2）不推荐合用 由于本品含有血管紧张素Ⅱ受体拮抗剂缬沙坦，应避免合用 ARB。

（3）需谨慎地合并用药

① 他汀类药物　体外数据显示沙库巴曲具有抑制 OATP1B1 和 OATP1B3 转运蛋白的作用，因此本品可能会增加 OATP1B1 和 OATP1B3 底物（例如他汀类药物）全身暴露量。合用本品时可使阿托伐他汀及其代谢产物峰浓度最高增加至 2 倍，AUC 最高增加至 1.3 倍。因此，本品合用他汀类药物时应谨慎。本品合用辛伐他汀时，未观察到有临床意义的药物相互作用。

② 西地那非　与本品单独给药相比，高血压患者在本品达到稳态时加用西地那非单次给药可产生更明显的血压降低。因此，应用本品的患者在开始应用西地那非或其他 5 型磷酸二酯酶抑制剂（PDE-5）抑制剂时应谨慎。

（4）合用有可预见的相互作用

① 钾　在合用保钾利尿剂（例如，氨苯蝶啶、阿米洛利）、盐皮质激素受体拮抗剂（例如螺内酯、依普利酮）、钾补充剂或含钾的盐替代品时，可能会导致血清钾升高以及血清肌酐升高。如果本品合用这些药物，建议监测血清钾。

② 非甾体类抗炎药〔NSAID，包括选择性环氧化酶-2 抑制剂（COX-2 抑制剂）〕　在老年患者、血容量不足患者（包括应用利尿剂治疗的患者）或肾功能损害患者中，本品合用 NSAID 时可能使肾功能恶化的风险增加，包括可能出现急性肾功能衰竭。因此，建议合用本品和 NSAID 的患者在开始治疗或调整治疗时进行肾功能监测。这些效应通常是可逆的。应定期监测肾功能。

③ 锂剂　尚未研究本品与锂剂之间的药物相互作用可能性。在锂剂合用 ACEI 或 ARB 期间已经有血清锂浓度可逆性升高和毒性的报告。如果合并使用利尿剂，则锂剂毒性风险可能会进一步增加。因此，在本品与锂剂合用期间应密切监测血清锂水平。

④ 转运蛋白　沙库巴曲活性代谢产物（LBQ657）和缬沙坦是 OATP1B1、OATP1B3、OAT1 和 OAT3 的底物；缬沙坦也是一种 MRP2 底物。因此，在本品合用 OATP1B1、OATP1B3、OAT3 抑制剂（例如利福平，环孢素）或 MRP2 抑制剂（例如利托那韦）时可能增加 LBQ657 或缬沙坦的全身暴露量。在开始或结束合用这类药物时需谨慎。

（5）无明显的相互作用　本品合用呋塞米、地高辛、华法林、氢氯噻嗪、氨氯地平、奥美拉唑、卡维地洛、静脉注射硝酸甘油或左炔诺孕酮/炔雌醇复方制剂时，没有观察到具有临床意义的药物相互作用。预计与阿替洛尔、吲哚美辛、格列本脲或西咪替丁之间不存在相互作用。

本品与二甲双胍合用会使二甲双胍的 C_{max} 和 AUC 均下降 23%。这些结果的临床意义仍未知。因此，在接受二甲双胍的患者中开始应用本品时需评估患者的临床状态。

（6）CYP450 相互作用　体外代谢研究表明基于 CYP450 的药物相互作用可能性低，因为本品经 CYP450 酶途径的代谢有限。本品对 CYP450 酶不具有诱导或抑制作用。

【禁忌】　① 禁用于对本品活性成分（沙库巴曲、缬沙坦）或任何辅料过敏者。

② 禁止与 ACEI 合用。必须在停止 ACEI 治疗 36h 之后才能服用本品。

③ 禁用于存在 ACEI 或 ARB 治疗相关的血管性水肿既往病史的患者。

④ 禁用于遗传性或特发性血管性水肿患者。

⑤ 在 2 型糖尿病患者中，禁止本品与阿利吉仑合用。

⑥ 禁用于重度肝功能损害、胆汁性肝硬化和胆汁淤积。

⑦ 禁用于中期和晚期妊娠患者。

【注意事项】　① 蓄积。

② 妊娠妇女及哺乳期妇女用药

● 妊娠妇女　本品有胚胎毒性！应用本品可对胎儿造成损害。孕中期和孕晚期应用作用于肾素-血管紧张素系统的药物可降低胎儿肾脏功能，增加胎儿和新生儿的患病情况和死亡率。大多数流行病学研究（评估孕早期应用降压药后的胎儿异常）尚未将影响肾素-血管紧张素系统药物与其他降压药物相区别。动物生殖研究中，大鼠和兔器官形成期间应用本品导致胚胎-胎儿致死率升高，在兔中具有致畸性。发现妊娠时，应考虑停用本品并改用替代药物治疗。但是，如果没有作用于肾素-血管紧张素系统的适当的替代药物治疗，且认为本品可挽救母亲生命，要告知妊娠妇女本品对胎儿的潜在风险。

● 胎儿/新生儿不良反应　孕中期和孕晚期应用影响肾素-血管紧张素系统药物的妊娠妇女出现羊水过少可导致以下情况：胎儿肾功能减退导致无尿和肾功能衰竭、胎儿肺发育不全、骨骼变形（包括颅骨发育不全）、低血压和死亡。应进行系列超声检查以评估羊膜腔内环境。根据妊娠周数进行胎儿检测。但患者和医生应该了解，有可能在胎儿已经出现了持续的不可逆性损害之后才出现羊水过少。如果观察到羊水过少，要考虑替代药物治疗。有本品宫内暴露史的新生儿要密切观察是否出现低血压、少尿和高钾血症。有本品宫内暴露史的新生儿如果发生少尿或低血压，要升高血压和增加肾脏灌注。可能需要换血疗法或透析疗法作为逆转低血压和替代肾功能的手段。

• 哺乳　哺乳大鼠口服给药［^{14}C］沙库巴曲缬沙坦钠（沙库巴曲15mg、缬沙坦15mg/kg）之后观察到LBQ657转移到乳汁中。哺乳大鼠单次口服给药［^{14}C］缬沙坦3mg/kg后观察到缬沙坦转移到乳汁中。没有人乳汁中出现沙库巴曲-缬沙坦的信息、没有对母乳喂养的婴儿或乳汁生成的影响作用的信息。由于母乳喂养的婴儿暴露于沙库巴曲-缬沙坦存在发生严重不良反应的可能性，要告知哺乳妇女在本品治疗期间不推荐哺乳。

③ 血管性水肿　本品可能导致血管性水肿。在研究PARADIGM-HF的双盲阶段，0.5%的本品治疗患者和0.2%的依那普利治疗患者发生了血管性水肿。如果发生血管性水肿，立即停用本品，给予适当的治疗并监测呼吸道受累情况。禁止再次应用本品。对于已确认的局限于面部和唇部的血管性水肿病例，一般无须治疗便可缓解，虽然应用抗组胺药有助于缓解症状。

伴有喉头水肿的血管性水肿可能是致命的。如果水肿累及舌、声门或喉，可能会导致气道阻塞，要给予适当的治疗，例如皮下注射肾上腺素溶液1∶1000（0.3～0.5mL）以及采取必要措施以确保患者气道通畅。

应用本品的黑种人中血管性水肿发生率高于非黑种人患者。

有血管性水肿既往史的患者应用本品时血管性水肿风险可能增加。已知有与ACEI或ARB治疗相关的血管性水肿既往病史或有遗传性血管性水肿的患者不应该应用本品（参见【禁忌】）。

④ 肾素-血管紧张素-醛固酮系统（RAAS）的双重阻滞　因有发生血管性水肿的风险，本品不得与ACEI合用。必须在ACEI末次给药36h之后才能开始应用本品。如果停止本品治疗，必须在本品末次给药36h之后才能开始应用ACEI。

本品与直接肾素抑制剂（如阿利吉仑）合用需谨慎（参见【禁忌】和【药物相互作用】）。在2型糖尿病患者中禁止本品与阿利吉仑合用。

因具有拮抗血管紧张素Ⅱ受体的活性，本品不应与ARB合用。

⑤ 低血压　本品可降低血压并可能造成症状性低血压。肾素-血管紧张素系统被激活的患者（例如血容量不足或电解质不足的患者，如正接受高剂量利尿剂治疗患者）风险更大。研究PARADIGM-HF双盲阶段，18%的本品治疗患者和12%的依那普利治疗患者报告了低血压不良事件，两个治疗

组大约 1.5％的患者报告了低血压严重不良事件。在给予本品之前应纠正血容量不足或电解质不足的状况，或是以较低剂量开始给药。如果发生低血压，应考虑调整利尿剂、合用的降压药的剂量，并治疗导致低血压的其他病因（如血容量不足）。如果在采取了这些措施之后低血压仍持续存在，则降低本品剂量或暂时停用。通常不需要永久停止治疗。

⑥ 肾功能损害　由于抑制肾素-血管紧张素-醛固酮系统（RAAS），预期易感个体应用本品治疗可能出现肾功能减退。在 PARADIGM-HF 研究双盲阶段，本品组和依那普利组均有 5％的患者报告了肾功能衰竭不良事件。在肾功能取决于肾素-血管紧张素-醛固酮系统活性的患者中（例如，严重充血性心力衰竭患者），应用 ACEI 和 ARB 治疗可伴发少尿、进行性氮质血症、罕见急性肾功能衰竭和死亡。如果患者出现具有临床意义的肾功能减退，则密切监测血清肌酐并降低本品剂量或暂停给药。

与影响肾素-血管紧张素-醛固酮系统的其他药物一样，在双侧或单侧肾动脉狭窄患者中，本品可能引起尿素氮和血清肌酐水平升高。肾动脉狭窄患者需慎用本品并建议进行肾功能监测。

⑦ 高钾血症　通过作用于 RAAS，应用本品治疗时可能发生高钾血症。在 PARADIGM-HF 研究双盲阶段，12％的本品治疗患者和 14％的依那普利治疗患者报告了高钾血症不良事件。要定期监测血清钾水平并进行适当治疗，尤其是对存在高钾血症风险因素的患者（如重度肾功能损害、糖尿病、低醛固酮血症或正在接受高钾饮食），可能需要降低本品剂量或暂停给药（参见【用法用量】）。

⑧ NYHA 功能分级Ⅳ级患者　由于在 NYHA 功能分级Ⅳ级的患者中的临床经验有限，此类患者开始本品治疗时应慎重。

⑨ B 型利钠肽　B 型利钠肽（BNP）是脑啡肽酶的底物。对于接受本品治疗的患者而言，B 型利钠肽（BNP）并不是心力衰竭的合适的生物标志物。

⑩ 肝功能损害患者　在中度肝功能损害（Child-Pugh B 级）或 AST/ALT 值高于正常上限 2 倍的患者中的临床用药经验有限。在这些患者中，暴露量可能增高，且未确立安全性特征。因此建议此类患者慎用本品。

本品禁用于重度肝功能损害、胆汁性肝硬化或胆汁淤积患者（Child-Pugh C 级）。

【贮藏】　25℃以下干燥处保存。

依洛尤单抗注射液（瑞百安）

【规格】 1mL：140mg

【成分】 本品成分为依洛尤单抗、乙酸、聚山梨酯80、脯氨酸。

【性状】 本品为无色至淡黄色澄明液体，可带轻微乳光。

【适应证】

（1）降低心血管事件的风险　在已有动脉粥样硬化性心血管疾病的成人患者中，降低心肌梗死、卒中以及冠脉血运重建的风险。

（2）原发性高胆固醇血症和混合型血脂异常　可作为饮食的辅助疗法，用于成人原发性高胆固醇血症（杂合子家族性和非家族性）或混合型血脂异常患者的治疗，以降低低密度脂蛋白胆固醇（LDL-C）水平。

（3）纯合子型家族性高胆固醇血症　用于成人或12岁以上青少年的纯合子型家族性高胆固醇血症。可与饮食疗法和其他降低 LDL-C（例如他汀类药物、依折麦布、LDL 分离术）合用，用于患有纯合子型家族性高胆固醇血症（HoFH）需要进一步降低 LDL-C 的患者。

【用法用量】 ① 皮下给药　使用一次性预充式自动注射笔，在腹部、大腿或上臂非柔嫩、瘀青、红肿或变硬的部位通过皮下注射本品。

② 已确定心血管疾病或成人原发性高胆固醇血症（杂合子家族性或非家族性）或混合型血脂异常的成人患者，推荐本品皮下给药剂量为 140mg 每两周 1 次或 420mg 每月 1 次。

③ 对于 HoFH 患者　推荐本品皮下给药剂量为 420mg 每月 1 次。鉴于对治疗的应答取决于 LDL 受体功能的水平，应在本品给药 4～8 周后检测 HoFH 患者的 LDL-C 水平。本品给药 420mg 时，可 30min 内，连续使给予 3 次注射。

④ 在使用本品前，让本品恢复至室温至少 30min。勿使用其他方法升温。给药前检查本品的外观，注意是否存在颗粒物或变色。

⑤ 如果错过一次给药，指导患者在错过给药那天起的 7 天之内给予本品，并继续原用药计划。如果 7 天之内患者没有给予每 2 周 1 次的用药，指导患者等待至原计划的下一次给药。如果患者 7 天之内没有给予每月 1 次的用药，则指导患者给予用药并根据此日期开始新的给药计划。

【药理毒理】

药理作用

本品是一种针对人蛋白转化酶枯草溶菌素 kexin 9 型（PCSK9）的人单克隆 IgG_2，抑制循环中的 PCSK9 与低密度脂蛋白受体（LDLR）的结合，从而阻止 PCSK9 介导的 LDLR 降解，使得 LDLR 可重新循环至肝细胞表面。本品通过抑制 PCSK9 与 LDLR 结合，导致能够清除血液中低密度脂蛋白的 LDLR 的数量增加，从而降低 LDL-C 水平。

药代动力学

吸收 本品 140mg 或 420mg 单次皮下给药健康成人，3～4 天后达到中位血清峰浓度，估计绝对生物利用度为 72%。

分布 本品 420mg 单次静脉给药后，平均（SD）稳态分布容积估计为 3.3(0.5)L。

代谢与消除 观察到本品有 2 个消除相。在低浓度时，消除主要通过与靶点（PCSK9）的可饱和结合，而在高浓度时，本品主要通过非可饱和蛋白质降解途径而消除。本品消除的有效半衰期为 11～17 天。

毒理研究

生殖毒性 在一项仓鼠生育力和早期胚胎发育毒性试验中，每 2 周 1 次皮下注射本品 10、30、100mg/kg，在最高给药剂量下未见对生育力（包括发情周期、精子分析、交配行为和胚胎发育）的不良影响。此外，在一项 6 个月的重复给药毒性试验中，性成熟的猴每周 1 次皮下注射本品 3、30、300mg/kg，未见给药相关的对生育力替代指标（生殖器官组织病理学、月经周期或精子参数）的不良影响。妊娠食蟹猴自器官形成期至分娩时每两周 1 次皮下注射本品 50mg/kg，未观察到对胚胎-胎仔或产后发育（至出生后 6 个月）的影响。未在猴幼仔中检测本品对体液免疫的影响。

致癌性 仓鼠致癌性试验中，仓鼠每 2 周 1 次给予本品 10、30 和 100mg/kg，在最高给药剂量下未见本品给药相关的肿瘤。

【不良反应】

（1）临床研究经验中的不良反应 在一项 49 例纯合子型家族性高胆固醇血症（HoFH）患者的 12 周双盲、随机、安慰剂对照研究（TESLA）中，33 例患者接受了本品 420mg 每月 1 次皮下给药。平均年龄为 31 岁（范围：13～57 岁），其中 49% 为女性，90% 为白种人，4% 为亚洲人，6% 为其他种族。在本品治疗的患者中发生至少 2 例（6.1％），且发生率高于安慰剂治疗患者的不良反应包括：上呼吸道感染、流感、胃肠炎、鼻咽炎。

在一项为期 52 周的双盲、随机、安慰剂对照研究（DESCARTES）中，599 例成人原发性高胆固醇血症（包括杂合子型家族性高胆固醇血症，HeFH）患者接受了 420mg 本品每月 1 次皮下给药。平均年龄为 56 岁（范围：22～75 岁），其中 23％年龄大于 65 岁，52％为女性，80％为白种人，8％为黑种人，6％为亚洲人，6％为西班牙裔。本品治疗患者中发生频率≥3％，且高于安慰剂治疗患者的不良反应有：鼻咽炎、上呼吸道感染、背痛、注射部位反应、咳嗽、头痛等。不良反应导致 2.2％本品治疗患者以及1％安慰剂治疗患者停止治疗。导致停用本品且发生率高于安慰剂组的最常见的不良反应为肌痛（本品和安慰剂分别为 0.3％和 0％）。

在 7 项为期 12 周的双盲、随机、安慰剂对照的研究汇总中，993 例患者接受了本品 140mg 每两周 1 次皮下给药，1059 例患者接受了本品 420mg每月 1 次皮下给药。平均年龄为 57 岁（范围：18～80 岁），其中 29％年龄大于 65 岁，49％为女性，85％为白种人，5％为黑种人，9％为亚洲人，5％为西班牙裔。本品治疗患者中发生频率至少为 1％，且高于安慰剂治疗患者的不良反应有：鼻咽炎、上呼吸道感染、背痛、关节痛、恶心、乏力、头痛等。

在 1 项为期 52 周的研究（DESCARTES）和 7 项为期 12 周的 8 项研究汇总中，本品的平均和中位暴露持续时间分别为 20 周和 12 周，不良反应汇总包括：

① 局部注射部位反应　分别有 3.2％的本品治疗患者以及 3.0％的安慰剂治疗患者发生了注射部位反应。最常见的注射部位反应为红斑、疼痛和瘀青。在本品治疗患者和安慰剂治疗患者中，因局部注射部位反应而终止治疗的患者比例分别为 0.1％和 0％。

② 过敏反应　分别有 5.1％的本品治疗患者以及 4.7％的安慰剂治疗患者发生了过敏反应。最常见的过敏反应为皮疹（本品和安慰剂分别为 1.0％和 0.5％）、湿疹（0.4％和 0.2％）、红斑（0.4％和 0.2％）和荨麻疹（0.4％和 0.1％）。

③ 在心血管结局研究中的不良反应　在一项双盲、随机、安慰剂对照的心血管结局研究（FOURIER）中，27525 例患者接受了至少 1 剂本品或安慰剂治疗。患者的平均年龄为 62.5 岁（范围：40～86 岁），45％的患者

年龄在 65 岁及以上，9％的患者年龄在 75 岁及以上，25％为女性，85％为白种人，2％为黑种人，10％为亚洲人，8％为西班牙裔。患者的本品或安慰剂的中位暴露时间为 24.8 个月：91％患者的暴露时间≥12 个月，54％患者的暴露时间≥24 个月，5％患者的暴露时间≥36 个月。本品在这些患者中的安全性特征，与上述在原发性高脂血症（包括 HeFH）患者中开展的 12 周和 52 周对照研究的安全性特征一致。严重不良事件在本品治疗组和安慰剂组的发生率分别为 24.8％和 24.7％。本品组和安慰剂组各有 4.4％和 4.2％发生了导致研究治疗终止的不良事件。常见不良反应（发生在＞5％接受本品治疗的患者中，且本品治疗患者的发生率高于安慰剂）包括糖尿病（本品组 8.8％，安慰剂组 8.2％）、鼻咽炎（本品组 7.8％，安慰剂组 7.4％）和上呼吸道感染（本品组 5.1％，安慰剂组 4.8％）。

在基线时没有糖尿病的 16676 例患者中，研究期间新发糖尿病的发生率在本品组为 8.1％和安慰剂组为 7.7％。

在随机分组并接受至少 1 剂研究药物（本品或安慰剂）的 27525 例受试者中，有 1021 例中国受试者（本品组：509 例；安慰剂组：512 例）。患者的平均年龄为 62.4 岁（范围：40～85 岁），42.8％患者的年龄在 65 岁及以上，20％为女性。对于中国受试者，研究药物的总体平均（SD）暴露时间为 16.3（2.5）个月；96.3％受试者的研究药物暴露时间≥12 个月，6.9％受试者的研究药物暴露时间≥18 个月。在中国人群中，治疗期间的不良事件的发生率与在全球人群中的发生率相当或更低。总体而言，中国人群的结果与全球人群的结果一致。

（2）上市后使用经验中的不良反应 上市后使用本品的过程中出现的不良反应：过敏反应（血管性水肿）、类流感样疾病。因为这些反应由患者自愿报告，并且患者人群数量尚不确定，所以尚不能评估其发生频率或建立与药物暴露的因果关系。

（3）免疫原性的不良反应 与所有治疗性蛋白质一样，存在免疫原性的可能。抗体的检出高度依赖于检测方法的灵敏度和特异性。此外，一种方法检测到的抗体（包括中和抗体）阳性率可能受到多种因素的影响，包括检测方法、样本处理、样本采集时间、合并用药和基础疾病。基于上述原因，将以下研究中本品的抗体发生率与其他研究或其他药物的抗体发生率进行比较可能会产生误导。目前已经可使用电化学发光桥接筛选免疫分析，来检测结合性抗药抗体从而评估本品的免疫原性。对于筛检免疫分析中，血清呈阳性的患者，体外生物分析已被用于检测中和抗体。在安慰剂对照和活性对照的临床研究汇总中，接受了至少 1 剂本品治疗的患者中有 0.3%（17992 例患者中有 48 例）的患者结合抗体的检测呈阳性。血清结合抗体阳性的患者进一步接受了中和抗体的评估，这些患者中未检测到中和抗体。无证据表明抗药结合抗体的存在影响了本品的药代动力学特征、临床应答或安全性，但在存在抗药结合抗体的情况下继续本品治疗的长期后果尚属未知。

【药物相互作用】 在合并使用高强度他汀类治疗的患者中，观察到本品的 C_{max} 和 AUC 降低大约 20%，清除率上升大约 20%。这一差异不具有临床意义，不影响给药推荐。

【禁忌】 对本品有严重过敏反应史者。若发生严重过敏反应的体征或症状，须终止使用本品治疗，根据标准治疗方案进行治疗，并进行监测，直至症状和体征缓解。

【贮藏】 避光，以原包装纸盒存放于 2～8℃ 的冰箱中避光保存，勿冷冻及振摇。若将本品置室温（20～25℃）存放时，必须在 30 天内用完，否则应丢弃。